Atlas of Brain Tumor Pathology

アトラス
脳腫瘍病理

編著 中里洋一 群馬大学名誉教授

中外医学社

執筆者（執筆順）

中里 洋一　群馬大学名誉教授／日高病院日高病理診断研究センター長
堀口 桂志　群馬大学大学院医学系研究科脳神経外科学部内講師
石内 勝吾　琉球大学大学院医学研究科脳神経外科学教授
石澤 圭介　埼玉医科大学医学部病理学准教授
佐々木 惇　埼玉医科大学医学部病理学教授
平戸 純子　群馬大学医学部附属病院病理部・病理診断科准教授
横尾 英明　群馬大学大学院医学系研究科病態病理学分野教授
伊古田 勇人　群馬大学大学院医学系研究科病態病理学分野准教授
信澤 純人　群馬大学大学院医学系研究科病態病理学分野助教
本間 琢　日本大学医学部病態病理学系人体病理学分野准教授
永石 雅也　獨協医科大学越谷病院脳神経外科准教授
田中 優子　国立病院機構高崎総合医療センター病理診断科
吉田 孝友　公立藤岡総合病院病理診断科部長
松村 望　群馬大学大学院医学系研究科病態病理学分野助教（部内講師）
安倍 雅人　藤田保健衛生大学医療科学部臨床検査学科病理学教授

序

　脳腫瘍の病態を理解し，患者の診断・治療を適切に進める上で脳腫瘍の病理診断は極めて重要な意味を持っていた．ところが今世紀に入り脳腫瘍の遺伝子異常に関する膨大な知見が集積し，遺伝子異常の観点から脳腫瘍を分類整理することにより，腫瘍の発生メカニズム，生物学的特性，治療反応性，予後予測などがより明快に説明され，臨床的にも有用であることが明らかになってきた．2016年5月，脳腫瘍 WHO 分類において「病理・遺伝子分類」が導入されたことは，90年以上にわたって脳腫瘍病理の基盤であり続けた「組織発生学的分類」からのまさにパラダイムシフトと言うべき大変革であった．

　このような時流の中で純粋に形態学的な観点から脳腫瘍をみつめようとする本書『アトラス脳腫瘍病理』を出版することにいかなる意義があるのかと疑問視される方もおられると思う．しかし，我々病理医は脳腫瘍の形態に内在されている情報のはたして何パーセントを認識して病理診断を行っているのか実はよく解っていない．形態情報の中には染色体異常や遺伝子変異さらには epigenetic な異常などによってもたらされる細胞・組織の粗大なあるいは細やかな変化がしっかりと織り込まれているはずであり，それを観察し，有益な情報として理解し，病態解析や病理診断に生かすことがこれからも病理医にとって大切な責務であると考えている．本書に掲載した数々のマクロ画像，組織写真，電顕写真は脳腫瘍の真の姿であると私は信じており，将来いかなるパラダイムシフトが起ころうとも，それはこれらの画像の見方を変えることはあっても，画像そのものの価値は不変であると考えている．そこでこれまで収集してきた脳腫瘍画像をまとめて出版し，現に脳腫瘍に取り組んでいる病理医や脳神経外科医，あるいは将来の医学徒，医療者，研究者の参考に供したいと考えるに至った．

　群馬大学医学部病理学第一講座は川合貞郎初代教授から石田陽一教授そして私へと引きつがれ，脳腫瘍の病理を主要な研究テーマとしてきた．この間に集められた大学病院及び関連病院の脳腫瘍症例を基礎とし，さらにコンサルテーションなどの目的でお預かりした症例も一部借用しながら本書はまとめられた．群馬大学の症例の利用を可能としてくれた横尾英明病態病理学分野教授および好本裕平脳神経外科学分野教授に御礼申し上げます．また，関東脳神経外科病院清水庸夫院長には多数の MRI 画像を提供いただき，さらに山形大学先進がん医学講座（脳神経外科）嘉山孝正教授には多数の脳腫瘍症例をコンサルテーションとして提供いただいたことに篤く御礼申し上げます．群馬大学において脳腫瘍病理をともに学んだ同僚はこの目的に全面的に賛同し

て，分担執筆を快く引き受けてくれました．本書の企画より 3 年半という長い時間が経過してしまい，途中で脳腫瘍 WHO 分類が改訂されたため，多くの章の書き直しが必要となるなど予想外の事態にも遭遇したが，この間辛抱強く私達を励まし続けてくれた株式会社中外医学社の企画部鈴木真美子さんと編集部上村裕也さんに深く感謝いたします．

2017 年 9 月

中里洋一

目次

CHAPTER I 脳腫瘍病理の基礎

1. 脳腫瘍病理の歴史 ……………………………………………………………… [中里洋一] 2
    脳腫瘍病理の黎明期 …………………………………………………………………… 2
    形態学的技術の進歩 …………………………………………………………………… 4
    WHO 分類の樹立 ……………………………………………………………………… 6

2. 脳腫瘍の分類 …………………………………………………………………… [中里洋一] 9
    脳腫瘍の歴史的分類 …………………………………………………………………… 9
    脳腫瘍の WHO 分類 ………………………………………………………………… 10
    WHO 分類の改訂 …………………………………………………………………… 10
    WHO 分類第 4 版改訂への道のり ………………………………………………… 11
    新 WHO 分類の特徴 ………………………………………………………………… 12

3. 脳腫瘍の臨床 ……………………………………………………………………………… 19
    【疫学・症状・徴候】 ……………………………………………………… [堀口桂志] 19
        脳腫瘍の疫学 ………………………………………………………………………… 19
        脳腫瘍の症状 ………………………………………………………………………… 23
    【画像診断】 ………………………………………………………………… [堀口桂志] 26
        CT ……………………………………………………………………………………… 26
        MRI …………………………………………………………………………………… 28
        造影撮影 ……………………………………………………………………………… 29
        MRS（magnetic resonance spectroscopy） ……………………………………… 30
        PET …………………………………………………………………………………… 31
        SPECT ………………………………………………………………………………… 34
    【治療】 ……………………………………………………………………… [石内勝吾] 35
        グリオーマの治療 …………………………………………………………………… 35
        胚細胞性腫瘍 ………………………………………………………………………… 38
        悪性リンパ腫 ………………………………………………………………………… 39
        髄膜腫 ………………………………………………………………………………… 40
        シュワン細胞腫 ……………………………………………………………………… 41
        下垂体腺腫 …………………………………………………………………………… 42

目次

4. 脳腫瘍の肉眼像 ………………………………［石澤圭介, 佐々木 惇］44
　神経外胚葉性腫瘍 …………………………………………………………… 44
　胎児性腫瘍 …………………………………………………………………… 46
　脳神経および脊髄神経腫瘍 ………………………………………………… 46
　髄膜の腫瘍 …………………………………………………………………… 47
　悪性リンパ腫と造血器腫瘍 ………………………………………………… 48
　転移性脳腫瘍 ………………………………………………………………… 48

5. 脳腫瘍の組織細胞像 …………………………………………［平戸純子］50
　細胞形態の特徴 ……………………………………………………………… 50
　基質の特徴 …………………………………………………………………… 53
　組織構築のパターン ………………………………………………………… 55
　間質の特徴 …………………………………………………………………… 60
　　コラム 1　Clear cell tumor の鑑別診断 …………………［横尾英明］62

6. 脳腫瘍の細胞診 ………………………………………………［伊古田勇人］63
　細胞診応用のための基本的知識 …………………………………………… 63
　細胞診を応用した脳腫瘍の迅速診断 ……………………………………… 64

7. 脳腫瘍の免疫組織化学 ………………………………………［横尾英明］71
　細胞分化マーカー …………………………………………………………… 72
　細胞増殖マーカー …………………………………………………………… 76
　分子遺伝学的代替指標 ……………………………………………………… 78
　　コラム 2　IDH1 の免疫染色 ……………………………［伊古田勇人］82

8. 脳腫瘍の遺伝子異常 …………………………………………［信澤純人］84
　成人の浸潤性神経膠腫 ……………………………………………………… 84
　毛様細胞性星細胞腫 ………………………………………………………… 87
　小児の低悪性度浸潤性神経膠腫 …………………………………………… 89
　小児の悪性浸潤性神経膠腫 ………………………………………………… 89
　上衣腫 ………………………………………………………………………… 90
　髄芽腫 ………………………………………………………………………… 91
　　コラム 3　遺伝子発現による成人 glioblastoma の分類 ……［信澤純人］95

9. 脳腫瘍病理診断の実際 ………………………………［本間 琢, 佐々木 惇］96
　実際の脳腫瘍病理診断の流れ ……………………………………………… 96
　病理組織診断において組織型・WHO grade の決定に苦慮しうる症例の実際 …… 100

CHAPTER Ⅱ　脳腫瘍の組織型と病理

1. びまん性星細胞性および乏突起膠細胞性腫瘍 ……………………………………〔中里洋一〕114
    びまん性星細胞腫 …………………………………………………………………………………114
    退形成性星細胞腫 …………………………………………………………………………………123
    膠芽腫 ………………………………………………………………………………………………128
    H3 K27M 変異型びまん性中心性膠腫 …………………………………………………………138
    乏突起膠細胞系腫瘍 ………………………………………………………………………………140
    乏突起膠腫 …………………………………………………………………………………………141
    退形成性乏突起膠腫 ………………………………………………………………………………148
    乏突起星細胞腫，退形成性乏突起星細胞腫 ……………………………………………………152
    コラム 4　Rhabdoid glioblastoma と epithelioid glioblastoma ………〔平戸純子〕163
    コラム 5　Gliosarcoma と EMT ………………………………………………〔永石雅也〕165
    コラム 6　1p/19q codeletion ……………………………………………………〔横尾英明〕168
    コラム 7　オリゴ系腫瘍における神経細胞分化 ……………………………〔田中優子〕169
    コラム 8　Refractile eosinophilic granular cells …………………〔吉田孝友，中里洋一〕170

2. 限局性星細胞性腫瘍 ……………………………………………………………………〔中里洋一〕172
    毛様細胞性星細胞腫 ………………………………………………………………………………172
    上衣下巨細胞性星細胞腫 …………………………………………………………………………180
    多形黄色星細胞腫 …………………………………………………………………………………185
    退形成性多形黄色星細胞腫 ………………………………………………………………………190
    コラム 9　星細胞腫の変性構造物 ……………………………………………〔佐々木　惇〕197
    コラム 10　脳腫瘍の BRAF 遺伝子異常 ………………………………………〔信澤純人〕199

3. 上衣系腫瘍 ………………………………………………………………………………〔中里洋一〕200
    上衣下腫 ……………………………………………………………………………………………200
    粘液乳頭状上衣腫 …………………………………………………………………………………204
    上衣腫 ………………………………………………………………………………………………206
    RELA 融合遺伝子陽性上衣腫 ……………………………………………………………………214
    退形成性上衣腫 ……………………………………………………………………………………217
    コラム 11　上衣腫の grading 診断基準 ………………………………………〔佐々木　惇〕222
    コラム 12　Vacuolated ependymoma（空胞化上衣腫）………………………〔平戸純子〕223

4. 脈絡叢腫瘍 ………………………………………………………………………………〔中里洋一〕225
    コラム 13　脈絡叢腫瘍の多様性 ………………………………………………〔伊古田勇人〕233

目次

5. その他の膠腫 ......［中里洋一］234
  第三脳室脊索腫様膠腫 234
  血管中心性膠腫 237
  星芽腫 240

6. 神経細胞および混合神経細胞・膠細胞系腫瘍 ......［中里洋一］249
  異形成性小脳神経節細胞腫（レルミット・ダクロス病）...... 249
  線維形成性乳児星細胞腫・神経節膠腫 252
  胚芽異形成性神経上皮腫瘍 255
  神経節細胞腫 259
  神経節膠腫 260
  退形成性神経節膠腫 262
  中枢性神経細胞腫 264
  脳室外神経細胞腫 268
  乳頭状グリア神経細胞腫瘍 269
  ロゼット形成性グリア神経細胞腫瘍 272
  傍神経節腫 275
  その他の腫瘍 276
  コラム14 Glioneuronal tumor の鑑別診断 ......［松村　望］284

7. 松果体部腫瘍 ......［中里洋一］286
  松果体細胞腫 286
  中間型松果体実質腫瘍 291
  松果体芽腫 293
  松果体部乳頭状腫瘍 297

8. 胎児性脳腫瘍 ......［中里洋一］301
  髄芽腫 301
  中枢神経系胎児性腫瘍 312
  多層ロゼット性胎児性腫瘍 316
  非定型奇形腫様ラブドイド腫瘍 320
  コラム15 髄芽腫の遺伝子分類 ......［平戸純子］327
  コラム16 ETMR の概念 ......［信澤純人］329
  コラム17 Atypical teratoid/rhabdoid tumor と INI1 異常 ......［平戸純子］331

9. 脳神経・脊髄神経腫瘍 ......［中里洋一］332
  シュワン細胞腫 333
  神経線維腫 342
  悪性末梢神経鞘腫 345
  コラム18 シュワン細胞腫と酸化ストレス傷害 ......［横尾英明］349

10. 髄膜腫	［中里洋一］ 350
コラム 19　髄膜腫の遺伝子異常	［信澤純人］ 375

11. 間葉系腫瘍	［中里洋一］ 376
孤立性線維性腫瘍・血管周皮腫	377
血管芽腫	384
脊索腫	389
コラム 20　STAT6 と孤立性線維性腫瘍/血管周皮腫	［安倍雅人］ 397
コラム 21　孤立性線維性腫瘍/血管周皮腫の新しい grading	［安倍雅人］ 398

12. メラノサイト系腫瘍	［中里洋一］ 399
メラノサイト腫瘍	400
神経皮膚メラノーシス	404

13. リンパ腫と組織球性腫瘍	［中里洋一］ 410
中枢神経系びまん性大細胞型 B 細胞リンパ腫	411
その他のリンパ腫	417
ランゲルハンス細胞組織球症	421
その他の組織球症	423

14. 胚細胞腫瘍	［中里洋一］ 428

15. トルコ鞍部腫瘍	［中里洋一］ 436
頭蓋咽頭腫	437
トルコ鞍部顆粒細胞腫	443
下垂体細胞腫	447
紡錘形細胞オンコサイトーマ	450
下垂体腺腫	452
下垂体癌	462

16. 転移性腫瘍	［中里洋一］ 468

CHAPTER III　参考資料

1. 脳腫瘍病理に有用な抗体一覧表	［横尾英明］ 480
2. Gunma-LI を用いた Ki-67（MIB-1）LI の測定	［中里洋一］ 484
3. Gunmetry による脳腫瘍画像からのデジタル情報抽出	［中里洋一］ 488

索引	492

CHAPTER I

脳腫瘍病理の基礎

Ⅰ. 脳腫瘍病理の基礎

1 脳腫瘍病理の歴史

脳腫瘍病理の黎明期

　19世紀後半に脳腫瘍の外科手術が開始される以前は，病理解剖が脳腫瘍の病理を検索する唯一の手段であった．19世紀初頭よりヨーロッパを中心に多数の病理解剖が行われ，さまざまな疾患の病理学的特徴があきらかにされてきた．ベルリン大学教授に就任した Rudolf Virchow（1821〜1902, **Fig. 1**）はあらゆる臓器の腫瘍について研究し，1864〜1865 年に"Die Krankhaften Geschwülste"と題する大著を出版した（**Fig. 2**）[1]．その第 18 章に彼の定義した Gliome, Hirnsarkome, Gliosarkome, Psammome, Melanome, Neuromen des Acusticus などが記述されている．Virchow は脳腫瘍の肉眼的および組織学的形態に基づいて腫瘍名を付与しており，このような分類は記述的分類法とよばれている．

　神経解剖学の分野では Ramón y Cajal（1852〜1934）や Camillo Golgi

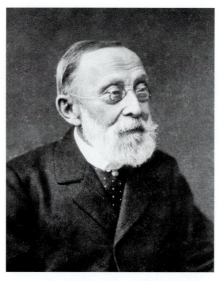

Fig. 1 Rudolf Virchow（1821〜1902）
ドイツの病理学者．Gliome の命名者であり脳腫瘍の記述的分類を行った．

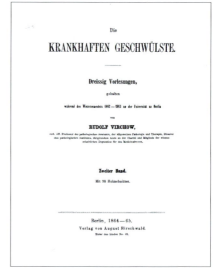

Fig. 2 Virchow の著書"Die Krankhaften Geschwülste"
第 18 章に脳腫瘍に関する記述がある．

1. 脳腫瘍病理の歴史

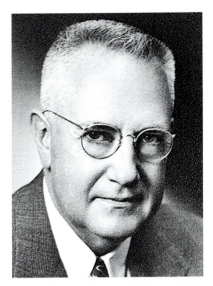

Fig. 3 Percival Bailey(1892〜1973)
米国の神経病理学者, 脳外科医. Cushing とともに脳腫瘍の組織発生学的分類を完成させた.

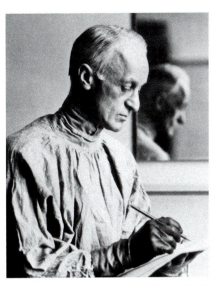

Fig. 4 Harvey Cushing(1869〜1939)
米国の脳外科医.「近代脳神経外科の父」とよばれ, Cushing 病の最初の報告者でもある.

(1843〜1926)を筆頭とするいわゆるスペイン学派が鍍銀法を用いて中枢神経の細胞学ならびに組織発生を研究し, その膨大な知見に基づいて中枢神経系細胞発生模式図が作られていた. これを脳腫瘍の分類に利用したのが Hugo Ribbert(1855〜1920)であり, その理論は Joseph H. Globus や Israel Strauss に受け継がれ, さらに Percival Bailey(1892〜1973, Fig. 3)と Harvey Cushing(1869〜1939, Fig. 4)の 2 人が総括して 1926 年に完成させたものが脳腫瘍の組織発生学的分類である(Fig. 5)[2]. この Bailey-Cushing 分類は中枢神経系の

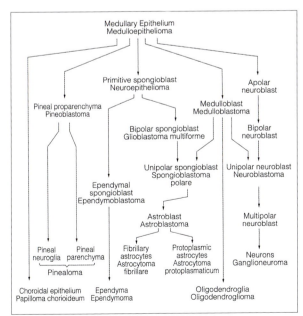

Fig. 5 Bailey-Cushing の組織発生学的分類
中枢神経系の発生模式図に対応させて, 神経上皮性腫瘍を 16 種の腫瘍型に分類している.

Ⅰ. 脳腫瘍病理の基礎

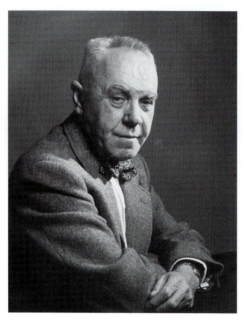

Fig. 6 James W. Kernohan (1896〜1981)
アイルランド系米国人で Mayo Clinic の病理医．脳腫瘍の grading system を創出．"Kernohan's notch" としても名を残す．

細胞発生模式図に対応させて 16 種の神経上皮性腫瘍を定義し，今日の脳腫瘍分類の基礎を築いたものであり，まさに金字塔といえる業績である．

癌の臨床的悪性度を病理学的所見に基づいて数値化して評価する分類法（grading system）は Albert C. Broders（1885〜1964）によって 1925 年に確立されたが，それを脳腫瘍に応用したのが James W. Kernohan（1896〜1981, Fig. 6）である．彼は神経上皮性腫瘍を 5 群に大別し，それぞれを細胞形態と分化度の観点から 4 段階に grading している[3]．この分類はその明快さと患者予後との相関性のゆえ臨床家から高い評価を受けて普及した．

形態学的技術の進歩

脳腫瘍病理は形態学的手法の発展とともに進歩してきた．19 世紀当初の病理解剖は臓器の肉眼的観察がおもな検索手段であったが，Antonie van Leeuwenhoek（1632〜1723）が発明した顕微鏡がつぎつぎと改良され，そのころには普及したので 19 世紀中頃には光学顕微鏡を用いた脳腫瘍の観察が盛んに行われた．細胞病理学の始祖 Virchow も脳腫瘍を肉眼とともに顕微鏡で観察し，腫瘍の命名と分類を行った．神経系の細胞学にはさまざまな染色法の開発も大きく貢献している．Cajal 法や Hortega 法などグリアを選択的に染める鍍銀法や，Bielschowsky 鍍銀法，Nissl 染色などの神経細胞染色法などが脳腫瘍病理に応用され，腫瘍細胞の細胞由来同定に威力を発揮して，やがて Bailey-Cushing の組織発生学的分類へとつながっていった．

病理学と病理診断でもっとも重要な染色法はいうまでもなく Hematoxylin-Eosin 染色（HE 染色）である．この 140 年弱の歴史をもつ染色法は 1878 年に H. Busch が，それまで別々に使われていた 2 つの色素を合わせて使う 2 重染色

1. 脳腫瘍病理の歴史

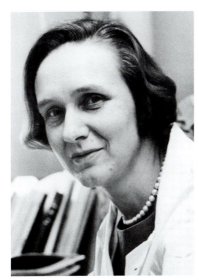

Fig. 7 Sarah A. Luse
(1918～1970)
米国の神経病理学者．脳腫瘍の電子顕微鏡的研究の先駆者であり，かつ第一人者である．

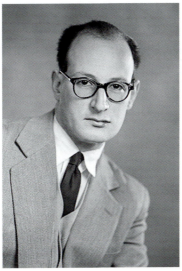

Fig. 8 John J. Kepes
(1928～2010)
ハンガリー系の米国神経病理学者．博識で知られ，髄膜腫に関する著書が有名．

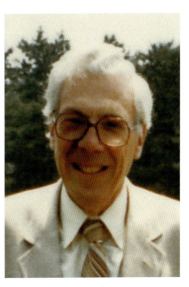

Fig. 9 Lucin J. Rubinstein
(1924～1990)
ベルギー生まれの米国神経病理学者．Russell と共著の教科書は脳腫瘍病理のバイブルである．

法を開発しヒトの組織を染色したことを嚆矢としている．脳腫瘍病理も HE 染色が標準の染色法であり，腫瘍の定義，組織・細胞像の記述，腫瘍診断などすべてが HE 染色の光学顕微鏡像を基本としている．脳腫瘍病理も HE 染色による光顕像を抜きには語ることができない．

　電子顕微鏡の脳腫瘍病理への導入は 1950 年代後半から始まっている．あらゆる腫瘍型の脳腫瘍が電子顕微鏡により観察され，微細形態の特徴があきらかにされた．この分野の先駆者の 1 人に Sarah A. Luse（1918～1970, **Fig. 7**）がいる．1960 年にはグリオーマをはじめ多くの脳腫瘍の電顕的研究論文を発表し，腫瘍細胞の微細構造を記載した[4]．因みに schwannoma に出現する long spacing collagen は，別名 "Luse body" と彼女の名前を冠してよばれている．最近では電子顕微鏡の利用は減少しているが，新しい腫瘍概念の確立においては電顕所見の記載がなお必須の要件となっている．

　1970 年以降に導入された免疫組織化学は 1980 年代には脳腫瘍病理の領域に広く普及し，いまや光顕像とともに診断や研究に不可欠の方法論となっている．脳腫瘍領域で免疫組織化学が急速に普及した理由の 1 つには，当時「脳特異蛋白」に注目が集まり，S-100 蛋白や glial fibrillary acidic protein（GFAP）がつぎつぎと発見され，その抗体が作成されたことがあげられる．S-100 蛋白は 1965 年 Blake W. Moore らによって，GFAP は 1971 年 Lawrence F. Eng らによって発見された[2]．なお 1968 年に森武貞らが発見した astroprotein は GFAP と同一であることがのちに判明している．GFAP を用いた免疫組織化学（免疫染色ともいう）は脳腫瘍病理に不可欠の方法であり，広く普及し日常的に実施されている．この方法が腫瘍概念の確立に重要な役割を果たした腫瘍としては，1979 年

のJohn J. Kepes（1928〜2010, **Fig. 8**），Lucin J. Rubinstein（1924〜1990, **Fig. 9**），Engによるpleomorphic xanthoastrocytoma（PXA）があげられる[6]．従来は脳の組織球系腫瘍と考えられていた本腫瘍が独立した特殊な星細胞腫であることの証明にGFAP免疫組織化学は決定的な役割を演じた．その後，NFP，synaptophysin, NeuN, nestin, Olig2, IDH1 R132H, Ki-67, INI1, BRAF V600E等々，脳腫瘍の病理学的検索や診断に使われる抗体はつぎつぎと開発され続けている（Ⅲ章1．脳腫瘍病理に有益な抗体一覧表参照）．

WHO分類の樹立

　19世紀中頃からつぎつぎと新しい脳腫瘍型が発見され，その特徴が病理学的に記述されてきた．その当時はいわゆる大家といわれる研究者たちがそれぞれ独自の定義や分類を発表していたため，20世紀前半では脳腫瘍の定義，腫瘍名，分類などが混乱していた．このような状況を打開するため世界保健機関 World Health Organization（WHO）は国際的に広く使える標準的分類法を制定するプロジェクトを立ち上げた．その結果，1979年に誕生したものがWHOによる中枢神経系腫瘍組織学的分類である．最近40年間はこの「脳腫瘍WHO分類」が何回かの改訂を経ながら広く国際的に普及し，標準的分類としての地位が確立されている．

　脳腫瘍WHO分類の立役者は当時西ドイツのマックスプランク脳研究所教授であったKlaus J. Zülch（1910〜1988, **Fig. 10**）である．1970年にWHOは脳腫瘍分類を作成するための共同研究センターを組織し，その委員長として

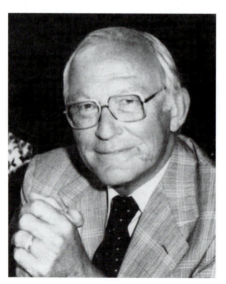

Fig. 10 Klaus J. Zülch（1910〜1988）
西ドイツの神経病理学者．脳腫瘍WHO分類創設の立役者．記念の「Zülch 賞」は神経科学の基礎研究者に贈呈されている．

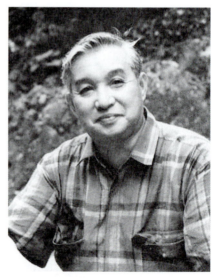

Fig. 11 石田陽一（1925〜1991）
日本の神経病理学者．脳腫瘍WHO分類第1版編纂の日本代表委員．第2版の改訂にも参加した．

1. 脳腫瘍病理の歴史

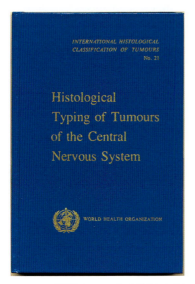 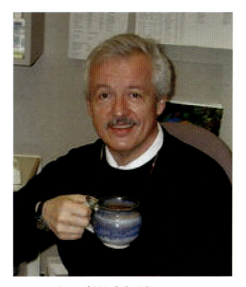

Fig. 12　脳腫瘍 WHO 分類第 1 版 (1979)
青色表紙の冊子のため"WHO blue book" とよばれる.

Fig. 13　Bernd W. Scheithauer (1946〜2011)
東ドイツ生まれの米国神経病理学者. Rubinstein の薫陶を受け, 脳腫瘍病理学界の重鎮であった.

　Zülch が指名された. この委員会には各国から 10 名の委員が参加しており, 日本からは石田陽一（1925〜1991, **Fig. 11**）が参加していた. 共同研究センターでは約 230 症例の脳腫瘍組織標本を各委員に配付し, それぞれの診断とコメントを集約して分析を行い, 国際的コンセンサスが得られる分類案の作成が行われた. 約 10 年を費やした研究成果は "Histological Typing of Tumours of the Central Nervous System" として 1979 年に出版された（**Fig. 12**）[7]. これがいわゆる「脳腫瘍 WHO 分類」第 1 版の誕生である.

　その後,「脳腫瘍 WHO 分類」は改訂を重ね, 1993 年に第 2 版[8], 2000 年に第 3 版[9], 2007 年に第 4 版[10], 2016 年に改訂第 4 版[11]が出版されて現在に至っている. この間, WHO 分類の編集と改訂に尽力した脳腫瘍病理学者には Paul Kleihues, Bernd W. Scheithauer（1946〜2011, **Fig. 13**）, Peter C. Burger, David N. Louis, Webster K. Cavenee, Hiroko Ohgaki, Otmar D. Wiestler らがいる.

■文献

1) Virchow R. Die krankhaften Geschwülste. Dreissig Vorlesungen. Berlin: A. Hirchwald; 1865. Cited from Google eBook: http://books.google.co.jp/books?id=81YYAQAAIAAJ&hl=ja&source=gbs_navlinks_s
2) Bailey P, Cushing H. A Classification of the Tumors of the Glioma Group on a Histogenetic Basis with a Correlated Study of Prognosis. Philadelphia: Lippincott; 1926.
3) Kernohan JW, Sayre GP. Tumors of the Central Nervous System. Fascicle 35, Atlas of Tumor Pathology. Washington D. C: Armed Forces Institute of Pathology; 1952.
4) Luse SA. Electron microscopic studies of brain tumors. Neurology. 1960;

10: 881-905.
5) Eng LF, Vanderhaeghen JJ, Bignami A, et al. An acidic protein isolated from fibrous astrocytes. Brain Res. 1971; 28: 351-4.
6) Kepes JJ, Rubinstein LJ, Eng LF. Pleomorphic xanthoastrocytoma: a distinctive meningocerebral glioma of young subjects with relatively favorable prognosis. A study of 12 cases. Cancer. 1979; 44: 1839-52.
7) Zülch KJ, editor. Histological Typing of Tumours of the Central Nervous System. International Histological Classification of Tumours. Geneva: World Health Organization; 1979.
8) Kleihues P, Burger PC, Scheithauer BW, editors. Histological Typing of Tumours of the Central Nervous System. 2nd ed. Berlin: Springer-Verlag; 1993.
9) Kleihues P, Cavenee WK, editors. Pathology and Genetics of Tumours of the Nervous System. Lyon: IARC Press; 2000.
10) Louis DN, Ohgaki H, Wiestler OD, et al, editors. WHO Classification of Tumours of the Central Nervous System. Lyon: IARC Press; 2007.
11) Louis DN, Ohgaki H, Wiestler OD, et al, editors. WHO Classification of Tumours of the Central Nervous System. Revised 4th ed. Lyon: IARC Press; 2016.

〔中里洋一〕

I. 脳腫瘍病理の基礎

2 脳腫瘍の分類

　頭蓋内には130種類を越える腫瘍が発生することが知られており，これらは一括して脳腫瘍とよばれている．この脳腫瘍のなかにはきわめて悪性度の高い腫瘍から，治療を必要としないほど良性の腫瘍まで含まれており，その性質は多種多様である．そこで脳腫瘍患者を診断・治療し，あるいは脳腫瘍を学術的に研究するためには，個々の腫瘍を正確に分類し診断することが必要である．この分類と診断のために19世紀中ごろよりさまざまな分類法が提唱され，使用されてきた．現在では世界保健機関 World Health Organization（WHO）が作成した分類が国際標準の分類法として定着してきた．これらの分類は腫瘍の示す病理組織学的所見に基づいて行われるため，組織分類と一般によばれていた．最近では病理組織像と腫瘍の遺伝子異常を組み合わせて腫瘍型を定義する組織・遺伝学的分類法が考案され，最新のWHO分類でもこれを導入している．

脳腫瘍の歴史的分類

　脳腫瘍を病理学的に記述し分類する試みは古くから行われてきた．腫瘍組織が示す肉眼的特徴と組織学的特徴を記述し，その特徴にちなんだ腫瘍名をつけたものが記述的脳腫瘍分類であり，1856年のVirchowによるGliome, Hirnsarkome, Psammomeなどを含む分類がその代表である．組織発生学的脳腫瘍分類は中枢神経組織の発生模式図と腫瘍細胞の形態学的特徴を対応させて，そこから腫瘍名を付与する分類法であり，その代表が1926年のBaileyとCushingによる分類である（I章1 Fig.5参照）．一方，腫瘍の臨床的悪性度を組織学的所見に基づいて何段階かに分ける試みはさまざまな臓器組織の腫瘍で行われ，そのうち有名なものがBroders分類である．この考え方を脳腫瘍に応用し，神経外胚葉性腫瘍を4段階に分けたKernohanの分類は，Kernohan's grading systemとよばれ，分類の明快さとともに腫瘍悪性度との対応に優れていたため，臨床家を中心に広く普及した（**Table 1**）．

　19世紀後半から20世紀中頃にかけて，著名な神経解剖学者，病理学者，脳外科医たちがそれぞれ独自の工夫を凝らした分類法を発表したため，脳腫瘍の定義，命名法，診断基準，分類などは混乱をきわめ，まさにカオス的状況に陥ってしまった．とくに疫学的研究や大規模臨床試験は，国際的に統一した診断基準と

Table 1 Kernohan's grading system（旧腫瘍名と新腫瘍名対応表）

New	Old with new in parentheses
Astrocytoma, grade 1～4	Astrocytoma（astrocytoma, grade 1） Astroblastoma（astrocytoma, grade 2） Polar spongioblastoma（obsolute） Glioblastoma multiforme（astrocytoma, grade 3 and 4）
Ependymoma, grade 1～4	Ependymoma（ependymoma, grade 1） Ependymoblastoma（ependymoma, grade 2～4） Neuroepithelioma（obsolete） Medulloepithelioma（ependymoma, grade 4）
Oligodendroglioma, grade 1～4	Oligodendroglioma（oligodendroglioma, grade 1） Oligodendroblastoma（oligodendroglioma, grade 2～4）
Neuro-astrocytoma, grade 1～4	Neurocytoma（neuro-astrocytoma, grade 1） Ganglioneuroma（neuro-astrocytoma, grade 1） Gangliocytoma（neuro-astrocytoma, grade 1） Ganglioglioma（neuro-astrocytoma, grade 1） Neuroblastoma（neuro-astrocytoma, grade 4） Spongioneuroblastoma（neuro-astrocytoma, grade 4） Glioneuroblastoma（neuro-astrocytoma, grade 4） And others（neuro-astrocytoma, grade 4）
Medulloblastoma	Medulloblastoma

分類法に準拠して実施する必要があり，世界標準の分類法策定の機運が高まってきた．

脳腫瘍の WHO 分類

　WHO では悪性腫瘍の国際的比較研究を推進する必要から，さまざまなヒト腫瘍の組織学的診断基準を確立し，腫瘍命名法の統一を図る目的で共同研究センターを組織し，ヒト腫瘍の国際分類を策定してきた．WHO 分類は臓器ごとに B5 判の冊子としてまとめられ，その表紙が青色に統一されていたため，"WHO blue book series"とよばれている．脳腫瘍については 1970 年にマックスプランク研究所の Zülch 教授を委員長として，各国から 10 名の委員が選出され，共同研究センターが設立された．このセンターでは約 230 例の脳腫瘍組織標本を各委員に配付し，症例ごとに各委員の診断と意見を集約し分析するという地道な作業を続け，約 10 年の歳月を経て 1979 年に WHO 分類第 1 版を完成させた[1]．この脳腫瘍分類には 90 種の腫瘍型・腫瘍亜型が含まれ，各腫瘍型の定義と組織像がカラー写真として付与されている．

WHO 分類の改訂

　WHO 分類第 1 版は当時の最新の知識と国際的コンセンサスに基づくものであったが，未解決の問題点も抱えていた．またいかなる最新の分類といえども，医学の急速な進歩のため発刊後には時間とともにその輝きを失い，やがて陳腐な

ものとなっていく宿命を抱えており，それに対応するためには定期的な改訂が欠かせない．

　1980年代には免疫組織化学が脳腫瘍の病理診断に導入され，脳腫瘍の病理診断はより精緻になるとともに，新たな腫瘍型の発見が相次いだ．そこでこれらの新知見と新規腫瘍型を盛り込んで，脳腫瘍WHO分類は1993年に第2版（WHO1993）へと改訂された[2]．

　1990年代には分子生物学の急速な発展とともに，脳腫瘍でも遺伝子異常の解析が進み，多くの新知見が集積し，新規腫瘍型が報告された．そこでWHOは2000年に脳腫瘍分類を第3版（WHO2000）へと改訂させた[3]．

　WHO2000は好評で国際標準の分類としての評価を得て広く使われた．2000年前後に脳腫瘍の臨床病理学的研究は佳境を迎え，つぎつぎと新しい腫瘍型が発見された．また，従来の腫瘍型における問題点の指摘が相次ぎ，分類改訂の機運が高まってきた．WHOでは分類改訂作業をすすめ，2007年にWHO分類第4版（WHO2007）を出版した[4]．

　WHO分類第4版（WHO2007）には133の腫瘍型・腫瘍亜型が含まれていた．このうち13腫瘍型は新規に登録された腫瘍である．また，腫瘍概念の階層化が試みられ，entity, variant, patternの3段階からなるヒエラルキーが明示された．さらにWHO gradingについての詳しい解説が加えられていることも特徴であった．

WHO分類第4版改訂への道のり

　WHO2007の発刊以後，びまん性膠腫における*IDH*遺伝子異常の発見（2009年）[5]，毛様突起膠腫における*BRAF*遺伝子異常（2008年）[6]，髄芽腫の分子亜型分類（2012年）[7]，小児の浸潤性グリオーマのH3ヒストン遺伝子異常（2012年）[8]等々，脳腫瘍の分子遺伝学をめぐる画期的な発見・進歩が相次ぎ，1926年以来90年近くにわたって脳腫瘍分類の根底をなしてきた基本理論「組織発生学的分類」をいよいよ変革する必要に迫られてきた．WHO2007の編者の1人であるLouisは2012年に雑誌の巻頭言において次期WHO分類に向けた改訂の方向性として，①主観が入りやすい病理形態学的分類から，より客観性の高い分子病理学的分類へのシフト，②診断名は分子異常と組織型と新たなWHO gradeの3要素から構成される，③これを当面の移行期の分類系として用い，さらに将来的にはシグナル伝達系の異常を要素とする分類系が構築されていく，と予測した[9]．具体的にはLouisらが主導して2014年5月にオランダのHaarlemで「次期WHO分類はいかに？」と題する会議が開催され，その結果はISN-Haarlemガイドラインとして発表された（**Table 2**）[10]．2015年はじめにはWHO分類改訂のための作業が開始され，6月，HeidelbergでのConsensus and Editorial Meetingで分類骨子が決定され，2016年5月に脳腫瘍WHO分類改訂第4版として出版されるに至った[11]．

Table 2 ISN-Haarlem ガイドライン

1. 診断上の腫瘍型はできるだけ狭く定義し，観察者間再現性，臨床病理学的予知，治療計画などが適切に行えるようにすべきである．
2. 診断は4層構造とし，「統括診断名」の下に組織学的分類，WHO grade，分子情報を記載すべきである．
3. 腫瘍型定義のために分子情報が必要か，あることが望ましいか，不要かはそれぞれの腫瘍型ごとに決めるべきである．
4. 一部の小児腫瘍型は成人のそれとは別に定めるべきである．
5. 脳腫瘍分類に関する今後の決定には神経腫瘍学関連領域の専門家から情報提供を求めることが重要である．
6. 病理診断報告書の中に腫瘍型特異的な分子テストの方法と結果を記述するべきである．

新WHO分類の特徴

　新分類にはさまざまな特徴があるが最も重要な点は，腫瘍細胞の形態に基づく組織発生学的分類から，形態と遺伝子異常の2つの観点から腫瘍を分類する組織・遺伝学的分類へと大きくシフトしたことである（**Table 3**）．具体的には個々の腫瘍名は組織学的分類名と遺伝子異常が組み合わされた形で定義されている．これは integrated diagnosis（統括腫瘍診断名）とよばれるものであり，びまん性膠腫と胎児性脳腫瘍のグループにおいて導入されている．たとえば，"diffuse astrocytoma, IDH-mutant"（IDH変異型びまん性星細胞腫）では，腫瘍の組織学的分類名 "diffuse astrocytoma" と遺伝子異常 "IDH-mutant" が統括されて1つの腫瘍名を構成している．この分類により腫瘍型はより厳密に定義することが可能となり，生物学的にも均一な腫瘍群が1つの腫瘍型を構成することになると考えられる．さらに，世界中すべての機関，施設で脳腫瘍の遺伝子解析が実施可能とはかぎらない現状に配慮し，"diffuse astrocytoma, NOS" との腫瘍名も使用することが容認されている．すなわち，遺伝子解析を行わなかった場合には従来の組織学的分類名が使えるようになっている．このほかの変更点については Louis の総説[12]より表を引用する（**Table 4**）．

　脳腫瘍WHO分類が国際標準の分類として認知され，広く世界中で使われる意義は計り知れず大きい．個々の患者の診断治療はもとより，脳腫瘍の疫学研究，臨床試験，基礎科学研究などにおいて必須の研究基盤として今後もその役割を果たしていくものと思われる．新WHO分類には最新の学術の進歩が適切に反映されている．科学的正当性と客観性が兼備されたこの分類を，今後はさらに利便性の高いものにして普及させることが望まれる．

Table 3 中枢神経系腫瘍の WHO 分類（改訂第4版，WHO2016）

Diffuse astrocytic and oligodendroglial tumours　びまん性星細胞系および乏突起膠細胞系腫瘍		
Diffuse astrocytoma, IDH-mutant　IDH 変異型びまん性星細胞腫	9400/3	(p.114)
Gemistocytic astrocytoma, IDH-mutant　IDH 変異型肥胖細胞性星細胞腫	9411/3	(p.119)
Diffuse astrocytoma, IDH-wildtype　IDH 野生型びまん性星細胞腫	*9400/3*	(p.115)
Diffuse astrocytoma, NOS　びまん性星細胞腫 NOS	9400/3	(p.115)
Anaplastic astrocytoma, IDH-mutant　IDH 変異型退形成性星細胞腫	9401/3	(p.123)
Anaplastic astrocytoma, IDH-wildtype　IDH 野生型退形成性星細胞腫	*9401/3*	(p.123)
Anaplastic astrocytoma, NOS　退形成性星細胞腫 NOS	9401/3	(p.123)
Glioblastoma, IDH-wildtype　IDH 野生型膠芽腫	9440/3	(p.128)
Giant cell glioblastoma　巨細胞膠芽腫	9441/3	(p.131)
Gliosarcoma　膠肉腫	9442/3	(p.132)
Epithelioid glioblastoma　類上皮膠芽腫	*9440/3*	(p.132)
Glioblastoma, IDH-mutant　IDH 変異型膠芽腫	9440/3	(p.128)
Glioblastoma, NOS　膠芽腫 NOS	9440/3	(p.128)
Diffuse midline glioma, H3 K27M-mutant　H3 K27M 変異型びまん性中心性膠腫	9385/3	(p.138)
Oligodendroglioma, IDH-mutant and 1p/19q-codeleted 　IDH 変異および 1p/19q 共欠失型乏突起膠腫	9450/3	(p.141)
Oligodendroglioma, NOS　乏突起膠腫 NOS	9450/3	(p.141)
Anaplastic oligodendroglioma, IDH-mutant and 1p/19q-codeleted 　IDH 変異および 1p/19q 共欠失型退形成性乏突起膠腫	9451/3	(p.148)
Anaplastic oligodendroglioma, NOS　退形成性乏突起膠腫 NOS	*9451/3*	(p.148)
Oligoastrocytoma, NOS　乏突起星細胞腫 NOS	*9382/3*	(p.152)
Anaplastic oligoastrocytoma, NOS　退形成性乏突起星細胞腫 NOS	*9382/3*	(p.152)
Other astrocytic tumours　その他の星細胞系腫瘍		
Pilocytic astrocytoma　毛様細胞性星細胞腫	9421/1	(p.172)
Pilomyxoid astrocytoma　毛様粘液性星細胞腫	9425/3	(p.177)
Subependymal giant cell astrocytoma　上衣下巨細胞性星細胞腫	9384/1	(p.180)
Pleomorphic xanthoastrocytoma　多形黄色星細胞腫	9424/3	(p.185)
Anaplastic pleomorphic xanthoastrocytoma　退形成性多形黄色星細胞腫	9424/3	(p.190)
Ependymal tumours　上衣系腫瘍		
Subependymoma　上衣下腫	9383/1	(p.200)
Myxopapillary ependymoma　粘液乳頭状上衣腫	9394/1	(p.204)
Ependymoma　上衣腫	9391/3	(p.206)
Papillary ependymoma　乳頭状上衣腫	9393/3	(p.209)
Clear cell ependymoma　明細胞上衣腫	9391/3	(p.209)
Tanycytic ependymoma　伸長細胞性上衣腫	9391/3	(p.210)
Ependymoma, *RELA* fusion-positive　*RELA* 融合遺伝子陽性上衣腫	9396/3	(p.214)
Anaplastic ependymoma　退形成性上衣腫	9392/3	(p.217)
Other gliomas　その他の神経膠腫		
Chordoid glioma of the third ventricle　第三脳室脊索腫様膠腫	9444/1	(p.234)
Angiocentric glioma　血管中心性膠腫	9431/1	(p.237)
Astroblastoma　星芽腫	9430/3	(p.240)
Choroid plexus tumours　脈絡叢腫瘍		
Choroid plexus papilloma　脈絡叢乳頭腫	9390/0	(p.225)
Atypical choroid plexus papilloma　異型脈絡叢乳頭腫	9390/1	(p.225)
Choroid plexus carcinoma　脈絡叢癌	9390/3	(p.225)
Neuronal and mixed neuronal-glial tumours　神経細胞系および混合神経細胞・膠細胞腫瘍		
Dysembryoplastic neuroepithelial tumour　胚芽異形成性神経上皮腫瘍	9413/0	(p.255)
Gangliocytoma　神経節細胞腫	9492/0	(p.259)
Ganglioglioma　神経節膠腫	9505/1	(p.260)
Anaplastic ganglioglioma　退形成性神経節膠腫	9505/3	(p.262)

（つづく）

Table 3 中枢神経系腫瘍の WHO 分類（改訂第 4 版，WHO2016）（つづき）

Dysplastic cerebellar gangliocytoma　異形成性小脳神経節細胞腫 　（Lhermitte-Duclos disease　レルミット・ダクロス病）	9493/0	(p.249)
Desmoplastic infantile astrocytoma and ganglioglioma 　線維形成性乳児星細胞腫・神経節膠腫	9412/1	(p.252)
Papillary glioneuronal tumour　乳頭状グリア神経細胞腫瘍	9509/1	(p.269)
Rosette-forming glioneuronal tumour　ロゼット形成性グリア神経細胞腫瘍	9509/1	(p.272)
Diffuse leptomeningeal glioneuronal tumour 　びまん性脳軟膜性グリア神経細胞腫瘍		(p.278)
Central neurocytoma　中枢性神経細胞腫	9506/1	(p.264)
Extraventricular neurocytoma　脳室外神経細胞腫	9506/1	(p.268)
Cerebellar liponeurocytoma　小脳脂肪神経細胞腫	9506/1	(p.276)
Paraganglioma　傍神経節腫	8693/1	(p.275)
Tumours of the pineal region　松果体部腫瘍		
Pineocytoma　松果体細胞腫	9361/1	(p.286)
Pineal parenchymal tumour of intermediate differentiation 　中間型松果体実質腫瘍	9362/3	(p.291)
Pineoblastoma　松果体芽腫	9362/3	(p.293)
Papillary tumour of the pineal region　松果体部乳頭状腫瘍	9395/3	(p.297)
Embryonal tumours　胎児性腫瘍		
Medulloblastomas, genetically defined　遺伝学的定義による髄芽腫		
Medulloblastoma, WNT-activated　WNT 活性化髄芽腫	9475/3	(p.301)
Medulloblastoma, SHH-activated and *TP53*-mutant 　　SHH 活性化 TP53 変異型髄芽腫	9476/3	(p.301)
Medulloblastoma, SHH-activated and *TP53*-wildtype 　　SHH 活性化 TP53 野生型髄芽腫	9471/3	(p.301)
Medulloblastoma, non-WNT/non-SHH　非 WNT 非 SHH 型髄芽腫	9477/3	(p.301)
Medulloblastoma, group 3　3 群髄芽腫		
Medulloblastoma, group 4　4 群髄芽腫		
Medulloblastomas, histologically defined　組織学的定義による髄芽腫		
Medulloblastoma, classic　古典的髄芽腫	9470/3	(p.304)
Medulloblastoma, desmoplastic/nodular　線維形成結節性髄芽腫	9471/3	(p.305)
Medulloblastoma with extensive nodularity　高度結節性髄芽腫	9471/3	(p.306)
Medulloblastoma, large cell/anaplastic　大細胞退形成性髄芽腫	9474/3	(p.307)
Medulloblastoma, NOS　髄芽腫 NOS	9470/3	(p.301)
Embryonal tumour with multilayered rosettes, C19MC-altered 　C19MC 変化型多層ロゼット性胎児性腫瘍	9478/3	(p.316)
Embryonal tumour with multilayered rosettes, NOS 　多層ロゼット性胎児性腫瘍 NOS	9478/3	(p.316)
Medulloepithelioma　髄上皮腫	9501/3	(p.318)
CNS neuroblastoma　中枢神経系神経芽腫	9500/3	(p.313)
CNS ganglioneuroblastoma　中枢神経系神経節芽腫	9490/3	(p.313)
CNS embryonal tumour, NOS　中枢神経系胎児性腫瘍 NOS	9473/3	(p.312)
Atypical teratoid/rhabdoid tumour　非定型奇形腫様ラブドイド腫瘍	9508/3	(p.320)
CNS embryonal tumour with rhabdoid features 　ラブドイド性格随伴中枢神経系胎児性腫瘍	9508/3	(p.312)
Tumours of the cranial and paraspinal nerves　脳神経および脊髄神経腫瘍		
Schwannoma　シュワン細胞腫	9560/0	(p.333)
Cellular schwannoma　細胞性シュワン細胞腫	9560/0	(p.337)
Plexiform schwannoma　蔓状シュワン細胞腫	9560/0	(p.338)
Melanotic schwannoma　メラニン性シュワン細胞腫	9560/0	(p.338)

（つづく）

Table 3 中枢神経系腫瘍の WHO 分類（改訂第 4 版，WHO2016）（つづき）

Neurofibroma　神経線維腫	9540/0	(p.342)
Atypical neurofibroma　異型神経線維腫	9540/0	(p.343)
Plexiform neurofibroma　蔓状神経線維腫	9550/0	(p.343)
Perineurioma　神経周膜腫	9571/0	(p.345)
Hybrid nerve sheath tumours　雑種性神経鞘腫瘍		(p.340)
Malignant peripheral nerve sheath tumour（MPNST）悪性末梢神経鞘腫瘍	9540/3	(p.345)
Epithelioid MPNST　類上皮悪性末梢神経鞘腫瘍	9540/3	(p.345)
MPNST with perineurial differentiation　神経周皮分化随伴悪性末梢神経鞘腫瘍	9540/3	(p.345)
Meningiomas　髄膜腫		
Meningioma　髄膜腫	9530/0	(p.350)
Meningothelial meningioma　髄膜皮性髄膜腫	9531/0	(p.354)
Fibrous meningioma　線維性髄膜腫	9532/0	(p.354)
Transitional meningioma　移行性髄膜腫	9537/0	(p.355)
Psammomatous meningioma　砂粒腫性髄膜腫	9533/0	(p.356)
Angiomatous meningioma　血管腫性髄膜腫	9534/0	(p.356)
Microcystic meningioma　微小嚢胞性髄膜腫	9530/0	(p.357)
Secretory meningioma　分泌性髄膜腫	9530/0	(p.360)
Lymphoplasmacyte-rich meningioma　リンパ球形質細胞に富む髄膜腫	9530/0	(p.360)
Metaplastic meningioma　化生性髄膜腫	9530/0	(p.362)
Chordoid meningioma　脊索腫様髄膜腫	9538/1	(p.364)
Clear cell meningioma　明細胞髄膜腫	9538/1	(p.364)
Atypical meningioma　異型性髄膜腫	9539/1	(p.364)
Papillary meningioma　乳頭状髄膜腫	9538/3	(p.367)
Rhabdoid meningioma　ラブドイド髄膜腫	9538/3	(p.369)
Anaplastic（malignant）meningioma　退形成性髄膜腫	9530/3	(p.367)
Mesenchymal, non-meningothelial tumours　間葉系・非髄膜皮性腫瘍		
Solitary fibrous tumour/haemangiopericytoma　孤立性線維性腫瘍・血管周皮腫		
Grade 1　グレード 1	8815/0	(p.377)
Grade 2　グレード 2	8815/1	(p.377)
Grade 3　グレード 3	8815/3	(p.377)
Haemangioblastoma　血管芽腫	9161/1	(p.384)
Haemangioma　血管腫	9120/0	(p.376)
Epithelioid haemangioendothelioma　類上皮血管内皮腫	9133/1	(p.376)
Angiosarcoma　血管肉腫	9120/3	(p.376)
Kaposi sarcoma　カポジ肉腫	9140/3	(p.376)
Ewing sarcoma/PNET　ユーイング肉腫・末梢性原始神経外胚葉性腫瘍	9364/3	(p.376)
Lipoma　脂肪腫	8850/0	(p.376)
Angiolipoma　血管脂肪腫	8861/0	(p.376)
Hibernoma　褐色脂肪腫	8880/0	(p.376)
Liposarcoma　脂肪肉腫	8850/3	(p.376)
Desmoid-type fibromatosis　デスモイド型線維腫症	8821/1	(p.376)
Myofibroblastoma　筋線維芽細胞腫	8825/0	(p.376)
Inflammatory myofibroblastic tumour　炎症性筋線維芽細胞性腫瘍	8825/1	(p.376)
Benign fibrous histiocytoma　良性線維性組織球腫	8830/0	(p.376)
Fibrosarcoma　線維肉腫	8810/3	(p.376)
Undifferentiated pleomorphic sarcoma/malignant fibrous histiocytoma　未分化多形性肉腫・悪性線維性組織球腫	8802/3	(p.376)
Leiomyoma　平滑筋腫	8890/0	(p.376)
Leiomyosarcoma　平滑筋肉腫	8890/3	(p.376)
Rhabdomyoma　横紋筋腫	8900/0	(p.376)
Rhabdomyosarcoma　横紋筋肉腫	8900/3	(p.376)
Chondroma　軟骨腫	9220/0	(p.376)

（つづく）

I. 脳腫瘍病理の基礎

Table 3 中枢神経系腫瘍の WHO 分類（改訂第 4 版，WHO2016）（つづき）

Chondrosarcoma 軟骨肉腫	9220/3	(p.376)
Osteoma 骨腫	9180/0	(p.376)
Osteochondroma 骨軟骨腫	9210/0	(p.376)
Osteosarcoma 骨肉腫	9180/3	(p.376)
Melanocytic tumours　メラニン細胞系腫瘍		
Meningeal melanocytosis 髄膜メラニン細胞増殖症	8728/0	(p.399)
Meningeal melanocytoma 髄膜メラニン細胞腫	8728/1	(p.399)
Meningeal melanoma 髄膜黒色腫	8720/3	(p.399)
Meningeal melanomatosis 髄膜黒色腫症	8728/3	(p.399)
Lymphomas　リンパ腫		
Diffuse large B-cell lymphoma of the CNS 　中枢神経系びまん性大細胞型 B 細胞リンパ腫	9680/3	(p.411)
Immunodeficiency-associated CNS lymphomas　免疫不全症随伴性中枢神経系リンパ腫		
AIDS-related diffuse large B-cell lymphoma　AIDS 関連びまん性大細胞型 B 細胞リンパ腫		
EBV-positive diffuse large B-cell lymphoma, NOS　EBV 陽性びまん性大細胞型 B 細胞リンパ腫 NOS		
Lymphomatoid granulomatosis　リンパ腫様肉芽腫症	9766/1	(p.417)
Intravascular large B-cell lymphoma　血管内大細胞型 B 細胞リンパ腫	9712/3	(p.418)
Low-grade B-cell lymphomas of the CNS　中枢神経系低異型度 B 細胞リンパ腫		
T-cell and NK/T-cell lymphomas of the CNS　中枢神経系 T 細胞性および NK/T 細胞リンパ腫		
Anaplastic large cell lymphoma, ALK-positive　ALK 陽性型未分化大細胞リンパ腫	9714/3	(p.420)
Anaplastic large cell lymphoma, ALK-negative　ALK 陰性型未分化大細胞リンパ腫	9702/3	(p.420)
MALT lymphoma of the dura　硬膜 MALT リンパ腫	9699/3	(p.420)
Histiocytic tumours　組織球系腫瘍		
Langerhans cell histiocytosis　ランゲルハンス細胞組織球症	9751/3	(p.421)
Erdheim-Chester disease　エルドハイム・チェスター病	9750/1	(p.423)
Rosai-Dorfman disease　ロサイ・ドルフマン病		
Juvenile xanthogranuloma　若年性黄色肉芽腫		
Histiocytic sarcoma　組織球性肉腫	9755/3	(p.424)
Germ cell tumours　胚細胞系腫瘍		
Germinoma　ジャーミノーマ（胚腫）	9064/3	(p.429)
Embryonal carcinoma　胎児性癌	9070/3	(p.432)
Yolk sac tumour　卵黄嚢腫瘍	9071/3	(p.432)
Choriocarcinoma　絨毛癌	9100/3	(p.432)
Teratoma　奇形腫	9080/1	(p.430)
Mature teratoma　成熟奇形腫	9080/0	(p.430)
Immature teratoma　未熟奇形腫	9080/3	(p.430)
Teratoma with malignant transformation　悪性転化を伴う奇形腫	9084/3	(p.430)
Mixed germ cell tumour　混合胚細胞腫瘍	9085/3	(p.433)
Tumours of the sellar region　トルコ鞍部腫瘍		
Craniopharyngioma　頭蓋咽頭腫	9350/1	(p.437)
Adamantinomatous craniopharyngioma　エナメル上皮腫型頭蓋咽頭腫	9351/1	(p.439)
Papillary craniopharyngioma　乳頭型頭蓋咽頭腫	9352/1	(p.440)
Granular cell tumour of the sellar region　トルコ鞍部顆粒細胞腫	9582/0	(p.443)
Pituicytoma　下垂体細胞腫	9432/1	(p.447)
Spindle cell oncocytoma　紡錘形細胞オンコサイトーマ	8290/0	(p.450)
Metastatic tumours　転移性脳腫瘍		(p.468)

・WHO 分類改訂第 4 版（WHO2016）の分類表は Louis DN, et al, editors. WHO Classification of Tumours of the Central Nervous System. Revised 4th ed. Lyon: IARC; 2016[11]より引用．
・腫瘍名日本語訳は脳腫瘍取扱い規約第 3 版等より引用．
・腫瘍名末尾の 6 桁の記号は ICD-O コードであり，/0 は良性腫瘍，/1 は境界領域腫瘍，/3 は悪性腫瘍を示す．
・イタリック文字は暫定的な腫瘍名を示す．
・(p.XXX) は本書中の該当ページを示す．

Table 4 WHO 分類改訂第 4 版の主要変更点（Louis DN らの論文より改変して引用）

1. 分子時代における中枢神経系腫瘍の診断構築法を概念規定した．
2. びまん性膠腫は遺伝学的に定義された腫瘍型を含めて大幅に再構築した．
3. 髄芽腫は遺伝学的に定義された腫瘍型を含めて大幅に再構築した．
4. その他の胎児性腫瘍も遺伝学的に定義された腫瘍型を含めて大幅に再構築し，原始神経外胚葉性腫瘍（PNET）を削除した．
5. 遺伝学的に定義された上衣腫亜型を組み入れた．
6. 新たな遺伝的に定義された腫瘍型の名称など，小児にみられる類似腫瘍を区別するための新たなアプローチを行った．
7. 新たに追加登録された腫瘍型，亜型および組織パターン
   （a）膠芽腫の IDH 野生型と IDH 変異型（腫瘍型）
   （b）H3 K27M 変異型びまん性中心性膠腫（腫瘍型）
   （c）C19MC 変化型多層ロゼット性胎児性腫瘍（腫瘍型）
   （d）*RELA* 融合遺伝子陽性上衣腫（腫瘍型）
   （e）びまん性脳軟膜性グリア神経細胞腫瘍（腫瘍型）
   （f）退形成性多形黄色星細胞腫（腫瘍型）
   （g）類上皮膠芽腫（亜型）
   （h）原始神経細胞成分随伴膠芽腫（組織パターン）
   （i）神経節細胞腫瘍の多結節性・空胞化パターン（組織パターン）
8. 削除された腫瘍型，亜型，用語
   （a）大脳膠腫症（腫瘍型）
   （b）原形質性および細線維性星細胞腫（亜型）
   （c）細胞性上衣腫（亜型）
   （d）原始神経外胚葉性腫瘍（PNET，用語）
9. 異型髄膜腫の診断基準に脳浸潤を追加した．
10. 孤立性線維性腫瘍と血管周皮腫を 1 つの腫瘍型（SFT/HPC）として再構築し，これに適合させた grading システムを採用した．
11. 神経鞘系腫瘍の腫瘍型を増やして明確化し，雑種性神経鞘腫瘍を追加し，メラニン性シュワン細胞腫を他のシュワン細胞腫から分離した．
12. 中枢神経系の造血系・リンパ系腫瘍（リンパ腫と組織球系腫瘍）に腫瘍型を増加させた．

■文献

1) Zülch KJ. Histological Typing of Tumours of the Central Nervous System. International Histological Classification of Tumours. Geneva: World Health Organization; 1979.
2) Kleihues P, Burger PC, Scheithauer BW, editors. Histological Typing of Tumours of the Central Nervous System. Berlin: Springer-Verlag; 1993.
3) Kleihues P, Cavenee WK, editors. Pathology and Genetics of Tumours of the Nervous System. Lyon: IARC Press; 2000.
4) Louis DN, Ohgaki H, Wiestler OD, et al. WHO Classification of Tumours of the Central Nervous System. Lyon: IARC Press; 2007.
5) Yan H, Parsons DW, Jin G, et al. IDH1 and IDH2 mutations in gliomas. N Engl J Med. 2009; 360: 765-73.
6) Jones DT, Kocialkowski S, Liu L, et al. Tandem duplication producing a novel oncogenic BRAF fusion gene defines the majority of pilocytic astrocytomas. Cancer Res. 2008; 68: 8673-7.
7) Taylor MD, Northcott PA, Korshunov A, et al. Molecular subgroups of medulloblastoma: the current consensus. Acta Neuropathol. 2012; 123: 465-72.
8) Wu G, Broniscer A, McEachron TA, et al. Somatic histone H3 alterations in pediatric diffuse intrinsic pontine gliomas and non-brainstem glioblastomas. Nat Genet. 2012; 44: 251-3.
9) Louis DN. The next step in brain tumor classification: "Let us now praise famous men"... or molecules? Acta Neuropathol. 2012; 124: 761-2.
10) Louis DN, Perry A, Burger P, et al; International Society Of Neuropathology--Haarlem. International Society Of Neuropathology--Haarlem consensus guidelines for nervous system tumor classification and grading. Brain Pathol. 2014; 24: 429-35.
11) Louis DN, Ohgaki H, Wiestler OD, et al, editors. WHO Classification of Tumours of the Central Nervous System. Revised 4th ed. Lyon: IARC press; 2016.
12) Louis DN, Perry A, Reifenberger G, et al. The 2016 World Health Organization Classification of Tumors of the Central Nervous System: a summary. Acta Neuropathol. 2016; 131: 803-20.

〔中里洋一〕

I. 脳腫瘍病理の基礎

3　脳腫瘍の臨床

疫学・症状・徴候

脳腫瘍の疫学

　本邦における脳腫瘍の疫学的な資料としては，1977年より発行されている脳腫瘍全国集計調査報告が参考となる．脳腫瘍全国集計調査報告第13版では，2001年〜2004年の期間において，13431例が登録されており，WHO分類2007に基づいて集計されている．脳腫瘍分類別頻度を**Table 1**に示す．頻度順に列挙すると，グリオーマ（25.6%），髄膜腫（24.4%），下垂体腺腫（19.2%），シュワン細胞腫（10.1%），中枢神経系悪性リンパ腫（3.5%）の順であった．また頻度の多い25の原発性脳腫瘍組織型を**Table 2**に示す．この調査報告は限られた施設からの登録であるため，国内における原発性脳腫瘍の正確な患者数は不明であり，腫瘍の発生率・有病率などの算出には利用できない．

　中村らによって，熊本県における1989年〜2008年の脳腫瘍発生頻度は，2000年の年齢別人口構成比で調整すると人口10万人あたり1年間に14.09人であると報告されている．このデータを参考にすると，毎年約1.8万人の脳腫瘍患者が日本国内に発生すると推定され，脳腫瘍全国集計調査報告第13版では，全脳腫瘍患者の2割弱が登録されたと推察される．

　米国における2007年〜2011年の期間に行ったCentral Brain Tumor Registry of the United Statesによると，原発性脳腫瘍の発生頻度は人口10万人あたり1年間に，全年齢で21.42人であり，0〜19歳では5.42人，20歳以上の成人では27.85人であった．10万人あたりの発生頻度は，髄膜腫7.61人，神経膠腫6.61人，下垂体腺腫3.29人，シュワン細胞腫1.70人，中枢神経系悪性リンパ腫0.44人であった．

▶ 発症年齢

　脳腫瘍の組織型と好発年齢との関連は，臨床上重要な要素である．Central Brain Tumor Registry of the United States（2007〜2011）より，年齢別に頻度の高い腫瘍を**Table 3**に示す．脳腫瘍全国集計調査報告では年齢別登録数も記

I. 脳腫瘍病理の基礎

Table 1 WHO2007 分類に基づく原発性脳腫瘍の患者数（2001〜2004）（脳腫瘍全国集計調査報告第 13 版より）

classification	number	%
astrocytic tumor	2678	19.9
oligodendroglial tumor	247	1.8
oligoastrocytic tumor	196	1.5
ependymal tumor	156	1.2
unclassified glioma	115	0.9
choroid plexus tumor	35	0.3
other neuroepithelial tumors	7	0.1
neuronal and mixed neuronal-glial tumor	181	1.4
tumor of the pineal region	35	0.3
embryonal tumor	150	1.1
tumor of cranial and paraspinal nerves	1369	10.2
tumor of meningothelial cells	3278	24.4
mesenchymal tumors	322	2.4
primary melanocytic lesions	8	0.1
other neoplasms related to the meninges	187	1.4
lymphomas and hematopoietic neoplasms	484	3.6
germ cell tumors	312	2.3
tumors of the sellar region	346	2.6
pituitary adenoma	2865	19.2
other tumor	335	2.6
unknown diagnosis	125	0.9
total	13431	100

Table 2 頻度の多い 25 の原発性脳腫瘍（脳腫瘍全国集計調査報告第 13 版より）

histology	number
Pilocytic astrocytoma	193
GII DA	382
GII Ol & OA	211
GIII AA	513
GIII AO & AOA	232
Glioblastoma	1489
Ependymoma	78
Anaplastic ependymoma	55
Ganglioglioma	60
Central neurocytoma	65
Medulloblastoma	101
Germinoma	235
PCNSL	475
GI meningioma	3065
GII meningioma	173
GIII meningioma	40
Schwannoma	1352
GH pituitary adenoma	480
PRL pituitary adenoma	487
ACTH pituitary adenoma	139
Non function pituitary adenoma	1402
Craniopharyngioma	331
Chordoma	58
Hemangioblastoma	187
Epidermoid	122
total	11925

載されており，代表例として，astrocytoma Grade 2, anaplastic astrocytoma Grade 3, glioblastoma Grade 4 について，年齢別分布をグラフで **Fig. 1** に示す．

▶ 小児脳腫瘍

　本邦における小児がん患者数は，白血病に次いで脳腫瘍が多いことが知られている．脳腫瘍全国集計調査報告第 13 版では，0〜14 歳では，glioma 385 例，germ cell tumor 119 例，embryonal tumor 98 例，craniopharyngioma 69 例の順に多かった．全年齢では，medulloblastoma は 101 例（0.8％），CNS PNET は 39 例（0.3％），atypical teratoid/rhabdoid tumor は 10 例（0.07％）登録されている．また，米国脳腫瘍統計（2007〜2011）では，0〜19 歳の medulloblastoma は 1694 例（0.41/10 万人年），CNS PNET は 420 例（0.10/10 万

3. 脳腫瘍の臨床―疫学・症状・徴候

Table 3 米国における年齢別に頻度の高い腫瘍
(Central Brain tumor Registry of the United States〔2007-2011〕より)

年齢	第1位 組織	Rate*	第2位 組織	Rate	第3位 組織	Rate	第4位 組織	Rate
0～4	embryonal tumors	1.23	pilocytic astrocytoma	0.97	glioma malignant, NOS	0.92	ependymal tumor	0.47
5～9	pilocytic astrocytoma	0.96	glioma malignant, NOS	0.89	ependymal tumor	0.74	neuronal and mixed neuronal glial tumors	0.3
10～14	pilocytic astrocytoma	0.85	glioma malignant, NOS	0.49	neuronal and mixed neuronal glial tumors	0.46	tumors of the pituitary	0.44
15～19	tumors of the pituitary	1.50	pilocytic astrocytoma	0.60	neuronal and mixed neuronal glial tumors	0.47	nerve sheath tumors	0.32
20～34	tumors of the pituitary	2.97	meningioma	1.36	nerve sheath tumors	0.80	diffuse astrocytoma	0.5
35～44	meningioma	4.66	tumors of the pituitary	4.03	nerve sheath tumors	1.75	glioblastoma	1.23
45～54	meningioma	8.79	tumors of the pituitary	4.38	glioblastoma	3.59	nerve sheath tumors	2.78
55～64	meningioma	14.35	glioblastoma	8.03	tumors of the pituitary	5.16	nerve sheath tumors	3.87
65～74	meningioma	25.08	glioblastoma	13.09	tumors of the pituitary	6.95	nerve sheath tumors	4.35
75～84	meningioma	37.49	glioblastoma	15.03	tumors of the pituitary	6.91	nerve sheath tumors	3.41
85以上	meningioma	49.48	glioblastoma	8.95	tumors of the pituitary	4.63	nerve sheath tumors	1.82
over all	meningioma	7.61	tumors of the pituitary	3.29	glioblastoma	3.19	nerve sheath tumors	1.7

*Rates are per 100000 and age-adjusted to the 2000 U. S. standard population
NOS: not otherwise specified

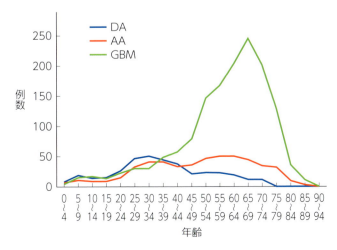

Fig. 1 Diffese astrocytoma, anaplastic astrocytoma, glioblastoma の年齢別分布
(脳腫瘍全国集計調査報告第13版より作成)

I. 脳腫瘍病理の基礎

Table 4 部位別好発腫瘍：上位5組織型 （脳腫瘍全国集計調査報告第13版より）

部位	1	2	3	4	5
前頭葉	G1 meningioma (40%)	Glioblastoma (22%)	Anaplastic astrocytoma (8%)	Malignant lymphoma (8%)	Diffuse astrocytoma (6%)
側頭葉	Glioblastoma (42%)	G1 meningioma (18%)	Anaplastic astrocytoma (10%)	Malignant lymphoma (9%)	Diffuse astrocytoma (6%)
頭頂葉	G1 meningioma (35%)	Glioblastoma (32%)	Malignant lymphoma (9%)	Anaplastic astrocytoma (7%)	GIII AO & AOA (4%)
後頭葉	G1 meningioma (98%)	Glioblastoma (30%)	Malignant lymphoma (14%)	Anaplastic astrocytoma (5%)	Diffuse astrocytoma (3%)
島回	Glioblastoma (31%)	Diffuse astrocytoma (29%)	Anaplastic astrocytoma (19%)	GIII AO & AOA (9%)	GII OL & OA (6%)
小脳	Hemangioblastoma (29%)	G1 meningioma (22%)	Pilocytic astrocytoma (12%)	Medulloblastoma (10%)	Glioblastoma (7%)
中脳	Malignant lymphoma (28%)	Diffuse astrocytoma (19%)	Glioblastoma (16%)	Anaplastic astrocytoma (14%)	Pilocytic astrocytoma (8%)
橋	Anaplastic astrocytoma (28%)	Diffuse astrocytoma (27%)	Glioblastoma (17%)	Malignant lymphoma (11%)	Pilocytic astrocytoma (4%)
延髄	Hemangioblastoma (22%)	Pilocytic astrocytoma (13%)	Anaplastic astrocytoma (13%)	Diffuse astrocytoma (9%)	Ependymoma (9%)
側脳室	Central neurocytoma (24%)	G1 meningioma (20%)	Malignant lymphoma (14%)	Glioblastoma (11%)	Germinoma (9%)
第三脳室	Craniopharyngioma (54%)	Germinoma (16%)	Malignant lymphoma (7%)	Pilocytic astrocytoma (5%)	Diffuse astrocytoma (4%)
中脳水道	Pilocytic astrocytoma (100%)				
第四脳室	Medulloblastoma (34%)	Ependymoma (30%)	Anaplastic ependymoma (9%)	Anaplastic astrocytoma (5%)	Malignant lymphoma (5%)
基底核	Malignant lymphoma (40%)	Glioblastoma (26%)	Anaplastic astrocytoma (11%)	Germinoma (11%)	Diffuse astrocytoma (6%)
視床下部	Craniopharyngioma (22%)	Glioblastoma (18%)	Germinoma (14%)	Anaplastic astrocytoma (13%)	Malignant lymphoma (12%)
脳梁	Glioblastoma (40%)	Malignant lymphoma (40%)	Anaplastic astrocytoma (7%)	Germinoma (4%)	Diffuse astrocytoma (2%)
松果体部	Germinoma (85%)	Anaplastic astrocytoma (4%)	G1 meningioma (4%)	Glioblastoma (3%)	Malignant lymphoma (2%)
下垂体部	NF pituitary adenoma (51%)	PRL pituitary adenoma (18%)	GH pituitary adenoma (17%)	Craniopharyngioma (6%)	ACTH pituitary adenoma (5%)
視神経	Pilocytic astrocytoma (41%)	G1 meningioma (35%)	Glioblastoma (7%)	Diffuse astrocytoma (4%)	Anaplastic astrocytoma (4%)
小脳橋角部	Schwannoma (72%)	G1 meningioma (20%)	Epidermoid (6%)	Anaplastic astrocytoma (0.50%)	GII meningioma (0%)

人年), atypical teratoid/rhabdoid tumor は 370 例（0.09/10 万人年）登録されており，発生頻度は非常に低い．

▶ 遺伝性脳腫瘍

脳腫瘍全国集計調査報告第 13 版では，遺伝性脳腫瘍患者として，NF-1（0.3％），NF-2（0.4％），VHL（0.2％），tuberous sclerosis（0.0％），MEN-1（0.1％）と報告されている．

▶ 発症部位

脳腫瘍全国集計調査報告第 13 版の頻度の多い 25 腫瘍において，部位別好発腫瘍を **Table 4** に示す．各部位の好発腫瘍を考慮することにより病理診断における鑑別診断の一助となると思われる．

▶ 治療成績

脳腫瘍全国集計調査報告では，本邦での治療方法，治療成績が記載されている．脳腫瘍全国集計調査報告第 13 版より，原発性脳腫瘍のうち頻度の高い 25 の腫瘍について，頻度，平均年齢，生存期間，無増悪生存期間を **Table 5** に示す．本邦における 1，2，5 年生存率それぞれは，diffuse astrocytoma では 95.2％，84.2％，75.0％，oligodendroglioma と oligoastrocytoma では 98.0％，95.9％，90.0％，anaplaplastic astrocytoma では 80.8％，63.1％，41.1％，anaplastic oligodendroglioma と anaplastic oligoastrocytoma では 92.3％，82.5％，68.2％，glioblastoma では 60.3％，25.4％，10.1％であると報告されている．また米国脳腫瘍統計（1995～2011）では，glioblastoma の 1，2，5 年生存率は 36.5％，14.8％，5.0％と報告されている．

脳腫瘍の症状

脳腫瘍の増大に伴い，周辺脳組織への局所症状，頭蓋内圧亢進症状が出現する．脳腫瘍は，血管障害と違って，症状は緩徐に出現することが多いが，突然に発症する場合もある．また，てんかん発作など，間欠的に症状が出現する場合もある．そして，時間の経過とともに症状は，年単位，月単位で進行する場合が多いが，急速に悪化する場合もある．

脳腫瘍全国集計調査報告第 13 版では，初発症状としては，頭痛などの自覚症状 25％，脳神経症状 26％，局所兆候 23％，ホルモン異常 10％，てんかん発作 9％，頭蓋内圧亢進症状 6％，意識障害 5％，頭蓋内出血 1％，脳梗塞 0.1％，その他 4％であり，11％が無症状と報告されている．

▶ 脳頭蓋内圧亢進症状

頭痛，嘔気，視力障害が自覚症状の 3 主徴と考えられ，うっ血乳頭，髄液圧亢進，外転神経麻痺，意識障害，徐脈，血圧上昇などが他覚的にみられる．

Ⅰ．脳腫瘍病理の基礎

Table 5 頻度の多い 25 の原発性脳腫瘍の治療成績
(脳腫瘍全国集計調査報告第 13 版より)

Histology	頻度	平均年齢	5年生存率	5年無増悪生存率
Pilocytic astrocytoma	1.4%	21.7	92.1%	73.8%
G II DA	2.8%	37.8	75%	57%
G II Ol & OA	1.6%	42.2	90%	74.6%
G III AA	3.8%	49.3	41.1%	28.7%
G III AO & AOA	1.7%	48.3	68.2%	54%
Glioblastoma	11.1%	58.8	10.1%	9.2%
Ependymoma	0.6%	30.7	86.3%	72.5%
Anaplastic ependymoma	0.4%	25.7	58.1%	35.1%
Ganglioglioma	0.4%	29.3	98.1%	78.9%
Central neurocytoma	0.5%	32	98.4%	79%
Medulloblastoma	0.8%	10.9	68.7%	62.9%
Germinoma	1.7%	19.2	97.1%	89.9%
PCNSL	3.5%	64.4	42.3%	34.7%
G I meningioma	22.8%	58.4	97.9%	90.5%
G II meningioma	1.3%	56.9	91.2%	60.6%
G III meningioma	0.3%	56.8	86.6%	53.4%
Schwannoma	10.1%	51.9	98.8%	89.5%
GH pituitary adenoma	3.6%	48.2	99.2%	95.7%
PRL pituitary adenoma	3.6%	33.7	99.4%	94.2%
ACTH pituitary adenoma	1%	46.3	97.2%	85%
Non function pituitary adenoma	10.4%	54.8	98.3%	85.1%
Craniopharyngioma	2.5%	41.5	96.5%	69.7%
Chordoma	0.4%	46.9	89.1%	48.1%
Hemanigioblastoma	1.4%	46.6	96.3%	86.8%
Epidermoid	0.9%	45	98.8%	93%

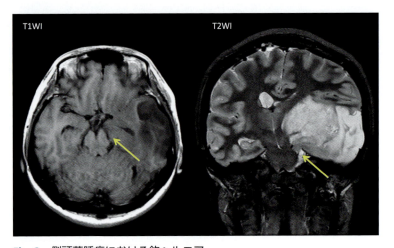

Fig. 2 側頭葉腫瘍における鉤ヘルニア

24

脳圧亢進に伴う意識障害は，テント切痕ヘルニアにより惹起される．中心性ヘルニアと鉤ヘルニアによる症状に分けられる．中心症候群としては，Cheyne-Stokes 呼吸，中枢神経性過呼吸など病的呼吸が出現する．また，鉤症候群として，瞳孔不同，対光反射の消失，片麻痺，病的反射などが出現する．これらの症状が出現している場合には，緊急で処置を行うことを考慮する（鉤ヘルニアの画像を Fig. 2 に示す）．浸潤性発育をするグリオーマの場合は腫瘍自体の大きさに加えて，周囲脳浮腫による圧迫により，頭痛，嘔吐などが出現することがある．

▶ 局所症候

鞍上部腫瘍では視野視力障害，機能性下垂体腺腫ではホルモン過剰症状，下垂体後葉病変では尿崩症，視床下部過誤腫では思春期早発症が知られている．そのほか，前頭蓋窩腫瘍では，Foster Kennedy 症候群（病側の一次視神経萎縮，嗅覚脱出および対側のうっ血乳頭），左頭頂葉（角回）の障害では Gerstmann 症候群（失算，失書，左右失認，手指失認），視床下部の腫瘍では Russell 症候群（著明なるいそう，成長ホルモン上昇），視床・脳幹・松果体部腫瘍では，Parinaud 症候群（眼球の垂直方向への共同注視麻痺に輻輳麻痺を伴う）などが知られている．

また，てんかんを発生しやすい腫瘍には，ganglioglioma, dysembryoplastic neuroepithelial tumor（DNT），angiocentric glioma, low grade glioma などが知られている．

■文献
1) Report of Brain Tumor Registry of Japan（2001-2004）. Neurol Med Chir（Tokyo）. 2014; 54 Suppl 1: 1-102.
2) Nakamura H, Makino K, Yano S, et al. Epidemiological study of primary intracranial tumors: a regional survey in Kumamoto prefecture in southern Japan--20-year study. Int J Clin Oncol. 2011; 16: 314-21.
3) Ostrom QT, Gittleman H, Liao P, et al. CBTRUS statistical report: primary brain and central nervous system tumors diagnosed in the United States in 2007-2011. Neuro Oncol. 2014; 16 Suppl 4: iv1-63.
4) 太田富雄，総編集．脳神経外科学．11 版．京都：金芳堂；2012.
5) 中里洋一．脳腫瘍の病理診断．In: 中里洋一，専門編集．癌診療指針の病理診断プラクティス―脳腫瘍．東京：中山書店；2012. p.2-19.

［堀口桂志］

Ⅰ. 脳腫瘍病理の基礎

画像診断

　脳腫瘍の診断および治療において，画像診断の役割は大きく，不可欠といってもよい．病変の有無，局在診断，血管床の発達程度，悪性度などの質的診断のほか，手術適応，手術アプローチの選択，手術中のナビゲーション，治療効果判定，経過観察など，脳腫瘍臨床において広く活用されている．

　現在，形態画像診断の中心を担っているのが，CT と MRI である．機能画像診断としては functional MRI, diffusion tensor imaging, 代謝画像としては MR spectroscopy，PET，SPECT などが臨床利用されている．

CT

　単純 CT では，骨，石灰化病変，出血が高密度となり，細胞密度の高い腫瘍（髄芽腫［**Fig. 3f**］，悪性リンパ腫［**Fig. 4d**］，胚腫［**Fig. 5f**］など）は軽度の高濃度となることがある．髄膜腫，頭蓋咽頭腫，奇形腫（**Fig. 6f**）などにおいて腫瘍内の石灰化病変の検出に有用である．Oligodendroglioma や oligoastrocytoma などでは，腫瘍内に特徴的な石灰化を認めることがある（**Fig. 7**）．

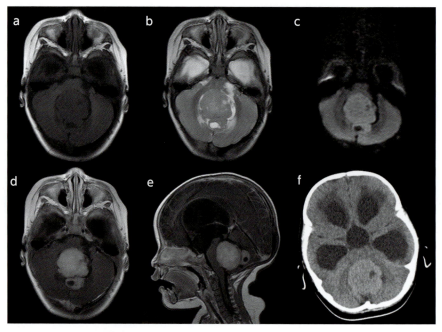

Fig. 3 高度結節性髄芽腫
a：T1 強調像．やや低信号の結節状の病変．
b：T2 強調像．やや高信号を示し，内部の嚢胞は高信号を示している．
c：拡散強調像．高信号を示している．
d：造影 T1 強調像軸位断．均一な造影効果．
e：造影 T1 強調像矢状断．均一な造影効果．
f：単純 CT．病変部はやや高濃度．

3. 脳腫瘍の臨床―画像診断

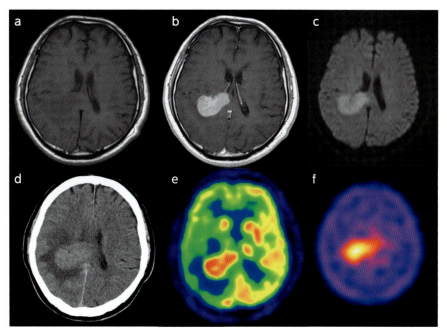

Fig. 4 中枢神経原発悪性リンパ腫
a：T1強調像．均一にやや低信号．
b：造影T1強調像．均一に造影されている．
c：拡散強調像．病変は高信号を示している．
d：単純CT．病変部は高濃度を示している．
e：FDG-PET．正常脳皮質よりも病変部は高い集積を示している．
f：Tl SPECT．病変部は高集積を示している．

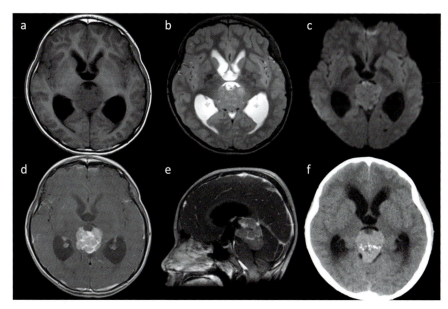

Fig. 5 胚腫
a：T1強調像．水頭症を伴うやや低信号の病変を松果体部に認める．
b：T2強調像．やや高信号を示している．
c：拡散強調像．やや高信号を示している．
d：造影T1強調像軸位断．著明な造影効果．
e：造影T1強調像矢状断．著明な造影効果．
f：単純CT．腫瘍はやや高濃度を呈しており，内部に石灰化を認める．

Ⅰ. 脳腫瘍病理の基礎

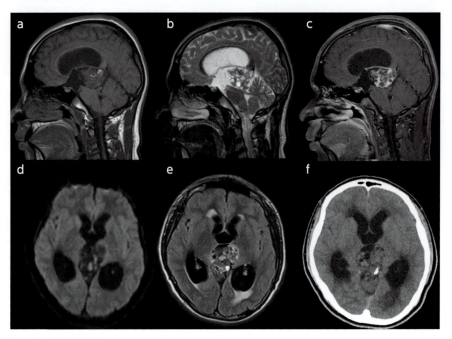

Fig. 6 成熟奇形腫
a：T1 強調像．水頭症を伴う大部分低信号で一部高信号を示す病変を松果体部に認める．
b：T2 強調像．多発性の嚢胞性病変を示している．
c：造影 T1 強調像矢状断．不均一な造影効果．
d：拡散強調像．大部分が等信号で一部やや高信号を示している．
e：FLAIR．混合性の信号変化を示している．
f：単純 CT．腫瘍はほぼ等濃度を呈しており，内部に石灰化を認める．

　腫瘍周辺の骨構造の変化を観察する際にも優れており，小脳橋角部腫瘍において内耳道や頸静脈孔の拡大や，腫瘍による骨破壊の程度を観察する際にも有用である（**Fig. 8**）．また慢性的な頭蓋内圧亢進による頭蓋骨の菲薄化も確認できるため，病変の増殖速度を推察する際にも有用と考えられる．

MRI

　T1 および T2 強調像は，ルーチンの撮影法として用いられる（撮像の原理については他書を参照いただきたい）．脂肪，高蛋白の液体，出血，造影剤の存在などで T1 強調像高信号となる．脳腫瘍では，膠芽腫，頭蓋咽頭腫，奇形腫，脂肪腫，類皮嚢胞，メラノーマなどで高信号を呈する．
　T2 強調像では，脳脊髄液は高信号で，水以外の組織が増えるほど低信号となる．腫瘍内出血，石灰化，メラノーマでは低信号となる．また血管豊富な腫瘍においては，flow void による低信号が認められる．
　拡散強調像は，水分子の拡散（ブラウン運動）の大小により，信号強度に違いが出る撮像法で，拡散制限がある部分が高信号となる．粘稠度，細胞浮腫，細胞密度が高い場合などで，拡散強調像高信号がみられる．類表皮嚢胞（**Fig. 9d**）は

3. 脳腫瘍の臨床―画像診断

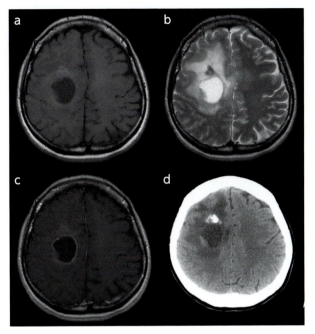

Fig. 7 退形成性乏突起星細胞腫
a：T1 強調像．石灰化病変はやや高信号．
b：T2 強調像．石灰化病変は低信号．
c：造影 T1 強調像．嚢胞周囲に造影効果あり．
d：単純 CT．石灰化病変が明瞭．

粘稠度が高く，髄芽腫（**Fig. 3c**），悪性リンパ腫（**Fig. 4c**）では細胞密度が高いため，拡散強調像高信号となる．その他，脳膿瘍（**Fig. 10b**），脳出血，脈絡叢黄色腫，脳梗塞，代謝性疾患，脳炎などでも，拡散強調像高信号となるため鑑別を要する．

　拡散の異方性（方向によって拡散の速さが異なる性質）を利用して，diffusion tensor imaging を行い，白質の異方性の方向を3次元的に解析した MRI tractography が臨床応用されている（原理などは成書を参考にしていただきたい）．脳腫瘍と神経線維束（錐体路，視放線，弓状束など）との解剖学的関係を把握するのに有用で，術前画像，術中ナビゲーションとの併用などに臨床応用されている．

造影撮影

　脳腫瘍における造影剤増強効果は，血液-脳関門が存在しており正常組織には造影効果はみられないため，造影剤が組織内にあれば増強効果が観察できる．血管に富んだ腫瘍ではなくても，造影剤が緩徐に漏出する場合には増強効果が観察される．造影剤としては，CT ではヨード造影剤，MRI ではガドリニウムキレート剤が使用される．
　増強効果と悪性度の関連については，diffuse astrocytoma では増強効果は認

Ⅰ. 脳腫瘍病理の基礎

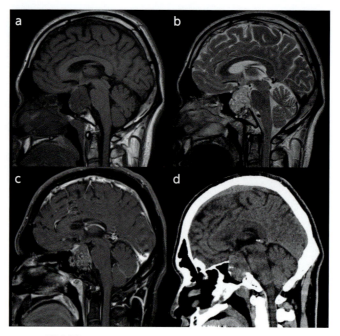

Fig. 8　脊索腫
a：T1強調像．斜台部の病変はやや低信号．
b：T2強調像．病変はやや高信号．
c：造影T1強調像．不均一な造影効果あり．
d：単純CT．腫瘍による斜台の骨破壊が認められる．

められないか弱いことが多く，glioblastomaにおいてはほとんど増強効果を示す（先行病変が存在し，その後神経膠芽腫と診断された，いわゆるsecondary glioblastomaと考えられた症例を**Fig. 11**に提示する）．しかし，脳腫瘍一般において，悪性度に応じて増強効果が相関するわけではない．悪性度とは関係なく，pilocytic astrocytoma, pilomyxoid astrocytoma, gangliogliomaなどはよく造影される．Meningioma, schwannomaもWHO grade Ⅰでもよく造影される．

MRS（magnetic resonance spectroscopy）

MRIは水や脂肪の水素原子核からの磁気共鳴信号を画像化している．一方でコリンなどの生体代謝産物も水素を含むが，その量は水と比較すると小さい．プロトンMRS（^{1}H MRS）は，水の信号を抑制した後に，水素を含む生体代謝分子のみから信号を検出する方法である．^{1}H MRSにてみられる代表的な物質として，N-acetyl-L-asparate（NAA），choline（Cho），creatine（Cr），lactate（Lac）などがある．MRSを用いた神経膠腫の悪性度診断において，悪性度の増加とともにChoピークの上昇とNAAのピークの低下がみられる．Choピークの上昇は，細胞膜の産生と破壊の亢進を，NAAの低下は腫瘍細胞による正常神経細胞の置換によると考えられている．悪性度の低い場合には，相対的にcreatineやNAA

3. 脳腫瘍の臨床—画像診断

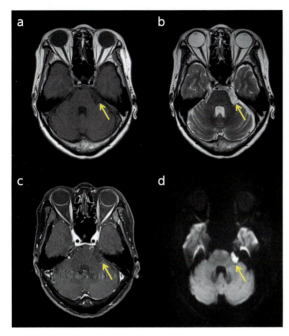

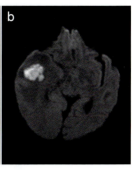

Fig. 10　脳膿瘍
a：造影 T1 強調像．腫瘤周囲がリング状に強い造影効果を示している．
b：拡散強調像．内部が著明な高信号を示している．

Fig. 9　類上皮腫
a：T1 強調像．左小脳橋角部の病変は低信号．
b：T2 強調像．髄液と同等の高信号．
c：造影 T1 強調像．造影効果は認められない．
d：拡散強調像．病変部は著明な高信号を示す．

のピークが保たれるとされ，悪性度が高い場合には嫌気性代謝と組織の壊死を反映して lipid や lactate のピークが上昇する（**Fig. 12**）．

PET

PET（positron emission tomography，陽電子放出断層シンチグラフィー）は，生体に必要な化合物をポジトロン（陽電子）放出核種で置換することにより，生体の生理的・化学的情報を定量的に描出することができる．

悪性脳腫瘍の診断においては，ブドウ糖代謝を測定する ^{18}F-FDG（2-deoxy-2-[^{18}F] fluoro-D-glucose：FDG）が広く使用されている．悪性度が高い腫瘍ほど糖代謝が活発であり，FDG は強い集積を示すため，脳腫瘍の悪性度評価，治療効果判定，予後の推測に有用であるとされているが，正常大脳皮質では糖代謝がさかんで FDG が強く取り込まれるため，脳腫瘍の FDG-PET においては，正常部位との比較に注意を要する．また FDG の取り込みは腫瘍特異的ではなく，マクロファージや治療により変性した腫瘍細胞，良性腫瘍や炎症部位でも集積する場合があり注意を要する（悪性リンパ腫における FDG-PET 画像は **Fig. 4e** に示した）．

腫瘍に特異性の高いアミノ酸トレーサーの利用が広まりつつあり，^{11}C-メチオニン　L-methyl-[^{11}C] methionine（MET）などが臨床応用されている．必須

I．脳腫瘍病理の基礎

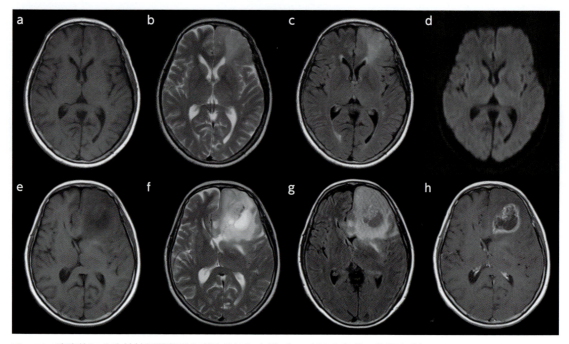

Fig. 11 臨床的に 2 次性神経膠芽腫と考えられた 1 例（a～d は 2 年前の先行病変）
a： T1 強調像．左前頭葉のやや低信号の病変．
b： T2 強調像．境界が不明瞭な高信号を示している．
c： FLAIR 像．境界が不明瞭な高信号を示している．
d： 拡散強調像．病変部は等信号．
e： T1 強調像．脳室の変形を伴い内部が低信号を示す不均一な病変．
f： T2 強調像．境界不明瞭な病変は拡大し，内部が高信号を示している．
g： FLAIR 像．内部はやや低信号で，腫瘍野浸潤領域，周囲脳浮腫が高信号を示している．
h： 造影 T1 強調像．周囲がリング状に不均一な強い造影効果を示しているが，内部は壊死により
    増強効果を示さない．

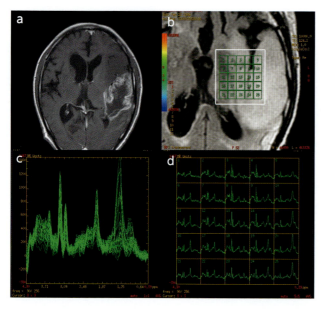

Fig. 12 神経膠芽腫における MR spectroscopy
a： 造影 T1 強調像．側頭葉に ring like に造影される病変があり，島回に浸潤している．
b～d： Multiboxel study．島回の浸潤領域では，Cho/Cre 比の上昇，NAA の peak の残存があるが，側頭葉の壊死に相当する部位では，NAA の peak が消失し，lipid/Lac の peak が認められる．

3. 脳腫瘍の臨床—画像診断

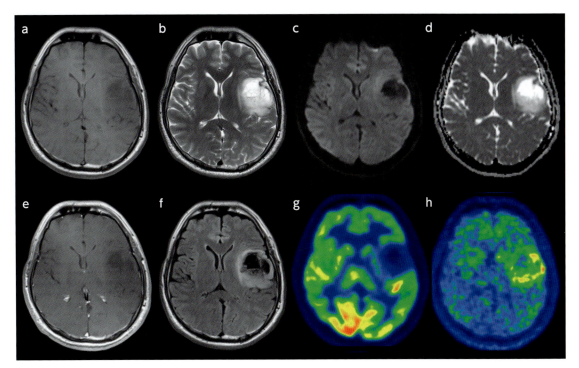

Fig. 13 乏突起星細胞性腫瘍
a：T1 強調像．左前頭葉に不均一にやや低信号の病変．
b：T2 強調像．病変は不均一に高信号を示している．
c：拡散強調像．低信号を示している．
d：ADC map．ADC は低下していない．
e：造影 T1 強調像．病変は造影効果を示していない．
f：FLAIR 像．中心部は低信号であるが周囲は境界不明瞭な病変は高信号を示している．
g：FDG-PET．病変部では周囲脳と比較し集積が低下している．
h：アミノ酸 PET．病変の周囲に高集積を示す部位あり．アミノ酸代謝が亢進していると推測される．

　　　　　　　　　　　アミノ酸であるメチオニンは，中性アミノ酸の能動輸送機構により BBB を通して脳に取り込まれるが，障害された BBB を介した受動的な拡散による脳への取り込みもあると考えられている．アミノ酸 PET を用いた脳腫瘍の術前評価では造影効果が少ない病変であっても，腫瘍性病変と非腫瘍性病変との鑑別が可能で，腫瘍伸展の評価に適した手段であると報告されている．MET-PET と FDG-PET との比較では，MET の集積亢進領域は FDG の集積亢進領域よりも大きく，FDG-PET で高集積を呈さない神経膠腫においても，MET-PET では高率に描出が可能である．また術前診断のみならず，手術ナビゲーションシステムにおいて CT や MRI と PET 画像を重ね合わせることにより，代謝画像を利用した腫瘍摘出術に応用されている（なお，本稿での症例呈示におけるアミノ酸 PET は，L-[3-^{18}F]-α-methyltyrosine をトレーサーとして施行した自験例である．Low grade glioma におけるアミノ酸 PET 画像を **Fig. 13** に示す）．

SPECT

^{201}Tl-chloride（Tl）は，生体内でカリウムと似た挙動を示し，腫瘍細胞にも高率に摂取されて高い腫瘍/血液摂取比を呈すため，脳腫瘍評価のためのSPECT製剤として広く利用されている．腫瘍細胞への摂取の機序は，腫瘍への血流と腫瘍細胞のNa-K ATPase活性および血液脳関門の破綻などによると考えられている．Tlは悪性度の高い腫瘍では腫瘍細胞内に強く長く保持される傾向がある．神経膠腫においては細胞増殖の程度と相関し，gradeの高いものが低いものと比べて有意に取り込みが高い．早期像はおもに血流を反映すると考えられ，後期像におけるTlの停滞率 retention indexを算出すると悪性腫瘍では高値を示す（**Fig. 4f**）．

■文献
1) 青木茂樹, 他編. よくわかる脳MRI. 3版. 東京: 学研メディカル秀潤社; 2012.
2) 西村恒彦, 編. 最新 脳SPECT/PETの臨床―脳機能検査法を究める. 3版 東京: メジカルビュー社; 2013.
3) 田宮　隆, 三宅啓介, 河井信行. 脳腫瘍の画像診断 Methionine PETによる神経膠腫の鑑別診断. 日本臨牀. 2010; 増刊: 279-83.
4) 木村浩彦. 脳腫瘍の画像診断 腫瘍のMRS. 日本臨牀. 2010; 増刊: 249-52.
5) 今西好正, 徳原正則, 小谷博子. 心から納得・理解できるMRI原理とMRS. 東京: 医療科学社; 2009.

〔堀口桂志〕

治療

　脳腫瘍の治療は病理診断に基づき行われる．多様性を示す脳腫瘍の治療は悪性腫瘍と良性腫瘍では大きく異なるため，本稿では悪性腫瘍の代表であるグリオーマことに神経膠芽腫，胚細胞腫と悪性リンパ腫，良性腫瘍で頻度の高い髄膜腫，シュワン細胞腫と下垂体腺腫について述べることにする．

グリオーマの治療

　外科治療は腫瘍の減圧と確定診断の役割を担う．近年，ナビゲーションと術中MRIを用いた画像誘導による外科手術が一般的となってきている（**Fig. 14**）．MRI（magnetic resonance imaging），DTI（diffusion tensor imaging）検査から再構成されたトラクトグラフィーによる錐体路・弓状束・視索路のデータ，機能的MRIにて同定される運動野・言語野（Broca，Wernicke）の機能情報，FDG（fluorodeoxyglucose）-PETによる嫌気性代謝部位，高度悪性部位やMRスペクトルスコピーでの成分解析（metabolic mapの作成）による浸潤方向・壊死部位・組織型の予測などの生物学的情報をあらかじめナビゲーションに入力しておく．手術中にはSEP（sensory evoked potential），MEP（motor evoked potential），ABR（auditory brain stem response），VEP（visual evoked potential）などの神経機能モニタリングを腫瘍局在に応じて併用する．またICG（indocyanine green）術中脳血管撮影，5-ALA（aminolevulinic acid）術中蛍光診断や術中迅速診断（組織型，亜型）などのリアルタイムな情報と機能画像情報および生物学的情報との相互検証を行い摘出操作を遂行する．さらに術中MRIを併用

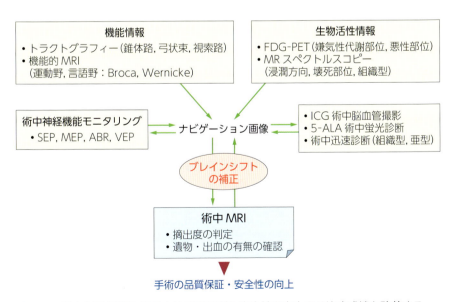

Fig. 14 術中MRI診断システムは手術の質と安全性を向上させ治療成績を改善する

Ⅰ. 脳腫瘍病理の基礎

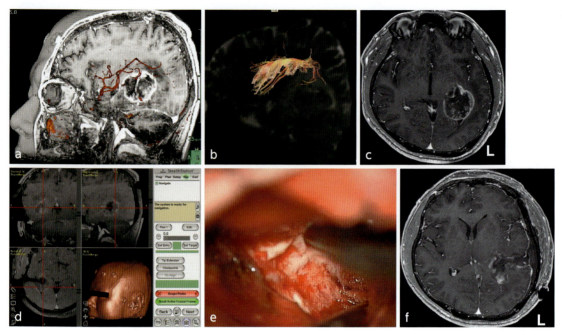

Fig. 15 術中 MRI intraperative MRI (iMRI) を用いた左側頭葉グリオーマ摘出例の実際
a： 3D-CT MRI 合成画像．左側頭葉後半部の腫瘍塊周囲には比較的広汎な brain edema を認め，中大動脈は上方へ偏移している．
b： Diffusion tensor 画像より作成した弓状束は後半部分の描出が不良であった．
c： 造影 MRI T1 画像．リング状に造影される病変が左半球中心部側脳室三角部付近に局在．
d： 術中 MRI を撮像しリレジストレーションを行い，ナビゲーション下摘出腔をプローブにて探索することで残存腫瘍（赤十字線の交点部分）を同定した．
e： 顕微鏡下で摘出腔のトリミングを行う．
f： 術後造影 MRI にて造影病変は全摘出されている．

することで摘出度の判定やガーゼなどの遺残・出血の有無を閉頭前に手術室内で確認し，手術の品質保証・安全性の向上に寄与することができる．最近では 1.5T 以上の高磁場 MRI 装置では専用のアンテナをつけて撮像すればオートマチックレジストレーション機能によりナビゲーション機能の精度復旧を自動的に簡便かつ正確に調節することができるようになっている（**Fig. 15**）．従来問題となっていた大気圧開放下の減圧過程でのブレインシフトの迅速な補正が可能になった．このように画像誘導診断装置の進歩は著しい発展を遂げ，脳深部の病変に対しても安全に摘出が可能となっているが（**Fig. 16**），外科医による術野での直視下による剝離面の詳細な観察と進入路（手術 corridow）の適確な選択が外科手術における最重要事項であることは言を待たない．

　グリオーマの外科手術の目標は機能を損なうことなく最大限の摘出をすることにある．MRI Gd（gadolinium）-DTPA にて造影される腫瘍塊を全摘出された症例の予後は期待でき，腫瘍摘出度が高いほど予後の改善に結びつくとする複数の報告がなされている[1,2]．70％以上の摘出において 5％ずつ摘出度が向上すると 5.2％ずつ危険度が下がるという．また 78％以上の摘出は予後に有利であり，摘出度が向上するほど予後改善に結びつき，この傾向は摘出度が 95％と 100％で

3. 脳腫瘍の臨床―治療

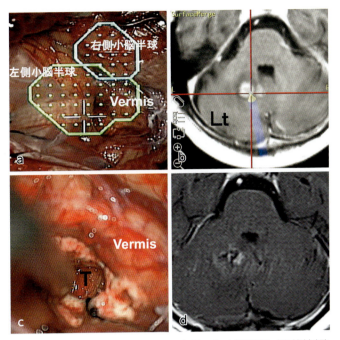

Fig. 16 ナビゲーションシステムを用いた小脳深部（歯状核部）グリオーマ摘出例の実際
a：仰臥位・後頭下開頭後，ナビゲーション機能を用いて小脳深部にある腫瘍を小脳表面に投射．内側 Vermis 側（水色）と小脳脚部（緑）に色分けしてある．
b：半球間裂からの進入路（blue colored pencil with yellowed tip で表示）を決定．
c：顕微鏡下でナビゲーションで確認した corridow を進むと腫瘍（T）に到達した．
d：術後造影 MRI 画像．組織診断は anaplastic oligiastrocytoma で RT 56 Gy ＋ TMZ による治療を施行した．

も予後に差異が生じると報告されている．また，認知機能と患者生命予後との関係では，注意・実行機能が保たれているほうが予後がよい[3]．

▶ 補助療法

病理診断により grade が確定されると補助療法の適応が決定される．グリオーマの標準治療においては補助療法として放射線療法，化学療法がある．Grade Iのグリオーマでは手術で全摘出をめざし，残存腫瘍に関しても積極的な放射線治療は控える．Grade II で残存が認められた場合は積極的に初回治療から放射線療法を併用する考えと，再燃してから併用する場合とに意見が分かれる．いずれの選択でも全生存期間に有意差は認められていない．

Grade III・IV の腫瘍に関しては temozolomide（TMZ）併用の化学放射線療法が標準治療である．初期治療終了後には TMZ の内服を月 5 日間行う．再発時には interferon β（IFN-β）の併用や，血管内皮増殖因子に対するヒト化モノクローナル抗体 bevacizumab（BEV）の併用などが行われているが，grade IV の

膠芽腫を根治させうる根本治療の確立は今後の大きな課題である．

▶ その他の治療

手術前日にレザフィリンを投与しレーザー光を術中に照射することで浸潤部位の腫瘍細胞を焼灼する光線力学的療法や，carmustine（脳内留置用除法製剤：BCNU ウェハー，商品名ギリアデル）の摘出腔留置などがある．光線力学的療法で治療された 13 例の神経膠芽腫の平均全生存期間は 24.8 カ月，平均無病期間は 12.0 カ月であり，今後さらに大規模ランダム化臨床試験でその効果の検討が期待される[4]．BCNU ウェハーの摘出腔内留置後に，発熱，感染，脳浮腫，air 貯留，片麻痺の出現などの副作用が報告されている．摘出標本上からは残留した薬剤に対する局所の炎症の誘発が示唆されている．ギリアデルの適応は術中迅速診断で悪性神経膠腫であることを正確に確認することが必要であり，鑑別がときに問題となる悪性リンパ腫を除外診断するためには，術中迅速免疫染色（GFAP, LCA, MIB-1）の併用が必要となる症例がある．

胚細胞性腫瘍

胎児性迷入組織由来の胚細胞性腫瘍は，純型，中間型，悪性に区分され，松果体部と鞍上部に好発する播種しやすい腫瘍である．松果体部では松果体実質細胞由来腫瘍である松果体細胞腫（WHO grade Ⅰ），中間型松果体腫瘍（WHO grade Ⅱ, Ⅲ），および松果体芽腫（WHO grade Ⅳ）との鑑別が必要である．胚細胞腫は 50％が松果体部に発生し，ついで鞍上部 30％，基底核部 15％と続く．松果体部と基底核部では男性の頻度が高く鞍上部では男女差はない．鞍上部に発生した場合は視床下部，下垂体柄，下垂体後葉を含む神経下垂体を巻き込む特徴があるとされるが，しばしば頭蓋咽頭腫やグリオーマなどの腫瘍との鑑別を要することが多い（**Fig. 17**）．病理学的に胚細胞腫は未分化な成分を含まず PLAP（placental alkaline phosphate），c-kit，OCT4，D2-40 などの陽性を示す pure germinoma と，合胞栄養巨細胞 syncytiotrophoblastic giant cell（STGC）を含む germinoma with STGC とに区別される．両者は予後および治療に関して区別はない．診断をつけるうえで十分な組織を摘出後に化学療法（carboplatin と etoposide）と全脳室系に 24 Gy（23.4〜32 Gy）と primary site への boost を含めた total 45〜54 Gy の放射線療法を行う．胚細胞性腫瘍は播種性病変であるため局所に絞った線量計画では再発，播種が引き起こされる．高次脳機能障害を回避しかつ腫瘍制御できる total の放射線線量をどこまで減らせるかが今後の課題である．分化型奇形腫は腫瘍マーカー陰性で全摘出を目指す．悪性の胎児性癌では PLAP，絨毛癌では HCG（human chorionic gonadotrophin）および卵黄嚢腫瘍では AFP（α-fetoprotein）が陽性となる．これら予後不良群では，化学療法（ifosfamide, cisplatin, etoposide）と放射線療法で手術に先行して治療を施したあとに残存腫瘍を手術で摘出する neoadjuvant therapy も試みられている．

3. 脳腫瘍の臨床—治療

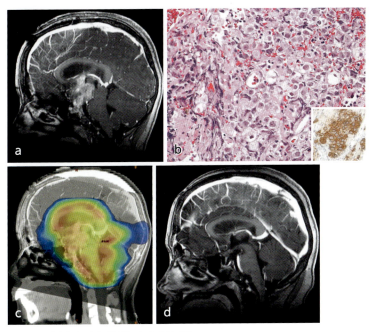

Fig. 17 鞍上部胚細胞腫（12 歳女児）
a：術前造影 MRI 矢状断画像．鞍内から鞍上部〜第三脳室に腫瘍を認める．鞍上部には髄膜腫，頭蓋咽頭腫，下垂体腺腫のほかに悪性の視神経膠腫や視交叉部胚腫など多彩な腫瘍が第三脳室内に伸展するため，治療方針決定のための鑑別診断は重要である．
b：摘出腫瘍の HE 像．本症例は transbasal approach にて開頭生検を行い，上皮様腫瘍細胞と肉芽腫性炎症・リンパ球浸潤像を示す two cell pattern を示す組織像から胚細胞腫と診断された．腫瘍細胞は免疫組織学的に PLAP 陽性（inset）．
c：IMRT 線量図．全脳 27 Gy/18 fractions（1.5 Gy/Fr），腫瘍塊部 boost 18 Gy/12 fractions（1.5 Gy/Fr）．総線量 45 Gy/30 Fr で加療した．
d：治療終了後造影 MRI 矢状断画像．放射線治療を挟んで CBDCA＋VP-16 chemotherapy を 5 クール施行し完全寛解に導入した．継続的に行われた神経心理学的検査では高次脳機能の低下は認めていないが，長期の follow up が必要である．内分泌学的な補充療法は術前から継続されている．

悪性リンパ腫

　中枢神経系原発悪性リンパ腫 primary central nervous system lymphoma（PCNSL）は，従来，全悪性脳腫瘍の 1％程度であったが，近年漸増傾向を示し，最新の脳腫瘍全国統計（第 13 版）では 3.5％である．大量 methotrexate 療法（3 g/m^2 以上）に続いて 45 Gy の全脳照射を加えることで平均生存期間 40〜60 カ月と，放射線単独（12〜18 カ月）や CHOP 療法＋全脳照射（9.5〜16 カ月）と比較して有意な治療成績の改善が認められる．抗 CD20 キメラ抗体（rituximab）は全身性悪性リンパ腫に対する R-CHOP 療法として確立しているが，PCNSL への有効性はあきらかではない．大量 methotrexate 療法＋全脳照射治

Ⅰ. 脳腫瘍病理の基礎

療後の再発腫瘍に対する治療法は確立しておらず，今後の課題である．また治療後に生じる白質脳症の予防や神経毒性がより軽微で有効な，高齢者でも安全に行える新たな治療法の開発も望まれる．ドイツでは大量 methotrexate 療法後に全脳照射を回避し大量 Ara-C 療法による地固めを行う取り組みも試みられているが，早期の再発をきたす傾向にある．

髄膜腫

　定型 typical，非定型 atypical，悪性 malignant の，grade Ⅰ～Ⅲの3型に分類される．

　Grade Ⅲでは，放射線療法の併用が必要である．発生母地のくも膜顆粒細胞は生物学的活性が高く，それを反映して髄膜腫細胞は多彩な組織像を呈し，また代謝活性も概して高い．Grade Ⅰの腫瘍を発生部位を含めて全摘出しても9%の再発率を示すが，可能な限り付着部位を含めた全摘出を試みることが大切である（**Table 6**）．摘出腫瘍の増殖能の指標である MIB-1 labeling index が4～5%以上の場合は再発率が高く，注意深い画像フォローが重要で，症例に応じてはガンマナイフなどの追加治療をタイミングを逃さずに併用すること．Brain invasion も再発の予測因子であり IMRT（intensity modulated radiation therapy）による分割照射の適応となる症例もある．孤立性線維性腫瘍や血管周皮腫との鑑別は特徴的な組織形態と免疫組織学的解析を目安とする．免疫組織学的には髄膜腫は合胞体形成があり EMA，S-100 蛋白陽性である．孤立性線維性腫瘍では紡錘型細胞主体でCD34，bcl2，MIC-2陽性，血管周皮腫は staghorn vascular spaces を特徴とし CD34，αSMA が陽性である．最近，孤立性線維性腫瘍や血管周皮腫と髄膜腫との関連において新たな展開があった．転写抑制因子 NAB と転写活性因子 STAT6 との fusion gene が孤立性線維性腫瘍や血管周皮腫において同定された．NAB は本来細胞核に STAT6 は細胞質に局在するが，孤立性線維性腫瘍や血管周皮腫では遺伝子融合により STAT6 の免疫染色にて核に局在することが報告されている[5]．一方 fusion gene をもたない髄膜腫では細胞質に染色されるため，髄膜腫と孤立性線維性腫瘍/血管周皮腫の鑑別に有用である．悪性髄膜腫にはさまざまな genomic instability が報告されているが，髄膜腫細胞が悪性転換するとこの fusion gene が出現するという報告がある[6]．悪性髄膜腫における

Table 6 Simpson grading

grade	定義	再発率
Ⅰ	肉眼的全摘出，硬膜付着部および異常骨の除去	9%
Ⅱ	肉眼的全摘出，硬膜付着部の電気凝固	19%
Ⅲ	肉眼的全摘出，硬膜付着部の除去や電気凝固は行わない　硬膜外進展部は未処置	29%
Ⅳ	部分切除	39%
Ⅴ	生検の有無にかかわらず，減圧術のみを行ったもの	N/A

NAB-STAT6 fusion gene は単なる mesenchymal phenotype を表現しているのか，重要な cancer driver gene なのかは今後の解析を待たねばならない．孤立性線維性腫瘍では AMPA 型グルタミン酸受容体サブユニット GluA2 遺伝子である GRIA2 の発現が高く，新たな診断マーカーになりうることが報告されている[7]．孤立性線維性腫瘍や血管周皮腫と共通の同様なマーカーとしてアセトアルデヒド脱水素酵素 ALDH1 がある[8]．NAB-STAT6 fusion gene と ALDH1 gene の関係は興味深い今後の課題である[9]．

シュワン細胞腫

後頭蓋窩に好発し第Ⅷ脳神経に発生するものがもっとも多く，ついで三叉神経，舌咽神経，迷走神経，顔面神経に発生する．第Ⅷ脳神経に発生するものは下前庭神経由来のものがもっとも多く（56％），ときに上前庭神経（12％），蝸牛神経（4％前後）に発生する[10]．神経線維腫症Ⅱ型では両側性の schwannomatosis の形式をとり（その頻度はおよそ4％），またさまざまな脳神経に発生する．良性腫瘍であり，手術適応は脳幹部を圧排する小脳橋角部槽での腫瘍サイズが3 cm 以上のものが相当する．3 cm 以下の腫瘍ではガンマナイフと手術の双方の適応

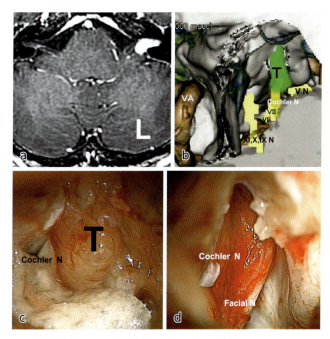

Fig. 18 聴力温存手術例（2 cm 以下の腫瘍）
a： 左側内耳道から脳槽に伸びる腫瘍．
b： Fiesta 画像から 3D simulation イメージ画像を作成．Ⅶ・Ⅷ complex は腫瘍の腹側に局在．
c： 顕微鏡下に腫瘍を確認．腫瘍の尾側に蝸牛神経がみえる．
d： 摘出後の顕微鏡像．腫瘍化した前庭神経の epineurium を用いて顔面神経，蝸牛神経が保護されている．術直後より患者の聴力は保たれ，顔面神経麻痺も認めなかった．

があり，慎重な判断が必要である．2 cm 以下の腫瘍で有効聴力が保たれている症例では，耳鼻科医の協力を得て純音聴力 pure tone average（PTA）および語音明瞭度 speech discrimination score（SDS）を評価し，顔面神経のみならず蝸牛神経の機能温存に努める（**Fig. 18**）．聴性脳幹反応 auditory brainstem response（ABR）や蝸牛神経活動電位 cochlear nerve compound action potential（CNAP）でモニタリングを行う．4 cm 以上の腫瘍でも術前に PTA，SDS が良好で有効聴力がある症例では，神経と腫瘍との癒着がなく，術後有効聴力が得られる症例があるので，繊細で細密な手術操作が要求される．Intracanalicular に限局する成長速度が遅い腫瘍の手術適応は慎重を要する．囊胞成分を含む腫瘍に対して定位放射線治療を施すと，囊胞形成の急増大（delayed cyst formation）をきたし，脳幹部を圧迫し，緊急減圧が必要になる危険性が高い．充実性の腫瘍にみられる一過性の腫瘍増大（tumor expansion）と区別する必要がある．

下垂体腺腫

　非機能性下垂体腺腫では視神経への圧迫による視力・視野異常の進行例，機能性下垂体腺腫では成長ホルモン産生腫瘍，Cushing 病，TSH 産生腫瘍などが手術適応疾患となる．顕微鏡下での経蝶形骨手術から近年では内視鏡による endoscopic endonasal transsphenoidal surgery が導入されている．巨大下垂体腺腫や髄膜腫，頭蓋咽頭腫などに対して内視鏡を用いた拡大蝶形骨法として，頭蓋底手術への応用も比較的安全に行われているが，巨大腫瘍摘出に伴う残存腫瘍からの術後出血の問題，髄液漏，摘出に困難を伴う線維性の硬い腫瘍の症例など解決すべき課題も多い．耳鼻科医との連携やエキスパートの指導のもとで行うことが望まれる．

　先端巨大症に対する治療では，薬物療法としてはドパミン作動薬の効果はプロラクチン同時産生腫瘍でその有効性が高い．Octreotide などのソマトスタチン誘導体や GH 受容体拮抗薬 pegvisomant あるいは両者の併用療法などが行われている．再燃再発を繰り返す症例には定位放射線治療や再手術を行う．

■文献
1) Chaichana KL, Jusue-Torres I, Navarro-Ramirez R, et al. Establishing percent resection and residual volume thresholds affecting survival and recurrence for patients with newly diagnosed intracranial glioblastoma. Neuro Oncol. 2014; 16: 113-22.
2) Sanai N, Plley MY, Hess KR, et al. An extent of resection threshold for newly diagnosed glioblastoma. J Neurosurg. 2011; 115: 3-8.
3) Johnson DR, Sawyer AM, Meyers CA, et al. Early measures of cognitive function predict survival in patients with newly diagnosed glioblastoma. Neuro Oncol. 2012; 14: 808-16.
4) Muragaki Y, Akimoto J, Maruyama T, et al. PhaseⅡ clinical study on intraoperative photodynamic therapy with talaporfin sodium and semiconductor laser in patients with malignant brain tumors. J Neurosurg. 2013; 119:

845-52.
5) Schweizer L, Koelsche C, Sahm F, et al. Menigeal hemangiopericytoma and solitary fbrous tumors carry the NAB2-STAT6 fusion and can be diagnosed by nuclear expression of STAT6 protein. Acta Neuropathol. 2013; 125: 651-8.
6) Gao F, Ling C, Commins D, et al. Inversion-mediated gene fusions involving NAB2-STAT6 in an unusual malignant meningoma. Br J Cancer. 2013; 109: 1051-5.
7) Vivero M, Doyle LA, Fletcher CDM, et al. GRIA2 is a novel diagnostic marker for solitary fibrous tumour identified through gene expressing profiling. Histopathology. 2014; 65: 71-80.
8) Bouvier C, Bertucci F, Métellus P, et al. ALDH1 is an immunohistochemical diagnostic marker for solitary fibrous tumours and haemangiopericytomas of meninges emerging from gene profiling study. Acta Neuropathol Commum. 2013; 1: 10.
9) Robinson DR, Wu YM, Kalyana-Sundaram S, et al. Identification of recurrent NAB2-SATA6 gene fusions in solitary fibrous tumors by integrative sequencing. Nat Genet. 2013; 45: 180-5.
10) 佐々木富男, 編. 聴神経腫瘍―Leading Expert による Graphic Textbook（DVD付）. 東京: 医学書院; 2009.

〔石内勝吾〕

I. 脳腫瘍病理の基礎

4 脳腫瘍の肉眼像

　脳腫瘍の診断には，臨床情報にくわえ組織学的・免疫組織化学的・分子病理学的および遺伝子学的所見が重要であることは論を俟たないが，脳腫瘍においては，その種類に応じて，非常に特徴的な肉眼像を示しうることが知られており，その診断に重要な役割を担っている．本稿では，それらの代表例を提示・解説して，その理解に資することとしたい．

神経外胚葉性腫瘍　tumors of neuroepithelial tissue

▶ 星細胞系腫瘍　astrocytic tumors

1. 毛様細胞性星細胞腫　pilocytic astrocytoma（Fig. 1）

　若年者の小脳，視床下部，視神経・視交叉などに好発する増殖の緩徐な星細胞腫である（WHO gradeⅠ）．小脳例では，境界明瞭で限局性の軟らかい囊胞性腫瘍を形成するが，くも膜と軟膜 leptomeninges を巻き込んで進展する例や，小脳橋角部に突出して，聴神経腫瘍様にみられる例も知られている．聴神経腫瘍様にみられる例では，場所的に脳幹や第四脳室を閉塞することにより，脳圧亢進や

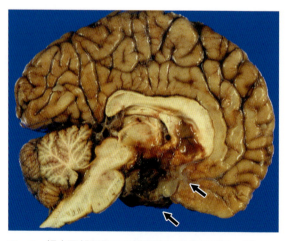

Fig. 1 視床下部原発の毛様細胞性星細胞腫の一例
この例では，境界は比較的明瞭であるが，囊胞状変化や粘液腫状変化を示している（矢印）．

4. 脳腫瘍の肉眼像

水頭症をきたすことが多い．視床下部例（**Fig. 1**）でも，腫瘍は境界明瞭で限局性のことが多いが，腫瘍が第三脳室に進展することにより，脳室原発腫瘍のようにみえることもある．視神経・視交叉例では，腫瘍が視神経に沿ってくも膜下腔内を進展することにより，視神経が紡錘状に腫大することがある．

2．膠芽腫 glioblastoma（**Fig. 2**，**Fig. 3**）

顕著な退形成と高い増殖能を示す膠腫であり，脳実質内に浸潤性・破壊性に増殖する．腫瘍細胞の異型は強いが，少なくとも一部に星細胞腫の特徴がみられる（WHO grade Ⅳ）．肉眼的には，大きく境界不明瞭な腫瘍で，割面では壊死，出血，囊胞形成などを伴い（**Fig. 2**），その色調は多彩である．腫瘍周囲には著明な浮腫を伴うことが多い．浸潤性増殖が顕著で，ときには脳梁を介して反対側の大脳半球に浸潤し，いわゆる"蝶形割面像 butterfly pattern"（**Fig. 3**）を示すことがある．ときに境界明瞭な腫瘤を形成することもあり（とくに giant cell glioblastoma），転移性癌腫様にみえることもある．また，脳室腔やくも膜下腔に播種することもあるが，後者の場合には著明な線維形成を伴う境界明瞭な腫瘤となることもあり，肉眼的には髄膜腫としか言えないこともある．

▶ **乏突起膠細胞系腫瘍** oligodendroglial tumors

乏突起膠細胞に類似した均一な腫瘍細胞からなり，脳内にびまん性に浸潤する

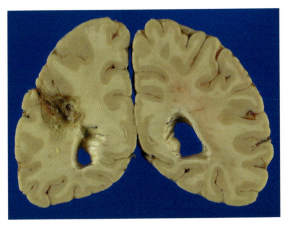

Fig. 2　膠芽腫の一例
この例では，一側の頭頂後頭葉に腫瘍を認める．割面では壊死および囊胞形成を伴っている．腫瘍周囲の浮腫は軽度である．

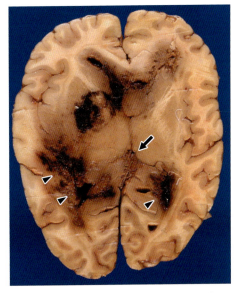

Fig. 3　膠芽腫の一例（Fig. 2 とは別症例）
この例では，一側の大脳半球（基底核と大脳白質）を中心に多結節性の腫瘍が認められる．腫瘍は出血しており，また，その一部は側脳室内に及んでいる．またとくに，この例では脳梁後部（脳梁膨大部）にても腫瘍が認められ（矢印），この部位を挟むように両側大脳半球にも腫瘍が認められ（矢頭），いわゆる蝶形割面像 butterfly pattern を示している．

腫瘍である．乏突起膠腫（WHO grade Ⅱ）と退形成性乏突起膠腫（WHO grade Ⅲ）に分かれる．成人の前頭葉に好発する．乏突起膠細胞系腫瘍は，いずれも比較的境界明瞭な腫瘍で，灰色から淡桃色を呈する．灰白質ないしは白質に位置し，両者の境界が不鮮明になることがある．両者ともに，石灰化，囊胞形成，出血などが認められるが，とくに退形成性乏突起膠腫では壊死を伴うことがある．

▶ **上衣系腫瘍** ependymal tumors

上衣細胞への分化を示す細胞からなる腫瘍で，増殖が緩徐で若年者の第四脳室近傍や脊髄に好発する上衣腫（WHO grade Ⅱ）と増殖能が高く，微小血管増生や壊死など，退形成性変化を示す退形成性上衣腫（WHO grade Ⅲ）に分けられる．上衣腫は，境界明瞭で軟らかく，出血や壊死はまれであるが，退形成性上衣腫では認めることがある．また，第四脳室原発の腫瘍では，Luschka 孔もしくは Magendie 孔を介してくも膜下腔に進展し，脳幹や脳神経，血管などを巻き込むことがある．

胎児性腫瘍　embryonal tumors

▶ **髄芽腫** medulloblastoma（**Fig. 4**）

小児の小脳に発生する未分化な小型細胞からなる腫瘍で，神経細胞に分化する傾向を示す（WHO grade Ⅳ）．小児期に発生し，男児に多い．小脳虫部の下半分に好発し，第四脳室に突出した腫瘤を作る．淡桃色ないしは灰色の軟らかい腫瘍で，周囲組織への浸潤傾向が強い．出血や壊死巣を認める場合もある．

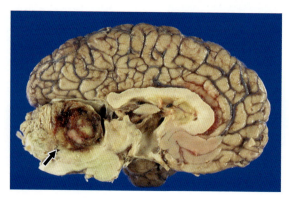

Fig. 4　髄芽腫の一例
小脳虫部に大型の腫瘍を認める（矢印）．出血を伴い，脳幹や第四脳室を後方より圧排している．脳幹との境界が不明瞭となっており，同部への浸潤が疑われる．

脳神経および脊髄神経腫瘍　tumors of the cranial and paraspinal nerves

▶ **シュワン細胞腫** Schwannoma, neurilemoma, neurinoma（**Fig. 5**）

よく分化したシュワン細胞からなる良性腫瘍である．組織的には核の柵状配列と細胞の疎密配列を特徴とする（WHO grade Ⅰ）．末梢神経と連続し，境界明瞭で被膜に覆われた腫瘤を形成する．球状ないしは多結節状の腫瘤で，その大きさは数 cm から 10 cm に及ぶ．初期では，割面は褐色調で硬いが，長期にわたる例

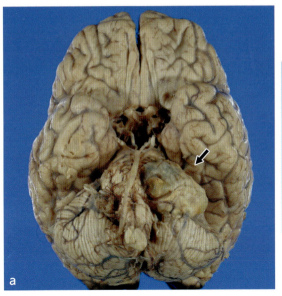
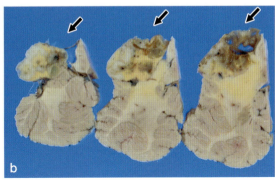

Fig. 5 聴神経腫瘍（シュワン細胞腫）の一例
この例では，左聴神経に境界明瞭な腫瘍を認める（a, 矢印）．このため，橋底部は左側方より大きく圧排されている．割面では（b, 矢印），白色調で硬い部分と黄色調の部分がみられるが，後者は xanthomatous change を反映していると考えられる．また，一部，囊胞状変化や出血を認める．

では，囊胞や出血を伴い，xanthomatous change を反映して，黄色調にみられることがある．また，大きい腫瘍になると梗塞様の壊死を伴うことがある．頭蓋内では，特徴的に第Ⅷ脳神経（とくに前庭神経）から発生することが多く，小脳橋角部腫瘍の約 80％を占めている．その他，まれではあるが第Ⅴ・Ⅸ・Ⅹ・Ⅻ脳神経から発生する例も知られている．

髄膜の腫瘍　tumors of the meninges

▶ 髄膜腫　meningioma（Fig. 6）

　髄膜皮細胞　meningothelial cell から発生する腫瘍で，硬膜の内面に癒着している．組織的には，渦巻き構造や石灰化を特徴とするが，多数の組織亜型に分類されている．多くは良性（WHO gradeⅠ）であるが，予後不良な一群，すなわち，異型性髄膜腫や脊索腫様髄膜腫（WHO gradeⅡ）および悪性髄膜腫や乳頭状髄膜腫（WHO gradeⅢ）が知られている．多くの髄膜腫は硬膜内・髄外性に発生し，大脳円蓋部，傍矢状部，嗅球部，トルコ鞍周辺に位置していることが多い．弾性硬で境界明瞭な腫瘤を形成し，硬膜内面に強固に付着している．近傍の硬膜や硬膜静脈洞にしばしば浸潤する．まれには，頭蓋骨や皮膚にまで浸潤することがあり，前者の場合には，いわゆる骨硬化　hyperostosis をきたすことがある．脳は腫瘍により圧排されることが多いが，少なくとも良性の髄膜腫においては，脳実質そのものへの浸潤はみられない．蝶形骨翼に沿って発生する腫瘍では，平坦に進展・増殖することがあり，いわゆる"en plaque meningioma"とよば

I．脳腫瘍病理の基礎

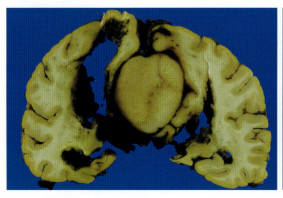

Fig. 6 髄膜腫（WHO grade I）の一例
傍矢状部に大型の腫瘤を認める．周囲の脳組織との境界はきわめて明瞭であり，その大きさにかかわらず，その浸潤性格は否定的である．なお，この症例では，その大きさゆえの出血合併症（脳実質や脳室内）が認められる．

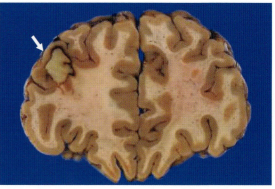

Fig. 7 悪性リンパ腫の一例（エイズ患者，放射線治療後）
前頭葉皮質から白質にかけて，境界明瞭，黄褐色調の腫瘍を認める（矢印）．放射線治療後のために，軟らかく，やや壊死性である．腫瘍周囲の浮腫はほとんどみられない．

れている．WHO grade II および WHO grade III の腫瘍においては，壊死を認めることがある．

悪性リンパ腫と造血器腫瘍　lymphomas and hematopoietic neoplasms

▶ 悪性リンパ腫　malignant lymphoma（**Fig. 7**）

中枢神経系に原発するリンパ球由来の悪性腫瘍である．大部分はびまん性大細胞型B細胞リンパ腫である．高齢者や免疫不全状態の患者に好発する．大脳半球に孤在性ないしは多発性病巣を形成することが多い．肉眼的には，硬かったり脆かったり，褐色調であったり黄色調であったり，境界は明瞭であったり不明瞭であったり，壊死や出血を伴ったり伴わなかったりと，その肉眼所見はさまざまである．また，髄膜や上衣に浸潤巣を伴っていることもある．

▶ 転移性脳腫瘍　metastatic tumors（**Fig. 8**）

中枢神経は悪性腫瘍の転移が起こりやすい臓器で，神経外に発生した腫瘍の血行性転移あるいは直接浸潤により発生する．脳腫瘍のうちもっとも頻度の高い腫瘍であり，原発腫瘍としては，成人では肺癌，乳癌，腎癌，皮膚癌（悪性黒色腫），消化管癌，小児では白血病，悪性リンパ腫，骨肉腫が脳転移をきたしやすい．大脳半球にみいだされることが多いが，小脳，硬膜，髄膜にも認められうる．肉眼的には，比較的境界明瞭な円形の多発性腫瘤として認められ，転移巣内には壊死，病巣周辺には浮腫を伴っていることが多い．腺癌の転移は粘液を有することがある．また，出血はどの癌転移でもきたしうるが，とくに，絨毛癌，腎癌および悪性黒色腫で頻度が高い．

4. 脳腫瘍の肉眼像

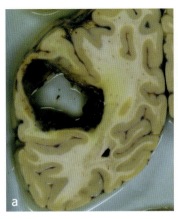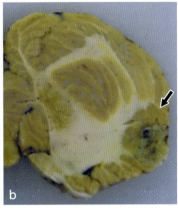

Fig. 8 乳癌（浸潤性乳管癌）脳転移の一例
この例では，頭頂後頭部の皮質から白質にかけて囊胞形成と出血を伴う境界明瞭な腫瘍（a）と，小脳皮質に充実性で出血を伴う腫瘍（b，矢印）を認める．

　以上，代表的な脳腫瘍の肉眼像について，提示・解説してきたが，脳腫瘍の種類は多岐にわたり，ここで紹介しえたのはそのほんの一部である．いくつかの良書が入手可能であり，ぜひ一読を勧めたい[1-4]．

■文献
1) Louis DN, Ohgaki H, Wiestler OD, et al, editors. WHO Classification of Tumours of the Central Nervous System. Revised 4th ed. Lyon: IARC Press; 2016.
2) Burger PC, Scheithauer BW, Vogel FS. Surgical Pathology of the Nervous System and its Coverings. 4th ed. Philadelphia: Churchill Livingstone; 2001.
3) Burger PC, Scheithauer BW. Tumors of the Central Nervous System（AFIP Atlas of Tumor Pathology Series 4）. Washington D. C.: Armed Forces Institute of Pathology; 2007.
4) 日本脳神経外科学会，日本病理学会，編．臨床・病理 脳腫瘍取扱い規約―臨床と病理カラーアトラス．3版．東京: 金原出版; 2010.

〔石澤圭介，佐々木　惇〕

Ⅰ. 脳腫瘍病理の基礎

5 脳腫瘍の組織細胞像

　中枢神経系に原発する腫瘍を構成する腫瘍細胞と基質，および特徴的な組織構築について代表的なものを取り上げて解説し，それらが出現する腫瘍型を示す．

細胞形態の特徴

▶ 星形細胞　stellate cell

　核周囲の細胞質から四方八方に突起を伸ばす細胞で，多くは腫瘍性アストロサイトをさすが，頭蓋咽頭腫の上皮層の上層に細胞間浮腫を伴い認められる細胞もこの名称でよばれる．びまん性星細胞腫，エナメル上皮腫型頭蓋咽頭腫でみられる．

▶ 紡錘形細胞，毛様細胞　piloid cell

　類円形～桿状の核を有し細胞質が双極性の突起を形成するように伸びる細胞で，線維性髄膜腫，乳児線維形成性星細胞腫，伸長細胞性上衣腫，シュワン細胞腫でみられる．とくに細く長い双極性突起を有する細胞は毛様細胞とよばれ（**Fig. 1**），毛様細胞性星細胞腫やその亜型である毛様類粘液性星細胞腫でみられる．また，多形黄色星細胞腫　pleomorphic xanthoastrocytoma（PXA）でみられる幅の広い紡錘形細胞は thick spindle cell とよばれる（**Fig. 2**）．

▶ 肥胖細胞　gemistocyte

　細胞質が広く，突起が少なくめだたないアストロサイトをさす．肥胖細胞性星細胞腫でみられるが，他のびまん性星細胞腫や退形成性星細胞腫にも種々の程度出現する．微小肥胖細胞　minigemistocyte は乏突起膠腫で認められる（**Fig. 3**）．

▶ 多核巨細胞，巨核細胞

　それぞれ多数の核をもち細胞質が広い細胞と形の不整な大型核を有する細胞をさすが，その意義は腫瘍型によって異なる．高度の細胞異型を表す多核巨細胞はおのおのの核の大小不同と核形の不整がみられ，膠芽腫に認められる（**Fig. 4**）．数百μに達するきわめて大型の細胞は巨細胞膠芽腫を特徴づける細胞である．一方，多形黄色星細胞腫では，多核巨細胞は悪性性格との関連性はない．他に毛様

5. 脳腫瘍の組織細胞像

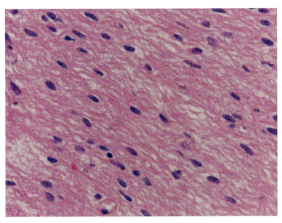

Fig. 1　毛様細胞（毛様細胞性星細胞腫）

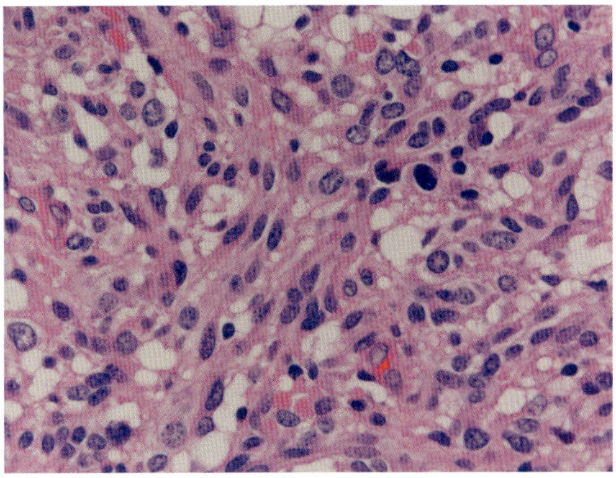

Fig. 2　Thick spindle cell（多形黄色星細胞腫）

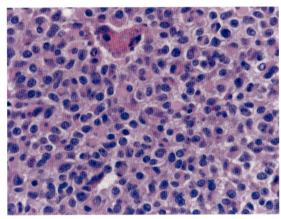

Fig. 3　微小肥胖細胞（乏突起膠腫）

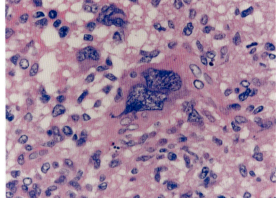

Fig. 4　巨核細胞（膠芽腫）

細胞性星細胞腫や大細胞上衣腫などで多核巨細胞や巨核細胞がみられるが，良性で変性像とみなされる．なお，変性とみなされる巨核細胞はシュワン細胞腫や微小囊胞性髄膜腫においても認められる．

▶ **明細胞**　clear cell

円形核周囲の細胞質がハロー状に明るく抜ける細胞で，乏突起膠腫や中枢性神経細胞腫，明細胞上衣腫，毛様細胞性星細胞腫でみられる（**Fig. 5**）．このほか明調な細胞質をもつ腫瘍として明細胞髄膜腫やジャーミノーマ，血管芽腫があげられる．

▶ **腫瘍性神経細胞**

神経細胞に類似する細胞で，3つの種類に分けられる．

1．神経節細胞

核小体が明瞭で核質が淡染する核と好塩基性の Nissl 顆粒を有する広い細胞質

I．脳腫瘍病理の基礎

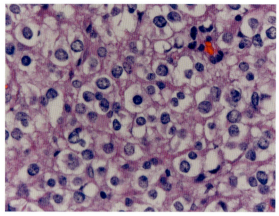 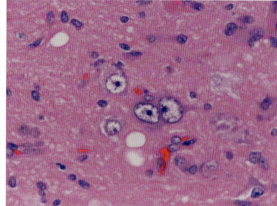

Fig. 5　明細胞，蜂の巣構造（乏突起膠腫）　　Fig. 6　形態異常を示す神経節細胞（神経節膠腫）

からなる．核形の不整や，二核細胞など異常な形態を示す（**Fig. 6**）．神経節腫，神経節膠腫でみられる．

2. 神経節様細胞
神経節細胞より小型であるが核小体の明瞭な核を有する．神経節膠腫，他の神経細胞系腫瘍に出現する．

3. 小型神経細胞
クロマチンが密に分布する円形核細胞で，中枢性神経細胞腫や脳室外神経細胞腫，髄芽腫の亜型である高度結節性髄芽腫の結節内や多層ロゼット性胎児性腫瘍 embryonal tumor with multilayed rosettes（ETMR）のニューロピルが豊富な領域にも認められる．核周囲にハローを伴うこともある．明細胞の項を参照．

▶ **オリゴデンドロサイト様細胞**　oligodendrocyte-like cell（OLC）
クロマチンが均等に分布する円形核を有する細胞で，S-100 蛋白，Olig2 が陽性である（**Fig. 7**）．多くは NeuN 陰性であるが，synaptophysin 陽性の基質を伴うこともある．胚芽異形成性神経上皮腫瘍 dysembryoplastic neuroepithelial tumor（DNT），乳頭状グリア神経細胞腫瘍，ロゼット形成性グリア神経細胞腫瘍でみられる．

▶ **未熟な神経上皮性細胞**
クロマチンが密に分布する類円形ないし不整形の核を有し，細胞質が乏しい小型細胞．短い単突起を伸ばし切り株状の形態を示すこともある（**Fig. 8**）．髄芽腫や中枢神経系胎児性腫瘍，NOS でみられる．

▶ **上皮様細胞**　epithelioid cell
突起がなく類円形ないし多稜形の細胞境界が明瞭な細胞で，核が偏在する細胞も含まれる（**Fig. 9**）．非定型奇形腫様ラブドイド腫瘍 atypical teratoid/rhabdoid tumor（AT/RT），膠芽腫の亜型である epithelioid glioblastoma，退形成

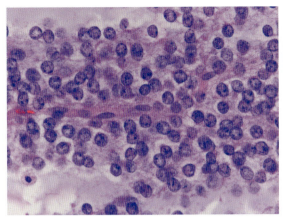

Fig. 7　オリゴデンドロサイト様細胞（胚芽異形成性神経上皮腫瘍）

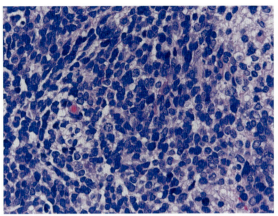

Fig. 8　未熟な神経上皮性細胞（古典的髄芽腫）

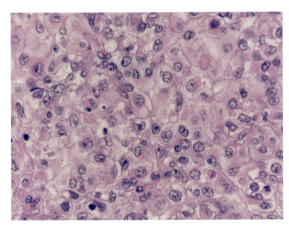

Fig. 9　上皮様細胞（非定型奇形腫様ラブドイド腫瘍）

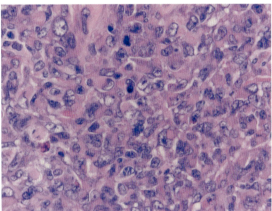

Fig. 10　ラブドイド細胞（非定型奇形腫様ラブドイド腫瘍）

を伴う毛様細胞性星細胞腫や退形成性多形黄色星細胞腫にみられる．

▶ ラブドイド細胞

核小体が明瞭でクロマチンが淡染する核が偏在し，細胞質内に好酸性封入体様構造物が認められる細胞で，AT/RT，混合型ラブドイド腫瘍に出現する（**Fig. 10**）．Epithelioid glioblastoma にも類似した細胞が出現する．

基質の特徴

▶ 腫瘍性ニューロピル（神経網）

繊細な線維が網状構造を示し，しばしば微細な顆粒が混在する．Synaptophysin や neurofilament protein が陽性である．中枢性神経細胞腫，脳室外神経細胞腫，高度結節性髄芽腫，ETMR で多くみられる．松果体細胞腫ではこのなかに

Ⅰ. 脳腫瘍病理の基礎

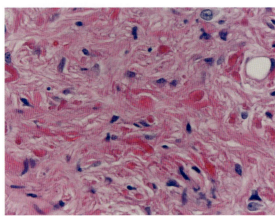

Fig. 11　Rosenthal 線維（毛様細胞性星細胞腫）

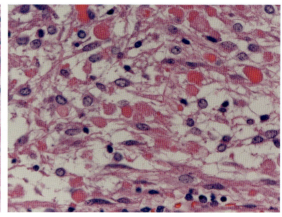

Fig. 12　好酸性顆粒小体（毛様細胞性星細胞腫）

ゴルフクラブ状に腫大した突起が現れることがある．

▶ グリア線維性基質

　アストロサイトないし上衣細胞の突起からなり，直線的ないし迂曲して伸びるやや硬い線維が交錯あるいは束状に配列・分布する．星細胞系腫瘍，上衣腫，神経節膠腫でみられる．

▶ Rosenthal 線維

　強く好酸性に染まる桿状・顆粒状・不定形の結晶様構造物でアストロサイトの突起の変性構造物である（**Fig. 11**）．毛様細胞性星細胞腫でみられるが，グリオーシスにも出現する．とくに頭蓋咽頭腫周囲のグリオーシスによく認められる．

▶ 好酸性顆粒小体　eosinophilic granular body

　アストロサイトの突起の変性構造物で，微細な顆粒を入れた円形の構造物である（**Fig. 12**）．毛様細胞性星細胞腫，PXA，神経節膠腫で認められる．

▶ 硝子滴

　好酸性の小型円形小体で集簇して出現することが多い．PXA，微小囊胞性髄膜腫，卵黄囊腫瘍でみられる．

▶ 粘液様基質

　淡好塩基性の物質が細胞間に貯留する．毛様類粘液性星細胞腫，DNT，第三脳室脊索腫様膠腫，脊索腫様髄膜腫で認められる．

組織構築のパターン

▶ **真性ロゼット** true rosette

腫瘍細胞が花冠状に配列し，中央部に管腔を有する構造で，以下の 3 つに分けられる．

1. **上衣ロゼット** ependymal rosette
   腫瘍細胞が単層性に腔を囲むもので，上衣腫に認められる（**Fig. 13**）．

2. **上衣芽腫性ロゼット** ependymoblastic rosette
   腫瘍細胞が多層性に腔を囲むもので，多層ロゼット multilayered rosette ともいわれる（**Fig. 14**）．ETMR，髄上皮腫，未熟奇形腫に出現する．

3. **Flexner-Wintersteiner ロゼット**
   内腔側に突起を有する細胞からなるロゼット．網膜芽腫，松果体芽腫でみられる．

▶ **神経管様構造**

未分化な神経上皮様細胞が多層性に配列し管腔構造を形成するもので，細胞層の外側は基底膜で境界される（**Fig. 15**）．髄上皮腫，未熟奇形腫に認められる．

▶ **偽ロゼット**

腫瘍細胞が花冠状に配列するが，中央部に真の管腔構造のないもの．

1. **Homer Wright ロゼット**
   中央部に腫瘍細胞の突起からなる線維性基質が少量存在するもので，髄芽腫，中枢神経系神経芽腫で認められる（**Fig. 16**）．

2. **神経細胞性ロゼット** neurocytic rosette
   中央部の腫瘍性ニューロピルが広い大型のロゼットをさし，中枢性神経細胞腫で認められる．また，円形の綿毛状ニューロピルを円形核細胞が取り囲む構造も神経細胞性ロゼットとよばれ，ロゼット形成性グリア神経細胞腫瘍に出現する

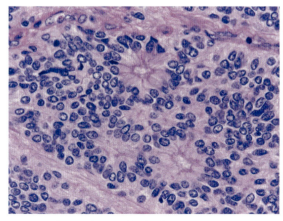

Fig. 13 上衣ロゼット（上衣腫）

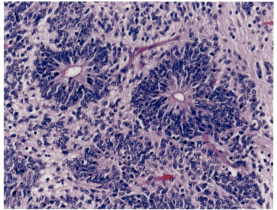

Fig. 14 上衣芽腫性ロゼット（ETMR）

Ⅰ. 脳腫瘍病理の基礎

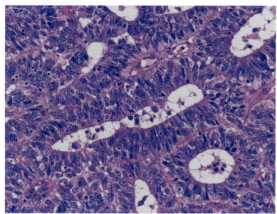

Fig. 15　神経管様構造（髄上皮腫）

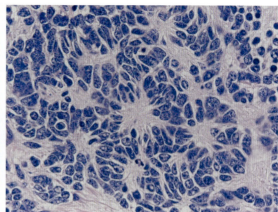

Fig. 16　Homer Wright ロゼット（古典的髄芽腫）

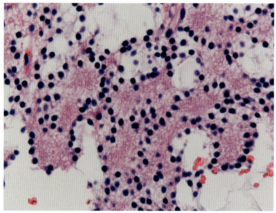

Fig. 17　神経細胞性ロゼット（ロゼット形成性グリア神経細胞性腫瘍）

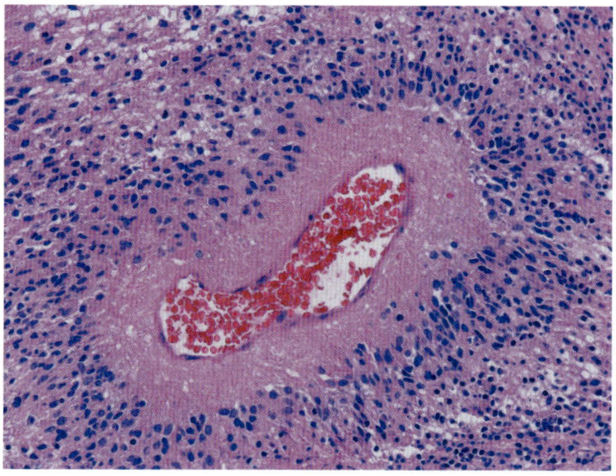

Fig. 18　血管周囲性偽ロゼット（上衣腫）

（Fig. 17）．

3. 松果体細胞腫性ロゼット　pineocytomatous rosette

　中央部の線維性基質が広い大型のロゼットで，中枢性神経細胞腫でみられる神経細胞性ロゼットに類似しており，松果体細胞腫に出現する．ときに松果体実質細胞に特徴的なゴルフクラブ様に拡張した突起が顆粒状構造物として基質内に認められる．

4. 血管周囲性偽ロゼット　perivascular pseudorosette

　血管周囲を取り囲むように配列する腫瘍細胞が細く長い突起を血管壁に伸ばし，無核帯 moose track を形成する（Fig. 18）．上衣腫を特徴づける構造物である．ときに髄芽腫や星細胞系腫瘍にも出現するが，無核帯は狭い．

5. 星芽腫性偽ロゼット　astroblastic pseudorosette

　腫瘍細胞が太く短い突起を血管壁に伸ばし血管を取り囲むように配列する構造で，星芽腫や退形成性星細胞腫，膠芽腫に出現する（Fig. 19）．血管壁の硝子化肥厚を伴うことが多い．

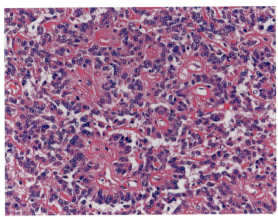
Fig. 19　星芽腫性ロゼット（星芽腫）

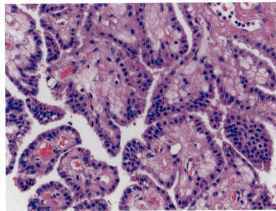
Fig. 20　乳頭状構造（脈絡叢乳頭腫）

▶ **血管中心性配列**　angiocentric pattern
　血管を中心にして周囲に腫瘍細胞が増殖するもので，しばしば血管の走行に沿って腫瘍の進展を示す．増殖様式は多様で，腫瘍細胞が放射状に配列するものや血管の走行に沿って鞘状に増殖するものが含まれる．血管中心性膠腫，毛様類粘液性星細胞腫，原発性中枢神経系悪性リンパ腫で認められる．

▶ **乳頭状構造，偽乳頭状構造**
　上皮様の形態を示す腫瘍細胞が血管および間質周囲を取り囲むように配列して増殖し，血管壁に腫瘍細胞の細胞質が結合するもので，厳密には最外側の細胞に上皮様の表面構造をもつものを乳頭状構造（Fig. 20），単に細胞間の結合性が低下したために細胞間が解離して乳頭状にみえるものを偽乳頭状構造という（Fig. 21）．乳頭状構造は脈絡叢乳頭腫，松果体部乳頭状腫瘍，乳頭状上衣腫，偽乳頭状構造は，乳頭状髄膜腫，星芽腫にみられる．

▶ **海綿芽腫様配列**　spongioblastomatous pattern
　短紡錘形細胞が並列する細胞索が重層し縞状のパターンを示すもの（Fig. 22）．毛様細胞性星細胞腫，乏突起膠腫，髄芽腫，中枢神経系神経芽腫にみられる．

▶ **二相性構築**　biphasic pattern
　2種類の組織構築を示す要素が斑状に出現する像．毛様細胞性星細胞腫では，毛様細胞の突起が充実性に集積する部分と突起の短い腫瘍細胞が微小囊胞状変性，あるいは海綿状変化を示す部分が斑状に混在する（Fig. 23）．また，髄芽腫では未分化な小型細胞が高密度に増殖するなかに，細胞間に線維性基質を形成し明調にみえる結節が出現する像をさす．

▶ **蜂の巣構造**　honeycomb structure
　細胞膜の明瞭な明細胞が充実性に分布するもの（Fig. 5）．乏突起膠腫にみら

Ⅰ. 脳腫瘍病理の基礎

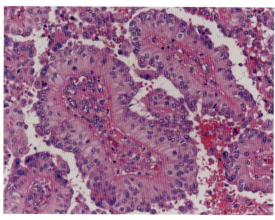

Fig. 21　偽乳頭状構造（星芽腫）　　　　Fig. 22　海綿芽腫様配列（悪性膠腫）

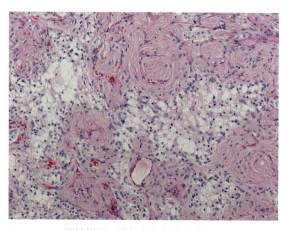

Fig. 23　二相性構築，微小囊胞変性（毛様細胞性星細胞腫）

れる．

▶ **蜂窩状構造，肺胞様構造**
　血管を含む間質が網状に分布し，腫瘍細胞は間質周囲に密に分布するが，血管から離れた部分では水腫性あるいは粘液様基質の沈着により，細胞密度が低下し，あたかも腔があるようにみえる構造．胎芽異形成性神経上皮腫瘍の specific glioneuronal element．

▶ **微小囊胞変性**　microcystic change
　腫瘍細胞間に微小な空胞様間隙が形成されるもので，空虚にみえるものや淡染する液状物質を入れるものがある(**Fig. 23**)．びまん性星細胞腫や毛様細胞性星細胞腫，微小囊胞性髄膜腫にみられる．

5. 脳腫瘍の組織細胞像

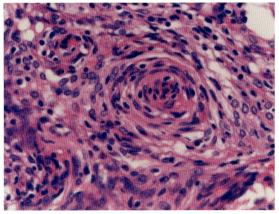
Fig. 24　渦紋状配列（髄膜腫）

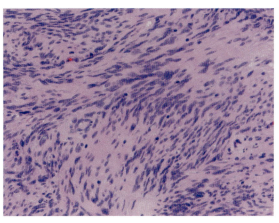
Fig. 25　核の柵状配列（シュワン細胞腫）

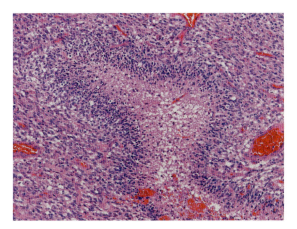
Fig. 26　柵状壊死（膠芽腫）

▶ **渦紋状配列**　whorl
　　紡錘形腫瘍細胞が渦巻状に配列するもので，髄膜腫にみられる（**Fig. 24**）．

▶ **核の柵状配列**　nuclear palisading
　　紡錘形細胞が並列し，桿状核の位置が横にそろって並ぶもので，シュワン細胞腫にみられる（**Fig. 25**）．

▶ **柵状壊死**
　　壊死巣周囲を取り囲むように腫瘍細胞の核が集簇し柵状に並ぶ像（**Fig. 26**）．膠芽腫，退形成性乏突起膠腫，退形成性上衣腫などの悪性膠腫にみられる．

▶ **虚血性壊死**
　　広範な不整形の壊死巣で周囲に細胞の集簇はみられず，辺縁部に血栓を伴う血管をみることが多い．肉眼で観察可能な広範な壊死巣を形成することがある．膠芽腫，AT/RT，まれに毛様細胞性星細胞腫においても生じる．

I. 脳腫瘍病理の基礎

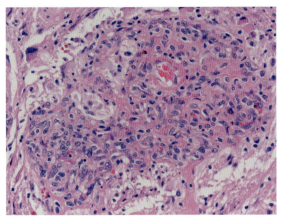

Fig. 27 微小血管増殖（膠芽腫）

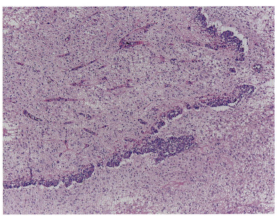

Fig. 28 アーケード様血管（膠芽腫）

間質の特徴

▶ 微小血管増殖
　血管壁の内皮細胞や周皮細胞が増生した細胞集塊様の血管（**Fig. 27**）．糸球体様血管と同様に使われることが多いが，厳密に内皮細胞の増生を示す血管のみ，悪性所見として意義があるとする考え方もある．膠芽腫，退形成性乏突起膠腫や退形成性上衣腫に出現する．

▶ Wickerwork vessel
　毛細血管が糸球体様に集簇する構造．微小血管増殖と混同されることがある．毛様細胞性星細胞腫や上衣腫でみられる．

▶ アーケード様血管
　糸球体様血管が堤防状に連なる構造で，嚢胞壁や壊死巣周囲によくみられる（**Fig. 28**）．毛様細胞性星細胞腫や乏突起膠腫，PXA，上衣腫，膠芽腫で認められる．

▶ 線維形成　desmoplasia
　腫瘍細胞間に細網線維や膠原線維が広く形成される状態（**Fig. 29**）．線維形成性乳児神経節膠腫/星細胞腫，PXA，線維形成結節性髄芽腫，古典型髄芽腫にみられる．

▶ 硝子化，硬化
　血管壁および周囲間質に硝子化が起こり，進行すると腫瘍細胞の萎縮が起こる．明細胞髄膜腫，星芽腫，線維性髄膜腫に認められる．

5. 脳腫瘍の組織細胞像

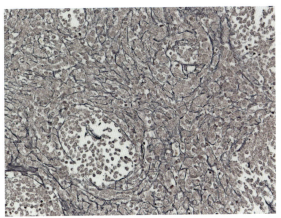

Fig. 29　細網線維形成（線維形成結節性髄芽腫，鍍銀法）

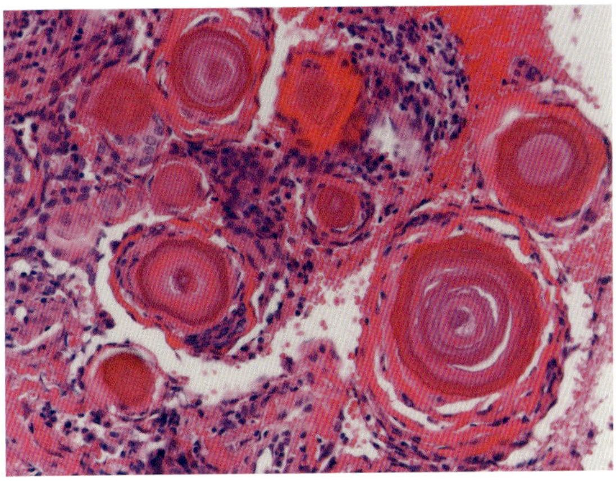

Fig. 30　砂粒体（砂粒腫性髄膜腫）

▶ 砂粒体

　渦紋状構造の内部に石灰沈着が起こり，同心円状の層状構造を示す小体（**Fig. 30**）．髄膜腫，とくに砂粒腫性髄膜腫でみられる．

▶ 石灰沈着

　間質の硝子化した線維や角化物，腫瘍実質内の変性した細胞に石灰が沈着して形成される，好塩基性顆粒状構造物．乏突起膠腫，神経節膠腫，線維性髄膜腫，頭蓋咽頭腫で高頻度に認められる．

［平戸純子］

I．脳腫瘍病理の基礎

column 1 コラム　Clear cell tumor の鑑別診断

　Clear cell tumor とは HE 染色標本で明るい細胞質を呈する腫瘍の総称である．中枢神経系腫瘍において"clear cell"の名をもつ腫瘍型は，明細胞上衣腫と明細胞髄膜腫の 2 つのみであるが，明るい細胞質を特徴とする脳腫瘍は乏突起膠腫，中枢性神経細胞腫，血管芽腫，胚腫，胚芽異形成性神経上皮腫瘍などがあり，毛様細胞性星細胞腫のように部分像として乏突起膠腫に類似した組織像を呈する腫瘍もある．また，明るい細胞質を有する転移性脳腫瘍は診断上のピットフォールとなりやすく，淡明細胞腎細胞癌の脳転移はその代表である．

　Table 1 に腫瘍型，臨床病理学的特徴，診断に有用な染色などをまとめた．それぞれに特有な特徴があるので，鑑別診断を進める際に留意する．

Table 1　脳腫瘍における clear cell tumor の鑑別の要点

腫瘍型	臨床病理学的特徴	診断に有用な染色・抗体
明細胞髄膜腫	典型的な髄膜腫の部分像，間質に太い膠原線維束	PAS, EMA, vimentin
明細胞上衣腫	電顕で細胞接着構造	EMA, GFAP
乏突起膠腫	成人の大脳白質，好酸性顆粒細胞，砂粒体，網目状血管	Olig2, S-100
毛様細胞性星細胞腫	若年者の視床下部・小脳，二相性構造，変性構造物	GFAP, nestin, Olig2
中枢性神経細胞腫	側脳室 Monro 孔周囲，neuropil 様基質	synaptophysin, NeuN
血管芽腫	小脳・脊髄，小脳テント上発生まれ，悪性転化なし	脂肪染色，vimentin
胚腫	若年者の松果体，反応性リンパ球浸潤を伴う	PLAP, c-kit, Oct-3/4, PAS
胚芽異形成性神経上皮腫瘍	若年者の大脳皮質，てんかん原性	Olig2
転移性腫瘍（淡明細胞腎細胞癌など）	脳実質との境界が明瞭，高い増殖能	cytokeratin, MIB-1

〔横尾英明〕

I. 脳腫瘍病理の基礎

6　脳腫瘍の細胞診

　一般的に腫瘍診療は生検による病理診断の確定，手術，進行度の評価，後療法という段階的な流れを踏む．しかし脳腫瘍では頭蓋内という部位的な制約から，複数回の侵襲的処置はむずかしい．よって一度の手術でまず病変の一部を採取し，迅速診断により全摘出か生検のみか方針を決めるという流れが一般的である[1]．脳腫瘍の迅速診断では断片状の小検体が提出されることが多く，凍結で生じる微小な氷の結晶によって人工変化が強く現れやすい．そこで凍結や薄切などの工程を経ない細胞標本の併用がきわめて有効である．本稿では個々の腫瘍型の細胞像を網羅的に提示するというよりも，脳腫瘍の迅速診断に細胞診を併用する利点をおもに述べる．

細胞診応用のための基本的知識

　一般的に他科からの迅速検体（リンパ節など）は生理食塩水を浸したガーゼに包んで提出されるが，脳腫瘍の場合は二つ折りのラップフィルムに挟んで病理部門に提出してもらうのがよい(**Fig. 1**)．これであれば検体に余分な水分がつかず，かつ乾燥や損傷を避けることができ，検体がガーゼにはりつく心配もない．
　迅速検体の扱いは以下の通りである．まず提出された検体から捺印法で細胞を採取し，つぎに電子顕微鏡検索用に1 mm大の組織を採取する．つぎに擦り合わ

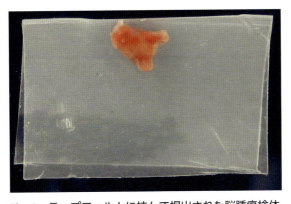

Fig. 1　ラップフィルムに挟んで提出された脳腫瘍検体

Ⅰ. 脳腫瘍病理の基礎

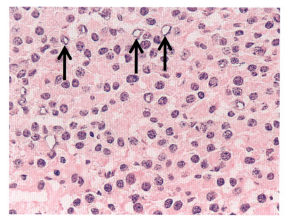

Fig. 2 下垂体腺腫の凍結標本
核の変形，空胞化（矢印）が生じ，細胞形態の観察に支障がある．

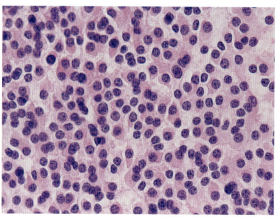

Fig. 3 下垂体腺腫の細胞標本
Artifactがほとんどなく，細胞形態がよく保たれている．

せ法で細胞を採取し，残りの検体を包埋剤に入れ，凍結させて薄切する．組織診・細胞診両者の所見を対比しながら全体像を把握するため，細胞診においてもHE染色を行うとよい[2-4]．凍結切片と先ほど得られた細胞標本（捺印法および擦り合わせ法）に対して，次の工程でまとめてHE染色を行う．①固定（70%イソプロパノール）→②水洗→③ヘマトキシリン（ギル）1分→④水洗→⑤分別（0.1%塩酸水，5秒）→⑥色出し（湯で5秒）→⑦エオジン20秒→⑧脱水，封入．

　細胞標本の最大の利点は，凍結，薄切などの操作が加わらないために細胞形態がよく保持されることである．凍結標本では核内空胞などの人工変化を完全に防ぐことはむずかしい．一例として，下垂体腺腫の凍結組織標本と細胞標本を対比して呈示する（**Fig. 2, Fig. 3**）．なお脳腫瘍に限ったことではないが，腫瘍細胞相互，あるいは腫瘍細胞と血管との関係など，組織構築の観察のしやすさは組織標本に譲る．

細胞診を応用した脳腫瘍の迅速診断

▶ グリオーマとグリオーシスの鑑別

　グリオーマ，とくに星細胞系腫瘍と反応性アストロサイトーシスはそれぞれ腫瘍性病変，非腫瘍性病変で，概念的には別の病変である．しかし病理標本において両者の鑑別がむずかしい場合がある．

　反応性アストロサイトーシスは脱髄性疾患（多発性硬化症など），梗塞，感染症などの非腫瘍性疾患や，原発性・転移性脳腫瘍の辺縁・周辺部などでみられる．反応性アストロサイトは細胞質が広く，四方八方に伸びる多数の突起をもつ（**Fig. 4**）．細胞形態は基本的に一様で，細胞密度が低く，分布は均等である．これに対して腫瘍性アストロサイトは核形不整を示し，細胞質や突起が不明瞭である．また反応性アストロサイトーシスでは，ときとして球状，棍棒状で強い好酸性を示す変性構造物が背景に出現する．

6. 脳腫瘍の細胞診

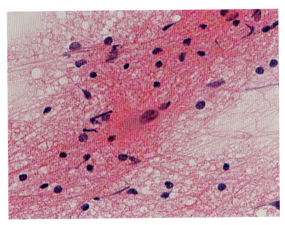

Fig. 4 四方八方に突起を伸ばす反応性アストロサイト（中央，細胞標本）

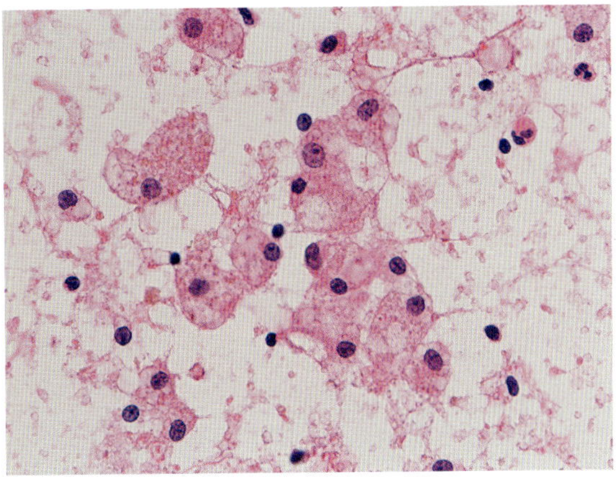

Fig. 5 背景に泡沫細胞が多数出現している腫瘍では一般的でない所見である（細胞標本）．

脱髄性疾患や放射線壊死などではアストロサイトに核の腫大，輪郭不整，多核化などの異型的な所見が出現し，グリオーマとの鑑別がむずかしい場合がある．この場合は背景の所見，すなわち泡沫細胞や小型リンパ球を含んだ多彩な炎症細胞の出現に着目することで非腫瘍性病変を推定できる．とくに多数の泡沫細胞の出現はグリオーマでは一般的にみられず，腫瘍・非腫瘍性病変の鑑別に役立つ所見である（Fig. 5）．

▶ グリオーマの診断

1. 組織型

グリオーマはグリア細胞に由来するもっとも代表的な神経上皮性腫瘍である．

星細胞系腫瘍は広い概念で，これには浸潤性性格の程度が異なり，臨床的にも遺伝子学的にも別個の腫瘍が複数分類されている．具体的には（1）限局性の病変を形成し，手術が治療の主体となるタイプ，（2）腫瘤を形成するとともに周囲の脳組織にびまん性に浸潤し，手術に加えて放射線・化学療法が加えられるタイプがある．よって「星細胞系腫瘍」と全体をまとめて議論することはできない．そこで星細胞系腫瘍のうち上記（1）のタイプを限局性星細胞系腫瘍，（2）のタイプを浸潤性星細胞系腫瘍として考える．

限局性星細胞系腫瘍の代表格として毛様細胞性星細胞腫 pilocytic astrocytoma があげられる．これは若年者の小脳・脳幹・視神経・視床下部に好発し，境界鮮明な嚢胞性腫瘤を形成する．増殖は緩徐で，WHO grade I である．細胞学的には毛髪様・双極性の細長く伸びた繊細な突起が特徴で，背景に好酸性・棍棒状の Rosenthal fiber や，好酸性・類円形・顆粒状の eosinophilic granular body などの変性構造物を伴う（Fig. 6, Fig. 7）．これらの所見は後述する浸潤性星細胞系腫瘍との鑑別に役立つ．変性構造物は前述のように反応性アストロサイトーシスでも出現するが，本腫瘍ではアストロサイトの突起が放射状ではなく，細長く双極性で，この点からグリオーシスを除外できる．

I. 脳腫瘍病理の基礎

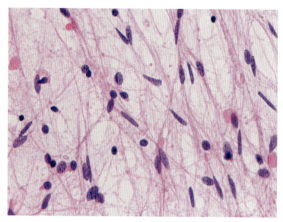

Fig. 6 毛様細胞性星細胞腫
繊細で細長く伸びた双極性の細胞突起が特徴的である（細胞標本）．

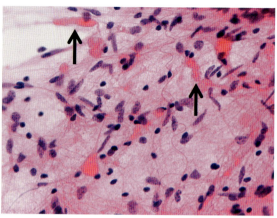

Fig. 7 毛様細胞性星細胞腫
背景には好酸性，棍棒状の変性構造物（Rosenthal fiber，矢印）が散在している（細胞標本）．

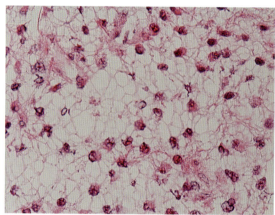

Fig. 8 乏突起膠腫の迅速時凍結標本
核周囲明量は不明瞭で，星細胞系腫瘍との鑑別はむずかしい．

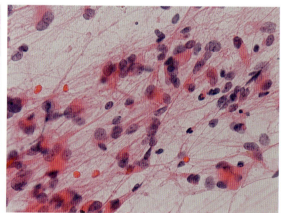

Fig. 9 びまん性星細胞腫
腫瘍細胞は好酸性の細胞質と多極性の突起をもつ（細胞標本）．

　浸潤性星細胞系腫瘍のうちびまん性星細胞腫はよく分化した星細胞系の腫瘍細胞からなり，腫瘤を作るとともに周囲にびまん性に浸潤する．細胞学的に楕円形の異型的な核と好酸性の細胞質をもち，四方八方に伸びる星芒状の突起を伸ばす．成人例の多くは退形成性星細胞腫，膠芽腫に悪性転化する．

　乏突起膠腫は成人の前頭葉に好発し，組織標本では中心性の類円形核と淡明な胞体をもつ細胞から構成される．核周囲明量は本腫瘍に特徴的な所見だが，これはホルマリン固定パラフィン包埋の過程で生じる artifact で，基本的には永久標本でみられる像である．よって凍結標本のみではびまん性星細胞腫と乏突起膠腫の鑑別はしばしばむずかしい（**Fig. 8**）．細胞標本において，びまん性星細胞腫では好酸性の細胞質と多極性の突起をもつ細胞がみられる（**Fig. 9**）．一方，乏突起膠腫では腫瘍細胞に突起はあっても短くて少なく，また核は円形で，細胞出現パターンは比較的単調である（**Fig. 10**）．

6. 脳腫瘍の細胞診

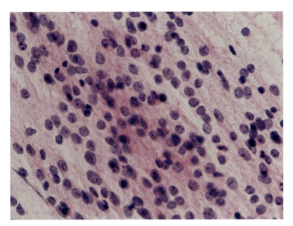

Fig. 10 乏突起膠腫の細胞像
腫瘍細胞は比較的単調な構成を示す（細胞標本）．

このように術中迅速診断の時点で星細胞系腫瘍と乏突起膠細胞系腫瘍をある程度鑑別できる．しかし現実的には両者の鑑別は切除範囲の決定に影響するほど重大ではなく，迅速診断では「びまん性グリオーマ」と診断できれば問題はない．むしろつぎに述べる悪性度の評価のほうが重要である．

2. 悪性度

グリオーマは WHO grade Ⅰ または Ⅱ の low grade glioma と，grade Ⅲ または Ⅳ の high grade glioma に分けられる．2013 年 1 月，悪性神経膠腫に対する局所化学療法として，カルムスチン（BCNU）を薬効成分とする BCNU ウェハー（商品名ギリアデル）が承認された．これは腫瘍を可及的に摘除したあと，その摘出腔内面に置く脳内留置用徐放性製剤である．BCNU ウェハーの留置には，迅速病理で grade Ⅲ 以上の診断またはその疑いの確認が必要となる．よって迅速診断におけるグリオーマの悪性度評価が重要になる．

まず浸潤性星細胞系腫瘍と乏突起膠細胞系腫瘍における悪性度診断基準の違いを整理する．浸潤性星細胞系腫瘍では核異型はあるものの核分裂像がほとんどみられないものをびまん性星細胞腫（WHO grade Ⅱ），核分裂像が認められるもの（小さな生検検体で 1 個以上，大きな切除材料の切片で 3 個以上）を退形成性星細胞腫（WHO grade Ⅲ），微小血管増殖または壊死があれば膠芽腫（WHO grade Ⅳ）と診断する[5]．一方，乏突起膠細胞系腫瘍では強拡大 10 視野あたり 6 個以上の核分裂像または微小血管増殖がみられた場合に（当然両者がみられた場合も）grade Ⅲ とする基準が WHO 分類で触れられている[5-7]．

これらを踏まえると，迅速診断における実践的な報告方法を以下のようにまとめられる．

a. 微小血管増殖がみられた場合

浸潤性星細胞系腫瘍であれば膠芽腫で，乏突起膠細胞系腫瘍であれば grade Ⅲ 以上なので，「High-grade glioma」と報告．

b. 壊死がみられた場合

浸潤性星細胞系腫瘍であれば膠芽腫となり，乏突起膠細胞系腫瘍でも永久標本

I．脳腫瘍病理の基礎

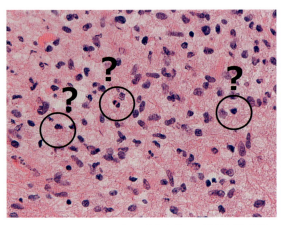

Fig. 11　凍結標本では核の形態が崩れ，核分裂像を疑う構造物があったとしても，断定できないことがある

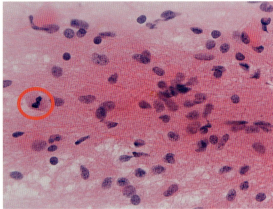

Fig. 12　細胞標本では明瞭な核分裂像を指摘しやすい（丸印）

でより広い範囲を検索すると grade Ⅲ となる可能性が高いので，「High-grade glioma を疑う」と報告．

　　c．微小血管増殖，壊死いずれもみられない場合
　（1）核分裂像が複数みられた場合
　浸潤性星細胞系腫瘍であれば grade Ⅲ で，乏突起膠細胞系腫瘍でも永久標本でより広い範囲を検索すると grade Ⅲ となる可能性があるので，「High-grade glioma を疑う」と報告．
　（2）核分裂像があきらかではない場合
　Grade Ⅲ 以上の根拠がないので，「Low-grade glioma」と報告．
　上記 c．の場合は核分裂像の評価が非常に重要となるが，凍結標本では核に人工変化が加わるため核分裂像の認識がしばしばむずかしい（**Fig. 11**）．この場合に細胞標本が有用で，細胞形態が保たれるため明瞭な核分裂像を指摘でき，high-grade glioma の可能性を伝えられることが多い（**Fig. 12**）．もしも凍結標本，細胞標本を駆使しても悪性度の確定が困難な場合は，肉眼的により高悪性度が疑われるところ（壊死の近傍など）からの検体採取，再提出を依頼するとよい．

▶ グリオーマと悪性リンパ腫の鑑別

　両組織型の細胞系譜はグリア細胞とリンパ球でまったく異なるが，現実には凍結標本において両者の鑑別に悩むことがある．とくに小型細胞の多いタイプの high grade glioma と悪性リンパ腫はいずれも核/細胞質比の高い腫瘍細胞のびまん性増殖という共通した像を示すので，両者の鑑別はしばしばむずかしい．悪性リンパ腫の治療法は放射線化学療法が主体で，この点が可及的全摘出をめざすグリオーマと大きく異なる．よってもし迅速診断で悪性リンパ腫をグリオーマと誤って報告した場合，過剰な病変摘出と手術侵襲につながるおそれがある．
　そこで細胞診の併用が有用で，悪性リンパ腫では細胞質が狭く，突起をもたないリンパ球様の異型細胞が認識できるので，グリオーマの除外がしやすい．また中枢神経系の悪性リンパ腫は壊死に陥りやすく，腫瘍細胞の崩壊産物が viable な

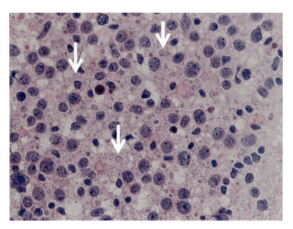

Fig. 13 悪性リンパ腫では淡好塩基性の小構造物 (lymphoglandular body) が認められる（矢印, 細胞標本）

腫瘍細胞や反応性のリンパ球に混じって多数認められる．このうち lymphoglandular body と称される，細胞膜に包まれた淡好塩基性で遊離体様の細胞断片の同定は，悪性リンパ腫の推定におおいに役立つ（**Fig. 13**）．なおアポトーシス小体は濃縮，断片化に陥った腫瘍細胞の核であり，lymphoglandular body とは区別される．

▶ 髄膜腫とシュワン細胞腫の鑑別

　小脳橋角部に発生し，組織学的に紡錘形細胞からなる腫瘍を診断する際，この両者の鑑別が問題となる．それぞれが特徴的な組織像を端的に呈した場合，すなわち髄膜腫であれば渦紋状配列を，シュワン細胞腫であれば Verocay body を示せば，組織診断はむずかしくない．しかし頭蓋内のシュワン細胞腫では，軟部組織に発生するものよりも核の柵状配列が不明瞭な傾向がある．よって Antoni A pattern（紡錘形の腫瘍細胞が密に束状に配列するパターン）を主体とするシュワン細胞腫と，線維性髄膜腫（紡錘形細胞が束状に増殖し，膠原線維の介在を伴う髄膜腫）との鑑別がときとしてむずかしい．

　この場合，両者の鑑別に細胞診が有用である．線維性髄膜腫では細胞集塊とともに，扁平で膜様の薄い細胞質をもつ細胞が背景にまばらに出現する．また髄膜腫全般の特徴として，渦紋状配列や核内細胞質偽封入体がしばしば出現し，この診断的価値が高い（**Fig. 14**）．一方シュワン細胞腫では細胞の結合性が高く，腫瘍細胞が個々で出現することはまれである．また核の背景には細線維性構造を伴う特徴的な束状配列がみられる（**Fig. 15**）．

　本稿では脳腫瘍の迅速診断時に細胞診がとくに有効な状況をあげ，鑑別診断に役立つ細胞所見を提示した．細胞標本は細胞形態や突起の質感を把握しやすく，また HE 染色を用いた細胞診は凍結および永久組織標本と対比しやすい．そのため組織標本でみられる所見が細胞診ではどのようにみえるか，またその逆はどうかという考察にとても役立つ．今日，悪性神経膠腫に対する新しい化学療法

Ⅰ. 脳腫瘍病理の基礎

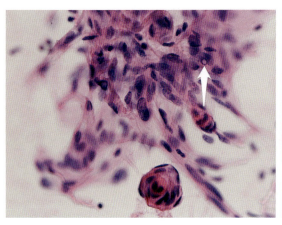

Fig. 14 髄膜腫の細胞像
渦紋状構造（下方）と核内細胞質偽封入体（矢印）が特徴的である．

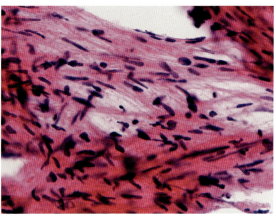

Fig. 15 シュワン細胞腫の細胞像
腫瘍細胞間の結合性が強く，核の背景には細線維性構造を伴う束状配列がみられる．

（BCNU ウェハー）の導入に伴って迅速病理診断の役割がさらに増している．核分裂像の過小評価による underdiagnosis を防ぎ，治療法の異なる悪性リンパ腫を除外する手段として凍結標本と細胞標本の併用が有効である．

■文献
1) 横尾英明，伊古田勇人．術中生検診断のポイント．In: 青笹克之，他編．癌診療指針のための病理診断プラクティス・脳腫瘍．東京: 中山書店; 2012. p.23-6.
2) 伊古田勇人，平戸純子．細胞診の実際とトピックス（脳腫瘍）．病理と臨床（臨時増刊号）．2013; 31: 234-41.
3) 平戸純子，中里洋一．脳腫瘍の術中迅速診断―細胞診の応用―．検査と技術．2005; 33: 319-23.
4) 平戸純子．脳・脊髄腫瘍の術中迅速診断におけるポイント．病理と臨床．2007; 25: 964-9.
5) Louis DN, Ohgaki H, Wiestler OD, et al, editors. WHO Classification of Tumours of the Central Nervous System. Revised 4th ed. Lyon: IARC Press; 2016.
6) Giannini C, Scheithauer BW, Weaver AL, et al. Oligodendrogliomas: reproducibility and prognostic value of histologic diagnosis and grading. J Neuropathol Exp Neurol. 2001; 60: 248-62.
7) Giannini C, Burger PC, Berkey BA, et al. Anaplastic oligodendroglial tumors: refining the correlation among histopathology, 1p 19q deletion and clinical outcome in Intergroup Radiation Therapy Oncology Group Trial 9402. Brain Pathol. 2008; 18: 360-9.

〔伊古田勇人〕

I. 脳腫瘍病理の基礎

7 脳腫瘍の免疫組織化学

　脳腫瘍の病理組織学的分類の基本は，細胞系譜の判定と悪性度評価の組み合わせで構成される．最近では一部の腫瘍型において分子遺伝学的知見が脳腫瘍の分類に導入されている．また，腫瘍細胞を観察するのみならず，腫瘍の背景にある非腫瘍組織との関係性をみきわめることも診断上大切である．今日行われている脳腫瘍の免疫組織化学はこれらのすべてに重要な役割を果たしている．

　脳腫瘍の組織分類は多岐にわたるため，免疫組織化学的マーカーも相当な数に上り，そのすべてについての解説を試みることは紙数の関係からむずかしい．本書では各腫瘍型を解説する各論（II章）においても，それぞれに用いられる免疫組織化学的マーカーの解説がなされているので，ここでは代表的なマーカー（Table 1）を解説するとともに，詳細は別添の参考資料（III章-1.）にまとめた．

Table 1　脳腫瘍の病理診断に用いられるおもな免疫組織化学的マーカー

組織型	マーカー
星細胞系腫瘍	GFAP, S-100, nestin, Olig2, mIDH1, ATRX
乏突起膠細胞系腫瘍	Olig2, S-100, mIDH1, GFAP
上衣系腫瘍	GFAP, S-100, EMA, podoplanin, CD99
脈絡叢腫瘍	S-100, cytokeratin, podoplanin, transthyretin
神経細胞性腫瘍	neurofilament, NeuN, synaptophysin
髄膜腫	EMA, vimentin, S-100, E-cadherin, cytokeratin
下垂体腺腫	pituitary hormones, cytokeratin, S-100, GFAP, p53
シュワン細胞腫	S-100, Schwann/2E, laminin, GFAP
頭蓋咽頭腫	cytokeratin, β catenin
悪性リンパ腫	CD20, CD79a, CD3, CD5, CD10
血管芽腫	vimentin, inhibin A, brachyury
血管周皮腫	CD34, STAT6, vimentin
松果体実質腫瘍	neurofilament, synaptophysin, chromogranin A
胚細胞性腫瘍	c-kit, PLAP, Oct-3/4, SALL-4, podoplanin, CD30, hCG, AFP
髄芽腫	synaptophysin, neurofilament
AT/RT	INI1, EMA, αSMA, vimentin

Ⅰ. 脳腫瘍病理の基礎

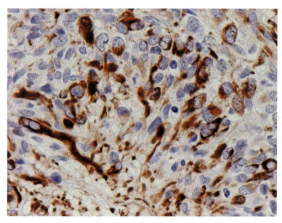

Fig. 1　GFAP（膠芽腫）　　　　　　　　　Fig. 2　S-100 蛋白（膠芽腫）

細胞分化マーカー

▶ 神経上皮系腫瘍

1. グリア細線維性酸性蛋白　glial fibrillary acidic protein（GFAP）（Fig. 1）

　　GFAP は中間径細線維であるグリアフィラメントを構成する分子量 49 kDa の蛋白質であり，アストロサイトに多く発現する．下垂体の濾胞星状細胞などでの発現も知られている．脳腫瘍においては星細胞性腫瘍，乏突起膠細胞性腫瘍，上衣腫などのグリオーマに加えて，ニューロン・グリア混合腫瘍においてもグリア系に分化した細胞に GFAP は種々の程度に発現しており，脳腫瘍の病理診断においてもっとも頻用されているマーカーの 1 つである．乏突起膠細胞性腫瘍では gliofibrillary oligodendrocyte や minigemistocyte が出現している腫瘍の場合，それらが陽性となる．上衣腫では核近傍の細胞体での染色性は弱く，突起先端部が陽性となりやすい．組織像からは分化方向の判別のむずかしい線維形成性乳児星細胞腫/神経節膠腫，血管中心性膠腫や第三脳室脊索腫様膠腫などでも GFAP の発現がみられることから，グリア系腫瘍とみなされている．また一部のシュワン細胞腫や髄膜腫でも陽性になる．

2. S-100 蛋白（Fig. 2）

　　S-100 蛋白は分子量 21 kDa のカルシウム結合性蛋白で，脳や末梢神経に多量に存在している．古典的な蛋白質抽出法である硫酸アンモニウム沈殿法において，飽和するまで濃度を高めても 100％溶解する（soluble）性質からこの名のついた S-100 蛋白にはいくつかのサブタイプが存在し，諸臓器に発現する．そのうち神経組織に高発現するのは S-100B であり，グリア細胞およびシュワン細胞マーカーとして古くから知られている．腫瘍においてはグリオーマ全般ならびにシュワン細胞腫によく発現し，一部の髄膜腫（とくに線維性髄膜腫）においても発現がみられる．核と細胞質がともに染色される．

3. Olig2（Fig. 3）

　　Olig2 は basic helix-loop-helix（bHLH）型転写因子で，胎生期の神経管腹

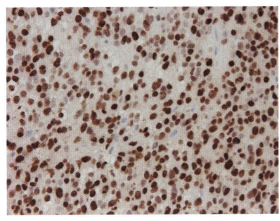
Fig. 3　Olig2（乏突起膠腫）

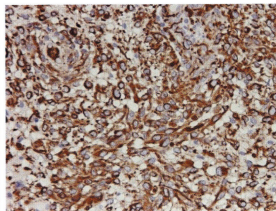
Fig. 4　nestin（膠芽腫）

側領域の細胞に発現し，この細胞から乏突起膠細胞，神経細胞，星細胞が発生してくる．このうち乏突起膠細胞へ分化した細胞ではOlig2の発現が持続する．このようにOlig2は乏突起膠細胞およびその前駆細胞のマーカーとしての意義を有し，転写因子であるため核に発現するのが特徴で，細胞体と突起の連続性を観察することが困難な乏突起膠細胞の同定に有用性を発揮する．脳腫瘍では乏突起膠細胞系腫瘍に高発現し，星細胞系腫瘍においても種々の程度に発現する．詳細に観察すると個々の細胞レベルではGFAPとは相互排他的な発現様式をとることが多い．このため，GFAPとセットで染色することでグリオーマ細胞の同定に役立つ．一方で上衣系腫瘍，脈絡叢腫瘍，髄芽腫，中枢性神経細胞腫，シュワン細胞腫ではほぼ陰性または限定的な発現にとどまることが多く，これらの腫瘍においては陰性マーカーとしての意義を有する．

4. nestin（Fig. 4）

Nestinは分子量177 kDaの神経幹細胞に発現する中間径フィラメントの構成蛋白で，星細胞系腫瘍によく発現する一方でグリオーシスには陰性または弱陽性のことが多いため，星細胞系腫瘍の診断に有用性が高い．また，乏突起膠細胞系腫瘍に対する染色性も弱い傾向にあり，このこともグリオーマの鑑別診断の一助となりうる．腫瘍内の血管内皮細胞にも恒常的に発現するので，その陽性像は染色の際の内部コントロールとして役立つ．

5. epithelial membrane antigen（EMA）（Fig. 5, Fig. 6）

上皮細胞の細胞膜に発現する糖蛋白であり，脳腫瘍では上衣腫，髄膜腫の他に，非定型奇形腫様ラブドイド腫瘍，血管中心性膠腫，松果体部乳頭状腫瘍でも発現する．上衣腫では上衣腫性ロゼットや微小ロゼットに染まり，後者は微小な中空のドットのように染まる．染色の際は加熱による抗原賦活処理をするとよい．随所に浸潤する形質細胞も陽性となることに注意が必要である．

6. vimentin

本来は主として間葉系細胞に発現する57 kDaの中間径フィラメント蛋白である．非腫瘍性の脳組織では髄膜，血管内皮，反応性星細胞，シュワン細胞などに

I. 脳腫瘍病理の基礎

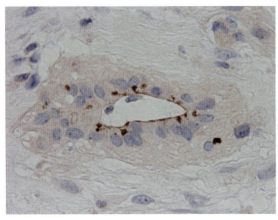

Fig. 5　EMA（上衣腫）

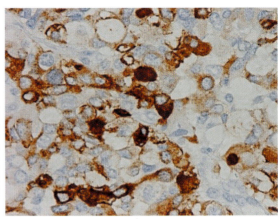

Fig. 6　EMA（非定型奇形腫様ラブドイド腫瘍）

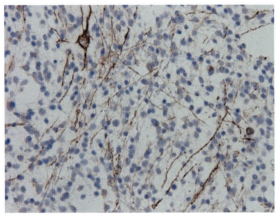

Fig. 7　neurofilament（びまん性星細胞腫）
背景に繊細なニューロンの突起がみられ，腫瘍細胞がびまん性に浸潤していることがわかる．

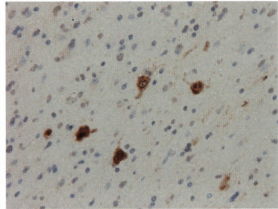

Fig. 8　NeuN（神経節膠腫）

発現する．脳腫瘍においてもグリオーマ，髄膜腫，シュワン細胞腫，間葉系腫瘍などに幅広く発現する．血管芽腫の間質細胞（実際には腫瘍細胞の本体である）にも強陽性となる．

7. podoplanin

一般病理の分野ではリンパ管内皮細胞のマーカーとして知られている．種々の細胞に発現するが，脳腫瘍では上衣腫，脈絡叢乳頭腫，髄膜腫，胚腫については診断上の実用性が認められている．

8. neurofilament（Fig. 7）

神経細胞に発現する中間径フィラメント蛋白であり，神経細胞系腫瘍の診断に有用である．また既存の脳組織にある神経細胞の突起も染めることから，脳腫瘍と背景の脳組織の関係を知るうえでも有用である．

9. NeuN（Fig. 8）

神経細胞の核および細胞体に発現する．ほとんどの正常ニューロンに発現する

7. 脳腫瘍の免疫組織化学

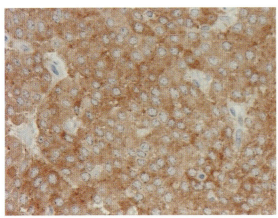

Fig. 9　synaptophysin（中枢性神経細胞腫）

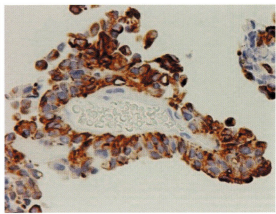

Fig. 10　cytokeratin（松果体部乳頭状腫瘍）

が，小脳 Purkinje 細胞やオリーブ核ニューロンは染まらない．神経細胞系腫瘍に種々の程度に染まるが，腫瘍性神経細胞では一般に発現が減弱している．腫瘍組織に巻き込まれた既存の神経細胞の同定にも役立つ．

10. synaptophysin（Fig. 9）

シナプス前小胞の膜に局在する分子量 38 kDa の糖蛋白である．正常脳ではシナプスが存在する部位に微細顆粒状の陽性反応を示し，脳腫瘍では神経細胞へ分化する腫瘍に陽性となる．神経節膠腫では神経節細胞の周囲にドット状の陽性像が出現する．

11. α-internexin

ニューロンに発現する中間型フィラメント蛋白で，成熟細胞でも発現するが，前駆細胞での発現が高い．乏突起膠腫においても発現し，染色体 1p/19q の共欠失との相関性が指摘されている．

12. cytokeratin（Fig. 10）

代表的な上皮細胞マーカーで，多数のサブタイプが存在し，AE1/AE3 や CAM5.2 のクローンがよく用いられる．AE1/AE3 は反応性アストロサイトやグリオーマに交叉反応を示すので注意が必要である．髄膜腫は悪性度が高いものほど cytokeratin の発現率が高くなる．松果体部乳頭状腫瘍も陽性である．

13. CD34（Fig. 11）

造血幹細胞や血管内皮細胞のマーカーとして知られている．細胞膜に発現する 110 kDa の膜蛋白であり，脳腫瘍では多形黄色星細胞腫，神経節膠腫，第三脳室脊索腫様膠腫，孤立性線維性腫瘍に発現する．

14. 血球細胞系マーカー

中枢神経系の造血器系腫瘍としてはびまん性大細胞型 B 細胞性リンパ腫の頻度が高い．B 細胞性マーカーとして CD20，CD10，CD79α が，T 細胞系マーカーでは CD3 がよく用いられる．Langerhans 細胞組織球症では CD1a が陽性となる．

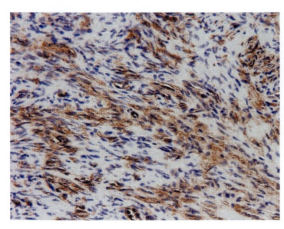
Fig. 11　CD34（孤立性線維性腫瘍）

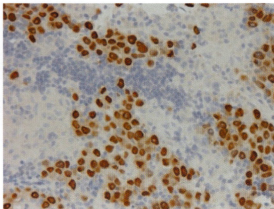
Fig. 12　Oct-3/4（胚腫）

15. 胚細胞系マーカー（Fig. 12）

胚腫では胎盤性アルカリフォスファターゼ，c-kit，Oct-3/4，SALL-4，podoplanin が陽性となる．胎児性癌では CD30，卵黄嚢腫瘍では α-fetoprotein，絨毛癌ではヒト絨毛ゴナドトロピンがよい診断指標である．

16. トルコ鞍部腫瘍

下垂体前葉細胞腫瘍は産生するホルモンで分類されるので，成長ホルモン，プロラクチン，甲状腺刺激ホルモン，濾胞刺激ホルモン，黄体刺激ホルモン，副腎皮質刺激ホルモンの各抗体が必要である．濾胞星状細胞は GFAP，S-100 蛋白陽性である．トルコ鞍部の非ホルモン性腫瘍である神経下垂体顆粒細胞腫，下垂体細胞腫，紡錘形細胞オンコサイトーマは thyroid transcription factor 1（TTF-1）が共通して発現することが報告された．

細胞増殖マーカー

1. Ki-67（MIB-1）

細胞増殖能の指標として定着しているマーカーである．腫瘍内で Ki-67 標識率に幅がある場合は高い部分で評価を行うことが一般的である．脳腫瘍の診断基準には核分裂像の数が grade の決定因子となっているものがあり（**Table 2**），Ki-67 染色標本は核分裂像を定量する際に標識率の高い領域を選ぶ際の補助となる．臨床的悪性度や組織学的悪性度基準と Ki-67 標識率は必ずしも直線的に平行せず，染色条件や判定基準の統一がむずかしい面もあり，WHO 分類の診断基準には含められていないが，一部の腫瘍型においておよその標識率が目安として示されている（**Table 3**）．

2. phosphohistone H3（PHH3）（Fig. 13）

PHH3 はヒストン H3 蛋白のセリン残基がリン酸化を受けた分子であり，Ki-67 が G1 期から M 期まで幅広く発現するのに対して，PHH3 は細胞分裂期に特異的に発現するマーカーである．核分裂像とアポトーシス像はしばしば形態的に

7. 脳腫瘍の免疫組織化学

Table 2　WHO分類に示されている脳腫瘍の核分裂像に関する診断基準

Anaplastic astrocytoma	Brisk（3/all field）
Anaplastic oligodendroglioma	6/10 HPF
Anaplastic pleomorphic xanthoastrocytoma	5/10 HPF
Atypical choroid plexus papilloma	2/10 HPF
Choroid plexus carcinoma	5/10 HPF
Atypical meningioma	4/10 HPF
Anaplastic meningioma	20/10 HPF

HPF：high power field

Table 3　WHO分類に示されている脳腫瘍のKi-67標識率の目安

Diffuse astrocytoma	4%未満
Anaplastic astrocytoma	5〜10%
Glioblastoma	15〜20%
Oligodendroglioma	5%未満
Subependymal giant cell astrocytoma	平均3.0%
Chordoid glioma of the third ventricle	5%未満
Angiocentric glioma	1〜5%
Ganglioglioma	1.1〜2.7%
Papillary glioneuronal tumor	1〜2%
Rosette-forming glioneuronal tumor	3%未満
Central neurocytoma	2%未満
Pineocytoma	1%未満
Anaplastic meningioma	20%以上

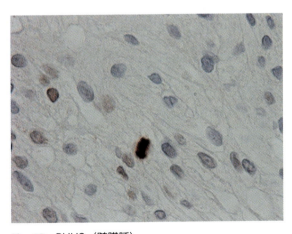

Fig. 13　PHH3（髄膜腫）

類似するが，本抗体はアポトーシスに陥った細胞はラベルしない．脳腫瘍では核分裂像の数を悪性度の指標にしている組織型が多いので，本抗体は潜在的に有用性が高いと思われるが，現在のところ，PHH3陽性率を指標とした診断基準はとくに定められたものはない．経験的には目視で確認できる核分裂像よりもやや多

Ⅰ. 脳腫瘍病理の基礎

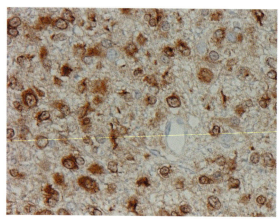

Fig. 14　変異型IDH1（R132H）（びまん性星細胞腫）

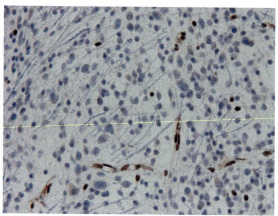

Fig. 15　ATRX（びまん性星細胞腫）
血管内皮細胞が陽性で，腫瘍細胞は陰性．

い数の陽性像が出現する．

分子遺伝学的代替指標

1. 変異型IDH1（Fig. 14）

　イソクエン酸デヒドロゲナーゼ（IDH）はイソクエン酸をαケトグルタル酸に変換する酵素である．IDHには複数のアイソザイムがあり，IDH1を構成する132番アミノ酸であるアルギニンがヒスチジンに置き換わったR132H変異がびまん性星細胞腫や乏突起膠細胞性腫瘍で高率に認められる．変異が特定のコドンに集中しているため，変異部位を認識する抗体を用いると，変異を有する例ではグリオーマ細胞を1個単位で同定することが可能である．

2. ATRX（Fig. 15）

　テロメラーゼ非依存性テロメア維持機構に関与するATRX（α thalassemia/mental retardation syndrome X-linked）はびまん性星細胞腫において高頻度に変異が認められる．ATRXに変異があるとコードする蛋白の発現が抑制されるので，免疫染色で陰性となる．

3. BRAF V600E（Fig. 16）

　毛様細胞性星細胞腫ではKIAA1549-BRAFキメラ遺伝子が高率に出現し，その検出にはFISHやRT-PCRを要する一方で，600番目のバリンがグルタミン酸に置き換わるBRAF V600E変異は多形黄色星細胞腫や神経節膠腫，epithelioid glioblastomaが高率に出現し，変異部位を標的とする免疫染色で検出可能である．ただし，免疫染色の結果が安定しないとの指摘もある．

4. Histone 3 K27M（Fig. 17）

　視床，橋，脊髄といった中枢神経系の正中部分に発生する悪性グリオーマは高率にヒストン3.3（H3F3A）または3.1蛋白（HIST1H3B/C）の27番アミノ酸であるリジンがメチオニンに置換した変異（K27M）を有することが判明し，2016年のWHO分類よりdiffuse midline glioma, H3 K27M-mutantとして

7. 脳腫瘍の免疫組織化学

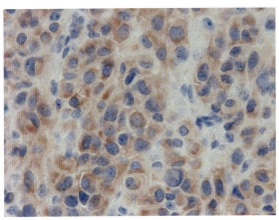

Fig. 16　BRAF（V600E）（epithelioid glioblastoma）

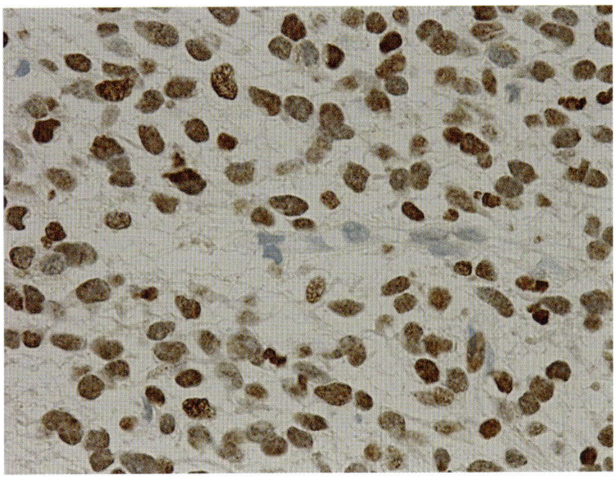

Fig. 17　Histone 3 K27M（diffuse midline glioma, H3 K27M mutant）
腫瘍細胞の核が陽性で，血管内皮細胞が陰性．

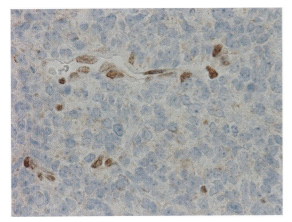

Fig. 18　INI1（非定型奇形腫様ラブドイド腫瘍）
血管内皮細胞が陽性で，腫瘍細胞は陰性．

独立した腫瘍型となった．ヒストン蛋白のアミノ酸置換部分を認識する抗体により，この変異を有する腫瘍細胞を選択的に染色することが可能である．この抗体はヒストン 3.3 および 3.1 蛋白の K27M 変異をともに認識する．

5. INI1/BAF47/hSNF5/SMARCB1（Fig. 18）

　INI1 は染色体 22q11.2 に局在し，その遺伝子産物はクロマチンリモデリング複合体を構成する蛋白質の 1 つで，正常細胞では核に発現する．非定型奇形腫様ラブドイド腫瘍（AT/RT）では INI1 遺伝子の欠失または変異による不活性化が起こり，免疫染色では INI1 発現が失われる．腫瘍内に含まれる血管や間質を構成する細胞では発現が保たれるので，免疫染色の際の内在性コントロールとなる．最近，INI1 陽性の AT/RT の中に BRG1/SMARCA4 の欠失する症例が報告されている．

6. STAT6（Fig. 19）

　現在，脳以外の一般臓器では孤立性線維性腫瘍と血管周皮腫の概念は前者の名

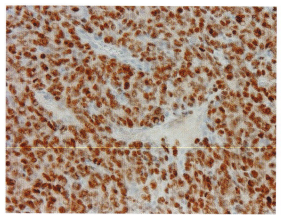

Fig. 19　STAT6（血管周皮腫）

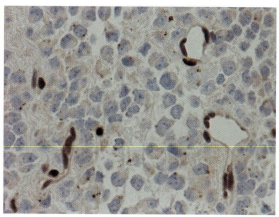

Fig. 20　MGMT（膠芽腫）
血管内皮細胞が陽性で，腫瘍細胞は陰性．

称で統一され，分子遺伝学的にもほぼすべての孤立性線維性腫瘍において NAB2-STAT6 の融合遺伝子が証明され，病理学的分類の妥当性が裏付けられている．孤立性線維性腫瘍における STAT6 の免疫染色では，過剰発現した STAT6 が核に陽性となる．脳腫瘍では 2007 年の WHO 分類までは孤立性線維性腫瘍と血管周皮腫は別個の腫瘍として扱われていたが，一般臓器と同様に両者に共通して NAB2-STAT6 融合遺伝子が証明され，2016 年の WHO 分類では solitary fibrous tumour/haemangiopericytoma として概念が統一された．

7. O^6-methylguanine DNA methyltransferase（MGMT）（Fig. 20）

グアニン塩基の 6 位の酸素に結合したメチル基を除去する DNA 修復酵素である．アルキル化剤は DNA にメチル基を付加することで抗腫瘍効果を発揮するため，MGMT はこれに拮抗する薬剤耐性因子として働く．そのため，悪性グリオーマの経口アルキル化剤であるテモゾロミドの治療効果を予測する目的で MGMT に対する免疫染色が行われる．MGMT が陽性の場合，核内に発現する．非腫瘍成分の血管内皮細胞が免疫染色の際のよい内部陽性コントロールとなる．

8. 上皮成長因子受容体（EGFR）

EGFR の過剰発現や遺伝子増幅はグリオーマにおいてはじめて見出された分子遺伝学的異常であり，膠芽腫の 30〜50％に認められる．陽性の場合，腫瘍細胞の膜に一致して陽性像を認める．EGFR のスプライシングバリアントである EGFR vIII は正常ではみられない分子亜型であり，腫瘍特異性がある．

9. p53

細胞周期の停止やアポトーシス誘導など，ゲノムの守護神として非常に重要な役割を果たす因子である．p53 変異蛋白は半減期が延びるため，免疫染色で検出されやすくなる一方で，反応性細胞で陽性になることは少ないので，腫瘍と非腫瘍の鑑別を目的に染色されることもある．異型下垂体腺腫では p53 陽性細胞の出現が診断指標になっている．

おわりに

　通常，特定の免疫染色の結果のみで診断が確定することはなく，病理組織像から得られた情報と免疫染色の結果を突き合わせることは病理診断において重要なプロセスである．免疫染色の第一義的な役割は，HE 所見から推定される情報に客観性をもたせることにあると考えられる．よって両者に乖離がある場合は，組織像の見直しや，別の抗体による免疫染色の再検討を加えるなど，慎重に評価する姿勢が大切である．

　AT/RT における INI1 や，びまん性星細胞腫における ATRX のように，陰性所見が診断上大きな意味をもつことがある．Olig2 は星細胞腫・乏突起膠腫の陽性率は高いが，同じグリオーマでも上衣腫や脈絡叢乳頭腫ではほぼ陰性である．各組織型における陰性所見を熟知することでより踏み込んだ免疫染色の評価が可能となる．

　脳腫瘍は発生頻度の低い腫瘍なので，各施設において脳腫瘍の免疫組織化学的マーカーをどこまで取り揃えておくかは判断のむずかしいところでもある．GFAP, S-100, neurofilament, synaptophysin, EMA, podoplanin（D2-40），Ki-67（MIB-1），CD34 などは使用頻度が高く，一般的な病理診断施設であれば備えているところが多いと思われる．この他に有用性が高い抗体として Olig2 と nestin をあげておく．

　今後は病理診断を決定するうえで分子遺伝学的な検索が必須となる腫瘍型がますます増えることがみこまれている．使用頻度の低い抗体は染色の評価や精度管理が容易ではないので，ルーチン業務のレベルを越えるものについては，脳腫瘍の病理診断を専門的に行う施設に染色を依頼することも 1 つの解決策である．

■文献
1) 本間　琢, 佐々木　惇. 脳腫瘍の新たな免疫組織化学的マーカー. 病理と臨床. 2012; 30: 391-6.
2) 田中伸哉. 腫瘍の鑑別に用いられる抗体(各臓器別): 脳. 免疫組織化学: 診断と治療選択の指針. 病理と臨床. 2014; 32（臨時増刊）: 274-88.

〔横尾英明〕

Ⅰ．脳腫瘍病理の基礎

column 2 コラム　IDH1 の免疫染色

　IDH1/2 変異はびまん性グリオーマの発生初期に生じる遺伝子変異で，WHO gradeⅡまたはⅢのびまん性グリオーマと続発性膠芽腫の 50〜80％に認められる．現在，変異型・野生型 IDH1/2 に対する抗体が多数開発されており，免疫組織化学による IDH 変異の検索が容易になっている[1]．

　IDH 変異は脳腫瘍ではグリオーマにしか認められないとされるが，筆者は以前，グリオーマ以外の組織型や非腫瘍性の全身臓器に変異型 IDH1 が存在するか否かを免疫組織化学的に検討している[2]．種々の脳腫瘍と解剖例の全身臓器を含んだ組織マイクロアレイ，ならびに変異型 IDH1^{R132H}に対する抗体（mIDH1^{R132H}，clone H09，Dianova）で網羅的に検索した結果，グリオーマ以外にも少数の髄膜腫，下垂体腺腫や，非腫瘍性臓器（肝臓，腎臓，膵臓，副腎，脈絡叢など）に mIDH1^{R132H}陽性となる細胞が認められた（**Fig. 1，Fig. 2**）．しかし DNA シークエンスを追加したところ，実際に IDH1 変異がみられたのはグリオーマのみで，免疫染色での偽陽性の原因は mIDH1^{R132H}とミトコンドリアとの交差反応であることが追加実験で判明した．そこで免疫染色の結果を振り返ると，IDH1 変異がある場合では細胞質と核両方に染色がみられ，偽陽性例では細胞質のみ陽性であった．以上より，免疫染色を通じて IDH1 変異を指摘するには細胞質と核両方の染色像が必要であることを示した．

　また別の問題として，DNA シークエンスで IDH1 変異（G395A）が検出されながら，mIDH1^{R132H}の染色強度が弱いグリオーマ症例がときおり認められる．これらの症例ではなんらかの機序で変異型，野生型を合わせた IDH1 全体の発現が抑制されている可能性がある．mIDH1^{R132H}弱陽性例では変異型にくわえ野生型 IDH1 の発現も評価する必要性があると思われるが，これは今後の検討課題である．

　将来的に IDH 変異例に対する分子標的療法や免疫療法が開発，実用化されると思われ，その場合 IDH 遺伝子をより厳密に評価することが求められる．IDH 変異の検索方法としては DNA シークエンスが確実だが，すべての施設で可能な手法ではない．免疫染色は普遍的な手法で，しかも小検体や細胞密度の低い検体でも IDH 変異を検出できる点で非常に有効である．

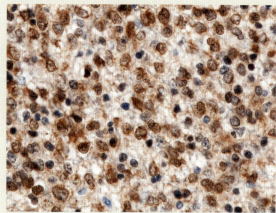

Fig. 1　Oligodendroglioma における真の陽性像

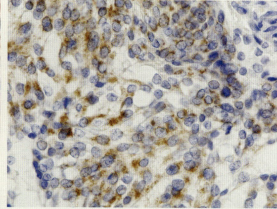

Fig. 2　Atypical meningioma における偽陽性像

■文献
1) Kato Y. Specific monoclonal antibodies against IDH1/2 mutations as diagnostic tools for gliomas. Brain Tumor Pathol. 2014; 32: 3-11.
2) Ikota H, Nobusawa S, Tanaka Y, et al. High-throughput immunohistochemical profiling of primary brain tumors and non-neoplastic systemic organs with a specific antibody against the mutant isocitrate dehydrogenase 1 R132H protein. Brain Tumor Pathol. 2011; 28: 107-14.

〔伊古田勇人〕

8 脳腫瘍の遺伝子異常

Ⅰ. 脳腫瘍病理の基礎

　脳腫瘍の領域においても近年の網羅的な大規模ゲノム解析により，それぞれの組織型においてさまざまな遺伝子異常がみいだされ，病態解析が進んできている．特異性の高い診断マーカーや予後マーカーとして利用される遺伝子異常や，分子治療の標的として有望視されるものが多数報告されている．また，diffuse glioma や ependymoma のように，同様の病理組織像を呈するが年齢や発生部位により異なった分子遺伝学的背景を有するということもあきらかになった．本稿では，代表的な原発性脳腫瘍における遺伝子解析の現状について概説する．

成人の浸潤性神経膠腫　adult diffuse glioma

▶ IDH1/2 変異

　Glioblastoma はその発生様式から primary glioblastoma と secondary glioblastoma に分けられる．90％以上の glioblastoma は de novo 発生の primary であり，より低悪性度（WHO grade Ⅱ/Ⅲ）の前駆病変を有する secondary glioblastoma と比較して発症年齢が高く，予後も悪い[1]．2008 年に Parsons らは 22 例の glioblastoma を対象に 20,661 もの遺伝子について従来の Sanger 法による網羅的なシークエンス解析を行った結果，IDH1 遺伝子に変異がみられたことをはじめて報告した[2]．多数例の解析にて IDH1 変異は secondary glioblastoma に集中していたことが注目された．その後の多くの大規模な検索により，頻度は低いが IDH1 のアイソザイムである IDH2 にも変異が見出され，IDH1/2 変異は 2007 年版の WHO 分類第 4 版における grade Ⅱ/Ⅲ の diffuse glioma（diffuse astrocytoma, anaplastic astrocytoma, oligodendroglioma, anaplastic oligodendroglioma, oligoastrocytoma, anaplastic oligoastrocytoma）と，それらを先駆病変とする secondary glioblastoma に 60〜80％の頻度で認められることがわかった[3-7]．一方，primary glioblastoma では 5％以下とまれであり，secondary glioblastoma と比較して多い遺伝子異常としては染色体 10p のヘテロ接合性消失（LOH），EGFR 増幅，PTEN 変異が知られている（Fig. 1）[1]．Primary glioblastoma と secondary glioblastoma の多くは，それぞれ WHO 分類第 4 版の改訂版（2016 年）における glioblastoma, IDH-wild-type と glioblastoma, IDH-mutant に相当する．また，pilocytic astrocytoma

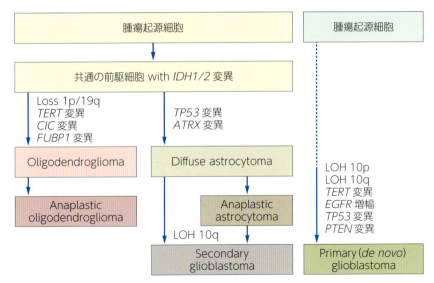

Fig. 1 成人浸潤性神経膠腫の分子遺伝学的発生モデル (Ohgaki H, et al. Clin Cancer Res. 2013; 19: 764-72[1]より改変)

や pleomorphic xanthoastrocytoma に IDH1/2 変異はほぼ皆無であり，他臓器の腫瘍では，急性骨髄性白血病，骨髄異形成症候群，血管免疫芽球性T細胞リンパ腫，軟骨性腫瘍，肝内胆管癌に比較的高頻度で認められるが，他の腫瘍ではまれである[8-12]．

　Diffuse glioma における IDH1/2 変異は，ほとんどの場合 IDH1 のコドン 132 に認められ，その 90％近くは R132H，すなわちコドン 132 のアルギニンからヒスチジンへの置換である[3-7]．現在では，この R132H 型の変異 IDH1 を認識する抗体の普及により，免疫組織化学的検索が一般化している[13]．一方，IDH2 変異は IDH1/2 変異全体の 5％以下とまれであり，コドン 172（IDH1 のコドン 132 に相当する）に変異がみられる．IDH1 と IDH2 の変異は相互排他的に認められる[3,6]．

　正常の野生型 IDH はイソクエン酸を α-ケトグルタル酸（α-KG）に変換する．IDH1，IDH2，IDH3 の 3 つアイソザイムが存在し，IDH1，IDH2，IDH3A，IDH3B，IDH3G の 5 つの遺伝子によりコードされている．IDH1 は細胞質およびペルオキシゾーム，IDH2 と IDH3 はミトコンドリア内に存在し，IDH3 はエネルギー産生代謝経路である TCA 回路の一部を担っている．IDH3 は IDH1/2 とは異なり，腫瘍における変異の報告はみられない．IDH1/2 変異と腫瘍発生の関係についてであるが，変異を伴った IDH1/2 は，α-KG を D-2-ヒドロキシグルタル酸（D-2-HG）に変換するという，野生型にはない新しい酵素活性を獲得する[14]．この D-2-HG は α-KG を補酵素とする TET2 や KDM4C などの酵素を阻害することにより，ゲノムの広範なメチル化（glioma CpG island methylator phenotype：G-CIMP）などのエピゲノム異常を起こし，これが腫瘍発生につながると考えられている[15,16]．

I. 脳腫瘍病理の基礎

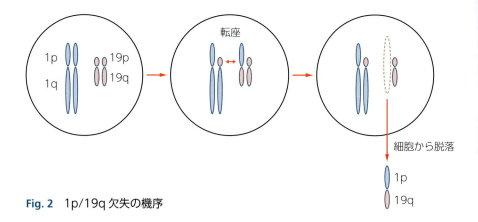

Fig. 2 1p/19q 欠失の機序

▶ *TP53* 変異と 1p/19q 欠失

　IDH1/2 変異の発見により，diffuse glioma の発生に対する考え方に大きな衝撃をもたらした．以前より，約 60％の diffuse astrocytoma が *TP53* 変異を有し，70％近くの oligodendroglioma では染色体 1p と 19q の同時欠失（以下 1p/19q 欠失）が認められており，それぞれが astrocyte 系，oligodendroglia 系腫瘍を特徴づける遺伝子異常であると考えられてきた．以前でいう oligoastrocytoma では，それぞれ約 40％の頻度で *TP53* 変異および 1p/19q 欠失がみられる．両遺伝子変異を同時に保有するケースはごく少数認められるが，両者は基本的には相互排他的に出現する．よって astrocyte 系，oligodendroglia 系腫瘍は別々の分子遺伝学的発生経路をたどると考えられていたが，*IDH1/2* 変異が diffuse astrocytoma, oligodendroglioma, oligoastrocytoma に共通して高頻度で認められることが判明したことにより，それらの起源はおそらく同一であることが強く示唆された（**Fig. 1**）[1,5]．つまり，腫瘍発生の早い段階で *IDH1/2* 変異が生じ，二次的に発生した *TP53* 変異ないし 1p/19q 欠失が起こることで，それぞれの腫瘍が形成されるという発生モデルが考えられている．

　上記の通り，1p/19q 欠失は oligodendroglia 系腫瘍の特徴的な遺伝子異常と考えられており，診断マーカーとしても利用されている．1p/19q 欠失では 1p と 19q の全領域が同時に欠失している．これは，1 番染色体と 19 番染色体がお互いのセントロメア付近で相互転座を起こし，それによって生じた 1p と 19q から構成される派生染色体が細胞から脱落することによると考えられている（**Fig. 2**）[17]．また，1p に存在する *FUBP1*，19q に存在する *CIC* の変異が 1p/19q 欠失を伴う oligodendroglia 系腫瘍に報告されており，1p/19q 欠失の標的となる癌抑制遺伝子である可能性が高い[18]．

▶ *ATRX* 変異

　コアヒストンあるいはバリアントは，それぞれの特異的な取り込み因子によって特徴的なゲノム領域へ取り込まれる（ヒストンに関する説明は小児の悪性浸潤性神経膠腫の項を参照）．ヒストン H3 の亜型である H3.3 は ATRX-DAXX 複合体により，テロメア領域や動原体周辺領域に取り込まれる．さまざまな腫瘍にお

いて ATRX，および DAXX の遺伝子変異が報告されているが，成人の浸潤性神経膠腫においては diffuse astrocytoma，anaplastic astrocytoma，secondary glioblastoma で ATRX 変異が IDH1/2 変異および TP53 変異と併発して高頻度で認められる[19,20]．この変異による ATRX の不活性化は，テロメラーゼ非依存的なテロメアの維持にかかわっていると考えられている．また，ATRX 変異と免疫染色による ATRX 発現の消失には強い関連性が指摘されている[20]．

▶ TERT プロモーター変異

多くの腫瘍細胞では染色体の末端に位置するテロメアの維持により，永続的に細胞分裂が行える．このテロメアを維持するもっともよく知られた機序は，テロメラーゼの活性化である．テロメラーゼはテロメア配列の鋳型となる RNA サブユニットや逆転写酵素などからなる複合体で，その逆転写酵素が TERT である．TERT 遺伝子の変異はプロモーター領域内の 2 カ所のホットスポットにみられることがわかっており，これらの変異は転写因子である Ets/TCF の結合部位を生み出し，TERT の発現亢進につながることが示されている．成人の浸潤性神経膠腫では oligodendroglia 系腫瘍，primary glioblastoma に高頻度で認められ，oligodendroglia 系腫瘍では IDH1/2 変異および 1p/19q 欠失と併存している[21]．

毛様細胞性星細胞腫　pilocytic astrocytoma

Pilocytic astrocytoma を特徴づける遺伝子異常は，KIAA1549-BRAF 融合遺伝子であり，約 70％の症例で認められる．他の原発性脳腫瘍での報告はまれであり，特異性が高く診断に有用である．本腫瘍では染色体 7q34 の重複が高頻度にみいだされており，その本質は染色体 7q34 の約 2M 塩基対の領域の tandem duplication（ゲノムのある特定の領域が重複して挿入されるもの）であることがわかった（**Fig. 3**）[22]．重複する領域の断端が近い距離に存在する KIAA1549 と BRAF のそれぞれの中にあるため，挿入されることにより両遺伝子が途中で結合

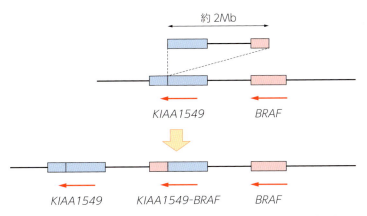

Fig. 3 毛様細胞性星細胞腫における *KIAA1549-BRAF* 融合遺伝子
(Forshew T, et al. J Pathol. 2009; 218: 172-81[22] より改変)

Ⅰ. 脳腫瘍病理の基礎

した融合遺伝子が形成される．本来，BRAFのアミノ末端にはBRAFのリン酸化活性を抑制的に制御する領域が存在するが，KIAA1549-BRAF融合遺伝子ではこの制御領域がKIAA1549の一部分に置き換えられている．よって，恒常的に酵素が活性化し，その下流のMAPK経路が亢進することが腫瘍形成にかかわると考えられている．

KIAA1549-BRAF融合遺伝子を伴わないpilocytic astrocytomaには，FAM131B-BRAF融合遺伝子などの他のBRAF融合遺伝子，BRAFのコドン600のバリンがグルタミン酸に変換されるBRAF V600E変異，BRAFの挿入変異などのBRAF遺伝子異常が認められる[23,24]．BRAF V600E変異は小脳発生例ではほとんどみられず，小脳以外に発生した症例に約20％の頻度でみられる[25]．他の原発性脳腫瘍では，pleomorphic xanthoastrocytoma（60％），ganglioglioma（20～60％）に高頻度で報告されている[25]．

BRAFとは異なる遺伝子異常として，RAF1融合遺伝子，NF1変異，FGFR1変異，NTRK2融合遺伝子が低頻度で認められる[26]．BRAF遺伝子異常を含め，これらの異常は相互排他的にほぼ全例に認められ，いずれもMAPK経路を活性化させることが報告されている．したがって，pilocytic astrocytomaは，MAPK経路の亢進という単一の機序により発生する腫瘍の可能性が高い（**Fig. 4**）[26]．

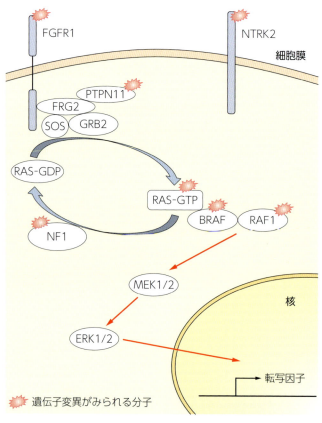

Fig. 4 毛様細胞性星細胞腫におけるMAPK経路の遺伝子変異
（Jones DT, et al. Nat Genet. 2013；45：927-32[26]より改変）

小児の低悪性度浸潤性神経膠腫　pediatric low-grade diffuse glioma

前述の通り，成人発生のlow-grade diffuse gliomaは*IDH1/2*，*TP53*，*ATRX*の変異や1p/19q欠失が特徴的であるが，小児例ではこれらの異常は認められない．全ゲノム解析を行った報告によると，もっとも頻度の高い異常は*FGFR1*のチロシンキナーゼ領域をコードした部分の遺伝子重複で，約1/4の症例に認められる（**Table 1**）[27]．特定の組織型にのみみられるということではない．この遺伝子重複により，FGFR1の自己リン酸化，およびPI3K，MAPK経路の活性化が起こる．*FGFR*に関連した他の異常として，*FGFR1*の点変異，*FGFR1-TACC1*や*FGFR3-TACC3*などの融合遺伝子もみられるが，頻度は低い．頻度の高い他の遺伝子異常として，転写因子である*MYB*，または*MYBL1*に関連した遺伝子再構成や遺伝子増幅が，大脳発生の症例の約20％に認められる[27]．また，diffuse astrocytomaの約20％には前述の*BRAF* V600E変異がみられる[27]．

小児の悪性浸潤性神経膠腫　pediatric high-grade diffuse glioma

小児のhigh-grade diffuse gliomaに特徴的な遺伝子異常は，ヒストンH3の亜型であるH3.3をコードする*H3F3A*，H3.1をコードする*HIST1H3B/C*の変異である（**Table 1**）[28-32]．ヒストンはクロマチンを構成する蛋白質で，4種類のコアヒストンH2A，H2B，H3，H4がそれぞれ2分子からなるヒストン八量体を形成する．その周りに約150塩基対のDNAが1.65回転巻き付いた構造体がヌクレオソームで，これらの無数の繰り返しがクロマチンである．クロマチンの凝集や弛緩は遺伝子発現を調節する1つの機序であるが，メチル化やアセチル化などのヒストン修飾により調節され，この修飾の多くはアミノ末端のテール領域とよばれるヒゲ状に飛び出した領域にみられる．ヒストン遺伝子の変異はこのテール領域に相当する部分の2カ所にみられ，K27M（コドン27のリジンがメ

Table 1　小児浸潤性神経膠腫における遺伝子異常

組織型	低悪性度浸潤性神経膠腫	悪性浸潤性神経膠腫			
亜型		非脳幹部発生腫瘍			DIPG
年齢		乳幼児 （<3歳）	小児 （中央値：10歳）	思春期〜若年成人 （中央値：20歳）	
腫瘍の部位			中枢神経系の正中線	大脳半球	
遺伝子異常	*FGFR1* TKD重複 or *MYB/MYBL1*遺伝子再構成 or *BRAF* V600E変異	*NTRK*融合遺伝子	*H3F3A* K27M変異 *TP53*変異	*H3F3A* G34R/V変異 *TP53*変異 *ATRX*変異	*H3F3A* K27M変異 *TP53*変異 or *HIST1H3B* K27M変異 *ACVR1*変異

TKD：チロシンキナーゼ領域
DIPG：diffuse intrinsic pontine glioma

チオニンに置換）は *H3F3A* と *HIST1H3B/C* に，G34V/R（コドン 34 のグリシンがバリンまたはアルギニンに置換）は *H3F3A* に認められ，これらの変異がヒストン修飾の異常をもたらすことで細胞を腫瘍化に導く可能性が考えられている．これらの変異の種類により臨床的な違いが知られている．K27M 変異をもつ腫瘍は予後が不良で，好発年齢は低く（中央値：約 10 歳），視床や脳幹，脊髄など，中枢神経系の正中線に近い部分に発生する傾向があり，WHO 分類第 4 版の改訂版では diffuse midline glioma, H3 K27M-mutant とよばれる新たな entity として認められている．*HIST1H3B/C* K27M は diffuse midline glioma のなかでも脳幹部発生の腫瘍（diffuse intrinsic pontine glioma：DIPG）に認められている．この *HIST1H3B/C* K27M を有する DIPG には，ほぼ特異的に *ACVR1* 変異がみられる[31,32]．一方，G34V/R 変異を伴う症例は年齢がやや高く（思春期〜若年成人），腫瘍は大脳半球に好発する．*H3F3A* 変異，とくに G34V/R は *TP53* や *ATRX* 変異を併せもつことが知られている．中枢神経系以外の腫瘍では，軟骨芽細胞腫（chondroblastoma）と骨巨細胞腫（giant cell tumor of bone）に，それぞれ *H3F3B*（H3.3 をコードするもう 1 つの遺伝子）の K36M（コドン 36 のリシンがメチオニンに置換）と H3F3A の G34W/L（コドン 34 のグリシンがトリプトファンまたはロイシンに置換）が 90％を超える高頻度で報告された[33]．これらの腫瘍では *TP53* 変異などの腫瘍形成にかかわるような他の遺伝子変異は含まれないため，ヒストン遺伝子の変異が腫瘍形成の直接的な原因となる可能性を示している．

　3 歳以下の症例は予後がよく，*TP53* 変異の頻度が低いことが報告されていた．最近の報告によると，3 歳以下の非脳幹部発生症例には *NTRK1*，*NTRK2*，または *NTRK3* の融合遺伝子が高頻度で認められ，小児の high-grade diffuse glioma にはさらなるサブグループが存在する可能性が指摘されている（**Table 1**）[31]．*NTRK* 融合遺伝子は，pilocytic astrocytoma，小児の low-grade diffuse glioma，成人 glioblastoma でも低頻度でみられている[26,27]．

上衣腫　ependymoma

　Ependymoma はテント上とテント下発生では大きく分子遺伝学的な病態が異なるが，いずれのタイプにも共通している特徴は，特定の遺伝子の点突然変異がみられないということである（**Table 2**）[34-36]．テント上発生例では，染色体 11 番にきわめて複雑な再構成が高頻度に発生し，それによって *C11orf95* と *RELA* の融合遺伝子が形成される[35]．RELA は，炎症反応や細胞増殖，アポトーシスなどに関与する転写因子である NF-κB を構成する 1 つの分子だが，C11orf95 の機能は不明である．一方，テント下の ependymoma はさらに小児に好発する PFA 型（posterior fossa ependymoma, group A），成人に好発する PFB 型（PF, group B）に分けられることがわかっている[34]．PFA 型は，PFB 型に比べて組織学的に WHO grade Ⅲ相当の退形成性を示す傾向があり，転移や再発をきたすことが多く，予後不良である．分子遺伝学的な特徴は，PFA 型では DNA

Table 2　上衣腫・髄芽腫における遺伝子異常

組織型	上衣腫			髄芽腫			
亜型	PFA	PFB	テント上発生	WNT	SHH	Group 3	Group 4
年齢	小児 (中央値: 2.5歳)	成人 (中央値: 20歳)					
遺伝子異常	DNAメチル化の亢進 遺伝子の点突然変異(−)	さまざまな染色体異常 遺伝子の点突然変異(−)	C11orf95-RELA融合遺伝子 遺伝子の点突然変異(−)	CTNNB1変異 染色体6番モノソミー	PTCH1変異 or SUFU変異 or TP53変異, GLI2・MYCN増幅 or SMO変異	SMARCA4変異 MYC増幅	KDM6A変異

PFA: posterior fossa ependymoma, group A
PFB: posterior fossa ependymoma, group B

メチル化の亢進がみられ，PFB型ではさまざまな染色体異常が認められる[36]．

髄芽腫　medulloblastoma

　Medulloblastomaは遺伝子発現プロファイリングにより，WNT，SHH，Group 3，Group 4の4つのサブグループに分類されることが2010年の国際コンセンサス会議にて合意された（**Table 2**）[37]．この分類は腫瘍の生物学的特性を反映しており，病理組織学的な亜型分類と比べて予後予測能が高いことが報告されている．マイクロアレイを用いた全ゲノム的発現解析により分類されてきたが，22個の遺伝子に限定した簡便かつ経済的な発現解析法による分類が推奨されている[38]．さらに，遺伝子発現パターンだけではなく，これら亜型に特徴的な遺伝子変異や染色体異常があきらかになっている．

　WNT型ではWNT経路に属する遺伝子の発現が上昇しており，ほぼ全例にCTNNB1（beta-catenin）の変異が認められ，染色体6番のモノソミーも多いことが特徴である．病理組織学的には多くはclassic typeであるが，large cell/anaplastic typeもみられる．成人や小児に多いが，乳幼児に発生することは少ない．転移はまれで，4つのサブグループのなかでもっとも予後がよい．

　SHH型はSonic Hedgehog経路に属する遺伝子の発現上昇や，この経路に属するPTCH1，SMO，SUFUの変異やGLI2の遺伝子増幅により特徴付けられるが，年齢に関連した亜群に分けられる可能性がある[39]．3歳以下の乳幼児，4歳から17歳の小児，18歳以上の成人と3群に分けると，PTCH1変異はほぼ同様の頻度ですべての亜群で認められるが，SUFU変異とSMO変異はそれぞれ3歳未満の乳幼児，成人発生例にPTCH1変異とは相互排他的にみられる．3歳以下の乳幼児には，病理組織学的にdesmoplastic/nodular typeを示すものが多いという特徴がある．一方，4歳以上の小児ではSMO，SUFUの変異はほとんど

みられず，*PTCH1* 変異と相互排他的に *TP53* 変異，および *GLI2* と *MYCN* の遺伝子増幅を有するものが高頻度に認められる．これらのなかには *TP53* の胚細胞性変異（Li-Fraumeni 症候群）をもつ症例が多く，病理組織学的に large cell/anaplastic type との関連があり，予後不良である．また，成人の SHH 型では *TERT* プロモーター領域の変異が高頻度で認められ，予後はよい．

　Group 3 と Group 4 では，WNT 型や SHH 型のように活性化した特徴的な細胞経路の関与はあきらかにはなっていないが，遺伝子発現パターンはこれら 2 型とは区別されることがわかっている．遺伝子変異としては，Group 3 ではクロマチン再構成にかかわる *SMARCA4*，Group 4 ではヒストンの脱メチル化にかかわる *KDM6A* などの異常が報告されているが，それらの頻度は高くはない[40]．臨床的には，Group 3 には転移が高頻度に認められ，予後は全 4 型の中でもっとも不良である．Group 4 の予後は Group 3 と WNT 型の中間にあたる．

　他臓器腫瘍と同様に，従来の脳腫瘍の分類は病理組織学的所見に基づいたものである．今後は，組織分類に分子遺伝学的情報を加味することで，それぞれの腫瘍の発生機序や病態に根ざしたものとなり，治療法の選択により役立ち，予後予測能が向上した分類になることと考えられる．

■文献

1) Ohgaki H, Kleihues P. The definition of primary and secondary glioblastoma. Clin Cancer Res. 2013; 19: 764-72.
2) Parsons DW, Jones S, Zhang X, et al. An integrated genomic analysis of human glioblastoma multiforme. Science. 2008; 321: 1807-12.
3) Yan H, Parsons DW, Jin G, et al. IDH1 and IDH2 mutations in gliomas. N Engl J Med. 2009; 360: 765-73.
4) Balss J, Meyer J, Mueller W, et al. Analysis of the IDH1 codon 132 mutation in brain tumors. Acta Neuropathol. 2008; 116: 597-602.
5) Watanabe T, Nobusawa S, Kleihues P, et al. IDH1 mutations are early events in the development of astrocytomas and oligodendrogliomas. Am J Pathol. 2009; 174: 1149-53.
6) Hartmann C, Meyer J, Balss J, et al. Type and frequency of IDH1 and IDH2 mutations are related to astrocytic and oligodendroglial differentiation and age: a study of 1010 diffuse gliomas. Acta Neuropathol. 2009; 118: 469-74.
7) Nobusawa S, Watanabe T, Kleihues P, et al. IDH1 mutations as molecular signature and predictive factor of secondary glioblastomas. Clin Cancer Res. 2009; 15: 6002-7.
8) Mardis ER, Ding L, Dooling DJ, et al. Recurring mutations found by sequencing an acute myeloid leukemia genome. N Engl J Med. 2009; 361: 1058-66.
9) Bleeker FE, Lamba S, Leenstra S, et al. IDH1 mutations at residue p. R132 (IDH1 (R132)) occur frequently in high-grade gliomas but not in other solid tumors. Hum Mutat. 2009; 30: 7-11.
10) Amary MF, Bacsi K, Maggiani F, et al. IDH1 and IDH2 mutations are frequent events in central chondrosarcoma and central and periosteal chondromas but not in other mesenchymal tumours. J Pathol. 2011; 224: 334-43.

11) Grassian AR, Pagliarini R, Chiang DY. Mutations of isocitrate dehydrogenase 1 and 2 in intrahepatic cholangiocarcinoma. Curr Opin Gastroenterol. 2014; 30: 295-302.
12) Cairns RA, Iqbal J, Lemonnier F, et al. IDH2 mutations are frequent in angio-immunoblastic T-cell lymphoma. Blood. 2012; 119: 1901-3.
13) Capper D, Zentgraf H, Balss J, et al. Monoclonal antibody specific for IDH1 R132H mutation. Acta Neuropathol. 2009; 118: 599-601.
14) Dang L, White DW, Gross S, et al. Cancer-associated IDH1 mutations produce 2-hydroxyglutarate. Nature. 2009; 462: 739-44.
15) Noushmehr H, Weisenberger DJ, Diefes K, et al. Identification of a CpG island methylator phenotype that defines a distinct subgroup of glioma. Cancer Cell. 2010; 17: 510-22.
16) Lu C, Ward PS, Kapoor GS, et al. IDH mutation impairs histone demethylation and results in a block to cell differentiation. Nature. 2012; 483: 474-8.
17) Jenkins RB, Blair H, Ballman KV, et al. A t(1;19)(q10;p10) mediates the combined deletions of 1p and 19q and predicts a better prognosis of patients with oligodendroglioma. Cancer Res. 2006; 66: 9852-61.
18) Bettegowda C, Agrawal N, Jiao Y, et al. Mutations in CIC and FUBP1 contribute to human oligodendroglioma. Science. 2011; 333: 1453-5.
19) Jiao Y, Killela PJ, Reitman ZJ, et al. Frequent ATRX, CIC, FUBP1 and IDH1 mutations refine the classification of malignant gliomas. Oncotarget. 2012; 3: 709-22.
20) Liu XY, Gerges N, Korshunov A, et al. Frequent ATRX mutations and loss of expression in adult diffuse astrocytic tumors carrying IDH1/IDH2 and TP53 mutations. Acta Neuropathol. 2012; 124: 615-25.
21) Arita H, Narita Y, Fukushima S, et al. Upregulating mutations in the TERT promoter commonly occur in adult malignant gliomas and are strongly associated with total 1p19q loss. Acta Neuropathol. 2013; 126: 267-76.
22) Forshew T, Tatevossian RG, Lawson AR, et al. Activation of the ERK/MAPK pathway: a signature genetic defect in posterior fossa pilocytic astrocytomas. J Pathol. 2009; 218: 172-81.
23) Cin H, Meyer C, Herr R, et al. Oncogenic FAM131B-BRAF fusion resulting from 7q34 deletion comprises an alternative mechanism of MAPK pathway activation in pilocytic astrocytoma. Acta Neuropathol. 2011; 121: 763-74.
24) Jones DT, Kocialkowski S, Liu L, et al. Oncogenic RAF1 rearrangement and a novel BRAF mutation as alternatives to KIAA1549:BRAF fusion in activating the MAPK pathway in pilocytic astrocytoma. Oncogene. 2009; 28: 2119-23.
25) Schindler G, Capper D, Meyer J, et al. Analysis of BRAF V600E mutation in 1,320 nervous system tumors reveals high mutation frequencies in pleomorphic xanthoastrocytoma, ganglioglioma and extra-cerebellar pilocytic astrocytoma. Acta Neuropathol. 2011; 121: 397-405.
26) Jones DT, Hutter B, Jäger N, et al. Recurrent somatic alterations of FGFR1 and NTRK2 in pilocytic astrocytoma. Nat Genet. 2013; 45: 927-32.
27) Zhang J, Wu G, Miller CP, et al. Whole-genome sequencing identifies genetic alterations in pediatric low-grade gliomas. Nat Genet. 2013; 45: 602-12.
28) Schwartzentruber J, Korshunov A, Liu XY, et al. Driver mutations in histone H3.3 and chromatin remodelling genes in paediatric glioblastoma. Nature. 2012; 482: 226-31.

29) Sturm D, Witt H, Hovestadt V, et al. Hotspot mutations in H3F3A and IDH1 define distinct epigenetic and biological subgroups of glioblastoma. Cancer Cell. 2012; 22: 425-37.
30) Wu G, Broniscer A, McEachron TA, et al. Somatic histone H3 alterations in pediatric diffuse intrinsic pontine gliomas and non-brainstem glioblastomas. Nat Genet. 2012; 44: 251-3.
31) Wu G, Diaz AK, Paugh BS, et al. The genomic landscape of diffuse intrinsic pontine glioma and pediatric non-brainstem high-grade glioma. Nat Genet. 2014; 46: 444-50.
32) Fontebasso AM, Papillon-Cavanagh S, Schwartzentruber J, et al. Recurrent somatic mutations in ACVR1 in pediatric midline high-grade astrocytoma. Nat Genet. 2014; 46: 462-6.
33) Behjati S, Tarpey PS, Presneau N, et al. Distinct H3F3A and H3F3B driver mutations define chondroblastoma and giant cell tumor of bone. Nat Genet. 2013; 45: 1479-82.
34) Witt H, Mack SC, Ryzhova M, et al. Delineation of two clinically and molecularly distinct subgroups of posterior fossa ependymoma. Cancer Cell. 2011; 20: 143-57.
35) Parker M, Mohankumar KM, Punchihewa C, et al. C11orf95-RELA fusions drive oncogenic NF-κB signalling in ependymoma. Nature. 2014; 506: 451-5.
36) Mack SC, Witt H, Piro RM, et al. Epigenomic alterations define lethal CIMP-positive ependymomas of infancy. Nature. 2014; 506: 445-50.
37) Taylor MD, Northcott PA, Korshunov A, et al. Molecular subgroups of medulloblastoma: the current consensus. Acta Neuropathol. 2012; 123: 465-72.
38) Northcott PA, Shih DJ, Remke M, et al. Rapid, reliable, and reproducible molecular sub-grouping of clinical medulloblastoma samples. Acta Neuropathol. 2012; 123: 615-26.
39) Kool M, Jones DT, Jäger N, et al. Genome sequencing of SHH medulloblastoma predicts genotype-related response to smoothened inhibition. Cancer Cell. 2014; 25: 393-405.
40) Jones DT, Jäger N, Kool M, et al. Dissecting the genomic complexity underlying medulloblastoma. Nature. 2012; 488: 100-5.

〔信澤純人〕

遺伝子発現による成人 glioblastoma の分類

がんゲノムアトラス The Cancer Genome Atlas（TCGA）は米国の国家的プロジェクトで，腫瘍のゲノムを多方面から網羅的・統合的に解析している．TCGA による glioblastoma，おもに成人例の遺伝子発現プロファイリングから，この腫瘍は以下の4群，①proneural 型，②classical 型，③mesenchymal 型，④neural 型，に分類されることが示された[1]．なお，小児の glioblastoma は，分子遺伝学的に成人例とは異なることが知られている（詳しくは89頁，小児の悪性浸潤性神経膠腫の項を参照）．

①Proneural 型ではオリゴデンドロサイトの分化に関連した PDGFRA，NKX2-2，Olig2 が強く発現している．臨床的には若年で予後が良好であるという特徴がみられる．2013年の TCGA の続報によると，遺伝子発現ではほぼ均一の proneuronal 型はメチル化プロファイリングによりさらに2つの亜群に分類されることがわかった[2]．1つは IDH1 や ATRX 変異を特徴とする secondary glioblastoma に相当して予後がよい G-CIMP 型である．他方は，PDGFRA，CDK4，SOX2 増幅を特徴とした non-G-CIMP 型である．Proneural 型の予後がよいのは G-CIMP 型が含まれているからであり，non-G-CIMP 型は予後良好ではないことが示された．

②Classical 型では Notch や Sonic hedgehog 系，神経幹・前駆細胞マーカーである NES の高い発現を認める．EGFR を含む 7p11.2 領域の増幅は他の群でも多くの症例でみられるが，強い増幅は classical 型に特徴的であり，vIII EGFR 変異が多く含まれている．TP53 変異はみられず，CDKN2A を含む 9p21.3 領域のホモ接合性欠失が有意に高頻度でみられる．また，MGMT DNA メチル化は治療効果の予測因子であることが知られているが，classical 型でのみ有用で，他の型ではメチル化群と非メチル化群の間で差がないことが示された[2]．

③Mesenchymal 型は，間葉系マーカーである YKL40，MET を発現しているほか，TNF superfamily や NF-κB 系の高い発現もみられ，壊死や炎症と関係していると考えられている．NF1 を含む 17q11.2 領域のヘテロ接合性欠失が有意に多くの症例で認められ，NF1 の発現低下が多くでみられる．

④Neural 型は NEFL，GABRA1，SYT1，SLC12A5 などの神経細胞マーカーの発現を特徴とする．正常脳組織と同様の遺伝子発現パターンであるが，病理標本の再検討により，これらのサンプルは glioblastoma であることが確認されている．

今後は，臨床現場での活用を目指し，この分類のもつ意味についてさらに検討することが課題であると考えられる．

■文献
1) Verhaak RG, Hoadley KA, Purdom E, et al. Integrated genomic analysis identifies clinically relevant subtypes of glioblastoma characterized by abnormalities in PDGFRA, IDH1, EGFR, and NF1. Cancer Cell. 2010; 17: 98-110.
2) Brennan CW, Verhaak RG, McKenna A, et al. The somatic genomic landscape of glioblastoma. Cell. 2013; 155: 462-77.

〔信澤純人〕

I. 脳腫瘍病理の基礎

9 脳腫瘍病理診断の実際

　外科病理診断において，病理医の担う役割は，①術中迅速診断，②永久標本による最終診断，であり，脳腫瘍病理診断もその例外ではない．

　現在，原発性脳腫瘍には多くの病理組織型が知られているが，そのなかでも diffuse infiltrating astrocytoma や meningioma，malignant lymphoma は日常診療あるいは病理診断の場において比較的よく遭遇するものである．しかし，これら日常比較的よく経験される腫瘍型であっても，病理診断に際して，ときに組織型や WHO grade の決定に難渋することがある．あるいは，malignant lymphoma などは化学・放射線療法が有効な中枢神経系腫瘍であるが，これら腫瘍は病理診断が治療法決定のためには重要となってくる．

　そこで，本稿では，まず，実際の脳腫瘍症例を例に，術中迅速診断から永久標本による最終診断までの流れを提示した．つぎに，実際の脳腫瘍最終診断において，組織型や WHO grade を判断するに際して苦慮しうる症例について，いくつかの実例を提示し解説を加えた．

実際の脳腫瘍病理診断の流れ

　脳腫瘍病理診断は，大きく，①術中迅速診断，②永久標本による最終診断，に分けられる．術中迅速診断は脳腫瘍外科手術中にすみやかに病変の存在と性格を術者に報告するものであり，また，永久標本による最終診断は，術後ホルマリン固定された摘出/生検検体から作製されたいわゆる永久標本から脳腫瘍の組織型を確定診断するものである．

　これら脳腫瘍病理診断に際しては，病理組織標本はもとより，患者の年齢および性別，臨床経過，病変局在，神経画像所見などの臨床情報を極力得るよう努めることが，適切な病理組織診断を臨床医に報告するうえで不可欠である．

▶ 術中迅速診断

　脳腫瘍外科療法には大きく開頭腫瘍摘出と脳生検がある．そのうち，近年，行われることも多くなってきている脳生検，とくに定位脳生検，は，(1) 手術で到達困難な脳深部病変，(2) 神経学的に重要な領域に局在する病変，(3) 放射線・化学療法感受性の高い腫瘍の疑われる病変，(4) 腫瘍・非腫瘍の鑑別が必要な病

変，に対し行われる低侵襲性の手術療法である．しかし，脳生検で提出される検体はきわめて微小かつ少数であり，病理診断に際してはしばしば苦慮することが多い．

しかしながら，開頭腫瘍摘出にしても，脳腫瘍の術中迅速診断では，病変局在などの面から，微小な検体で病理組織像を判断せざるをえない場合が少なくなく，そのような微小検体から，病理医は，(1) 検体が病巣にあたっているか，(2) 病変が腫瘍なのか非腫瘍なのか，(3) 腫瘍であれば良悪は（low grade?，high grade?），また，(4) 放射線・化学療法感受性腫瘍か，という判断を求められる．

【症例1】凍結標本：60歳代・男性，多発性脳腫瘍（左前頭葉，右頭頂葉），脳生検

てんかんで発症した60歳代の男性．神経画像上，左前頭葉，右頭頂葉などに多発性に腫瘍性病変が認められた．腫瘍は造影されるも，周囲に浮腫はほとんど認められなかった．臨床的に multiple sclerosis，malignant lymphoma が疑われ，脳生検が施行された．

■術中迅速所見
①術中迅速病理所見
微小な検体が2片採取されているが（**Fig. 1a**），いずれも背景に壊死組織あるいは血管増生をみる高細胞密度の腫瘍性病変である（**Fig. 1b, c**）．腫瘍実質は核の大小不同，核形不整が顕著で細胞質に乏しい，かつ，細胞突起のあきらかでない異型細胞の増殖で構成されている（**Fig. 1d**）．異型細胞には核分裂を示すものがめだつ（**Fig. 1d**）．

②術中細胞診所見
背景に壊死を伴う腫瘍組織である．また，血管増生像が観察される（**Fig. 2a, b**）．腫瘍細胞は，核挫滅傾向のめだつものであるが，核形態および細胞形態の保たれる腫瘍細胞は，核の大小不同および核形不整が顕著であり，また，細胞突起のあきらかでない乏しい細胞質を有している（**Fig. 2c**）．ときに大型不整形核を有する腫瘍細胞もみられる．その他，核分裂像が散見される．

■術中迅速診断
Malignant neoplasm with pleomorphic nuclei and scant cytoplasm

■コメント
本症例は，迅速診断時の組織標本および細胞標本，また，臨床所見，神経画像所見から malignant lymphoma が疑われたが，鑑別として high grade glioma もあげられた．しかし，術中迅速時に作製される凍結標本では鑑別がむずかしく，その旨が伝えられた．

Ⅰ. 脳腫瘍病理の基礎

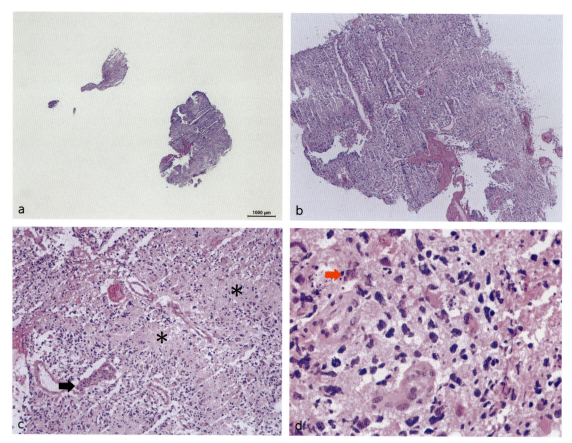

Fig. 1 凍結組織標本（HE 染色）
a： 脳腫瘍の術中迅速診断では，1 mm から 2 mm 弱の微小な検体が提出されることもまれではない．
b： 壊死を伴う高細胞密度の腫瘍組織．組織凍結に伴うすだれ状のアーチファクトが加わっている．
c： 柵状壊死（＊）と微小血管増生（➡）．
d： 核の大小不同，核形不整が顕著で細胞突起のあきらかでない腫瘍細胞の不規則・密な増殖を認める．一部には異常核分裂像（➡）も観察できる．

　病理組織診断に際して，年齢，性別，病変局在および臨床病歴を知っておくことは，鑑別診断を考えるうえできわめて重要である．そのためにも，臨床・放射線・病理を交えた術前カンファレンスにより，あらかじめ患者および病変の情報共有をしておくことが理想ではある．しかし，実際には術前カンファレンスを行うことがむずかしい場合が少なくない．そのような場合でも，術中迅速診断依頼書に記載された年齢・性別・病変局在および臨床病歴を参考にし，また，必要に応じて臨床医から臨床所見や神経画像所見を聴取し，組織診断を進めてゆくべきである．

　術中迅速診断時に作製される病理組織標本では，その標本作製過程で組織凍結に伴うさまざまなアーチファクトが少なからず加わる（**Fig. 1**）．そのため，術中迅速診断時，腫瘍の組織構築や細胞形態，核分裂像などを認識するのに困難を感ずることが少なくない．それに対しては，術中迅速診断のために提出された腫瘍検体の一部から圧挫すり合わせ・捺印細胞診標本を作製し，併用することが診断

9. 脳腫瘍病理診断の実際

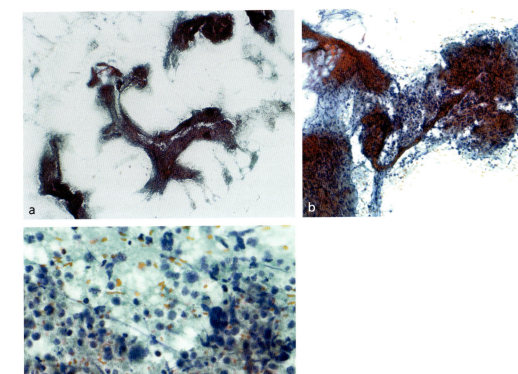

Fig. 2 術中細胞診標本（Papanicolaou 染色）
a：背景に壊死を伴う細胞密度の高い腫瘍組織.
b：血管増生が認められる.
c：核の大小不同，核形不整が顕著で細胞突起のあきらかでない腫瘍細胞を認める.
　　ときに，大型不整形核を有する腫瘍細胞もみられる.

の一助となる.
　しかし，それでも鑑別のむずかしい症例に遭遇することは少なくない．その際には無理せず，術中迅速診断では組織型推定が困難であること，考えられる鑑別診断，永久標本で組織型確定を行う旨を臨床医に伝えるに留めるべきである．

▶ **永久組織標本による最終病理診断**
　手術により生検あるいは摘出された脳腫瘍検体は，永久標本のためにホルマリン固定された後，パラフィン包埋される．その後，最終的な病理組織診断のため，ヘマトキシリン・エオジン（HE）染色を中心とした病理組織標本が作製される．なお，脳腫瘍では電子顕微鏡的検索もしばしば腫瘍細胞の分化系統を確認するために有用であり，できれば，生検・切除検体の一部を電子顕微鏡学的検索のためにグルタール固定しておくことが望ましい．また，現在では，脳腫瘍においても遺伝子解析がさかんに行われているが，遺伝子解析のために腫瘍組織を一部凍結保存しておくことが望ましい．

I．脳腫瘍病理の基礎

【症例 1】永久標本：60 歳代・男性，多発性脳腫瘍（左前頭葉，右頭頂葉），脳生検

■永久標本所見

①病理組織所見

壊死，血管増生が散在性に認められる高細胞密度の腫瘍組織である（**Fig. 3a, b**）．腫瘍実質は核の大小不同，核形不整が顕著で，かつ，細胞突起のあきらかでない腫瘍細胞が主として密度高く増殖することで構成されているが，その他，好酸性線維状細胞質をもつ腫瘍細胞や多核巨細胞も混在をしている（**Fig. 3c**）．これら腫瘍細胞は，しばしば血管周囲性に集簇，増殖をし，一部では palisading necrosis（柵状壊死）をなしている（**Fig. 3b**）．

②免疫組織化学的所見

GFAP（glial fibrillary acidic protein，**Fig. 3d**）や Olig2 に陽性，mIDH-1 に陰性（**Fig. 3e**）を示す腫瘍細胞が散在している．CD3，CD20，CD79a，CD10，MUM-1 といったリンパ球系マーカーは陰性である．MIB-1 labeling index（MIB-1 LI）はおおよそ 25％である（**Fig. 3f**）．

■最終病理診断

Glioblastoma, IDH wildtype, WHO grade IV

永久標本では，脳腫瘍の組織型の確定を目的とする．HE 染色標本による組織構築および細胞形態の観察を基本とするが，くわえて免疫組織化学的手法や fluorescence *in situ* hybridization（FISH）法を併用し（**Table 1**），最終的な病理組織診断を決定する．ときに WHO 分類にあてはまらない脳腫瘍症例に遭遇することもあるが，その場合には無理に既存の脳腫瘍組織型にあてはめることはせずに所見診断とし，病理診断に際して問題となった点をコメント欄に記述して，臨床医に伝えるよう心がけるべきである．

病理組織診断において組織型・WHO grade の決定に苦慮しうる症例の実際

日常の脳腫瘍病理診断の場において，ときに，組織型や WHO grade の判断に苦慮することがある．とくに，diffuse infiltrating astrocytoma や meningioma は経験することの多い脳腫瘍であるが，診断あるいは WHO grade の断定にむずかしいことがしばしばある．ここでは，実際の脳腫瘍症例を提示することで，そのような問題にどう対処すべきであるのかを考えてみた．なお，脳腫瘍の臨床・病理学的特徴や免疫組織化学・遺伝子異常の詳細については，別項を参照されたい．

9. 脳腫瘍病理診断の実際

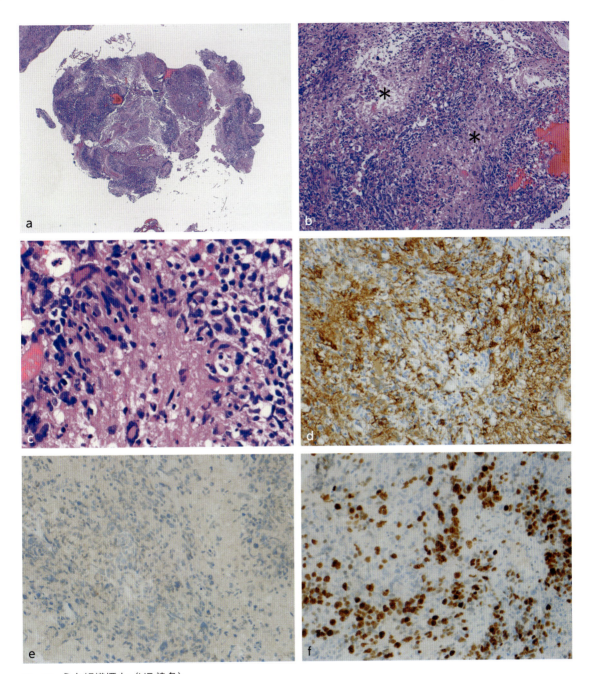

Fig. 3 永久組織標本（HE 染色）
a：高細胞密度の腫瘍性病変．
b：柵状壊死（＊）．
c：核の大小不同，核形不整が顕著で細胞突起のあきらかでない腫瘍細胞の密な増殖が主であるが，線維状腫瘍細胞や多核巨細胞も混在している．
d：多くの腫瘍細胞は GFAP 陽性である．
e：腫瘍細胞は mIDH1 陰性である．
f：腫瘍の MIB-1 labeling index はおおよそ 25％である．

I. 脳腫瘍病理の基礎

Table 1 代表的な脳腫瘍と有用な免疫組織化学的・分子遺伝学的マーカー

組織型	マーカー
星細胞系腫瘍	IHC：GFAP, S-100, Olig2, nestin, mIDH1, ATRX, p53, Ki67 FISH：BRAF-KIAA1549 fusion ＊mIDH1 はびまん性星細胞腫，退形成性星細胞腫，2次性膠芽腫で陽性となることが多い ＊BRAF-KIAA1549 fusion は pilocytic astrocytoma に特徴的な遺伝子異常である
乏突起膠細胞系腫瘍	IHC：GFAP, S-100, Olig2, vimentin, mIDH1, α-internexin, Ki67 FISH：Loss of heterozygosity on chromosome 1p/19q (LOH 1p/19q) ＊Olig2 に高率に陽性を示す．また，LOH 1p/19q を示すことが多い
上衣細胞系腫瘍	GFAP, S-100, vimentin, EMA, D2-40, CD99, Ki67 ＊EMA, D2-40 に対しドット状あるいはリング状陽性となる構造物を細胞質内に伴う
胎児性腫瘍	synaptophysin, NFP, NeuN, GFAP, INI1, Ki67 ＊INI1 は一般的に核発現陽性だが，atypical teratoid/rhabdoid tumor (AT/RT) では陰性となる
髄膜腫系腫瘍	EMA, vimentin, progesterone receptor
孤在性線維性腫瘍/血管外皮腫	vimentin, CD34, bcl-2, STAT6（核内発現を示す）
悪性リンパ腫	CD3, CD5, CD10, CD20, CD79a, MUM1
胚細胞系腫瘍	PLAP, c-kit, Oct4, hCG, AFP, cytokeratin, CD30

【症例 2】50 歳代・女性，小脳腫瘍

　ふらつきと歩行障害で発症．頭部 MRI で，小脳虫部より小脳天幕を圧排する形で T1 強調像で低信号，T2 強調像で高信号，また，ガドリニウム（Gd）造影にて不均一かつリング状に増強効果を示す腫瘍性病変が認められたため，開頭腫瘍摘出術が施行された．

■病理所見
　①病理組織学的所見
　やや細胞密度の高い腫瘍性病変である（**Fig. 4a**）．腫瘍実質は不整類円形から楕円形，あるいは短紡錘形核と好酸性星芒状あるいは線維状胞体とからなる星細胞系腫瘍細胞のびまん性増殖により構成されている（**Fig. 4b**）．核分裂像はあきらかでなく，また，微小血管増生や壊死は認めない．
　②免疫組織化学的所見
　腫瘍細胞は GFAP（**Fig. 4c**）や Olig2 に陽性を示す．MIB-1 LI は hot spot で 5.4％とやや高値である（**Fig. 4d**）．

■病理組織学的診断
　Diffuse astrocytoma, NOS, WHO grade II

9. 脳腫瘍病理診断の実際

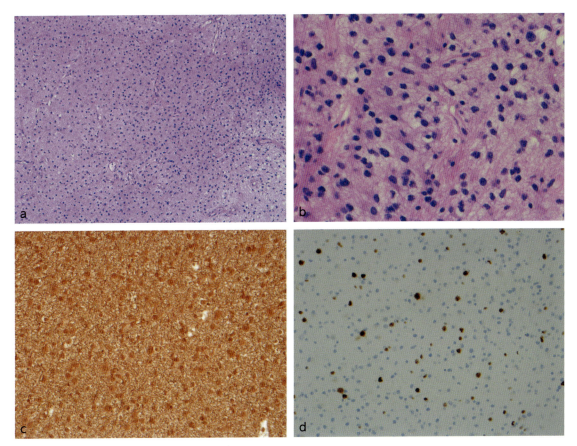

Fig. 4 Diffuse astrocytoma, WHO grade Ⅱ
a：やや細胞密度の高い腫瘍組織．壊死や微小血管増生はあきらかでない．HE 染色．
b：不整類円形から楕円形の核をもつ線維状の星細胞系腫瘍細胞からなる．核分裂像はあきらかでない．HE 染色．
c：腫瘍細胞は GFAP 陽性である．GFAP 免疫染色．
d：MIB-1 LI は，hot spot で 5.4％ であり，やや高い．Ki67 免疫染色．

■コメント

　日常の脳腫瘍病理診断において，ときに，diffuse astrocytoma, WHO grade Ⅱとすべきか，あるいは，anaplastic astrocytoma, WHO grade Ⅲとすべきか，病理組織学的判断に苦慮することがある．本例もそのような症例である．GFAP 陽性腫瘍細胞からなるやや細胞密度の高い星細胞系腫瘍であり，MIB-1 LI は hot spot で約 5％ といくぶんか高値である．しかし，核分裂像があきらか

Table 2 Diffuse infiltrating astrocytoma の WHO grade と病理組織学的所見の相違

組織型（WHO grade）	核異型	核分裂像	壊死	微小血管増生
Diffuse astrocytoma（Ⅱ）	あり	なし	なし	なし
Anaplastic astrocytoma（Ⅲ）	あり	あり	なし	なし
Glioblastoma（Ⅳ）	あり	あり	壊死，微小血管増生のいずれか，あるいは両方がある	

でなかったことから，最終的には diffuse astrocytoma と判断した（**Table 2**）．ただし，anaplastic astrocytoma の存在する可能性も考慮する必要があり，報告書にはその点についてのコメントを付すべきであろう．

　検体微小の場合には，しばしば，診断に苦慮することが起こりうるが，あくまで病理組織診断は標本から得られた所見から判断して付けるべきであり，より高悪性度腫瘍である可能性など，その他の推定される事項についてはコメントとして付記し，臨床医へ伝えるべきであろう．

【症例3】40歳代・女性，左前頭葉腫瘍

　全身性けいれんで発症．頭部 MRI および CT にて左前頭葉に腫瘍性病変が認められたため，開頭腫瘍摘出術が施行された．

■病理所見
①病理組織学的所見

　細血管介在の豊富なやや細胞密度の高い腫瘍性病変である（**Fig. 5a**）．一部には微小囊胞構造や石灰沈着が認められる．腫瘍実質は類円形核と突起に乏しい淡明な細胞体とからなる乏突起膠細胞様腫瘍細胞（**Fig. 5b**）のびまん性増殖によりなっている．核分裂像はあきらかでなく，また，壊死や微小血管増生も認めない．

②免疫組織化学的所見

　腫瘍細胞は Olig2 にきわめて高率に陽性を示す一方で（**Fig. 5c**），細胞体が GFAP 陽性を示すものは乏しい．MIB-1 LI は 4.4％である（**Fig. 5d**）．

■病理組織学的診断

　Oligodendroglioma, NOS, WHO grade Ⅱ

■コメント

　本例は定型的な oligodendroglioma であり，類円形の核と明るく抜けた細胞質 perinuclear halo をもった乏突起膠細胞様の腫瘍細胞が均一に増殖し，いわゆる蜂の巣構造 honeycomb structure あるいは目玉焼き像 fried-egg appearance を形成することを特徴とする．また，本腫瘍はしばしば細血管が網目状に発達しており，これは鶏舎金網像 chicken-wire pattern とよばれている．その他，石灰化や微小囊胞形成も本腫瘍においてしばしば認められる組織像である．

　ところで，脳腫瘍においてもさまざまな特徴的遺伝子異常が知られるようになってきている．本腫瘍においても，*IDH* 遺伝子変異（mIDH）の存在，1番染色体短腕および19番染色体長腕の共欠失（LOH 1p/19q）が，乏突起膠細胞系腫瘍の病理組織診断に利用されており，*IDH1* 遺伝子変異は免疫染色により，また，LOH 1p/19q は FISH により比較的容易に検索することができる．なお，mIDH 発現は diffuse astrocytoma, anaplastic astrocytoma, secondary

9. 脳腫瘍病理診断の実際

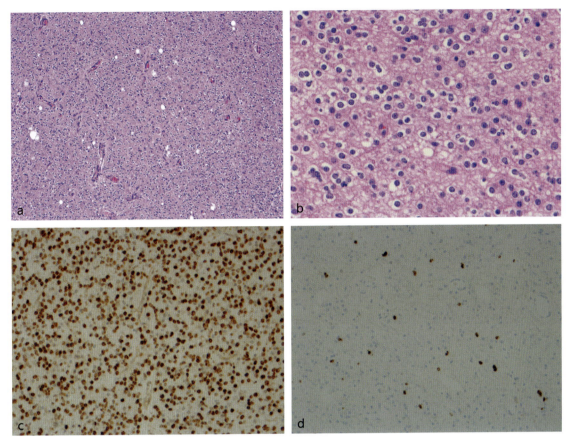

Fig. 5 Oligodendroglioma, WHO grade Ⅱ
a： 細血管介在の豊富なやや細胞密度の高い腫瘍性病変．HE 染色．
b： 類円形の核と淡明な細胞体をもつ乏突起膠細胞様腫瘍細胞のびまん性増殖を認める．HE 染色．
c： 大多数の腫瘍細胞が Olig2 にびまん性陽性を示す．Olig2 免疫染色．
d： MIB-1 LI は 4.4％ である．Ki67 免疫染色．

glioblastoma でも認められることがあり，組織型決定に際しては注意が必要である．

【症例4】 40 歳代・女性，前頭部腫瘍

前頭部に腫瘍があることを自覚していた．その後 6 年間放置していたが，複視および腫瘍の増大がめだってきた．MRI で硬膜から頭皮下，眼窩に広がる腫瘍性病変が認められたため，開頭腫瘍摘出術が施行された．

■病理所見
①病理組織学的所見
高細胞密度の腫瘍性病変である(**Fig. 6a**)．腫瘍はクロマチン増加した類円形核を有する N/C 比の高いやや小型な腫瘍細胞がシート状に増殖することでなっているが，一部には腫瘍細胞の渦巻き状構造の形成 whorl formation が認められ

Ⅰ. 脳腫瘍病理の基礎

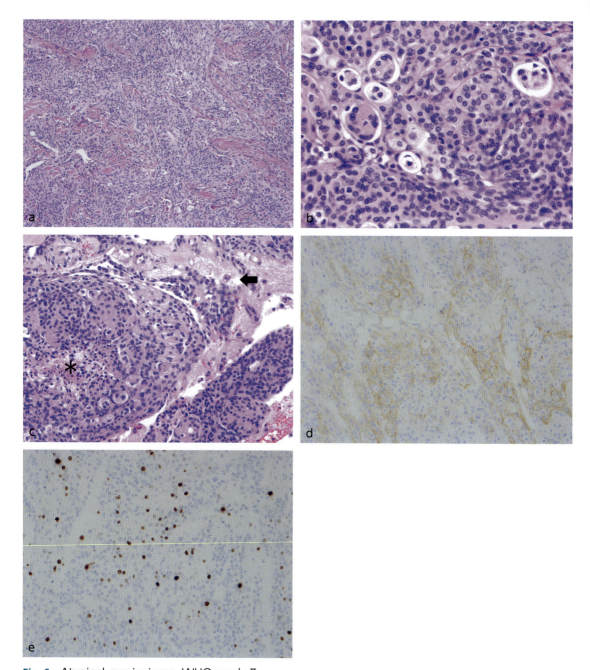

Fig. 6 Atypical meningioma, WHO grade Ⅱ
a：高細胞密度の腫瘍性病変．HE 染色．
b：類円形核をもつ小型腫瘍細胞がシート状に増殖をしている．一部には腫瘍細胞の渦巻き状構造をなした増殖巣をみる．HE 染色．
c：微小な腫瘍壊死（＊）および脳実質への浸潤（➡）．HE 染色．
d：腫瘍細胞は EMA 陽性を示す．EMA 免疫染色．
e：MIB-1 LI は 10.9％である．Ki67 免疫染色．

Table 3 Meningioma の WHO 2016 grade と病理組織学的所見

組織型	WHO grade	組織学的特徴
Benign meningioma	I	①Clear cell meningioma, chordoid meningioma, papillary meningioma, rhabdoid meningioma は除く ②Atypical/anaplastic meningioma の特徴を満たさない
Atypical meningioma	II	①核分裂像の増加：強拡大 10 視野あたり 4 個以上 および/あるいは ②以下 5 項目のうち 3 項目以上を満たす 　細胞密度の増加 　N/C 比の高い小型腫瘍細胞 　明瞭な核小体 　シート状の増殖様式 　地図状壊死
Anaplastic meningioma	III	①顕著な退形成：ときに肉腫様・癌腫様・悪性黒色腫様形態をとる および/あるいは ②核分裂像の顕著な増加：強拡大 10 視野あたり 20 個以上

る (**Fig. 6b**)．また，一部で微小壊死および脳実質への浸潤がみられる (**Fig. 6c**)．核分裂像は強拡大 10 視野あたり 4 個観察される．

②免疫組織化学的所見

腫瘍細胞は EMA (epithelial membrane antigen) に陽性を示すが (**Fig. 6d**)，CD34 や S-100 には陰性である．MIB-1 LI は 10.9％である (**Fig. 6e**)．

■病理組織学的診断

Atypical meningioma with brain invasion, WHO grade II

■コメント

髄膜腫は日常の脳腫瘍病理診断においてよく遭遇する脳腫瘍の 1 つである．その多くは WHO grade I に相当する benign meningioma であるが，ときに，細胞密度が高く，また，核分裂像や微小壊死を伴う髄膜腫をみることがあり，しばしば WHO grade の判断に苦慮することもある．本例は，atypical meningioma，WHO grade II と最終的に病理組織診断された症例である．より high grade の meningioma として anaplastic meningioma, WHO grade III があるが，いずれも benign meningioma に比して再発率が高く，あるいは，予後が不良のことが多い．しかし，meningioma の組織型あるいは WHO grade の判断に際して，とくに benign meningioma と atypical meningioma との鑑別においては，ときに苦慮することもある．これら benign meningioma, atypical meningioma, anaplastic meningioma の病理組織学的鑑別については 2016 年の WHO 脳腫瘍分類や脳腫瘍取扱い規約にも記載されているが，おおよそ **Table 3** の通りである．

なお，脳実質浸潤を示す場合には，基本的に腫瘍本体が benign meningioma ではあっても，WHO grade II とされる．

Ⅰ. 脳腫瘍病理の基礎

【症例 5】60 歳代・女性，大脳鎌腫瘍

15 年前に脳腫瘍手術の既往があり，その際には meningioma と診断されている．今回，左側大脳鎌に MRI T1 強調像で等信号，T2 強調像で高信号，また，Gd 造影にて増強効果を示す腫瘍性病変がみつかり，開頭腫瘍摘出術となった．

■病理所見

①病理組織学的所見

硬膜と連続性をもつ高細胞密度の腫瘍性病変である（**Fig. 7a**）．クロマチン増加した腫大卵円形ないし短紡錘形の核をもつ紡錘形腫瘍細胞が単調で密な増殖をしている（**Fig. 7b**）．腫瘍増殖巣間には，また，スリット状の毛細血管介在がめだつが，一部では鹿角状形態，いわゆる stag horn appearance，を示す毛細血管がみられる（**Fig. 7a**）．また，鍍銀染色にて，嗜銀性細網線維が個々の腫瘍細胞を

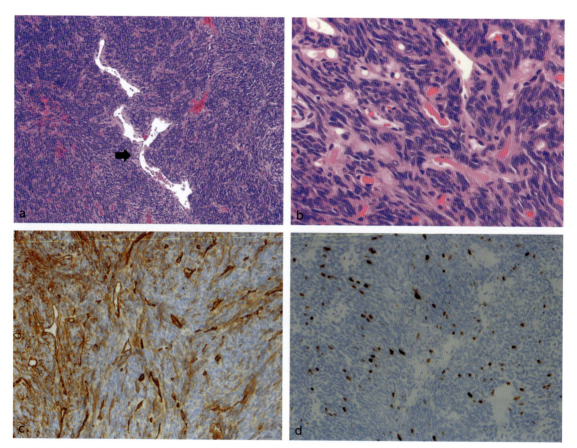

Fig. 7 Solitary fibrous tumor/hemangiopericytoma, WHO grade Ⅱ
a：高細胞密度の腫瘍性病変．血管の介在が比較的豊富であり，一部には鹿角状の介在血管（➡）が認められる．HE 染色．
b：卵円形腫大核あるいは短紡錘形核をもつ紡錘形腫瘍細胞の単調で密な増殖からなる．HE 染色．
c：腫瘍細胞は CD34 に部分的，散在性の陽性を示す．CD34 免疫染色．
d：MIB-1 LI は 5.3% である．Ki67 免疫染色．

取り巻くように介在しているのをみることができる．増殖する腫瘍細胞の核分裂像は1〜2個（/400倍，10視野合計）と少数であり，また，壊死はみられない．

②**免疫組織化学的所見**

腫瘍細胞は，EMA陰性であるが，CD34に部分的，散在性に陽性を示す（**Fig. 7c**）．MIB-1 LIは5.3%である（**Fig. 7d**）．

■**病理組織学的診断**

Solitary fibrous tumor/hemangiopericytoma, WHO grade II

■**コメント**

しばしば，数度の再発をきたす髄膜腫と診断される症例に遭遇するが，そのような症例を鏡検すると，初回腫瘍からすでにsolitary fibrous tumor/hemangio-pericytoma（SFT/HPC）であったということがある．しかし，構造的に，meningiomaではwhorl formationが特徴的であるのに対し，SFT/HPCではそのような配列はとらない．また，鹿角状血管の介在もmeningiomaとの鑑別の一助となる．一方，免疫組織化学的にはmeningiomaではしばしばEMA陽性を示すのに対し，SFT/HPCでは部分的，散在性にCD34およびbcl-2に陽性を示し，鑑別に有用である．

近年，SFT/HPCにおいて，*STAT6*遺伝子と*NAB2*遺伝子の融合が特異的に起きていることが報告された．この*NAB2-STAT6*癒合遺伝子は，現在，抗STAT6抗体を用いた免疫組織化学により検索することができ，その核発現はSFT/HPCと判断する根拠となっている．

【症例6】80歳代・男性，側頭葉腫瘍

呂律障害で発症．その後，気分の落ち込みが強くなり，受診．画像上，MRIにてT2強調像で高信号，拡散強調画像で高信号を示す病変が左側頭葉白質主体に広範囲に認められたため，開頭腫瘍摘出術が施行された．

■**病理所見**

①**病理組織学的所見**

高細胞密度の腫瘍性病変である（**Fig. 8a**）．本病変は明瞭な核小体と中型不整円形核をもつ細胞質に乏しい腫瘍細胞の単調でびまん性増殖によってなっているが，しばしば，血管周囲性の増殖を示している（**Fig. 8b**）．壊死や微小血管増生はめだたないが，核分裂像が多く，また，アポトーシスがめだつ．

②**免疫組織化学的所見**

腫瘍細胞はCD20（**Fig. 8c**）およびCD79a（**Fig. 8d**）にびまん性陽性を示し，かつ，多数の腫瘍細胞がMUM1陽性である（**Fig. 8e**）．一方，GFAP，Olig2，S-100は陰性である．Ki67陽性率はきわめて高く，75%以上の腫瘍細胞が陽性を示す（**Fig. 8f**）．

Ⅰ. 脳腫瘍病理の基礎

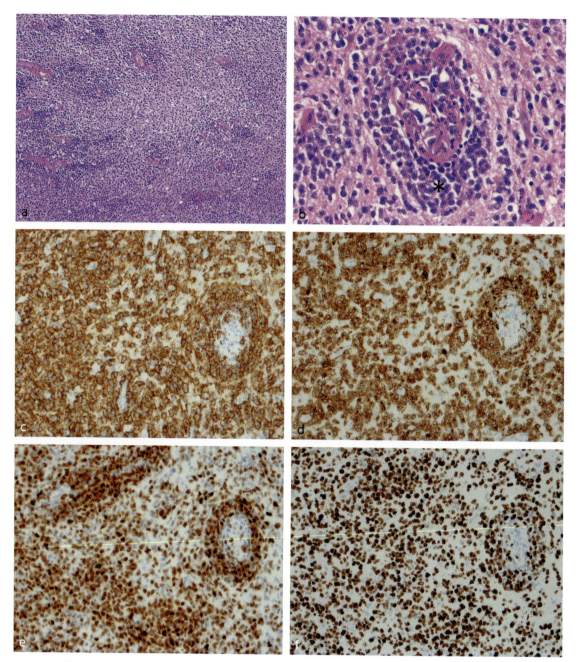

Fig. 8 Malignant lymphoma, Diffuse large B-cell lymphoma of the CNS
a： きわめて細胞密度の高い腫瘍性病変．HE 染色．
b： 中型不整円形核をもつ裸核状腫瘍細胞の単調でびまん性な増殖よりなる．
　　しばしば，腫瘍細胞は血管周囲腔（＊）を取り囲むように増殖をする．
c： 腫瘍細胞は大多数が CD20 に陽性を示す．CD20 免疫染色．
d： 腫瘍細胞は大多数が CD79a に陽性を示す．CD79a 免疫染色．
e： 多数の腫瘍細胞は MUM1 に陽性を示す．MUM1 免疫染色．
f： Ki67 陽性率はきわめて高い．Ki67 免疫染色．

■病理組織学的診断

Diffuse large B-cell lymphoma（DLBCL）of the central nervous system（CNS）（CNS DLBCL）

■コメント

中枢神経系原発の malignant lymphoma はその多くが DLBCL の組織型をとる．病理組織学的に，Virchow-Robin 腔に腫瘍細胞が増殖する像，いわゆる perivascular cuffing，が特徴的であり，また，免疫組織化学的に，腫瘍細胞の多くが CD20 および CD79a の発現を示す．

なお，実際の病理診断の場では，ときに開頭生検がなされる以前にステロイド治療が行われていることがある．そのような場合，しばしば病変が消失してしまっていることもあり，確定診断が困難となる．

■文献

1) Louis DN, Ohgaki H, Wiestler OD, et al, editors. WHO Classification of Tumours of the Central Nervous System. Revised 4th ed. Lyon: IARC; 2016.
2) 日本脳神経外科学会，日本病理学会，編．臨床・病理 脳腫瘍取扱い規約―臨床と病理カラーアトラス．3版．東京：金原出版；2010.
3) Burger PC. Smears and Frozen Sections in Surgical Neuropathology. Baltimore: PB Medical Publishing LLC; 2009.
4) Perry A, Brat DJ, editors. Practical Surgical Neuropathology: A diagnostic Approach. London: Churchill Livingstone; 2010.
5) 久保田紀彦，佐藤一史，編．脳腫瘍の病理と臨床．2版．東京：診断と治療社；2008.
6) 中里洋一，青笹克之，編．癌診療指針のための病理診断プラクティス―脳腫瘍．東京：中山書店；2012.

［本間　琢，佐々木　惇］

CHAPTER II

脳腫瘍の
組織型と病理

Ⅱ. 脳腫瘍の組織型と病理

1 びまん性星細胞性および乏突起膠細胞性腫瘍
Diffuse astrocytic and oligodendroglial tumors

　組織発生学的分類では，星細胞系腫瘍は星細胞およびその前駆細胞から発生し，乏突起膠細胞系腫瘍は乏突起膠細胞とその前駆細胞から発生する腫瘍と定義されてきたので，両者は別系統の腫瘍とみなされてきた．ところが，2008 年に一部の膠芽腫でイソクエン酸脱水素酵素 isocitrate dehydrogenase（IDH）の遺伝子（*IDH1*, *IDH2*）に変異があることが発見され[1]，しかもこの遺伝子変異が脳内にびまん性に浸潤することを特徴とするびまん性星細胞腫や乏突起膠腫などの低異型度膠腫においても高頻度に存在していることがあきらかにされ[2,3]，びまん性星細胞腫と乏突起膠腫は遺伝子異常の観点からは近縁の腫瘍であることがあきらかにされた．一方，限局性の腫瘤を形成する毛様細胞性星細胞腫と多形黄色星細胞腫には *BRAF* 遺伝子変異が，脳室上衣下巨細胞性星細胞腫には *TSC1/TSC2* 遺伝子変異が特徴的に認められ，これらはびまん性星細胞腫のグループとは別系統の腫瘍とみなされるに至った．すなわち組織細胞形態と免疫組織学的所見に基づいて腫瘍の組織由来，細胞発生を推定し腫瘍名を付与する組織発生学的分類法から，腫瘍に発生している遺伝子異常に基づいて腫瘍を類型化し分類する細胞遺伝学的分類法へと，腫瘍概念に対する基本的な考え方が変化してきており，まさにパラダイムシフトとよぶにふさわしい変革が現在進行している．
　びまん性星細胞性腫瘍と乏突起膠細胞性腫瘍は神経膠腫 glioma の大半を占める代表的な腫瘍型である（**Table 1**）．びまん性星細胞性腫瘍は原発性脳腫瘍の 18.1%，神経上皮性腫瘍の 64.0%，グリオーマの 70.8% を占め，一方，乏突起膠細胞性腫瘍は原発性脳腫瘍の 3.3%，神経上皮性腫瘍の 11.7%，グリオーマの 12.9% を占めている[4]．この群に含まれる腫瘍は脳実質内にびまん性に浸潤するため治療が困難であり，脳腫瘍臨床のうえで重要な腫瘍群である．

びまん性星細胞腫　Diffuse astrocytoma

▶定義

　星細胞によく似た形態を示す異型グリアが脳実質内にびまん性に浸潤しながらゆっくりと増殖する腫瘍である．WHO gradeⅡ．
　IDH1/2 遺伝子に変異を認める腫瘍は diffuse astrocytoma, IDH mutant（IDH 変異型びまん性星細胞腫）であり，もっとも頻度が高い．IDH1 R132H 抗

1. びまん性星細胞性および乏突起膠細胞性腫瘍

Table 1 Diffuse astrocytic and oligodendroglial tumours　びまん性星細胞性および乏突起膠細胞性腫瘍の分類表（WHO分類改訂第4版，WHO2016）

Diffuse astrocytoma, IDH-mutant　IDH変異型びまん性星細胞腫
Gemistocytic astrocytoma, IDH-mutant　IDH変異型肥胖細胞性星細胞腫
Diffuse astrocytoma, IDH-wildtype　*IDH野生型びまん性星細胞腫*
Diffuse astrocytoma, NOS　びまん性星細胞腫 NOS
Anaplastic astrocytoma, IDH-mutant　IDH変異型退形成性星細胞腫
Anaplastic astrocytoma, IDH-wildtype　*IDH野生型退形成性星細胞腫*
Anaplastic astrocytoma, NOS　退形成性星細胞腫 NOS
Glioblastoma, IDH-wildtype　IDH野生型膠芽腫
Giant cell glioblastoma　巨細胞膠芽腫
Gliosarcoma　膠肉腫
Epithelioid glioblastoma　*類上皮性膠芽腫*
Glioblastoma, IDH-mutant　IDH変異型膠芽腫
Glioblastoma, NOS　膠芽腫 NOS
Diffuse midline glioma, H3 K27M-mutant　H3 K27M変異型びまん性中心性膠腫
Oligodendroglioma, IDH-mutant and 1p/19q-codeleted　IDH変異・1p/19q共欠失型乏突起膠腫
Oligodendroglioma, NOS　乏突起膠腫 NOS
Anaplastic oligodendroglioma, IDH-mutant and 1p/19q-codeleted 　IDH変異・1p/19q共欠失型退形成性乏突起膠腫
Anaplastic oligodendroglioma, NOS　退形成性乏突起膠腫 NOS
Oligoastrocytoma, NOS　*乏突起星細胞腫 NOS*
Anaplastic oligoastrocytoma, NOS　*退形成性乏突起星細胞腫 NOS*

＊イタリック体は暫定的な腫瘍概念であることを示している．

体による免疫染色が陰性でさらに *IDH1* codon 132 と *IDH2* codon 172 の塩基配列解析で異常が検出されない腫瘍は diffuse astrocytoma, IDH wildtype（IDH野生型びまん性星細胞腫）である．IDH遺伝子の解析が十分行われなかった腫瘍は diffuse astrocytoma, NOS（びまん性星細胞腫 NOS）とよばれる．

星細胞の前駆細胞に *IDH1/2*, *ATRX*, *TP53* などの遺伝子異常がつぎつぎに発生してびまん性星細胞腫が形成されると考えられる．Secondary glioblastoma の cancer stem cell は胎児の neural stem cell との形質発現の類似性が指摘されており[5]，びまん性星細胞腫も胎児の neural stem cell 由来の前駆細胞から発生する可能性が示唆される．一方，胎児および成人脳に広く存在し多極性突起を伸ばすポリデンドロサイト（polydendrocyte, NG2 cell, oligodendroglial precursor cell〔OPC〕）は oligodendroglia の前駆細胞であるとともに，灰白質に存在する原形質性星細胞の40％以上の母細胞であることが示されている[6]．びまん性星細胞腫は高率に Olig2 を発現しており，乏突起膠腫と共通する *IDH1/2* 遺伝子変異をもつことは，びまん性星細胞腫と乏突起膠腫が共通の母細胞から由来する可能性を強く示唆しており，ポリデンドロサイトはその有力候補ともみなされている．また，ヒト成人の大脳白質にはグリア前駆細胞のプールがあり，この細胞はおもに oligodendroglia へ分化しているが，同時に神経細胞とグリアへの多分化能をもつことが報告されている[7]．びまん性星細胞腫は大脳白質に好発するので，このような白質のグリア前駆細胞がびまん性星細胞腫と乏突起膠腫の共通の母細胞となっている可能性は十分に考えられる．

II. 脳腫瘍の組織型と病理

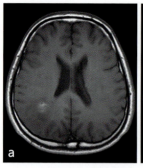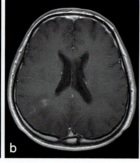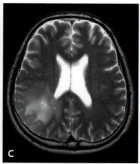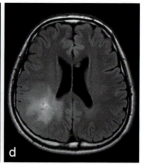

Fig. 1　びまん性星細胞腫の MRI 像（関東脳神経外科病院清水庸夫先生提供）
a： T1WI では右頭頂葉白質に軽度高信号病変があり周囲に低信号領域を伴っている．
b： ガドリニウムによる造影効果は認められない．Gd 強調 T1WI．
c： T2WI では病変周囲に水腫を示す高信号域がみられる．
d： FLAIR 画像では病変は高信号，水腫は軽度高信号である．

　なお，小児に発生するびまん性星細胞腫は *IDH1/2*，*ATRX*，*TP53* などの異常がみられず，別の遺伝子に異常がみられるため WHO 分類改訂第 4 版では成人型腫瘍とは別枠で，"pediatric diffuse astrocytoma"「小児びまん性星細胞腫」として取り扱われている．

▶ **臨床的事項**

　発生頻度は全国脳腫瘍集計では原発性脳腫瘍の 2.8％，神経上皮性腫瘍の 10.1％である．小児から成人までみられ，30 歳代にもっとも頻度が高い．性差はめだたない（男女比＝1.1：1）．
　けいれん発作で発症する例が多い．頭痛，悪心・嘔吐，運動・感覚障害，言語障害，人格・行動異常なども認められる．

▶ **神経画像所見**

　CT では低電子密度の境界不明瞭な腫瘤として描出され，囊胞や石灰化を伴うことはあるが，造影剤による増強効果は乏しい．腫瘤は MRI T1WI では低信号，T2WI では高信号を示す（**Fig. 1**）．

▶ **腫瘍肉眼像**

　好発部位は成人の大脳半球であり，とくに前頭葉と側頭葉に多い．脊髄に発生することもあるが，小脳にはまれである（小児では視床や脳幹にびまん性星細胞腫が発生するが，成人型腫瘍とは遺伝子異常が異なっている）．肉眼的には境界の不鮮明な灰白色の腫瘍で，充実性で膠様の軟らかい部分が多いが多房性の囊胞を伴うこともある（**Fig. 2**）．浸潤部では既存の解剖学的構造が膨張しているが，構造自体の破壊はほとんどなく，非浸潤部との境界はまったく不明である．

▶ **腫瘍組織像**

　大脳白質を主座として皮質や深部灰白質にかけてきわめて境界の不明瞭な腫瘍

1. びまん性星細胞性および乏突起膠細胞性腫瘍

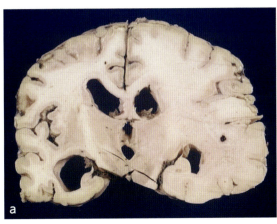
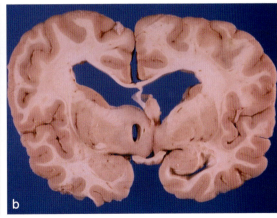

Fig. 2　びまん性星細胞腫の肉眼像
a：左側頭葉から周囲に進展する腫瘍であり，左半球がびまん性に腫大している．
b：右基底核部の境界不鮮明な腫瘍で，中心部に嚢胞を伴い，側脳室は水頭症のため拡大している．

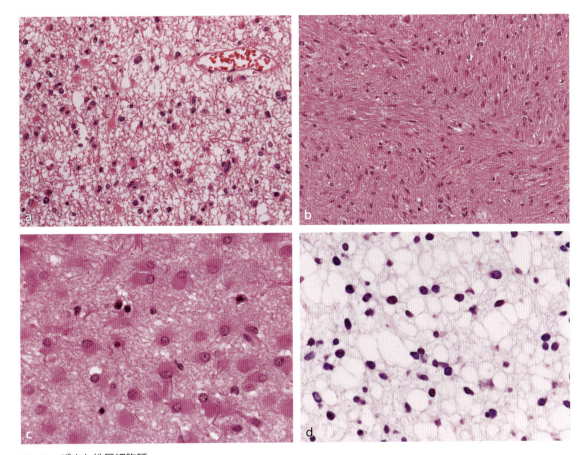

Fig. 3　びまん性星細胞腫
a：中等度の細胞密度をもつ腫瘍で，星芒状の突起をもつ細胞が増殖している．
b：腫瘍細胞が束を作って錯綜し，間質には細線維性基質が豊富である．
c：腫瘍細胞の核は偏在性で好酸性の豊富な細胞質をもっている．
d：狭い細胞質と貧弱な突起をもつ腫瘍細胞がみられ，間質に微小嚢胞変性がみられる．

II. 脳腫瘍の組織型と病理

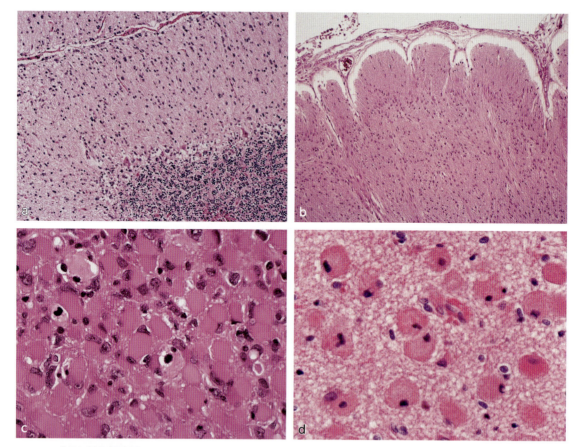

Fig. 4 びまん性星細胞腫
a：腫瘍細胞が小脳皮質の構築を破壊せずびまん性に浸潤している．
b：大脳皮質の軟膜下に浸潤した腫瘍細胞により脳表が膨隆している．
c：肥胖型星細胞に似た腫瘍細胞からなる肥胖細胞性星細胞腫．
d：細胞質に好酸性顆粒が充満した顆粒細胞性星細胞腫．

が形成される．腫瘍組織は正常の大脳白質より細胞密度がやや高い（**Fig. 3a**）．腫瘍内にはよく成熟分化した星細胞に類似の異型グリアがびまん性に増殖している（**Fig. 3b**）．核は楕円形から類円形で，クロマチンの増加，大小不同，核形の不整など軽度の核異型がみられる．ただし核分裂像はほとんど認められない．細胞質は好酸性が強く，その量はさまざまである（**Fig. 3c**）．細胞体からは双極性ないし多極性の突起が伸びている．突起は正常の星細胞に比べて不規則で，太く短い傾向にある．間質にはさまざまな程度に水腫がみられ，線維性基質が疎鬆化している．微小嚢胞変性 microcystic degeneration を伴うこともある（**Fig. 3d**）．粘液様基質が増加することもある．腫瘍細胞は周囲の組織へ孤細胞性に浸潤している．浸潤部の神経細胞やグリア細胞はよく保たれていることが多い（**Fig. 4a**）．腫瘍細胞が神経細胞の周囲，血管周囲，軟膜下，脳室上衣下などに密に集簇することがあり，これをシェーラーの2次構造 secondary structure of Scherer とよんでいる（**Fig. 4b**）．微小血管増殖像や壊死巣は認められない．

正常の星細胞は形態によって原線維性，肥胖型，原形質性と3種類に分類され

1. びまん性星細胞性および乏突起膠細胞性腫瘍

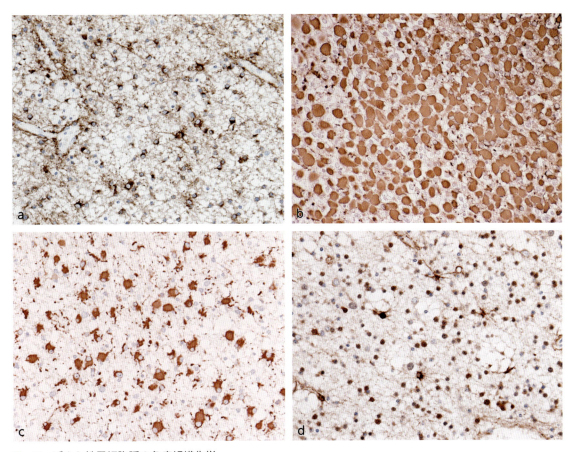

Fig. 5 びまん性星細胞腫の免疫組織化学
a： 多くの腫瘍細胞が GFAP を発現している．
b： 肥胖細胞性星細胞腫では細胞質に強い GFAP 陽性反応がみられる．
c： 細胞質と太く粗剛な突起が GFAP 陽性．
d： S-100 蛋白は核と細胞質の両方に陽性所見がみられる．

ているが，これに対応してびまん性星細胞腫も「原線維性星細胞腫」，「肥胖細胞性星細胞腫」，「原形質性星細胞腫」と腫瘍細胞の形態に基づいて3つの亜型に分類されていた．このうち原線維性星細胞腫と原形質性星細胞腫の名称は実際にはほとんど使われず，臨床病理学的意義も不明であることから亜型から削除された．
　肥胖細胞性星細胞腫 gemistocytic astrocytoma は肥胖細胞 gemistocytes に類似の腫瘍細胞がおもに増殖する星細胞腫である（**Fig. 4c**）．通常は腫瘍細胞の20％以上が肥胖細胞であるものを本亜型としている．肥胖細胞は偏在する核と好酸性ですりガラス状の広い細胞質をもつ腫大した細胞である．突起は太くて短い．一般のびまん性星細胞腫よりも退形成性星細胞腫への悪性転化を起こしやすいといわれている．ただし IDH 変異型肥胖細胞性星細胞腫の予後についてはまだ解明されていない．類似の腫瘍であるが細胞質が好酸性の顆粒で充満した腫瘍細胞からなるものは顆粒細胞性星細胞腫 granular cell astrocytoma とよばれる（**Fig. 4d**）．

II. 脳腫瘍の組織型と病理

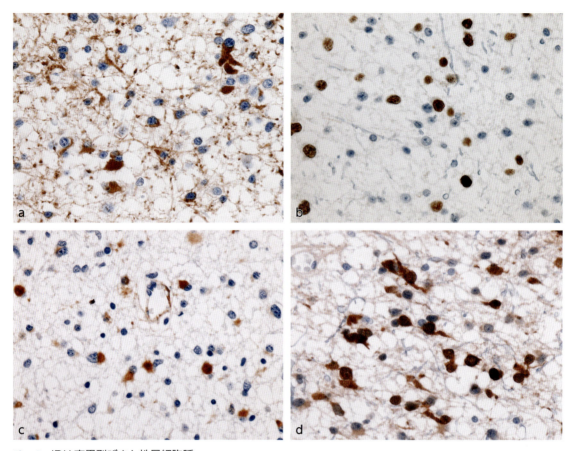

Fig. 6 IDH 変異型びまん性星細胞腫
a：腫瘍細胞の細胞質と突起が GFAP 陽性.
b：一部の腫瘍細胞の核には Olig2 が発現している.
c：Nestin は腫瘍細胞の細胞質に陽性. 血管内皮細胞も nestin を発現している.
d：腫瘍細胞の細胞質と核には IDH1 R132H 変異蛋白が陽性である.

▶ 免疫組織化学的所見・電顕所見

　免疫組織化学的には glial fibrillary acidic protein（GFAP）が多くの腫瘍細胞に陽性である（**Fig. 5a**）. 大型の腫瘍細胞では細胞質と突起が強陽性を示す（**Fig. 5b**）. GFAP 陽性の突起は太く，短く，形が不整であるため反応性星細胞の規則的で細長い突起とは区別することができる（**Fig. 5c, Fig. 6a**）. 一部の GFAP 陽性突起は血管外膜に血管足を作って付着している. 一方，小型の腫瘍細胞では GFAP は弱陽性または陰性である. Olig2 は腫瘍細胞の平均44％程度が陽性を示す[8]（**Fig. 6b**）. S-100 蛋白と vimentin も多くの細胞に陽性である（**Fig. 5d**）. Nestin は一部の腫瘍細胞に弱く発現されている[9]（**Fig. 6c**）. Ki-67 陽性率は一般に低く，ほとんどの症例が 5％以下である. IDH 変異型びまん性星細胞腫では，約 9 割の症例が IDH1 R132H 変異蛋白に対する抗体で陽性となる[3]. 陽性反応は核にも細胞質にもみられるが，細胞質の染色性が核より強いことが一般的である（**Fig. 6d**）. 腫瘍の浸潤領域では既存の神経細胞，グリア細胞，血管内皮細胞などは IDH1 R132H 陰性であるので，個々の腫瘍細胞と非腫瘍性細胞との鑑別

1. びまん性星細胞性および乏突起膠細胞性腫瘍

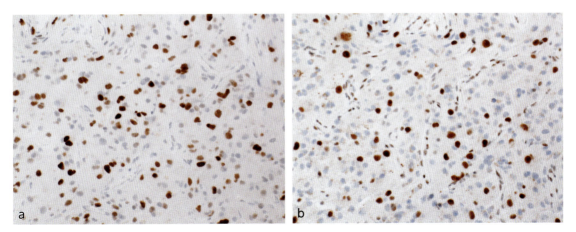

Fig. 7 びまん性星細胞腫
a: 多くの腫瘍細胞の核に P53 蛋白が強く発現されている.
b: ATRX 免疫染色では大脳皮質に浸潤している異型グリアは陰性である.

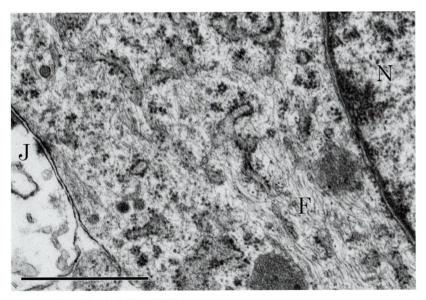

Fig. 8 びまん性星細胞腫の電顕像
細胞質には中間径細線維（F）がよく発達しており，隣接細胞とは intermediate junction（J）によって接着している. N: 核, bar＝1 μm.

にこの染色は有用である．鑑別のむずかしい星細胞腫とグリオーシスを区別するうえでもこの変異 IDH1 抗体が威力を発揮する[10,11]．TP53 遺伝子変異はびまん性星細胞腫の 57％に認められるが，p53 免疫染色（**Fig. 7a**）における強陽性細胞 10％以上を cut-off と設定することにより，TP53 遺伝子変異陽性例をかなり特異的に検出することができる[12]．びまん性星細胞腫には *alpha-thalassaemia/mental retardation syndrome X-linked*（*ATRX*）遺伝子の変異が高率に認められるが，この遺伝子の変異細胞では ATRX 蛋白の核内発現が消失するので，免疫染色によって *ATRX* 遺伝子変異の有無を検出することが可能となっ

た[13]（**Fig. 7b**）．びまん性星細胞腫では IDH1 R132H 変異蛋白，p53 蛋白，ATRX 蛋白に対する免疫染色が腫瘍細胞における遺伝子変異を知るうえできわめて有用であるということができる．

電子顕微鏡的検索では腫瘍細胞の細胞質にグリア細線維が証明され，細胞間には intermediate junction が観察される（**Fig. 8**）．

▶ 遺伝子異常

組織学的にびまん性星細胞腫と診断された症例の 73.6％に *IDH1* または *IDH2* 遺伝子の変異が検出される[14]．この報告では *IDH1* 遺伝子の変異は 227 例中 165 例（72.7％），*IDH2* の変異は 227 例中 2 例（0.9％）にみられ，これらが IDH 変異型びまん性星細胞腫であり，残る 60 例（26.4％）は IDH 野生型びまん性星細胞腫である．本邦ではびまん性星細胞腫における *IDH1/2* 変異の頻度は 46.9％ と報告されている[15]．*TP53* および *ATRX* 遺伝子の変異もびまん性星細胞腫に高頻度に認められる[16,17]．これらの変異は機能喪失型の変異といわれている．

「小児びまん性星細胞腫」は成人の腫瘍とは遺伝子異常が異なり，*IDH1/2*，*TP53*，*ATRX* の変異は認められず，*MYB*，*BRAF*，*FGFR1*，*KRAS*，*H3F3A* K27M 変異などが認められる[18]．

▶ 鑑別診断

1. グリオーシス　Gliosis

病巣内に出現する星細胞の配列はほぼ均等であり，核の異型は乏しく Ki-67 陽性率が低い．細胞は p53 陰性，IDH1 陰性である．

2. 脱髄疾患　Demyelinating diseases

脳の白質に形成される境界鮮明な病変であり，髄鞘は脱落するが軸索は保存される．増生する星細胞は異型がなく，IDH1 は陰性である．多数のマクロファージが浸潤し，血管周囲にはリンパ球浸潤を認める．

3. 毛様細胞性星細胞腫　Pilocytic astrocytoma

画像上は限局性の腫瘤を作り，造影剤でよく造影される．毛様細胞が密な束を作り Rosenthal 線維を伴う充実領域と，水腫性で細胞密度が低く eosinophilic granular body を伴う海綿状領域の二相性パターンがみられる．毛細血管はしばしば結節状ないしアーケード状に増殖する．IDH1 は陰性である．

4. 乏突起膠腫　Oligodendroglioma

核がほぼ円形の均一な腫瘍細胞が組織内に均等に分布する．核周囲明量が明瞭で蜂の巣構造を示す．変異 IDH1 は陽性であるが，p53 と ATRX の変異はなく，1p/19q の共欠失がみられる．

5. 退形成性星細胞腫　Anaplastic astrocytoma

より細胞密度が高い星細胞腫であり，細胞異型もよりめだつ．核分裂像が複数個みられ，Ki-67 陽性率はより高い．

退形成性星細胞腫　Anaplastic astrocytoma

▶ 定義

脳実質内にびまん性に浸潤する星細胞腫であり，びまん性星細胞腫と膠芽腫の中間的な退形成所見と増殖能を示す．WHO grade Ⅲ．

大部分は *IDH1/2* 遺伝子に変異を認める anaplastic astrocytoma, IDH mutant（IDH 変異型退形成性星細胞腫）である．免疫染色や塩基配列解析で *IDH1/2* の異常が検出されない腫瘍は anaplastic astrocytoma, IDH wild-type（IDH 野生型退形成性星細胞腫）と分類される．IDH 遺伝子の解析が十分行われなかった腫瘍は anaplastic astrocytoma, NOS（退形成性星細胞腫 NOS）とよばれる．

星細胞系の前駆細胞から de novo に退形成性星細胞腫として発生するものが多いが，びまん性星細胞腫から進展するものもある．さらに経過中に膠芽腫へと進展する傾向があり，診断後約 2 年程度で膠芽腫になるといわれている[19]．

▶ 臨床的事項

全国脳腫瘍集計による発生頻度は原発性脳腫瘍の 3.8％，神経上皮性腫瘍の 13.5％，グリオーマの 14.9％を占めている[4]．小児から高齢者までみられ，平均年齢は 49.3 歳である．男女比は 1.4：1 でやや男性に多い．なお，IDH 変異型退形成性星細胞腫に限れば発症平均年齢は 38 歳とより若年発生傾向にある[20]．けいれん発作や局所の神経症状で発症し，進行すると頭痛，嘔気・嘔吐など頭蓋内圧亢進症状が現れる．

▶ 神経画像所見

MRI では T1WI で軽度低信号，T2WI で軽度高信号を呈し，ガドリニウム投与後には部分的に軽度の増強を認めることが多い（**Fig. 9**）．

▶ 腫瘍肉眼像

成人の大脳半球，とくに前頭葉が好発部位である．軟らかい膠様の腫瘤を形成し，周囲との境界は不鮮明である（**Fig. 10a，b**）．まれには腫瘍細胞が広範な浸潤を示し，両側大脳半球，基底核・視床，脳幹，小脳や脊髄にまでも及ぶことがある．

▶ 腫瘍組織像

核異型を示す星細胞がやや高密度に増殖する（**Fig. 11a，b**）．核にはクロマチンの増加と粗剛化，大小不同，形の不整，核小体の腫大などがみられ（**Fig. 11c**），増殖能の亢進を反映して核分裂像が認められる（**Fig. 11d**）．核分裂像の数は本腫瘍の診断には重要であり，stereotactic biopsy などの小さな組織片では 1 個以上，より大きな生検手術標本では 3 個以上の核分裂像を認めたときに本腫瘍と診断する．間質の血管には内皮細胞の肥大はみられるが，微小血管増殖像や糸球体

II. 脳腫瘍の組織型と病理

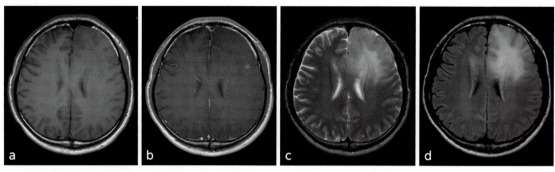

Fig. 9 退形成性星細胞腫の MRI 像（関東脳神経外科病院清水庸夫先生提供）
a： 左前頭葉はびまん性に腫大し，T1WI で等信号を示す．
b： 病変はガドリニウムで一部が軽度に造影されている．Gd 強調 T1WI．
c： T2WI では病変部がびまん性に高信号である．
d： FLAIR 像．左前頭葉がびまん性に高信号を呈している．

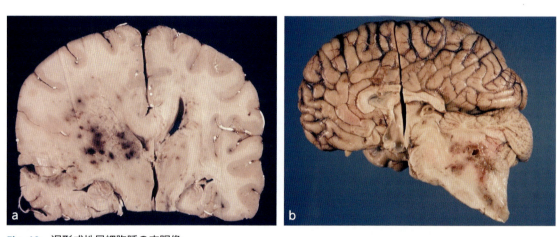

Fig. 10 退形成性星細胞腫の肉眼像
a： 右大脳半球に境界不明瞭な腫瘍があり，脳梁にも浸潤している．
b： 脳幹・小脳に浸潤性の腫瘍がみられる．

係蹄様構造はみられない．壊死巣は認められない．

　退形成性星細胞腫や膠芽腫などびまん性浸潤を示す星細胞腫の中にロゼット構造を示す島状の結節が出現する腫瘍がある（**Fig. 12a**）．これは「ニューロピル様島を伴うグリア神経細胞性腫瘍」"glioneuronal tumor with neuropil-like island"とよばれるものである．ロゼット構造をもつ島状結節は小型細胞とニューロピル様の基質から構成され神経細胞系への分化を示している[21,22]（**Fig. 12b，c**）．

▶ 免疫組織化学的所見

　免疫組織化学的には，GFAP，S-100P，nestin，vimentin，Olig2 などの陽性所見がみられる（**Fig. 13a**）．R132H 変異型 IDH1 抗体による陽性率は 81％である[3]（**Fig. 13b**）．しばしば核は p53 の強い発現を示し（**Fig. 13c**），ATRX の免疫

1. びまん性星細胞性および乏突起膠細胞性腫瘍

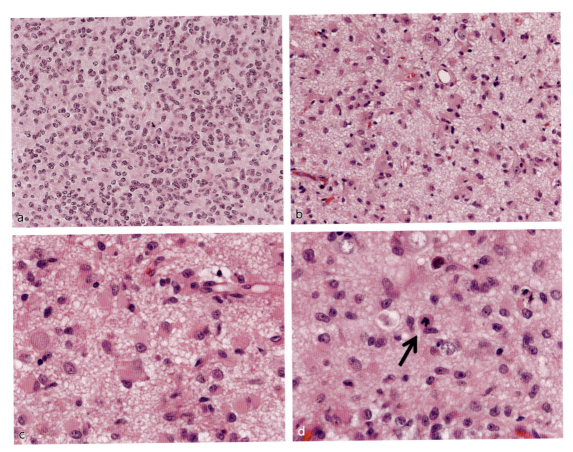

Fig. 11 退形成性星細胞腫
a: 細胞密度の高い腫瘍で，異型グリアが密に増殖しているが，壊死巣はみられない．
b: 腫瘍細胞は好酸性の細胞質をもち，星細胞に類似している．
c: 腫瘍細胞の核はクロマチンの増加や大小不同など異型がある．血管壁細胞の増殖はない．
d: 核分裂像（→）が認められる．

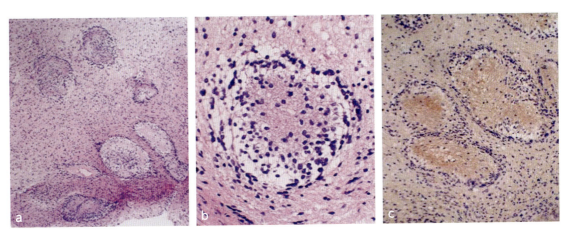

Fig. 12 ニューロピル様島を伴うグリア神経細胞性腫瘍
a: 退形成性星細胞腫の中に境界鮮明な島状領域が出現している．
b: 島状領域では中心のニューロピル様基質を囲んで小型の neurocytes がロゼットを形成している．
c: ロゼットの中心は synaptophysin 陽性である．

II. 脳腫瘍の組織型と病理

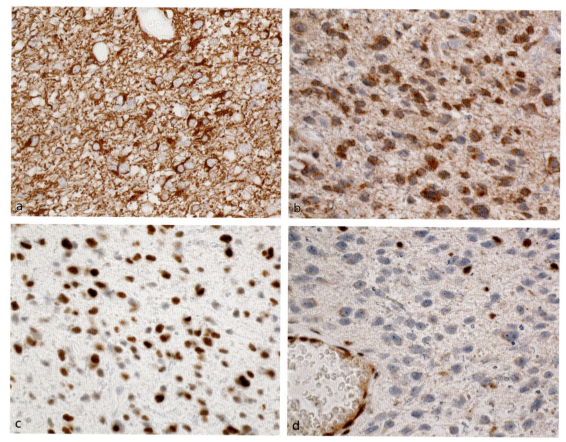

Fig. 13　退形成性星細胞腫
a： 腫瘍細胞の細胞質と突起が GFAP 陽性である．
b： IDH1 R132H 変異蛋白が細胞質と核に発現されている．
c： 多くの腫瘍細胞核が p53 蛋白染色で強陽性である．
d： ATRX は血管内皮細胞（図左下）には陽性であるが，腫瘍細胞の核には発現が認められない．

染色性は失われている（**Fig. 13d**）．Ki-67 陽性率は 5〜10％程度である．

▶ **遺伝子異常**

　退形成性星細胞腫には高率に *IDH1/2* 遺伝子変異が認められる．この遺伝子変異の頻度は欧米では 73〜75％程度であり[2,23]，本邦の報告では 62％となっている[24]．IDH 変異型退形成性星細胞腫では同時に *TP53* と *ATRX* 遺伝子の変異も高率に認められる．一方，IDH 野生型退形成性星細胞腫の遺伝子異常は膠芽腫のそれに類似している[25]．

▶ **鑑別診断**

1. びまん性星細胞腫　Diffuse astrocytoma

　細胞異型はより弱く，細胞密度は低い．核分裂像はほとんど認められず，Ki-67 陽性率はより低い．

2. 膠芽腫　Glioblastoma

高い細胞密度をもつ腫瘍で，異型はより強く，多核や巨核も出現する．核分裂像は多数みられ，異常核分裂像もある．血管壁の多層化を示す微小血管増殖像がみられ，壊死巣が存在する．

3. 退形成性乏突起膠腫　Anaplastic oligodendroglioma

類円形核をもつ異型細胞がより高い細胞密度で増殖する．細胞の突起は乏しい．血管は chicken-wire 様の吻合を示す．1p/19q 共欠失が多くの例でみられる．

4. 進行性多巣性白質脳症　Progressive multifocal leukoencephalopathy

奇怪な星細胞が出現し，細胞の大型化がめだつ．核には封入体がみられる．背景に多数のマクロファージが浸潤する．

memo　大脳膠腫症　Gliomatosis cerebri

膠腫細胞があきらかな腫瘤を形成せずに中枢神経系に広く浸潤する腫瘍は"gliomatosis cerebri"とよばれてきた．大脳の3葉以上にわたる浸潤が定義であるが，多くの例では両側大脳半球をはじめ，基底核，脳幹，小脳にまで浸潤が及んでいる．本腫瘍の発生には，高度に浸潤性のグリオーマが中枢神経系内に広範に浸潤したとの説と，中枢神経内で一斉蜂起型に腫瘍形成が起こったとの説があったが，腫瘍細胞のclonality解析の結果では単クローン性であることが証明され，前者の妥当性が示された[26]．IDH1 変異に関する解析ではIDH1 R132Hの変異が42%程度に認められ，この変異をもつ症例はこれをもたない症例よりも予後良好である[27,28]．肉眼的に大脳はびまん性に肥大するが，腫瘤の形成はなく，既存の解剖学的構造の破壊もほとんどみられない（Fig. 14a）．腫瘍細胞は細長い桿状の核と双極性または多極性の突起をもち，低い密度で組織内に分布している．星細胞に類似の形態を示す細胞もある．核にはクロマチンの増加があり，核分裂像がみられる．白質では有髄線維の方向に沿って細胞が並ぶ傾向がある

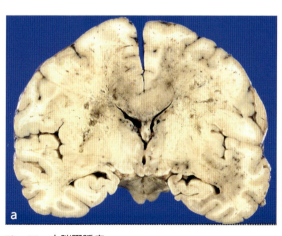
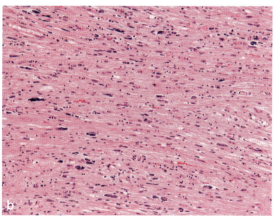

Fig. 14　大脳膠腫症
a：両側大脳半球はびまん性に腫大し，広範な腫瘍浸潤がみられる．
b：脳梁では神経線維の間に紡錘形の異型グリアがびまん性に浸潤している．

(**Fig. 14b**)．免疫組織化学的には一部の細胞に GFAP の弱い発現が認められる．まれに腫瘍細胞が oligodendroglioma の特徴をもつ本腫瘍もある．またリンパ腫細胞が脳内に広範に浸潤したものは"lymphomatosis cerebri"とよばれる．このように「大脳膠腫症」は独立した腫瘍概念ではなく，特有な脳内浸潤様式に対して与えられた名称であるとみなされ WHO 分類改訂第 4 版では分類表から削除された．

膠芽腫　Glioblastoma

▶ 定義

退形成所見の著しい膠腫であり，おもに星細胞系分化を示す．腫瘍細胞は強い異型と多態性を示し，高い増殖能をもつため核分裂像が多く，周囲の脳実質を破壊しながら浸潤性に増殖する傾向が強い．WHO grade Ⅳ．

症例の9割程度は *IDH1/2* 遺伝子の変異をもたない glioblastoma, IDH wild-type（IDH 野生型膠芽腫）である．特徴的な病理形態像を示す gliosarcoma（膠肉腫），giant cell glioblastoma（巨細胞性膠芽腫），epithelioid glioblastoma（類上皮性膠芽腫）は IDH 野生型膠芽腫の亜型として取り扱われる．一方，*IDH1/2* 遺伝子に変異を認める腫瘍は 1 割ほどを占め glioblastoma, IDH mutant（IDH 変異型膠芽腫）である．*IDH* 遺伝子の解析が十分行われなかった腫瘍は glioblastoma, NOS（膠芽腫 NOS）である．55 歳以上の患者で IDH1 R132H 変異がない（免疫染色で陰性の）場合には，他の IDH1/2 遺伝子変異が存在する確率はきわめて低いので[29]，55 歳以上であり，①古典的膠芽腫の組織像を示し，②正中部以外に発生しており，③低異型度膠腫が前駆病変として存在しなければ，IDH1 R132H 免疫染色が陰性であることをもって IDH 野生型膠芽腫とみなして実際上は問題ない．

きわめて多様な形態と分化を示す膠芽腫の発生母細胞としては，多分化能をもつグリア前駆細胞や神経幹細胞が推定される．実際，膠芽腫の中には幹細胞と同様に増殖能，自己複製能，多分化能を備え，さらに腫瘍形成能をもつ脳腫瘍幹細胞が存在することがあきらかにされた[30,31]．この脳腫瘍幹細胞の多くは CD133 を発現する性質をもつが，CD133 陰性の幹細胞もある[32]．脳腫瘍幹細胞の遺伝子発現プロファイルの解析では，胎児の神経幹細胞に近い typeⅠと，成熟個体の神経幹細胞に近い typeⅡが区別され，IDH 変異型膠芽腫は typeⅠの幹細胞からの由来が示唆されているが[5]，他方，IDH 野生型膠芽腫と IDH 変異型膠芽腫が同一の幹細胞に由来し，遺伝子異常の違いのため異なった生物学的特性を示している可能性も指摘されている[33]．幹細胞の亜型に関して，最近では proneural glioma-stem cells と mesenchymal glioma-stem cells の解析が進み，膠芽腫に対する治療標的としての重要性が認識されている[34,35]．（コラム 3，95 頁参照）

▶ 臨床的事項

全国脳腫瘍集計による発生頻度は原発性脳腫瘍の 11.1％，神経上皮性腫瘍の

1. びまん性星細胞性および乏突起膠細胞性腫瘍

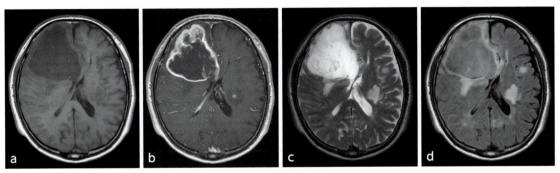

Fig. 15 膠芽腫の MRI 像（関東脳神経外科病院清水庸夫先生提供）
a：右前頭葉を占拠する T1WI 低信号域がみられる.
b：病変はガドリニウムによりリング状に増強される. Gd 強調 T1WI.
c：T2WI では病変全体が高信号を呈する.
d：FLAIR では中心部は等信号, 周辺部が軽度の高信号を示す.

39.2％, グリオーマの 43.4％を占めている. 50 歳以降の高齢者に好発し, 男女比は 1.4：1 で男性に多い[4]．

局所神経症状, 頭蓋内圧亢進症状, けいれん, 精神症状などが比較的急速に進行する. 初発症状から診断までの期間は数カ月以内が多い.

▶ 神経画像所見

MRI T1WI では不規則な形の低信号域であり, ガドリニウムにより強くリング状に造影される（**Fig. 15**）.

▶ 腫瘍肉眼像

大脳半球白質が好発部位であり, 本邦では前頭葉（36％）, 側頭葉（29％）, 頭頂葉（17％）の順に頻度が高く, 後頭葉（6％）はやや少ない. スイスからの報告ではそれぞれ, 23％, 31％, 24％, 16％と好発脳葉に違いがみられる[36]．基底核・視床領域にも発生し, 小児では脳幹に発生するが, これらには diffuse midline glioma（びまん性中心性膠腫）が含まれていると推定される. 小脳と脊髄には少ない. 腫瘍の割面は多彩な色調を示し, 中心部には出血, 壊死, 囊胞形成を伴う（**Fig. 16**）. 腫瘍実質は軟らかい膠様組織で, 周辺部では脳実質へと滑らかに移行しており, 境界が不鮮明である. 周辺脳への浸潤傾向が強く, 片側大脳半球の腫瘍が脳梁を介して反対側に浸潤し, 蝶形割面像 butterfly appearance を示すことがある（**Fig. 16a**）. 脳脊髄液を介した播種が小児ではときにみられるが, 頭蓋外転移は術後例以外ではきわめてまれである.

▶ 腫瘍組織像

膠芽腫の組織像は多彩であるが, 一般に細胞密度の高い腫瘍である（**Fig. 17a**）. 紡錘形, 多角形, 類円形など多様な形態の異型グリアが充実性に増殖する（**Fig. 17b**）. 核にはクロマチンの増加, 大小不同, 形の不整, 核小体腫大, 核分裂像が

Ⅱ. 脳腫瘍の組織型と病理

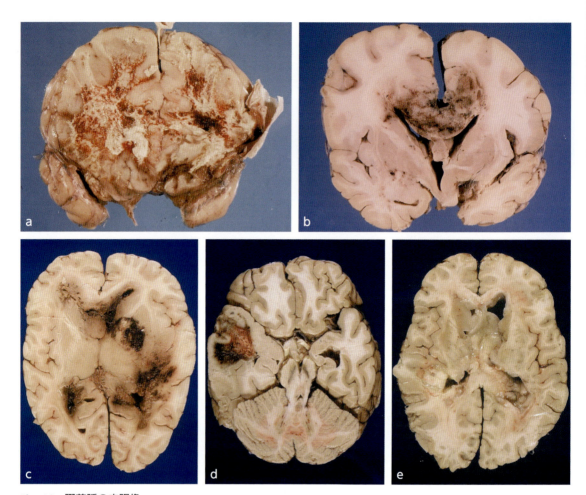

Fig. 16 膠芽腫の肉眼像
a： 左右前頭葉の白質を中心に浸潤する壊死の強い腫瘍．蝶形割面像を示している．
b： 脳梁を主座に両側半球に浸潤する腫瘍．
c： 両側半球に出血を伴う腫瘍が浸潤している．
d： 右側頭葉に限局する腫瘍．
e： 右側頭葉から側脳室壁に沿って浸潤する腫瘍．

みられ（**Fig. 17c**），多核や巨核あるいは異型核分裂像もしばしば出現する．細胞質は狭いものから，好酸性で豊かなものまである．細胞体から突起を伸ばし，星細胞への分化を示す像が多くの例で認められる．血管周囲性偽ロゼットを形成することもある（**Fig. 17d**）．腫瘍内には大小の壊死巣がみられる．比較的小さな壊死巣を取り囲んで腫瘍細胞の核が柵状に配列する所見は palisading necrosis であり，本腫瘍に特徴的にみられる（**Fig. 18a**）．広範な地図状壊死（虚血性壊死）もある．間質には血管がよく発達しており，内腔にフィブリン血栓の形成を認めることもある．血管壁の細胞が増殖して壁が厚くなり，壁内で増殖した細胞が多層性に配列する所見を微小血管増殖像 microvascular proliferation とよんでいる（**Fig. 18b**）．また複数の腔をもつ篩状構造（腎糸球体係蹄様構造 glomeruloid structure）を作ることもある．このような血管の増殖性病変は壊死巣の周囲や腫

1. びまん性星細胞性および乏突起膠細胞性腫瘍

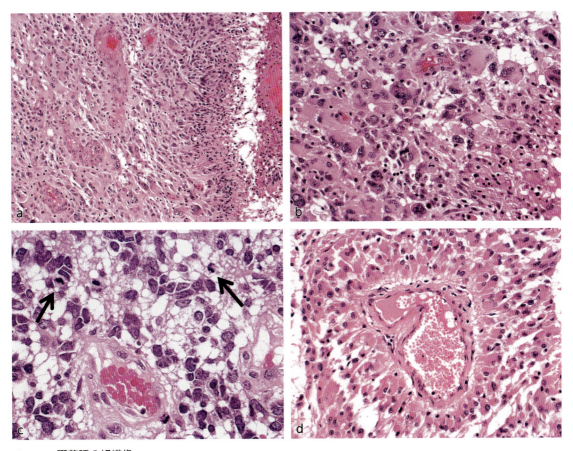

Fig. 17 膠芽腫の組織像
a：高い細胞密度をもつ腫瘍で，壊死巣（図右）や微小血管増殖像を伴っている．
b：多態性の強い腫瘍で，多核の腫瘍細胞もみられる．
c：小型の細胞からなる腫瘍であり，核分裂像（→）が多数認められる．
d：星細胞に類似の腫瘍細胞が血管を取り囲んで配列している．

瘍の辺縁部でよくみられる．

▶ 亜型

1. 巨細胞膠芽腫　Giant cell glioblastoma

　IDH野生型膠芽腫の亜型であり，組織学的に奇怪な形態を示す多核，巨核の細胞が主体となって増殖することを特徴とする．膠芽腫の0.9％を占めるまれな腫瘍で，平均年齢は50歳代と膠芽腫より若年に発生する．大脳半球が好発部位で，比較的境界明瞭な充実性腫瘤を作る（**Fig. 19a**）．組織学的には腫瘍細胞の際だった多態性が特徴である（**Fig. 19b**）．巨細胞は大きさ数百 μm に達するものもある（**Fig. 19c**）．壊死巣はみられるが，微小血管増殖像はまれである．間質には好銀線維がさまざまな程度に形成され，血管周囲にリンパ球浸潤を伴うことが多い．巨細胞の GFAP 発現はさまざまで，陰性の細胞も多い．大部分の細胞で核は p53 陽性を示す（**Fig. 19d**）．

Ⅱ. 脳腫瘍の組織型と病理

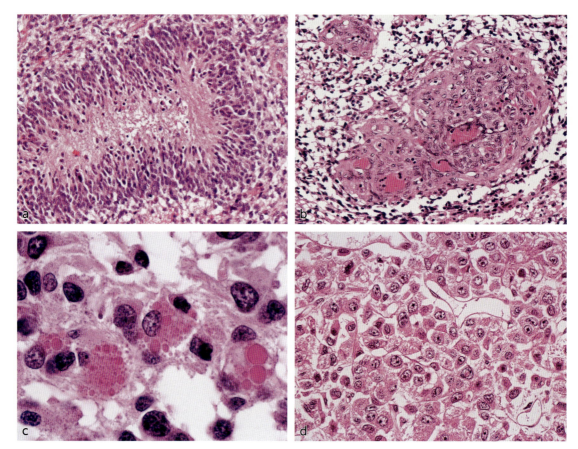

Fig. 18 膠芽腫の組織像
a：中央の壊死巣を囲んで小型紡錘形の腫瘍細胞が柵状に配列している．Palisading necrosis である．
b：血管壁細胞が増殖し，壁の肥厚と複数の血管腔を形成している．Microvascular proliferation とよばれる．
c：腫瘍細胞の細胞質に好酸性顆粒を充満した細胞がみられる．（コラム 9，197 頁参照）
d：この腫瘍では多角形の細胞が上皮様の配列を示している．

2. 膠肉腫　Gliosarcoma

　IDH 野生型膠芽腫の亜型である．組織学的に膠芽腫の形態を示す成分と肉腫の形態を示す成分がモザイク状に混在しているものである．膠腫成分と肉腫成分は同一の遺伝子異常をもつことがあきらかとなり，共通のグリア系母細胞から発生するモノクローナルな腫瘍と考えられている．膠芽腫の 1.3％を占めるまれな腫瘍で，膠芽腫と同様に高齢者に多い．大脳半球が好発部位で，やや限局した硬めの腫瘤を作る（**Fig. 20a**）．組織学的に膠腫と肉腫のモザイクパターンが特徴であるが，これは鍍銀染色や GFAP，S-100 などの免疫染色で明瞭に観察できる．肉腫の成分は短紡錘形細胞が線維束を作って配列する線維肉腫様の形態を示し（**Fig. 20b**），この部分には好銀線維がよく発達しているが（**Fig. 20c**），GFAP 染色では陰性である（**Fig. 20d**）．まれに，骨肉腫，軟骨肉腫，筋肉腫の成分がみられることもある．（コラム 5，165 頁参照）

3. 類上皮性膠芽腫　Epithelioid glioblastoma

　IDH 野生型膠芽腫の 1 亜型として新たに登場した腫瘍である．組織学的に大型

1. びまん性星細胞性および乏突起膠細胞性腫瘍

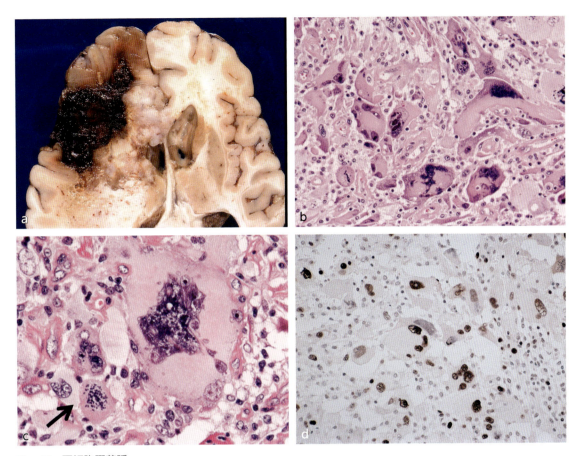

Fig. 19 巨細胞膠芽腫
a：右前頭葉に出血と壊死を伴う乳白色の腫瘍がみられる．
b：奇怪な形態を示す多核巨細胞が多数認められる．
c：巨細胞は核の不整も強く，核分裂像（→）がみられる．
d：腫瘍細胞の核には p53 蛋白の強い陽性像がみられる．

の類上皮様細胞やラブドイド細胞が充実性に増殖し，核分裂像がみられ，壊死や微小血管増殖を伴う膠芽腫である．BRAF V600E 変異が約半数例に認められる[37,38]．小児と若年成人に発生するきわめてまれな腫瘍であり，予後不良である．大脳皮質や間脳に発生し，髄膜播種を伴うことがある．腫瘍細胞はクロマチンに富む偏在性の異型核と好酸性の豊富な細胞質をもち，肥胖型星細胞に類似するが，細胞突起は少ない（**Fig. 21a**）．細胞質の中心に封入体様の構造がみられラブドイド細胞に類似する形態を示すものもある（**Fig. 21b**）．腫瘍細胞は免疫組織化学的に S-100 蛋白と vimentin に陽性であるが，GFAP の発現は一般に乏しい（**Fig. 21c**）．EMA や cytokeratin が陽性の症例もある．INI1 蛋白の核内発現は保たれている（**Fig. 21d**）．（コラム 4，163 頁参照）

4. その他の組織パターン　Other patterns

膠芽腫は多彩な細胞形態や組織像を示すためいくつかの組織パターンが報告されている．均一な小型細胞の密な増殖からなるものは小細胞膠芽腫 small cell glioblastoma である[39]．膠芽腫の中に境界鮮明かつ結節状に小型の神経細胞系

Ⅱ. 脳腫瘍の組織型と病理

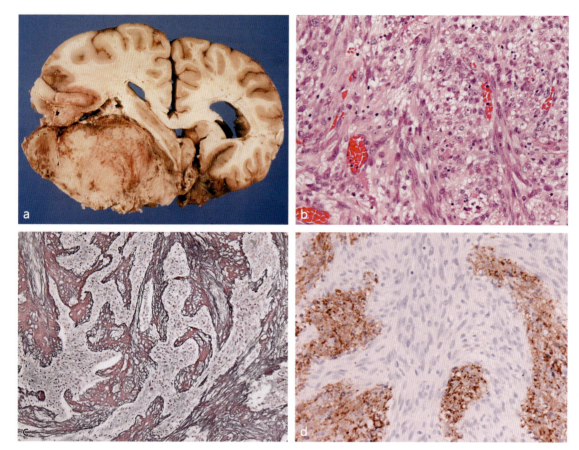

Fig. 20 膠肉腫
a： 右側頭葉に充実性の硬い腫瘤が形成されている．
b： 膠腫成分とともに短紡錘形細胞が束をなして錯綜する肉腫成分がみられる．
c： 鍍銀染色では肉腫成分は好銀線維に富んでいる．
d： 膠腫成分は GFAP 陽性で，同染色陰性の肉腫成分とモザイク状の分布を示している．

　　　　　　　　　　　分化を示す未熟な細胞巣が出現する腫瘍は未熟神経細胞成分を伴う膠芽腫 glioblastoma with a primitive neuronal component とよばれる[40]．小型細胞成分は *MYC*, *MYCN* 遺伝子の増幅を伴い脳脊髄液への播種頻度が高いことが特徴である．退形成性乏突起星細胞腫に壊死巣を伴っている腫瘍は glioblastoma with oligodendroglioma component とよばれたが，この中には小型の細胞からなる IDH 野生型膠芽腫，IDH 変異型膠芽腫や退形成性乏突起膠腫などが含まれることがあきらかになり，独立した腫瘍診断名とはみなされなくなった（157 頁 memo 参照）．好酸性顆粒が細胞質に充満した腫瘍細胞からなるものは顆粒細胞膠芽腫 granular cell glioblastoma であり[41]（**Fig. 18c**），脂質を含む腫瘍細胞が出現するものは脂肪化膠芽腫 lipidized glioblastoma である．さらに，上皮性の形態を示すものでは，結合性を示す細胞が索状，胞巣状に配列する腺様膠芽腫 adenoid glioblastoma（**Fig. 18d**）と上皮性の細胞が腺管や重層扁平上皮胞巣を作り，免疫組織化学的に cytokeratin や CEA など上皮性マーカーが陽性となる真性上皮性膠芽腫 true epithelial glioblastoma がある[42]．INI1 蛋白陰性のラブ

1. びまん性星細胞性および乏突起膠細胞性腫瘍

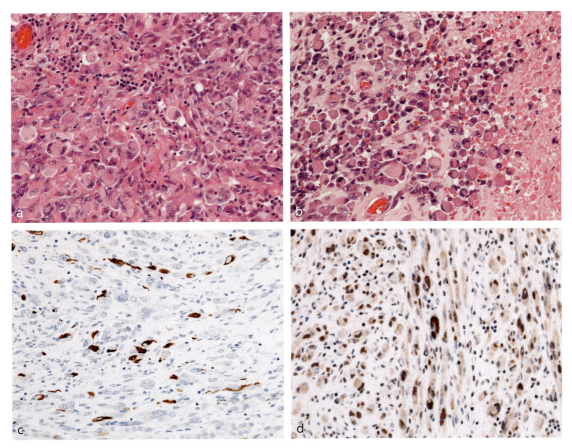

Fig. 21 類上皮性膠芽腫
a：上皮様細胞やラブドイド細胞が密に増殖している．
b：ラブドイド細胞がおもに増殖する領域で，右側には壊死巣がみられる．
c：腫瘍細胞のGFAP発現は弱く，一部の細胞に限られている．
d：腫瘍細胞の核にはINI1蛋白発現が保持されている．

ドイド細胞を伴う腫瘍はラブドイド膠芽腫 rhabdoid glioblastoma とよばれたが[43]，これはAT/RTと関連する腫瘍である．（コラム4, 163頁参照）

▶ **免疫組織化学的所見・電顕所見**

　免疫組織化学的に腫瘍細胞におけるGFAPの発現は，その頻度においても，強度においてもきわめて多彩である．S-100蛋白の発現もGFAPと同様である．Nestinは高頻度に陽性であり，非腫瘍性グリアには発現が弱いので，腫瘍細胞の同定に有用である（**Fig. 23c**）．Olig2は多くの細胞に陽性であり，上衣腫や非グリア系腫瘍との鑑別に有用である．*TP53*変異例では腫瘍細胞の核がp53免疫染色で強陽性になる（**Fig. 23d**）．p53強陽性細胞が10％以上含まれた膠芽腫には*TP53*変異例が多い[12]．EGFR陽性率も高く，この遺伝子の増幅を示唆している．Ki-67陽性率は平均15〜20％の高値を示す．変異型IDH1 R132H蛋白の免疫組織化学的陽性率は，primary glioblastomaで4％，secondary glioblastomaで71％である[3]（**Fig. 23b**）．したがって従来のprimary glioblastomaの大部分は

135

Ⅱ. 脳腫瘍の組織型と病理

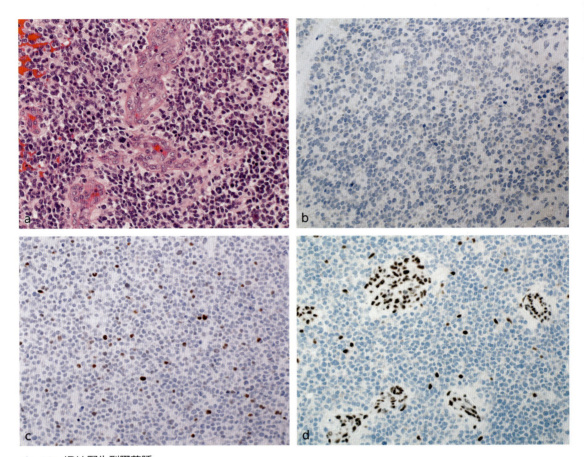

Fig. 22　IDH 野生型膠芽腫
a：小型の異型グリアが高密度で増殖しており，血管には壁細胞の著明な増殖がみられる．
b：IDH1 R132H 変異蛋白は発現されていない．
c：p53 陽性細胞は少数であり，「陰性」と判定される．
d：腫瘍細胞の核には ATRX 蛋白が発現されていない．

　IDH 野生型膠芽腫であり（**Fig. 22**），secondary glioblastoma の多くが IDH 変異型膠芽腫であると考えられる（**Fig. 23**）．55 歳以上の患者において大脳半球に発生した通常の組織像を示す膠芽腫では，変異型 IDH1 R132H の免疫染色が陰性であればそれ以上の遺伝子解析を待たずに IDH 野生型膠芽腫と診断して構わないといわれている[29]．表現型が膠芽腫であっても H3 K27M 免疫染色陽性例は通常の膠芽腫とは区別する必要がある[44]．

　電顕的に腫瘍細胞は微細構造も多彩である．核には形の不整，核膜の不規則な嵌入，大型の核小体などがみられる．細胞質は細胞小器官が乏しく暗調にみえる細胞から，多数の細胞小器官をもつ腫大した細胞までさまざまである（**Fig. 24**）．一部の細胞には束をなして走るグリアフィラメントが認められる．

▶ **遺伝子異常**

　IDH 野生型膠芽腫では染色体 7p 増幅と 10q 欠失が高頻度にみられ，*PTEN* 遺伝子の座位する 10q23.3 の欠失は膠芽腫の 75～95％に認められる．個々の遺伝

1. びまん性星細胞性および乏突起膠細胞性腫瘍

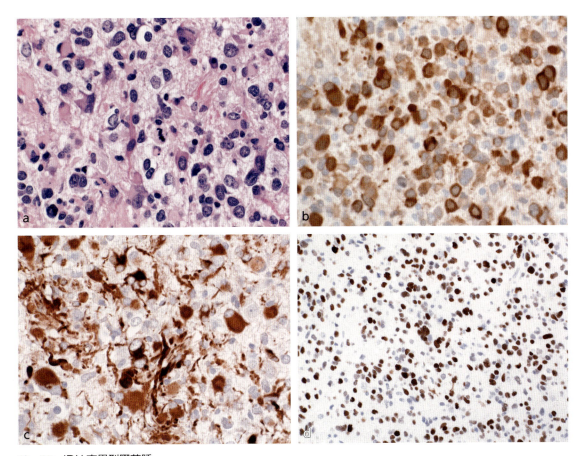

Fig. 23　IDH 変異型膠芽腫
a：多態性の強い腫瘍細胞が増殖し，核分裂像がみられる．一部に星細胞への分化がみられる．
b：腫瘍細胞は IDH1 R132H 変異蛋白を発現している．
c：腫瘍細胞の細胞質に nestin の強い発現がみられる．
d：大部分の腫瘍細胞核は p53 免疫染色陽性である．

子異常はきわめて多彩であるが，頻度の高いものには *EGFR* 増幅（35〜45％），*CDKN2A* 欠失（35〜50％），*TP53* 変異（28〜35％），*PTEN* 変異（25〜35％），*NFKB1A* 欠失（25％），*NF1* 変異（15〜18％），*PIC3CA* 変異（5〜15％），*PDGFRA* 増幅（13％），*PTPRD* 変異（12％），*RB1* 変異（8〜12％）などがある[45]．*TERT* プロモーターの変異は膠芽腫の 80％程度にみられ，IDH 野生型膠芽腫に多いが IDH 変異型膠芽腫にはまれである．

IDH 変異型膠芽腫は定義のごとく *IDH1* または *IDH2* 遺伝子に変異が認められる．変異の種類としては *IDH1* R132H 変異が多い．この膠芽腫では *ATRX* 変異（80％）と *TP53* 変異（100％）が高率に併存する[46,47]．（コラム 3, 95 頁参照）

▶ 鑑別診断

1. Anaplastic oligodendroglioma

腫瘍細胞は類円形の核をもち，均一な形態を示す．核周囲明暈は狭いが認められることが多い．GFAP 陽性の minigemistcytes, gliofibrillary oligodendro-

Ⅱ．脳腫瘍の組織型と病理

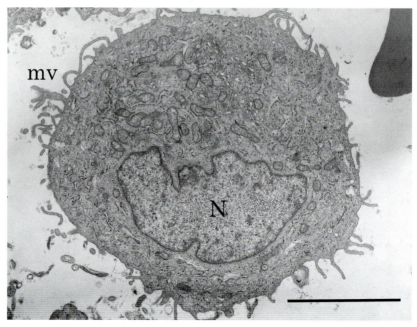

Fig. 24 類上皮性膠芽腫の電顕像
核（N）は偏在し，広い細胞質にはミトコンドリア，ゴルジ装置，粗面小胞体などの細胞小器官がよく発達している．細胞表面には多数の微絨毛（mv）が形成されている．Bar＝5 μm.

cytes がみられ，複屈折性好酸性顆粒細胞もしばしばみられる（コラム 8，170 頁参照）．1p/19q 共欠失が認められる．

2. Anaplastic ependymoma

境界の明瞭な腫瘍を作り，血管周囲性偽ロゼットが認められる．出現頻度は低いが，上衣ロゼット，上衣管，好酸性ドットなどは診断特異的である．ドット状，リング状の EMA 陽性反応がみられる．

3. Medulloblastoma

小脳近傍に発生し，より小型の未熟性のある細胞が高い密度で髄様に増殖する．Synaptophysin が陽性であるが，GFAP 陽性細胞は少なく，Olig2 も陽性率が低い．柵状配列を伴う壊死と微小血管増殖像はまれである．

4. Primary CNS lymphoma

核は類円形で細胞質と突起が乏しい．遊離性の細胞である．血管周囲に集簇する傾向がみられる．壊死とアポトーシスが高頻度で，lymphoglandular body がみられる．

H3 K27M 変異型びまん性中心性膠腫
Diffuse midline glioma, H3 K27M-mutant

▶ 定義

間脳・脳幹など脳の正中部に発生する高異型度の浸潤性星細胞系膠腫であり，

H3F3A または *HIST1H3B/C* 遺伝子の K27M 変異を認める腫瘍である．WHO grade IV.

従来，小児の脳幹グリオーマあるいは diffuse intrinsic pontine glioma（DIPG）とよばれた腫瘍は大部分が本腫瘍型に該当すると考えられている．

▶ 臨床的事項

小児期に好発し（年齢中央値 5～11 歳），性差はない．脳幹腫瘍では比較的急速に進行する複数の脳神経麻痺症状や失調性歩行がみられ，視床腫瘍では頭蓋内圧亢進症状，筋力低下，片麻痺，歩行障害などを呈する．

▶ 神経画像所見

MRI では T1WI 低信号，T2WI 高信号の腫瘤として描出され，ガドリニウムにより増強される．

▶ 腫瘍肉眼像

脳幹腫瘍では橋の左右対称性腫大が特徴である（**Fig. 25**）．橋底部では脳底動脈が腫大した橋の中に取り込まれる像がみられる．腫瘍は橋より中脳側および延髄側にも浸潤している．割面は膠様で壊死や出血をしばしば伴う．約 4 割の例で髄膜播種が認められる．

▶ 腫瘍組織像

腫瘍細胞は星細胞腫の形態を示すことが多い．小型均一な細胞がおもに増殖しびまん性星細胞腫に類似することもあるが，核分裂像やさらに柵状壊死や微小血管増殖像も示し，退形成性星細胞腫や膠芽腫に相当の組織像を認めることが多い．腫瘍中心部が膠芽腫で，周囲により低異型度の星細胞腫がみられることもある．腫瘍組織型の比率はびまん性星細胞腫 11％，退形成性星細胞腫 25％，膠芽腫 61％ と報告されている[48]．一部の症例では巨細胞やラブドイド細胞の出現，neuropil-like islands の出現，PNET-like foci の出現，ganglioglioma や PXA 様の所見，上衣腫や乏突起膠腫に類似の組織像等々，組織形態の多様性が注目される[49]．

▶ 免疫組織化学的所見

腫瘍細胞は S-100P，Olig2 などのグリア系マーカーを発現するが，GFAP の発現はさまざまである．NeuN や chromogranin A などの神経細胞系マーカーは陰性である．H3 K27M 変異蛋白を免疫組織化学的に証明することが診断に有益である[44]．

▶ 遺伝子異常

ヒストンをコードする遺伝子 *H3F3A*，*HIST1H3B*，*HIST1H3C* に 27 番目のアミノ酸をリシンからメチオニンに変化させる変異 K27M が認められる[50,51]．

Ⅱ. 脳腫瘍の組織型と病理

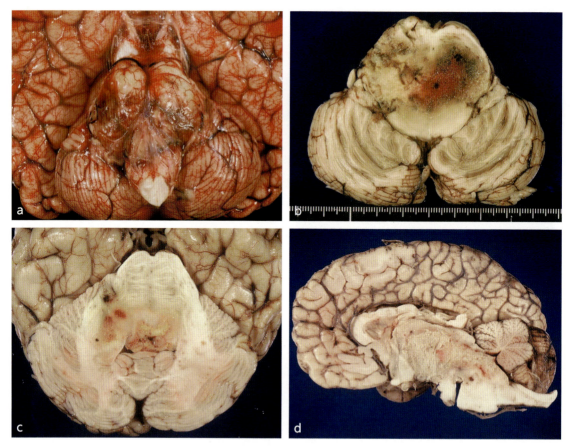

Fig. 25 Diffuse intrinsic pontine glioma（DIPG）の肉眼像
a： 橋のびまん性腫大があり，脳底動脈は橋底部に食い込んでいる．12 歳女児．
b： 図 a の固定後割面像．壊死と出血を伴う膠芽腫である．
c： 橋被蓋部から右中小脳脚にかけて腫瘍が浸潤している．6 歳男児．
d： 橋から中脳・間脳および延髄にかけて腫瘍浸潤がみられる．10 歳男児．

IDH1 変異と *EGFR* 増幅は認められない[49]．

▶ 鑑別診断

毛様細胞性星細胞腫　Pilocytic astrocytoma

毛髪様の繊細な突起を伸ばす細胞からなる腫瘍であり，Rosenthal 線維，eosinophilic granular body などの変性構造物が出現する．H3 K27M 変異は陰性で，*BRAF* 遺伝子の変異や融合遺伝子がみられる．

乏突起膠細胞系腫瘍　Oligodendroglial tumors

乏突起膠細胞腫の腫瘍概念は神経腫瘍学の歴史の中で大きく変貌してきた．本腫瘍は 1926 年に Bailey と Cushing によって oligodendroglia の腫瘍として命名され[52]，1929 年に Bailey と Bucy によってその臨床病理像が詳しく記述された[53]．この腫瘍名の由来は腫瘍細胞の形態が oligodendroglia に類似しているこ

とに基づいている．しかし，もっともよく分化した oligodendroglioma であっても oligodendroglia のもっとも基本的かつ重要な特性である「髄鞘を形成し維持する」ことが腫瘍細胞ではこれまで証明されていない．一方，oligodendroglioma の遺伝学的マーカーとして 1p/19q codeletion が発見され[54]，この遺伝子異常と予後との関係があきらかにされ[55]，2006 年にはこの異常が第 1 番と第 19 番染色体の相互転座によって発生することが証明された[56]．治療面では anaplastic oligodendroglioma に対する PCV 療法の有効性が認められ[57]，oligodendroglioma に対する注目度が高まるとともに病理医はより積極的に oligodendroglioma を診断するに至り，グリオーマにおける oligodendroglioma の占める割合が増加してきた[58]．WHO2007 では "glioblastoma with oligodendroglioma component" なる組織亜型が導入され，glioblastoma や anaplastic oligodendroglioma との異同，鑑別診断を巡って混乱がみられた[59,60]．2009 年に IDH1/2 変異が本腫瘍の約 9 割にみられる driver mutation であることがあきらかとなり[2]，diffuse astrocytoma との近縁性や発生母細胞の共通性が指摘された．このように oligodendroglioma は oligodendroglia との関連性が明確にされないまま，IDH 変異と 1p/19q 共欠失によって特徴づけられる腫瘍としての認識が一般化している．一方，oligoastrocytoma については病理診断者間における診断一致率の低さが問題となっている．Oligoastrocytoma と診断された症例を遺伝子解析すると，大部分は oligodendroglioma または diffuse astrocytoma に特有な遺伝子異常を示すことが示されており，将来は oligoastrocytoma の疾患概念が消滅してしまうことも考えられる[61]．

乏突起膠腫　Oligodendroglioma

▶ 定義

　乏突起膠細胞によく似た均一な腫瘍細胞が増殖し，大脳内にびまん性に浸潤する腫瘍である．遺伝子解析の結果 *IDH1/2* の変異と 1p/19q 共欠失をもつ腫瘍は「IDH 変異・1p/19q 共欠失型乏突起膠腫」であり，それ以外の異常を示すものあるいは遺伝子解析が行われない腫瘍は「乏突起膠腫 NOS」とよばれる．WHO grade II．

　乏突起膠腫細胞は NG2，PDGFRα，Olig2，Nkx2.2 などの発現をはじめ，oligodendrocyte precursor cell（OPC, polydendrocyte）と共通する性質をもっていることから[62-64]，本腫瘍は OPC より由来すると推定されている．OPC はさまざまな分化制御因子の影響により oligodendroglia および type 2 astrocyte へ分化することが知られており[6,65]，このことは乏突起膠腫細胞がしばしば GFAP を発現し，gemistocytic astrocyte に類似の形態（minigemistocyte）を示し，ときに乏突起星細胞腫が発生することなどを説明する上で好都合である．一方，マウス OPC からは PDGF-B 発現下では oligodendroglioma が発生するが，p19（Arf）欠損下に K-RAS と AKT を発現させると astrocytoma が誘発されるので，グリオーマの腫瘍型は発生母細胞の系統よりも腫瘍発生遺伝子の影響

Ⅱ. 脳腫瘍の組織型と病理

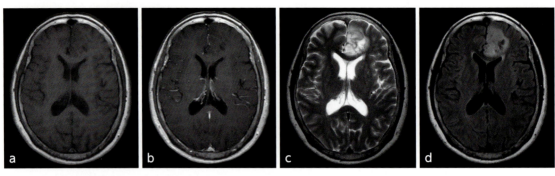

Fig. 26　乏突起膠腫のMRI像（関東脳神経外科病院清水庸夫先生提供）
a：左前頭葉の病変はT1WIでは低信号を示す．
b：病変はガドリニウムにより造影されない．Gd強調T1WI．
c：T2WIでは腫瘍が不均一な高信号域として描画される．
d：FLAIRでは腫瘍は軽度の高信号を示している．

を強く受けることも示唆されている[66]．乏突起膠腫細胞には染色体1pと19qの共欠失が認められるが，この2つの染色体欠失領域には乏突起膠細胞の分化制御に関係する遺伝子が多数存在することが知られている[67]．多くの乏突起膠腫において19q13.2領域に存在する*CIC*遺伝子に変異が存在し，また少数例では1p31.1に座位する*FUBP1*遺伝子の変異が認められている[68]．これらの遺伝子変異は乏突起膠腫発生の後期において腫瘍進展の段階で作用すると考えられている[69]．

▶ **臨床的事項**

全国脳腫瘍集計による発生頻度は原発性脳腫瘍の0.9%，神経上皮性腫瘍の3.2%である．発生平均年齢は42.6歳であり，成人に多く，30歳代～50歳代が全体の66%を占めているが，15歳未満の小児には3.3%と少ない．めだった性差はない．

けいれん発作で初発することが多く，さらに頭痛，嘔気・嘔吐などの頭蓋内圧亢進症状，巣症状，認知機能障害や精神症状などがみられる．

▶ **神経画像所見**

大脳の皮質，皮質下白質にT1WIで低信号，T2WIで高信号の腫瘍が描出される（**Fig. 26**）．ガドリニウムによる増強はごく弱いかみられない．CTでは石灰沈着を認める頻度が高い．

▶ **腫瘍肉眼像**

好発部位は大脳半球の皮質，皮質下白質であり，とくに前頭葉には約6割が発生する．その他，側頭葉，頭頂葉，後頭葉にもみられる．一方，後頭蓋窩や脊髄にはごく少ない．腫瘍は境界が比較的明瞭で，軟らかく，桃色がかった灰白色調を示す．石灰化が強いところはじゃりじゃりとした質感を帯びる．ごくまれに髄膜播種を認め，またgliomatosis cerebriに類似の広範な脳内浸潤を示す．

1. びまん性星細胞性および乏突起膠細胞性腫瘍

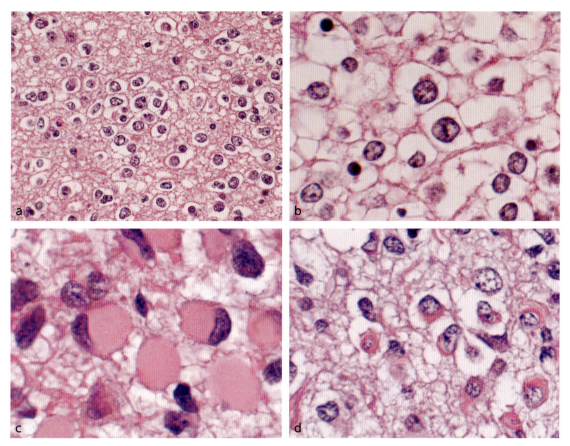

Fig. 27　乏突起膠腫
a：ほぼ均一な類円形核と明るい細胞質をもつ腫瘍細胞が中等度の密度で増殖している．
b：核の周囲に明暈があり，細胞膜は鮮明である．
c：偏在性の核と好酸性の広い細胞質をもつ minigemistocytes.
d：好酸性の細胞質が核を取り囲んでいる gliofibrillary oligodendrocytes である．

▶ 腫瘍組織像

　光顕像の特徴は均一感のある組織像である．ほぼ正円形の核と明るい細胞質をもつ腫瘍細胞が組織内に均一に分布している（**Fig. 27a，Fig. 28a**）．細胞密度は大脳白質よりやや高い．腫瘍細胞は周囲の脳実質内にびまん性に浸潤するため，組織学的な腫瘍境界はきわめて不鮮明である．腫瘍細胞の形，大きさはよく揃っており，核の異型は乏しく，核分裂像は少ない．核の周囲は明るく抜けてみえ，細胞膜は鮮明で細胞の輪郭が明瞭である（**Fig. 27b**）．このような細胞所見は目玉焼き像 fried-egg appearance，あるいは蜂の巣構造 honeycomb structure とよばれている．核の周囲が明るく抜けてみえる像は perinuclear halo ともよばれるが，これはホルマリン固定・パラフィン包埋時の組織収縮による人工産物であるといわれている．核が偏在し好酸性の広い細胞質をもつ minigemistocytes（**Fig. 27c**）や好酸性の細胞質が核の周囲を取り囲む gliofibrillary oligodendrocytes（**Fig. 27d**）なども出現する．これらの腫瘍細胞は GFAP 染色で陽性を示す．一部の腫瘍では腫瘍細胞が神経細胞への形態分化を示すことがある[70]

Ⅱ. 脳腫瘍の組織型と病理

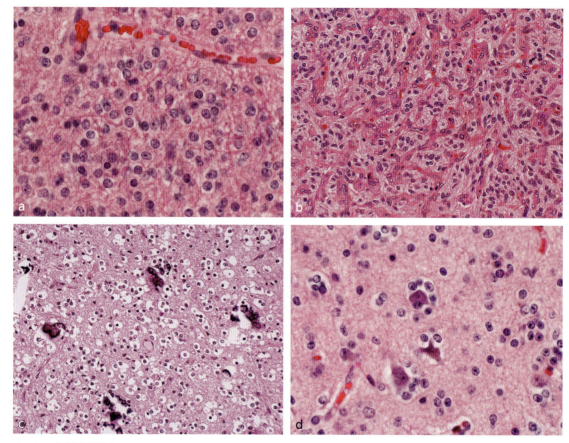

Fig. 28 乏突起膠腫
a: 腫瘍内では核周囲明暈のめだたない腫瘍細胞からなる部位もある.
b: よく発達した毛細血管が分岐・吻合して網目状構造を作っている.
c: 石灰沈着は腫瘍の周辺部に多い傾向がある.
d: 大脳皮質に腫瘍が浸潤すると神経細胞の周囲に細胞が集まる傾向を示す.

（コラム 7, 169 頁参照）. 腫瘍の壊死は通常みられない. 間質には毛細血管がよく発達する. 血管が網目を作って吻合する所見は鶏小屋の金網像 chicken-wire pattern とよばれる（**Fig. 28b**）. しかし血管壁細胞の増殖を示す微小血管増殖像はみられない. 間質への石灰沈着（**Fig. 28c**）と粘液様基質の沈着 mucoid degeneration もよくみられる所見である. 腫瘍周辺の大脳皮質への浸潤部では腫瘍細胞が神経細胞の周囲を取り囲む像 perineuronal satellitosis がしばしばみられる（**Fig. 28d**）.

▶ 免疫組織化学的所見・電顕所見

免疫組織化学的には多くの腫瘍細胞は Olig2 を発現しており（**Fig. 29a**），また Nkx2.2 も陽性である[71]. 腫瘍内における Olig2 の陽性率は oligodendroglioma では 76.1％ であり，diffuse astrocytoma や oligoastrocytoma の陽性率よりも有意に高い[8]. S-100 蛋白は核と細胞質の両者に発現がみられる. GFAP は mini-gemistocytes や gliofibrillary oligodendrocytes など一部の細胞に発現される.

1. びまん性星細胞性および乏突起膠細胞性腫瘍

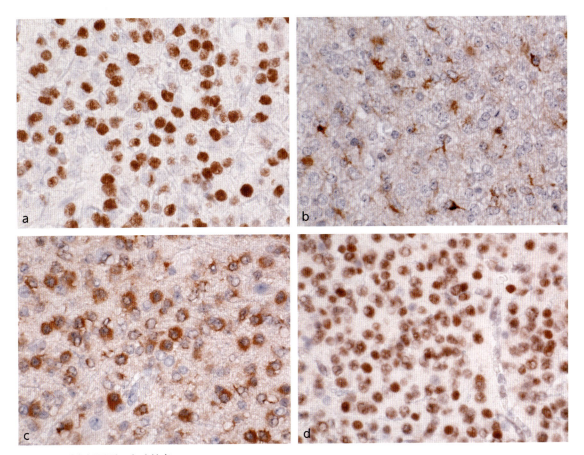

Fig. 29 乏突起膠腫の免疫染色
a：大部分の腫瘍細胞核は Olig2 を強く発現している．
b：Nestin は一部の腫瘍で弱い発現を認めることがある．
c：細胞質と核には IDH1 R132H 変異蛋白の発現がみられる．
d：ATRX の免疫染色では大部分の腫瘍細胞核が陽性である．

　Nestin は陰性または一部の細胞に弱陽性である（**Fig. 29b**）．1p/19q codeletion を示す oligodendroglioma には高率に α-internexin が発現されており[72,73]，この発現は CIC 発現消失とともに 1p/19q codeletion の代替マーカーとしての役割が期待されている[74]．さらに α-internexin と cyclin D1 を共発現することも乏突起膠腫細胞の特徴であることが示されている[75]．Ki-67 陽性率は 5％以下の症例が多い．Anaplastic oligodendroglioma の Ki-67 陽性率との cut-off 値は 8％程度であるが，Ki-67 陽性率のみによって両者の鑑別を行うことはできない．IDH1 R132H 変異蛋白は細胞質と核に発現がみられ（**Fig. 29c**），その陽性率は 100％である[3]．p53 は陰性例が多く，ATRX は陽性である（**Fig. 29d**）．

　電顕的に oligodendroglioma 細胞は euchromatin の発達した類円形核と狭い細胞質をもち，細胞質はやや明調でわずかな細胞小器官とともに微小管が観察される（**Fig. 30**）．まれに多角形の類結晶構造が認められる（**Fig. 31**）．細胞周囲を数層の細胞突起が同心円状に取り囲むこと（concentric lamination）はあるが，真の髄鞘形成は認められない．細胞質にグリア細線維の束を含む細胞があり，そ

Ⅱ．脳腫瘍の組織型と病理

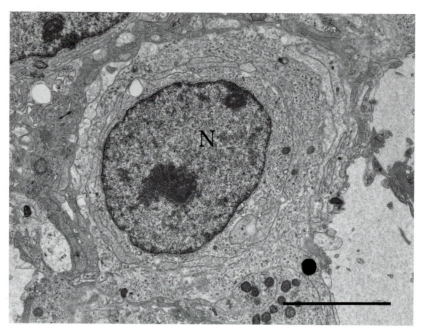

Fig. 30　乏突起膠腫の電顕像
核（N）は中心性で，明瞭な核小体を含み，狭い細胞質は細胞小器官が乏しく電子密度が低い．Bar＝5 μm．

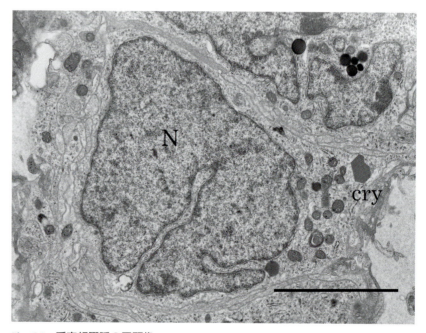

Fig. 31　乏突起膠腫の電顕像
核（N）は euchromatin に富み，核膜の深い陥凹を認める．細胞質は狭く，少数の mitochondria とともに多角形の結晶様構造（cry）がみられる．Bar＝5 μm．

のうち重屈折性好酸性顆粒細胞では，Rosenthal 線維に類似の構造として，緻密なグリア線維束に高電子密度物質が沈着した miniature Rosenthal fiber が観察されている[76]．（コラム 8，170 頁参照）

▶ 遺伝子異常

　第 1 番および第 19 番染色体の不均衡転座によって発生する 1p/19q codeletion が特徴的な染色体異常である．*IDH* 遺伝子の変異は大部分が IDH1 R132H であり，少数例は *IDH1* コドン 132 の他の種類の変異と *IDH2* コドン 172 の変異である．*TERT* 遺伝子 promoter 領域の変異も高頻度にみられ，腫瘍における TERT の発現亢進に関与している[77]．また，*CIC* 遺伝子の高頻度の変異と一部の例における *FUBP1* 遺伝子変異もよく知られている[68]．（コラム 6，168 頁参照）

▶ 鑑別診断

1. **びまん性星細胞腫**　Diffuse astrocytoma

　細胞の分布や形態は不均一である．核は楕円形のものが多く，形や大きさが不揃いである．GFAP 陽性の多極性突起がみられる．間質は細線維性である．Nestin 陽性，p53 陽性，ATRX 陰性である．

2. **中枢性神経細胞腫**　Central neurocytoma

　脳室内や脳室壁に発生し，腫瘍細胞の細胞膜は乏突起膠腫ほど鮮明でない．免疫組織化学的に synaptophysin がびまん性に陽性，NeuN は一部陽性，Olig2 および IDH1 R132H は陰性である．

3. **明細胞上衣腫**　Clear cell ependymoma

　境界の明瞭な腫瘍を形成し，血管周囲などに細線維性基質がみられる．血管周囲は GFAP 陽性，腫瘍細胞は Olig2 および IDH1 R132H が陰性，細胞間に EMA 陽性のドット状・リング状構造がみられる．

4. **毛様細胞性星細胞腫**　Pilocytic astrocytoma

　部分的には乏突起膠腫類似の組織像が出現するが，主要な腫瘍細胞は毛髪様の長く繊細な双極性突起を伸ばす紡錘形細胞である．GFAP は陽性で，IDH1 R132H は陰性である．

5. **胎芽異形成性神経上皮性腫瘍**　Dysembryoplastic neuroepithelial tumor (DNT)

　大脳皮質内に主座があり，多結節性の腫瘍がみられる．Specific glioneuronal element，豊富な粘液様基質産生，floating neuron など特徴的な組織像がみられる．IDH1 R132H は陰性である．

6. **明細胞髄膜腫**　Clear cell ependymoma

　神経実質外に硬膜に付着した腫瘍を形成し，腫瘍組織内には豊富な膠原線維が形成される．ときに松毬様封入体がみられる．腫瘍細胞の細胞質には PAS 陽性 diastase 消化性のグリコーゲンが豊富に含まれる．免疫組織化学的には EMA，vimentin が陽性，Olig2，IDH1 R132H が陰性である．

退形成性乏突起膠腫　Anaplastic oligodendroglioma

▶ 定義

腫瘍全体にあるいは限局的に微小血管増殖像や高い核分裂活性などの退形成性所見を示す乏突起膠腫である．遺伝子解析の結果 *IDH1/2* の変異と 1p/19q 共欠失をもつ腫瘍は「IDH 変異・1p/19q 共欠失型退形成性乏突起膠腫」であり，それ以外の異常を示すものあるいは遺伝子解析が行われない腫瘍は「退形成性乏突起膠腫 NOS」とよばれる．WHO grade Ⅲ．

最初から退形成性乏突起膠腫として発生するものと，乏突起膠腫の経過中に本腫瘍に進展するものとがあり，後者では平均 6.6±4.2 年で悪性転化が起こる[78]．

▶ 臨床的事項

脳腫瘍全国集計では原発性脳腫瘍の 0.9%，神経上皮性腫瘍の 3.3% が本腫瘍である．発生平均年齢は 50.2 歳で成人に多く，30 歳以上が全体の 94% を占めている．15 歳未満の小児例の登録はない．性差はめだたない．

臨床症状としては頭痛，嘔気・嘔吐などの頭蓋内圧亢進症状，局所の巣症状，認知機能障害，けいれん発作などがみられる．

▶ 神経画像所見

MRI T2WI では腫瘍中心部は不均一な mixed-intensity を示し周辺部はびまん性に高信号を示す（**Fig. 32c**）．T1WI では低信号であるが，ガドリニウムにより不均一に増強される（**Fig. 32a, b**）．石灰沈着を認める例では CT で高密度像がみられる．

▶ 腫瘍肉眼像

好発部位は大脳半球であり，6 割以上が前頭葉に発生し，ついで側頭葉と頭頂葉に頻度が高い．比較的限局した軟らかい腫瘍を作り，出血や壊死を伴う（**Fig.**

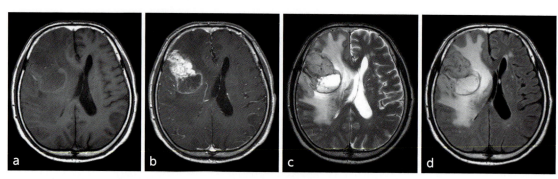

Fig. 32 退形成性乏突起膠腫の MRI 像（関東脳神経外科病院清水庸夫先生提供）
a： 右前頭葉に形成された腫瘍は T1WI では低信号を示している．
b： Gd 強調 T1WI では不均一に造影される腫瘍実質とその後方の嚢胞が描画されている．
c： T2WI では嚢胞は高信号，腫瘍実質は等信号強度を示す．
d： FLAIR では右大脳半球に広範な浮腫が認められる．

1. びまん性星細胞性および乏突起膠細胞性腫瘍

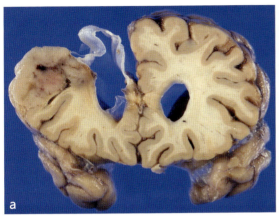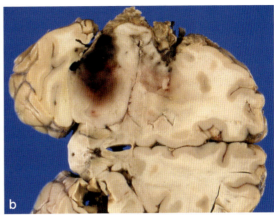

Fig. 33 退形成性乏突起膠腫の肉眼像（治療後再発）
a：右前頭葉に摘出術後の囊胞があり，その外側下方に腫瘍再発がみられる．腫瘍は淡桃褐色で充実性である．
b：右前頭葉・側頭葉に腫瘍再発がみられ，出血と壊死を伴っている．

33a, b）．

▶ 腫瘍組織像

　細胞密度の高い腫瘍であり（**Fig. 34a**），腫瘍細胞には類円形の核，核周囲の明量，乏しい細胞突起など乏突起膠腫としての特徴が認められる（**Fig. 34b, d**）．さらに核クロマチン増加，核形不整と大小不同，核小体の明瞭化など核異型がめだつ（**Fig. 34b, c, d**）．退形成所見として重要なものは核分裂像の増加と微小血管増殖像である（**Fig. 34d**）．乏突起膠腫との鑑別には，「高倍率10視野中に6個以上の核分裂像」あるいは「微小血管増殖像」のいずれかを認める必要がある[79]．壊死巣もしばしば認められ（**Fig. 35a**），核の柵状配列を伴うこともある．腫瘍は周囲の脳にびまん性に浸潤し，大脳皮質では神経細胞周囲の satellitosis がしばしば認められる．GFAP 陽性の gliofibrillary oligodendrocytes と minigemistocytes は乏突起膠腫よりも高頻度に認められ（**Fig. 35b, Fig. 36d**），refractile eosinophilic granular cell も本腫瘍の方に頻度が高い[76]（コラム8, 170頁参照）．間質の血管はよく発達しており，chicken-wire pattern は乏突起膠腫よりもめだつ（**Fig. 34a**）．腫瘍細胞が神経細胞様の分化を示す症例や[80]（コラム7, 169頁参照），まれに肉腫に類似の組織像 "oligosarcoma" を示すこともある[81]．粘液様基質の沈着は本腫瘍でもしばしば認められる（**Fig. 35c**）．ごくまれには紡錘形の腫瘍細胞が柵状配列を示す "polar spongioblastoma pattern" を認めることがある（**Fig. 35d**）．なお，腫瘍内に星細胞腫の成分が出現している場合でも IDH1/2 の変異と 1p/19q 共欠失が認められれば退形成性乏突起星細胞腫とはせず，IDH 変異・1p/19q 共欠失型退形成性乏突起膠腫と診断することが推奨されている．

▶ 免疫組織化学的所見

　免疫組織化学的には腫瘍細胞の核に Olig2 の強い発現を認め（**Fig. 36a**），S-

II. 脳腫瘍の組織型と病理

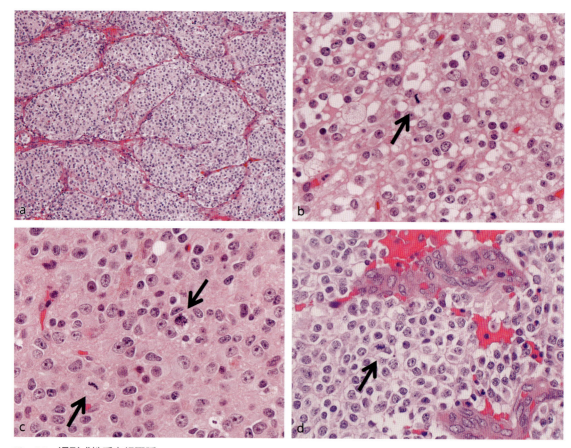

Fig. 34 退形成性乏突起膠腫
a： 細胞密度の高い腫瘍であり，間質には分岐・吻合する血管結合織がよく発達している．
b： 核には腫大，核小体の明瞭化，核分裂像（→）など異型がみられる．細胞質は淡明で，細胞膜が明瞭である．
c： 核周囲明暈の不明瞭な腫瘍細胞からなるところもある．矢印は核分裂像．
d： 間質の血管には壁細胞の増殖，微小血管増殖像がみられる．矢印は核分裂像．

S100蛋白は核と細胞質に発現される（**Fig. 36b**）．GFAPは陰性の細胞が多いが（**Fig. 36c**），一部の細胞では細胞質にGFAPが陽性である（**Fig. 36d**）．IDH1 R132H変異蛋白の陽性率は88％と報告されている[3]（**Fig. 37a**）．P53は陰性ないし弱陽性であり，ATRXの染色性は保たれている．Ki-67陽性率は10％以上の例が多く（**Fig. 37b**），平均13.9％である[82]．

電顕的には腫瘍細胞核には核小体が明瞭で，細胞質にはmitochondriaやribosomesなどの細胞小器官がみられる（**Fig. 38**）．Minigemistocytesとgliofibrillary oligodendrocytesでは細胞質にグリア細線維がよく発達している（**Fig. 39**）．Refractile eosinophilic granular cellsの細胞質にみられる好酸性顆粒は，グリア細線維束の上に沈着した高電子密度物質に相当し，miniature Rosenthal fibersと同じ構造である（**Fig. 40**）．

▶ 遺伝子異常

退形成性乏突起膠腫には*IDH1/2*遺伝子変異が80％以上にみられ，1p/19q共

1. びまん性星細胞性および乏突起膠細胞性腫瘍

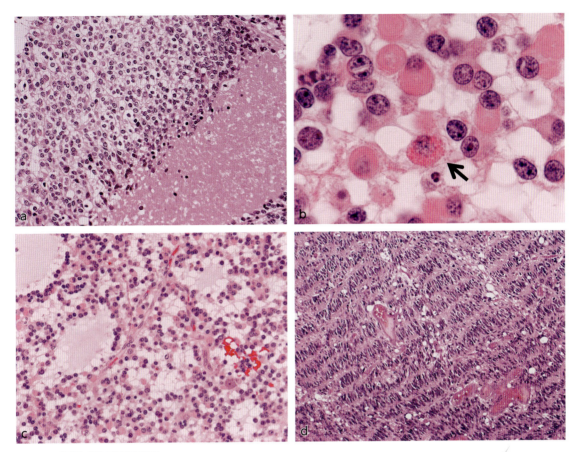

Fig. 35 退形成性乏突起膠腫
a：図右下には壊死巣が認められる．
b：好酸性の細胞質をもつ minigemistocytes と gliofibrillary oligodendrocytes が多い領域であり，中央部には refractile eosinophilic granular cell（→）も認められる．
c：間質には好塩基性を示す粘液様基質が沈着している．
d：紡錘形の腫瘍細胞が柵状に配列し"polar spongioblastoma pattern"を示している．

欠失も60〜70％に検出される（**Fig. 37c, d**）．*TERT*遺伝子プロモーター領域のメチル化も75％以上の高頻度にみられ，とくに*IDH1/2*変異と1p/19q共欠失をもつ腫瘍では98％で陽性である[83]．

▶ 鑑別診断

膠芽腫 Glioblastoma

小細胞性膠芽腫は細胞質の乏しい腫瘍細胞からなり，核周囲明暈はめだたない．免疫組織化学的にIDH1 R132Hは陰性で，1p/19q共欠失は認められない．

II. 脳腫瘍の組織型と病理

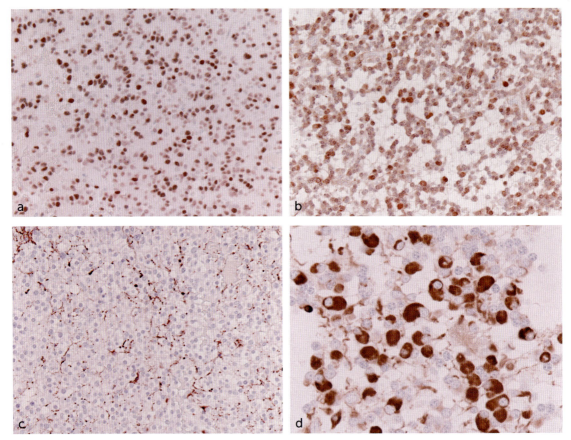

Fig. 36 退形成性乏突起膠腫の免疫組織化学
a：多くの腫瘍細胞では核に Olig2 の発現がみられる.
b：S-100 蛋白は核と細胞質に発現される.
c：腫瘍細胞は GFAP 陰性のものが多い.
d：Minigemistocytes と gliofibrillary oligodendrocytes には GFAP の強い発現がみられる.

乏突起星細胞腫　Oligoastrocytoma,
退形成性乏突起星細胞腫　Anaplastic oligoastrocytoma

▶ 定義

　びまん性膠腫の中で乏突起膠腫の成分と星細胞腫の成分が混在して認められる腫瘍が乏突起星細胞腫（WHO grade II）であり，その構成成分に退形成所見があって悪性性格を示すものが退形成性乏突起星細胞腫（WHO grade III）である．遺伝子解析を行っていない腫瘍および遺伝子解析を行ったが決定的な結果が得られなかった腫瘍は，乏突起星細胞腫 NOS または退形成性乏突起星細胞腫 NOS とそれぞれよばれる.

　組織学的には乏突起膠腫と星細胞腫の成分が混在している場合と，それぞれが領域を作って二相性を示す場合があるといわれている．個々の成分の量的割合については明確な基準は定められていない．また，細胞形態が乏突起膠腫とも星細

1. びまん性星細胞性および乏突起膠細胞性腫瘍

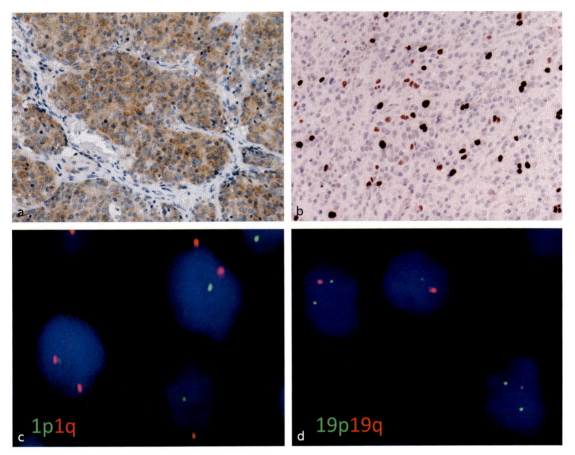

Fig. 37 退形成性乏突起膠腫
a: 腫瘍細胞には IDH1 R132H 変異蛋白の発現がみられる.
b: Ki-67 の陽性率は高い.
c: FISH 法では染色体 1p 上のマーカー (緑) のシグナルが減少している.
d: 染色体 19q 上のマーカー (赤) のシグナルが減少している.
(c, d: 群馬大学病態病理学分野信澤純人先生提供)

胞腫ともつかない腫瘍細胞が認められることも常であり, このような曖昧さのゆえに本腫瘍の形態学的診断には観察者間で大きな食い違いが認められてきた[84]. ところが遺伝子解析を行うと大部分の乏突起星細胞腫は, *IDH*・*TP53*・*ATRX* の変異を認めるびまん性星細胞腫と *IDH* 変異・1p/19q 共欠失・*TERT* プロモーター変異を認める乏突起膠腫のいずれかに分類されることがあきらかになった[61,85]. 退形成乏突起星細胞腫では同様に星細胞腫系および乏突起膠腫系の遺伝子異常を示す腫瘍とともに, さらに IDH-wildtype の glioblastoma も含まれていた. このようにして, 形態学的にみた混合型の膠腫は遺伝子異常の観点からは別々の腫瘍型に分類すべきことがあきらかになり, 形態学的にも遺伝子的にも星細胞腫系・乏突起膠腫系の特徴をもつ腫瘍細胞が共存する真の乏突起星細胞腫・退形成性乏突起星細胞腫 "oligoastrocytic tumor, dual-phenotype" は例外的にしか存在しないことがあきらかになってきた[86,87]. 今後, 乏突起星細胞腫と退形成性乏突起星細胞腫の腫瘍名は次第に使われなくなると推測される. ただし,

Ⅱ. 脳腫瘍の組織型と病理

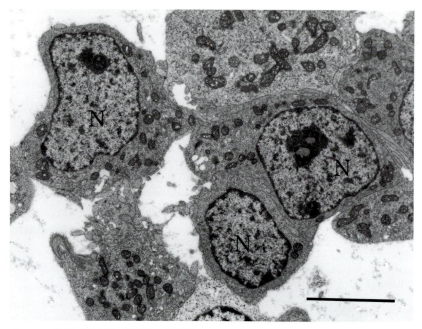

Fig. 38 退形成性乏突起膠腫の電顕像
核（N）には大型の核小体を認め，細胞質は ribosome や mitochondria などの細胞小器官がみられ，中等度の電子密度を示している．Bar＝5 μm．

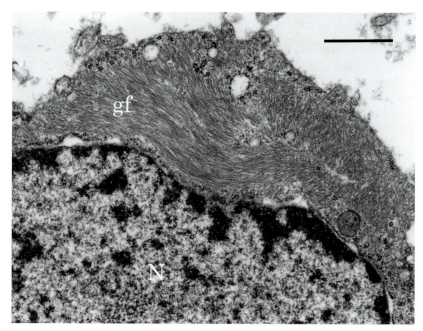

Fig. 39 Gliofibrillary oligodendrocyte の電顕像
よく発達したグリア細線維（gf）が束になって核（N）を取り囲むように走行している．Bar＝1 μm．

1. びまん性星細胞性および乏突起膠細胞性腫瘍

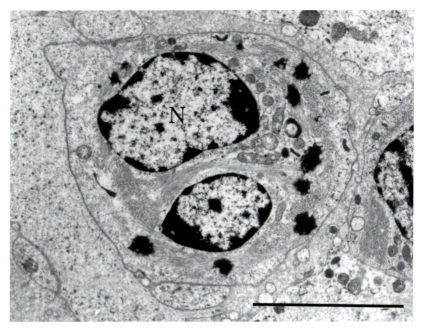

Fig. 40 Refractile eosinophilic granular cell の電顕像
細胞質にはグリア細線維の束がよく発達し，そこに高電子密度物質からなる miniature Rosenthal fibers が形成されている．N: 核，bar＝5μm．

遺伝子解析が普及しどこの施設でも診断に利用可能になるまでの間は，乏突起星細胞腫 NOS および退形成性乏突起星細胞腫 NOS の診断名を使うことは許容されるであろう．

▶ 臨床的事項

　脳腫瘍全国集計によると乏突起星細胞腫の頻度は原発性脳腫瘍の 0.7％，神経上皮性腫瘍の 2.4％であり，乏突起膠腫と同じく成人に多く，男女比は 1：1.2 でわずかに女性に多い．退形成性乏突起星細胞腫の頻度は原発性脳腫瘍の 0.8％，神経上皮性腫瘍の 2.8％であり，成人に発生し，男女比は 1.2：1 でわずかに男性に多い．
　臨床症状は乏突起膠腫，退形成性乏突起膠腫とそれぞれ同様である．

▶ 神経画像所見

　乏突起星細胞腫では石灰沈着がみられること，退形成性乏突起星細胞腫では造影効果がみられることなど，それぞれ乏突起膠腫，退形成性乏突起膠腫と同様である．

▶ 腫瘍肉眼像

　大脳半球に好発し，とくに前頭葉と側頭葉に多い．まれに脳幹にも発生するが小脳にはごく少ない．乏突起星細胞腫は肉眼的に境界の不鮮明な腫瘍であり，退形成性乏突起星細胞腫では出血，壊死，囊胞などを伴う腫瘤を形成する．

Ⅱ. 脳腫瘍の組織型と病理

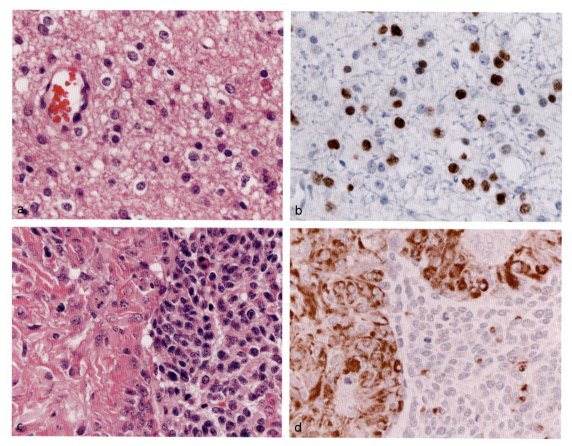

Fig. 41 乏突起星細胞腫（a, b），退形成性乏突起星細胞腫（c, d）
a：類円形核と核周囲明暈をもつ乏突起膠細胞腫の成分と，好酸性の細胞質をもち多極性の突起をもつ星細胞腫成分が混在している．
b：Olig2 陽性細胞は半数程度で，陰性細胞も多数みられる．
c, d：退形成所見を示す腫瘍であり，図左の星細胞腫成分と図右の乏突起膠腫成分がそれぞれ領域を作って共存している．図左の星細胞腫成分は GFAP 強陽性であるが，図右下の乏突起膠腫成分はほとんど GFAP 陰性である．

▶ 腫瘍組織像

　乏突起星細胞腫では異型の弱い乏突起膠腫の成分と星細胞腫の成分が認められ，両者が混在する場合と，それぞれが領域をなして出現する場合がある（**Fig. 41a, b**）．本腫瘍と診断するうえでの各成分の必要量について WHO 分類では定義されていないが，脳腫瘍取扱い規約第 3 版では 10％以上とされていた．退形成性乏突起星細胞腫は細胞密度の高い腫瘍であり，退形成所見を伴う乏突起膠腫成分と星細胞腫成分が混在して増殖する（**Fig. 41c, d**）．核の異型，大小不同，核形不整，核分裂像の増加，微小血管増殖像がみられる．乏突起星細胞腫との鑑別は高倍率 10 視野 6 個以上の核分裂像または微小血管増殖像のいずれかを認める必要がある．

▶ **免疫組織化学的所見**

乏突起星細胞腫と退形成性乏突起星細胞腫は免疫組織化学的には GFAP，S-100P，Olig2，nestin などが陽性である．ただし，GFAP 陽性細胞の中で gliofibrillary oligodendrocytes と minigemistocytes は乏突起膠腫の成分とみなすことになっている．Ki-67 陽性率は乏突起星細胞腫では 6％未満の例が多く，退形成性乏突起星細胞腫では 10％以上の高値を示す．IDH1 R132H 変異蛋白の陽性率はそれぞれ 90％，88％である[3]．

▶ **遺伝子異常**

形態学的に乏突起星細胞腫と診断された 43 例を遺伝子解析した研究では[61]，31 例に乏突起膠腫に特徴的な異常（*IDH1* 変異，1p/19q 共欠失）を認め，11 例にはびまん性星細胞腫の異常（IDH1 R132H 陽性，ATRX 陰性，p53 陽性，1p/19q 保存）がみられた．残る 1 例は放射線照射後の再発腫瘍で特異な異常（IDH1 R132H 陽性，ATRX 陰性，p53 陽性，1p/19q 部分欠失）を示した．これらの結果よりこの論文の著者は乏突起星細胞腫の存在自体に疑問を投げかけた．

memo 乏突起膠腫成分を伴う膠芽腫

WHO 分類第 4 版（WHO2007）では新たな腫瘍組織パターンとして「乏突起膠腫成分を伴う膠芽腫」"glioblastoma with oligodendroglioma component, WHO grade Ⅳ"が採択された．これは壊死巣を伴う退形成性乏突起星細胞腫に対して与えられた名称であり，このような腫瘍は壊死巣をもたない退形成性乏突起星細胞腫に比較して有意に予後不良であるとの報告[84,88]に基づいて決められたものである．しかし本腫瘍型の妥当性については，WHO 分類策定委員会（2006 年 11 月，Heidelberg）の中でも意見が分かれて激しい議論となり，最終的には挙手による多数決でこの名称を採択することが決定された．実際に運用してみると核周囲明暈を伴う小型細胞が出現した膠芽腫がしばしばこの腫瘍名で取り扱われることになってしまい，大きな混乱が生じた．予後の点でも通常の膠芽腫との違いはなく[59]，遺伝子異常の観点からは不均一な腫瘍集団であることが示され[60]，結局，WHO 分類改訂第 4 版（WHO2016）ではこの腫瘍名は不適切であるとして分類から削除された．

■ **文献**

1) Parsons DW, Jones S, Zhang X, et al. An integrated genomic analysis of human glioblastoma multiforme. Science. 2008; 321: 1807-12.
2) Yan H, Parsons DW, Jin G, et al. IDH1 and IDH2 mutations in gliomas. N Engl J Med. 2009; 360: 765-73.
3) Capper D, Weissert S, Balss J, et al. Characterization of R132H mutation-specific IDH1 antibody binding in brain tumors. Brain Pathol. 2010; 20: 245-54.
4) Committee of Brain Tumor Registry of Japan. Report of Brain Tumor Registry of Japan (2001-2004). Neurol Med Chir (Tokyo). 2014; 54 Suppl 1: 1-102.
5) Lottaz C, Beier D, Meyer K, et al. Transcriptional profiles of CD133+ and

CD133− glioblastoma-derived cancer stem cell lines suggest different cells of origin. Cancer Res. 2010; 70: 2030-40.
6) Zhu X, Bergles DE, Nishiyama A. NG2 cells generate both oligodendrocytes and gray matter astrocytes. Development. 2008; 135: 145-57.
7) Nunes MC, Roy NS, Keyoung HM, et al. Identification and isolation of multipotential neural progenitor cells from the subcortical white matter of the adult human brain. Nat Med. 2003; 9: 439-47.
8) Suzuki A, Nobusawa S, Natsume A, et al. Olig2 labeling index is correlated with histological and molecular classifications in low-grade diffuse gliomas. J Neurooncol. 2014; 120: 283-91.
9) Arai H, Ikota H, Sugawara K, et al. Nestin expression in brain tumors: its utility for pathological diagnosis and correlation with the prognosis of high-grade gliomas. Brain Tumor Pathol. 2012; 29: 160-7.
10) Camelo-Piragua S, Jensen M, Ganguly A, et al. Mutant IDH1-specific immunohistochemistry distinguishes diffuse astrocytoma from astrocytosis. Acta Neuropathol. 2010; 119: 509-11.
11) Camelo-Piragua S, Jansen M, Ganguly A, et al. A sensitive and specific diagnostic panel to distinguish diffuse astrocytoma from astrocytosis: chromosome 7 gain with mutant isocitrate dehydrogenase 1 and p53. J Neuropathol Exp Neurol. 2011; 70: 110-5.
12) Takami H, Yoshida A, Fukushima S, et al. Revisiting TP53 Mutations and Immunohistochemistry--A Comparative Study in 157 Diffuse Gliomas. Brain Pathol. 2015; 25: 256-65.
13) Ikemura M, Shibahara J, Mukasa A, et al. Utility of ATRX immunohistochemistry in diagnosis of adult diffuse gliomas. Histopathology. 2016; 69: 260-7.
14) Hartmann C, Meyer J, Balss J, et al. Type and frequency of IDH1 and IDH2 mutations are related to astrocytic and oligodendroglial differentiation and age: a study of 1,010 diffuse gliomas. Acta Neuropathol. 2009; 118: 469-74.
15) Okita Y, Narita Y, Miyakita Y, et al. IDH1/2 mutation is a prognostic marker for survival and predicts response to chemotherapy for grade II gliomas concomitantly treated with radiation therapy. Int J Oncol. 2012; 41: 1325-36.
16) Kannan K, Inagaki A, Silber J, et al. Whole-exome sequencing identifies ATRX mutation as a key molecular determinant in lower-grade glioma. Oncotarget. 2012; 3: 1194-203.
17) Okamoto Y, Di Patre PL, Burkhard C, et al. Population-based study on incidence, survival rates, and genetic alterations of low-grade diffuse astrocytomas and oligodendrogliomas. Acta Neuropathol. 2004; 108: 49-56.
18) Zhang J, Wu G, Miller CP, et al. Whole-genome sequencing identifies genetic alterations in pediatric low-grade gliomas. Nat Genet. 2013; 45: 602-12.
19) Ohgaki H, Dessen P, Jourde B, et al. Genetic pathways to glioblastoma: a population-based study. Cancer Res. 2004; 64: 6892-9.
20) Reuss DE, Mamatjan Y, Schrimpf D, et al. IDH mutant diffuse and anaplastic astrocytomas have similar age at presentation and little difference in survival: a grading problem for WHO. Acta Neuropathol. 2015; 129: 867-73.
21) Teo JG, Gultekin SH, Bilsky M, et al. A distinctive glioneuronal tumor of the adult cerebrum with neuropil-like (including "rosetted") islands: report of

4 cases. Am J Surg Pathol. 1999; 23: 502-10.
22) Barbashina V, Salazar P, Ladanyi M, et al. Glioneuronal tumor with neuropil-like islands (GTNI): a report of 8 cases with chromosome 1p/19q deletion analysis. Am J Surg Pathol. 2007; 31: 1196-202.
23) Killela PJ, Pirozzi CJ, Reitman ZJ, et al. The genetic landscape of anaplastic astrocytoma. Oncotarget. 2014; 5: 1452-7.
24) Sonoda Y, Kumabe T, Nakamura T, et al. Analysis of IDH1 and IDH2 mutations in Japanese glioma patients. Cancer Sci. 2009; 100: 1996-8.
25) Hartmann C, Hentschel B, Wick W, et al. Patients with IDH1 wild type anaplastic astrocytomas exhibit worse prognosis than IDH1-mutated glioblastomas, and IDH1 mutation status accounts for the unfavorable prognostic effect of higher age: implications for classification of gliomas. Acta Neuropathol. 2010; 120: 707-18.
26) Kros JM, Zheng P, Dinjens WN, et al. Genetic aberrations in gliomatosis cerebri support monoclonal tumorigenesis. J Neuropathol Exp Neurol. 2002; 61: 806-14.
27) Desestret V, Ciccarino P, Ducray F, et al. Prognostic stratification of gliomatosis cerebri by IDH1 R132H and INA expression. J Neurooncol. 2011; 105: 219-24.
28) Narasimhaiah D, Miquel C, Verhamme E, et al. IDH1 mutation, a genetic alteration associated with adult gliomatosis cerebri. Neuropathology. 2012; 32: 30-7.
29) Chen L, Voronovich Z, Clark K, et al. Predicting the likelihood of an isocitrate dehydrogenase 1 or 2 mutation in diagnoses of infiltrative glioma. Neuro Oncol. 2014; 16: 1478-83.
30) Singh SK, Clarke ID, Terasaki M, et al. Identification of a cancer stem cell in human brain tumors. Cancer Res. 2003; 63: 5821-8.
31) Singh SK, Clarke ID, Terasaki M, et al. Identification of human brain tumour initiating cells. Nature. 2004; 432: 396-401.
32) Beier D, Hau P, Proescholdt M, et al. CD133(+) and CD133(−) glioblastoma-derived cancer stem cells show differential growth characteristics and molecular profiles. Cancer Res. 2007; 67: 4010-5.
33) Ohgaki H, Kleihues P. Genetic profile of astrocytic and oligodendroglial gliomas. Brain Tumor Pathol. 2011; 28: 177-83.
34) Jackson M, Hassiotou F, Nowak A. Glioblastoma stem-like cells: at the root of tumor recurrence and a therapeutic target. Carcinogenesis. 2015; 36: 177-85.
35) Nakano I. Stem cell signature in glioblastoma: therapeutic development for a moving target. J Neurosurg. 2015; 122: 324-30.
36) Kleihues P, Burger PC, Aldape KD, et al. Glioblastoma. In: Louis DN, et al, editors. WHO Classification of Tumours of the Central Nervous System. Lyon: IARC; 2007. p.33-49.
37) Kleinschmidt-DeMasters BK, Aisner DL, Birks DK, et al. Epithelioid GBMs show a high percentage of BRAF V600E mutation. Am J Surg Pathol. 2013; 37: 685-98.
38) Broniscer A, Tatevossian RG, Sabin ND, et al. Clinical, radiological, histological and molecular characteristics of paediatric epithelioid glioblastoma. Neuropathol Appl Neurobiol. 2014; 40: 327-36.
39) Perry A, Aldape KD, George DH, et al. Small cell astrocytoma: an aggressive variant that is clinicopathologically and genetically distinct from anaplastic oligodendroglioma. Cancer. 2004; 101: 2318-26.

40) Perry A, Miller CR, Gujrati M, et al. Malignant gliomas with primitive neuroectodermal tumor-like components: a clinicopathologic and genetic study of 53 cases. Brain Pathol. 2009; 19: 81-90.
41) Brat DJ, Scheithauer BW, Medina-Flores R, et al. Infiltrative astrocytomas with granular cell features (granular cell astrocytomas): a study of histopathologic features, grading, and outcome. Am J Surg Pathol. 2002; 26: 750-7.
42) Rodriguez FJ, Scheithauer BW, Giannini C, et al. Epithelial and pseudoepithelial differentiation in glioblastoma and gliosarcoma: a comparative morphologic and molecular genetic study. Cancer. 2008; 113: 2779-89.
43) Kleinschmidt-DeMasters BK, Alassiri AH, Birks DK, et al. Epithelioid versus rhabdoid glioblastomas are distinguished by monosomy 22 and immunohistochemical expression of INI-1 but not claudin 6. Am J Surg Pathol. 2010; 34: 341-54.
44) Venneti S, Santi M, Felicella MM, et al. A sensitive and specific histopathologic prognostic marker for H3F3A K27M mutant pediatric glioblastomas. Acta Neuropathol. 2014; 128: 743-53.
45) Louis DN, Ohgaki H, Wiestler OD, et al, editors. WHO Classification of Tumours of the Central Nervous System. Revised 4th ed. Lyon: IARC; 2016.
46) Liu XY, Gerges N, Korshunov A, et al. Frequent ATRX mutations and loss of expression in adult diffuse astrocytic tumors carrying IDH1/IDH2 and TP53 mutations. Acta Neuropathol. 2012; 124: 615-25.
47) Ohno M, Narita Y, Miyakita Y, et al. Secondary glioblastomas with IDH1/2 mutations have longer glioma history from preceding lower-grade gliomas. Brain Tumor Pathol. 2013; 30: 224-32.
48) Buczkowicz P, Bartels U, Bouffet E, et al. Histopathological spectrum of paediatric diffuse intrinsic pontine glioma: diagnostic and therapeutic implications. Acta Neuropathol. 2014; 128: 573-81.
49) Solomon DA, Wood MD, Tihan T, et al. Diffuse Midline Gliomas with Histone H3-K27M Mutation: A Series of 47 Cases Assessing the Spectrum of Morphologic Variation and Associated Genetic Alterations. Brain Pathol. 2016; 26: 569-80.
50) Schwartzentruber J, Korshunov A, Liu XY, et al. Driver mutations in histone H3.3 and chromatin remodelling genes in paediatric glioblastoma. Nature. 2012; 482: 226-31.
51) Khuong-Quang DA, Buczkowicz P, Rakopoulos P, et al. K27M mutation in histone H3.3 defines clinically and biologically distinct subgroups of pediatric diffuse intrinsic pontine gliomas. Acta Neuropathol. 2012; 124: 439-47.
52) Bailey P, Cushing H. A Classification of the Tumors of the Glioma Group on a Histogenetic Basis with a Correlated Study of Prognosis. Philadelphia, London & Montreal: J.B. Lippincott; 1926.
53) Bailey P, Bucy PC. Oligodendrogliomas of the brain. J Pathol Bact. 1929; 32: 735-51.
54) Reifenberger J, Reifenberger G, Liu L, et al. Molecular genetic analysis of oligodendroglial tumors shows preferential allelic deletions on 19q and 1p. Am J Pathol. 1994; 145: 1175-90.
55) Smith JS, Perry A, Borell TJ, et al. Alterations of chromosome arms 1p and 19q as predictors of survival in oligodendrogliomas, astrocytomas, and mixed oligoastrocytomas. J Clin Oncol. 2000; 18: 636-45.

56) Jenkins RB, Blair H, Ballman KV, et al. A t(1;19)(q10;p10) mediates the combined deletions of 1p and 19q and predicts a better prognosis of patients with oligodendroglioma. Cancer Res. 2006; 66: 9852-61.
57) Cairncross JG, Ueki K, Zlatescu MC, et al. Specific genetic predictors of chemotherapeutic response and survival in patients with anaplastic oligodendrogliomas. J Natl Cancer Inst. 1998; 90: 1473-9.
58) Burger PC. What is an oligodendroglioma? Brain Pathol. 2002; 12: 257-9.
59) Hegi ME, Janzer RC, Lambiv WL, et al. Presence of an oligodendroglioma-like component in newly diagnosed glioblastoma identifies a pathogenetically heterogeneous subgroup and lacks prognostic value: central pathology review of the EORTC_26981/NCIC_CE. 3 trial. Acta Neuropathol. 2012; 123: 841-52.
60) Hinrichs BH, Newman S, Appin CL, et al. Farewell to GBM-O: Genomic and transcriptomic profiling of glioblastoma with oligodendroglioma component reveals distinct molecular subgroups. Acta Neuropathol Commun. 2016; 4: 4.
61) Sahm F, Reuss D, Koelsche C, et al. Farewell to oligoastrocytoma: in situ molecular genetics favor classification as either oligodendroglioma or astrocytoma. Acta Neuropathol. 2014; 128: 551-9.
62) Bouvier C, Bartoli C, Aquirre-Cruz L, et al. Shared oligodendrocyte lineage gene expression in gliomas and oligodendrocyte progenitor cells. J Neurosurg. 2003; 99: 344-50.
63) Ligon KL, Alberta JA, Kho AT, et al. The oligodendroglial lineage marker OLIG2 is universally expressed in diffuse gliomas. J Neuropathol Exp Neurol. 2004; 63: 499-509.
64) Persson AI, Petritsch C, Swartling FJ, et al. Non-stem cell origin for oligodendroglioma. Cancer Cell. 2010; 18: 669-82.
65) Raff MC, Miller RH, Noble M. A glial progenitor cell that develops in vitro into an astrocyte or an oligodendrocyte depending on culture medium. Nature. 1983; 303: 390-6.
66) Lindberg N, Jiang Y, Xie Y, et al. Oncogenic signaling is dominant to cell of origin and dictates astrocytic or oligodendroglial tumor development from oligodendrocyte precursor cells. J Neurosci. 2014; 34: 14644-51.
67) Riemenschneider MJ, Reifenberger G. Molecular neuropathology of gliomas. Int J Mol Sci. 2009; 10: 184-212.
68) Bettegowda C, Agrawal N, Jiao Y, et al. Mutations in CIC and FUBP1 contribute to human oligodendroglioma. Science. 2011; 333: 1453-5.
69) Suzuki H, Aoki K, Chiba K, et al. Mutational landscape and clonal architecture in grade Ⅱ and Ⅲ gliomas. Nat Genet. 2015; 47: 458-68.
70) Perry A, Burton SS, Fuller GN, et al. Oligodendroglial neoplasms with ganglioglioma-like maturation: a diagnostic pitfall. Acta Neuropathol. 2010; 120: 237-52.
71) Rousseau A, Nutt CL, Betensky RA, et al. Expression of oligodendroglial and astrocytic lineage markers in diffuse gliomas: use of YKL-40, ApoE, ASCL1, and NKX2-2. J Neuropathol Exp Neurol. 2006; 65: 1149-56.
72) Eigenbrod S, Roeber S, Thon N, et al. alpha-Internexin in the diagnosis of oligodendroglial tumors and association with 1p/19q status. J Neuropathol Exp Neurol. 2011; 70: 970-8.
73) Buckley PG, Alcock L, Heffernan J, et al. Loss of chromosome 1p/19q in oligodendroglial tumors: refinement of chromosomal critical regions and evaluation of internexin immunostaining as a surrogate marker. J Neuro-

pathol Exp Neurol. 2011; 70: 177-82.
74) Nagaishi M, Suzuki A, Nobusawa S, et al. Alpha-internexin and altered CIC expression as a supportive diagnostic marker for oligodendroglial tumors with the 1p/19q co-deletion. Brain Tumor Pathol. 2014; 31: 257-64.
75) Matsumura N, Nobusawa S, Ikota H, et al. Coexpression of cyclin D1 and alpha-internexin in oligodendroglial tumors. Brain Tumor Pathol. 2015; 32: 261-7.
76) Yoshida T, Nakazato Y. Characterization of refractile eosinophilic granular cells in oligodendroglial tumors. Acta Neuropathol. 2001; 102: 11-9.
77) Arita H, Narita Y, Fukushima S, et al. Upregulating mutations in the TERT promoter commonly occur in adult malignant gliomas and are strongly associated with total 1p19q loss. Acta Neuropathol. 2013; 126: 267-76.
78) Ohgaki H, Kleihues P. Population-based studies on incidence, survival rates, and genetic alterations in astrocytic and oligodendroglial gliomas. J Neuropathol Exp Neurol. 2005; 64: 479-89.
79) Giannini C, Scheithauer BW, Weaver AL, et al. Oligodendrogliomas: reproducibility and prognostic value of histologic diagnosis and grading. J Neuropathol Exp Neurol. 2001; 60: 248-62.
80) Tanaka Y, Nobusawa S, Yagi S, et al. Anaplastic oligodendroglioma with ganglioglioma-like maturation. Brain Tumor Pathol. 2012; 29: 221-8.
81) Rodriguez FJ, Scheithauer BW, Jenkins R, et al. Gliosarcoma arising in oligodendroglial tumors ("oligosarcoma"): a clinicopathologic study. Am J Surg Pathol. 2007; 31: 351-62.
82) Snuderl M, Eichler AF, Ligon KL, et al. Polysomy for chromosomes 1 and 19 predicts earlier recurrence in anaplastic oligodendrogliomas with concurrent 1p/19q loss. Clin Cancer Res. 2009; 15: 6430-7.
83) Arita H, Narita Y, Takami H, et al. TERT promoter mutations rather than methylation are the main mechanism for TERT upregulation in adult gliomas. Acta Neuropathol. 2013; 126: 939-41.
84) Kros JM, Gorlia T, Kouwenhoven MC, et al. Panel review of anaplastic oligodendroglioma from European Organization For Research and Treatment of Cancer Trial 26951: assessment of consensus in diagnosis, influence of 1p/19q loss, and correlations with outcome. J Neuropathol Exp Neurol. 2007; 66: 545-51.
85) Cancer Genome Atlas Research Network, Brat DJ, Verhaak RG, et al. Comprehensive, Integrative Genomic Analysis of Diffuse Lower-Grade Gliomas. N Engl J Med. 2015; 372: 2481-98.
86) Huse JT, Diamond EL, Wang L, et al. Mixed glioma with molecular features of composite oligodendroglioma and astrocytoma: a true "oligoastrocytoma"? Acta Neuropathol. 2015; 129: 151-3.
87) Qu M, Olofsson T, Sigurdardottir S, et al. Genetically distinct astrocytic and oligodendroglial components in oligoastrocytomas. Acta Neuropathol. 2007; 113: 129-36.
88) Miller CR, Dunham CP, Scheithauer BW, et al. Significance of necrosis in grading of oligodendroglial neoplasms: a clinicopathologic and genetic study of newly diagnosed high-grade gliomas. J Clin Oncol. 2006; 24: 5419-26.

〔中里洋一〕

column 4 コラム Rhabdoid glioblastoma と epithelioid glioblastoma

　Rhabdoid glioblastoma と epithelioid glioblastoma は髄液播種を起こしやすく，きわめて悪性度が高く重要な腫瘍型であるが，研究者によって疾患概念が異なっており，腫瘍名の混乱がみられる．文献上最初に rhabdoid glioblastoma とされた症例は Wyatt-Ashamead らの症例で，high grade astrocytoma の像を示す腫瘍内にラブドイド細胞が巣状に出現し，その要素が 22 番染色体のモノソミーを呈した例であり[1]，のちに Kleinschmidt-DeMasters らは，INI1 免疫染色で陰性化を確認し，同様の特徴を示す 1 例をくわえて 2 例を報告している[2]．その際に，ラブドイド細胞によく類似する封入体様構造を有する細胞が出現するが，INI1 陰性化がみられない細胞からなる腫瘍を epithelioid glioblastoma とした（**Fig. 1〜Fig. 4**）．一方，彼女らの定義と異なり，同様の細胞をラブドイド細胞として INI1 が陰性化していなくとも rhabdoid glioblastoma の名称で報告されている論文も多い[3-8]．

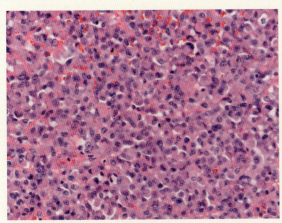

Fig. 1 Epithelioid glioblastoma
突起のない円形細胞のびまん性増殖からなる．

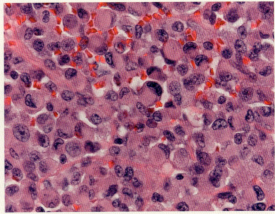

Fig. 2 Epithelioid glioblastoma
円形の封入体様構造を有するラブドイド細胞に類似した細胞が出現する．

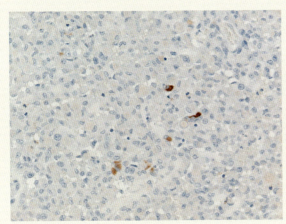

Fig. 3 Epithelioid glioblastoma の GFAP 染色
陽性細胞は少なく，多くの細胞は陰性である．

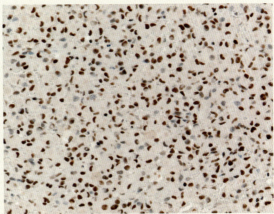

Fig. 4 Epithelioid glioblastoma の INI1 染色
腫瘍細胞の核が陽性である．

II. 脳腫瘍の組織型と病理

　Epithelioid glioblastoma は Fuller ら[9]によって提唱された腫瘍型で，豊富な好酸性細胞質を有し，突起をもたない円形の細胞が密に pack され，細胞間に線維性基質が存在しないことが特徴とされるが，抄録であるため，実際の組織像を図で確認することはできない．Rosenblum ら[10]が命名した lipid-rich epithelioid glioblastoma や Rodriguez ら[11]が epithelioid glioblastoma として提示した組織像の特徴は，核が中央に位置し，突起のない大型の細胞質をもつ腫瘍細胞が接着して充実性胞巣やシート状の配列を示し増殖するものと受け取れる．これに対して Kleinschmidt-DeMasters らが提示した epithelioid glioblastoma の組織像はやや異なっており，核が偏在し，好酸性の細胞質を有する円形の細胞が，びまん性に増殖し，むしろ接着性の乏しい細胞からなるような腫瘍も含まれている．Epithelioid glioblastoma の名称で報告されている腫瘍も均質ではない．

　WHO 2016 年分類では glioblastoma, IDH wildtype の variant として epithelioid gliobalstoma の腫瘍名が新たに加えられた．基本的には Kleinschmidt-Demasters らの定義が採用されている．また，rhabdoid glioblastoma については，前述したように INI1 が陰性化したラブドイド細胞要素を伴う high grade astrocytoma をさしていたが，多形黄色星細胞腫や神経節膠腫，上衣腫などの従来の組織型の神経上皮性腫瘍のなかに INI1 陰性ラブドイド細胞要素が出現した症例が報告されており[12]，これらと同様に high grade astrocytoma のなかに生じた二次性非定型奇形腫様ラブドイド腫瘍 secondary atypical teratoid/rhabdoid tumor と解釈すべき腫瘍と考えられる．

■文献

1) Wyatt-Ashamead J, Kleinschmidt-DeMasters BK, Hill DA, et al. Rhabdoid glioblastoma. Clin Neuropathol. 2001; 20: 248-55.
2) Kleinschmidt-DeMasters BK, Alassiri AH, Birks DK, et al. Epithelioid versus rhabdoid glioblastomas are distinguished by monosomy 22 and immunohistochemical expression of INI-1 but not claudin 6. Am J Surg Pathol. 2010; 34: 341-54.
3) Lath R, Unosson D, Blumbergs P, et al. Rhabdoid glioblastoma: a case report. J Clin Neurosci. 2003; 10: 325-8.
4) Fung KM, Perry A, Payer TD, et al. Rhabdoid glioblastoma in an adult. Pathology. 2004; 36: 585-7.
5) He MX, Wang JJ. Rhabdoid glioblastoma: case report and literature review. Neuropathology. 2011; 31: 421-6.
6) Momota H, Iwami K, Fujii M, et al. Rhabdoid glioblastoma: case report and literature review. Brain Tumor Pathol. 2011; 28: 65-70.
7) Byeon SJ, Cho HJ, Park CK, et al. Rhabdoid glioblastoma is distinguishable from classical glioblastoma by cytogenetics and molecular genetics. Hum Pathol. 2014; 45: 611-20.
8) Babu R, Hatef J, Mclendon RE, et al. Clinicopathological characteristics and treatment of rhabdoid glioblastoma. J Neurosurg. 2013; 119: 412-9.
9) Fuller GN, Goodman JC, Vogel H, et al. Epithelioid glioblastoma: a distinct clinicopathologic entity. J Neuropathol Exp Neurol. 1998; 57: 501.
10) Rosenblum MK, Erlandson RA, Budzilovich GN. The lipid-rich epithelioid glioblastoma. Am J Surg Pathology. 1991; 15: 925-34.
11) Rodriguez FJ, Scheithauer BW, Giannini C, et al. Epithelial and pseudoepithelial differentiation in glioblastoma and gliosarcoma. Cancer. 2008; 113: 2779-89.
12) Nobusawa S, Hirato J, Sugai T, et al. Atypical teratoid/rhabdoid tumor(AT/RT) arising from ependymoma: a type of AT/RT secondarily developing from other primary central nervous system tumors. J Neuropathol Exp Neurol. 2016; 75: 167-74.

〔平戸純子〕

column 5 コラム Gliosarcoma と EMT

[定義]

　Gliosarcoma は glioblastoma, IDH-wildtype の亜型に分類されており，glioblastoma 全体の約 2%ときわめてまれな腫瘍である．Gliosarcoma は病理組織学的に，膠腫成分と間葉系成分の 2 相性パターンを特徴とし，膠腫成分は典型的な glioblastoma の像を示し，間葉系成分では線維芽細胞様の異型細胞が束状に増殖する．レチクリン染色は診断に有用で，間葉系成分に限局した線維性結合組織の増生が同定される（**Fig. 1**）．

[組織発生]

　間葉系腫瘍成分の発生起源に関して，かつては形態学的・免疫組織化学的特徴から，glioblastoma 特有の反応性血管が腫瘍化したものと考えられていた[1,2]．その後遺伝子解析研究が進み，間葉系成分と膠腫成分は共通の遺伝子異常を有することが証明され，モノクローナルな腫瘍であることがあきらかになった[3-6]．つまり gliosarcoma の間葉系様細胞は，遺伝子異常を有するグリア前駆細胞からの異分化，

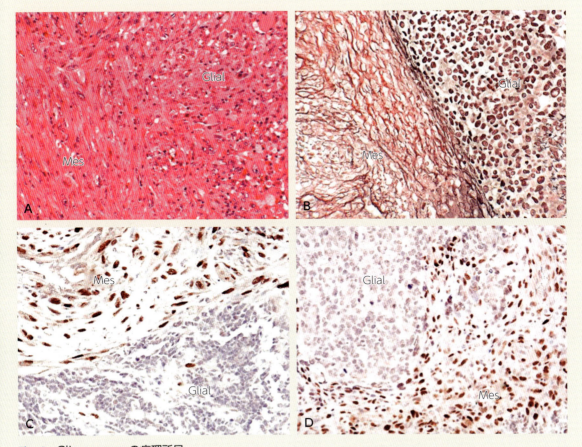

Fig. 1　Gliosarcoma の病理所見
典型的な glioblastoma の像を呈する膠腫成分（Glial）と，紡錘形細胞にて構成される間葉系成分（Mes）が混在する．HE 染色（A）．レチクリン染色では，間葉系腫瘍を取り囲む線維形成がみられる（B）．上皮間葉系移行関連転写因子（Slug: C，Twist: D）の核内発現は，間葉系成分に限局している．

II. 脳腫瘍の組織型と病理

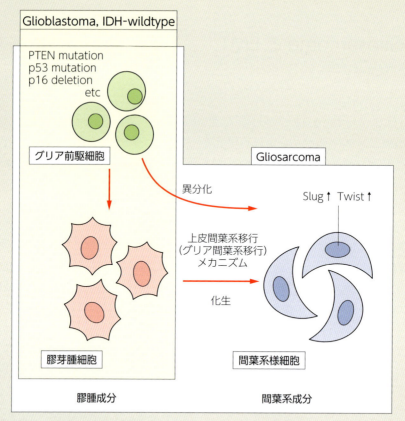

Fig. 2 Gliosarcoma 発生メカニズム

あるいは膠芽腫細胞からの化生により発生する．この形質転換メカニズムは長年不明であったが，近年の研究結果から上皮間葉系移行 epithelial-mesenchymal transition（EMT）の関連性が提唱されるようになった（**Fig. 2**）．

［上皮間葉系移行］

上皮間葉系移行は，初期胚発生において上皮細胞が運動性の高い間葉系形質を獲得する現象であり，癌細胞における浸潤転移メカニズムへの関与があきらかにされ，話題となっている[7,8]．Slug，Twist などの転写制御因子は，重要な上皮間葉系移行誘導分子であり，マトリックスメタロプロテアーゼ分泌を介した基底膜タイプIVコラーゲンの分解，またカドヘリン分泌調整により細胞間接着を減少させ細胞の遊走能を亢進させる．近年これらの転写制御因子が，gliosarcoma の間葉系成分に限局して高発現していることが確認された（**Fig. 1**）[9]．また神経膠腫細胞株に転写制御因子を発現させると，間葉系細胞への形態変化，遊走能・浸潤能亢進，間葉系マーカーの発現が誘導されることから，gliosarcoma の組織発生に上皮間葉系移行メカニズムが関与している可能性が示された（グリア間葉系移行）[10,11]．

■文献
1) Schiffer D, Giordana MT, Mauro A, et al. GFAP, F VIII/RAg, laminin, and fibronectin in gliosarcomas: an immunohistochemical study. Acta Neuropathol. 1984; 63: 108-16.
2) Slowik F, Jellinger K, Gaszo L, et al. Gliosarcomas: histological, immunohistochemical, ultrastructural, and tissue culture studies. Acta Neuropathol. 1985; 67: 201-10.

3) Reis RM, Konu-Leblebicioglu D, Lopes JM, et al. Genetic profile of gliosarcomas. Am J Pathol. 2000; 156: 425-32.
4) Actor B, Cobbers JM, Buschges R, et al. Comprehensive analysis of genomic alterations in gliosarcoma and its two tissue components. Genes Chromosomes Cancer. 2002; 34: 416-27.
5) Biernat W, Aguzzi A, Sure U, et al. Identical mutations of the p53 tumor suppressor gene in the gliomatous and the sarcomatous components of gliosarcomas suggest a common origin from glial cells. J Neuropathol Exp Neurol. 1995; 54: 651-6.
6) Boerman RH, Anderl K, Herath J, et al. The glial and mesenchymal elements of gliosarcomas share similar genetic alterations. J Neuropathol Exp Neurol. 1996; 55: 973-81.
7) Thiery JP. Epithelial-mesenchymal transitions in tumour progression. Nat Rev Cancer. 2002; 2: 442-54.
8) Polyak K, Weinberg RA. Transitions between epithelial and mesenchymal states: acquisition of malignant and stem cell traits. Nat Rev Cancer. 2009; 9: 265-73.
9) Nagaishi M, Kim YH, Mittelbronn M, et al. Amplification of the STOML3, FREM2, and LHFP genes is associated with mesenchymal differentiation in gliosarcoma. Am J Pathol. 2012; 180: 1816-23.
10) Yang HW, Menon LG, Black PM, et al. SNAI2/Slug promotes growth and invasion in human gliomas. BMC Cancer. 2010; 10: 301.
11) Mikheeva SA, Mikheev AM, Petit A, et al. TWIST1 promotes invasion through mesenchymal change in human glioblastoma. Mol Cancer. 2010; 9: 194.

〔永石雅也〕

1p/19q codeletion

　乏突起膠腫における染色体1p/19qの共欠失は1994年にはじめて報告された[1]．これは染色体1番の短腕と19番の長腕がそれぞれ1コピー，全域にわたり欠失するという特異な染色体異常である．1990年代においてすでに，*TP53*変異は星細胞腫，1p/19q共欠失は乏突起膠腫に特徴的で，しかもそれぞれは相互排他的であることが確立されたが，1p/19q共欠失のメカニズムはその後しばらく不明だった．2006年に染色体1番と19番がそれぞれのセントロメア近傍で不均衡転座t(1;19)(q10;p10)をきたし，それにより形成された派生染色体が脱落することが形成機序であると報告された[2]．染色体転座は軟部腫瘍，血液腫瘍ではよくみられる現象であり，転座により生じた融合遺伝子が腫瘍発生に深くかかわることがしばしばあるが，乏突起膠腫の1p/19q共欠失では転座によって生じる融合遺伝子はないとされている．このため1p，19q上に存在する腫瘍抑制遺伝子が予想されてきた．2011年に1p31.1に局在する*FUBP1*と19q13.2に局在する*CIC*が乏突起膠腫において高い変異率を呈することがわかり，腫瘍発生との関連が疑われている[3]．

　星細胞腫と乏突起膠腫は脳腫瘍病理学の黎明期から別個の腫瘍として区別されており，分子遺伝学的にも*TP53*変異は星細胞腫，染色体1p/19q共欠失は乏突起膠腫に特徴的であることがあきらかにされてきたが，2008年以降に*IDH1/2*変異が両者に共通して高率にみいだされ，グリオーマの発生系統図が大きく書き換えられることになった．つまり，星細胞腫と乏突起膠腫の前駆細胞は実は共通なものであり，*IDH*変異を獲得後に*TP53*や*ATRX*などの変異が生じると星細胞腫に，*IDH*変異に1p/19q共欠失とTERTプロモータ変異などがくわわると乏突起膠腫になるという，一連の遺伝子変異の積み重ねがそれぞれの腫瘍を形づくるという概念が確立されつつある[4]．

　病理診断の現場において1p/19q codeletionの解析はFISHで行われることが多いが，特定の遺伝子座を標的にしたFISHではwhole armの染色体脱落を検出したことにはならない問題が指摘されている．染色体1pや19qの部分欠失は種々の腫瘍で生じうるので，それらを確実に除外するにはcomparative genomic hybridizationなどの手法がよいとされているが，手間や費用の点から普及していない．病理診断の現場で利用可能な，低コストで簡便なwhole arm 1p/19q codeletionの検索法が待望されている．

■文献
1) Reifenberger J, Reifenberger G, Liu L, et al. Molecular genetic analysis of oligodendroglial tumors shows preferential allelic deletions on 19q and 1p. Am J Pathol. 1994; 145: 1175-90.
2) Griffin CA, Burger P, Morsberger L, et al. Identification of der(1;19)(q10;p10) in five oligodendrogliomas suggests mechanism of concurrent 1p and 19q loss. J Neuropathol Exp Neurol. 2006; 65: 988-94.
3) Bettegowda C, Agrawal N, Jiao Y, et al. Mutations in CIC and FUBP1 contribute to human oligodendroglioma. Science. 2011; 333: 1453-5.
4) Reifenberger G, Collins VP, Hartmann C, et al. Oligodendroglioma, IDH-mutant and 10/19q-codeleted. In: Louis DN, Ohgaki H, Wiestler OD, et al, editors. WHO Classification of Tumours of the Central Nervous System. Revised 4th ed. Lyon: IARC Press; 2016. p.60-9.

〔横尾英明〕

column 7 コラム　オリゴ系腫瘍における神経細胞分化

　2010年にArie Perryらにより，"oligodendroglial neoplasms with ganglioglioma-like maturation"，すなわち，乏突起膠細胞系腫瘍の中に，島状に，あるいはばらばらと，ganglion cellの集簇巣　ganglioglioma-like foci（GGLF）が出現する腫瘍が報告された（**Fig. 1**）．この腫瘍の診断に際しては，GGLFが腫瘍要素であることの確認と，神経節膠腫　gangliogliomaとの鑑別が求められる．Ganglion cellの腫瘍性格については，形態異常や分布の異常，多核細胞の存在などが参考となるが，腫瘍内に巻き込まれた既存のganglion cellも種々の変性所見を呈するため，腫瘍の発生部位（皮質か白質か）などを念頭に置いた慎重な判定が求められる．神経節膠腫，とくに乏突起膠細胞系腫瘍をグリア成分とする神経節膠腫との鑑別については，Perryらは，臨床所見や臨床経過，画像所見が両者では異なる点，およびeosinophilic granular bodyやCD34陽性細胞がGGLFにはみられない点をあげている．さらに，GGLFを伴う乏突起膠細胞系腫瘍は，通常の乏突起膠細胞系腫瘍と同様，染色体1p/19qの共欠失や*IDH1/2*遺伝子変異を示すことが多く，その際ganglion cellにも同様の共欠失や遺伝子変異がみられる，という点も鑑別に有用である．この乏突起膠細胞系腫瘍の特異なvariantを的確に診断することで，「神経節膠腫」と診断することによる過小治療のリスクを回避することができる．

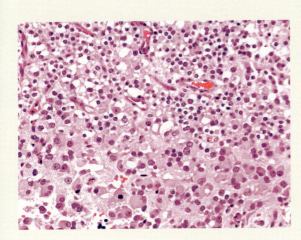

Fig. 1 Anaplastic oligodendroglioma内に出現したGGLF（図の下半分）

■文献
1) Perry A, Burton SS, Fuller GN, et al. Oligodendroglial neoplasms with ganglioglioma-like maturation: a diagnostic pitfall. Acta Neuropathol. 2010; 120: 237-52.
2) Tanaka Y, Nobusawa S, Yagi S, et al. Anaplastic oligodendroglioma with ganglioglioma-like maturation. Brain Tumor Pathol. 2012; 29: 221-8.

［田中優子］

column 8 コラム Refractile eosinophilic granular cells

　オリゴデンドログリア系腫瘍には，細胞質内に好酸性の顆粒状物を充満させた類円形細胞がしばしば認められる．この好酸性顆粒細胞に関する過去の報告は 1976 年の Takei ら[1])の論文が最初で，好酸性顆粒の特徴は PAS 染色に陽性を示し，その本体はライソゾームの autophagic vacuoles であり，腫瘍細胞の退行性変化を示すものとされている．

　ここに掲載した好酸性顆粒細胞は従来報告されたものとはあきらかに異なるもので，より好酸性が強く，屈折性を示し（**Fig. 1**），PAS 染色は陰性である（**Fig. 2**）．その本体はグリア細線維に付随する高電子密度の構造物であり（**Fig. 3，Fig. 4**），Rosenthal fiber に類似していることがわかった．われわれはこの好酸性顆粒細胞を refractile eosinophilic granular cells（rEGCs）とよんでいる[2)]．この rEGCs の特徴は，オリゴデンドログリア系腫瘍の約 60％にみられ，退形成性変化を示す腫瘍に高頻度に出現する傾向がある．また，血管結合織により腫瘍が分葉状に区画されているものに多くみいだされ，ときに血管近

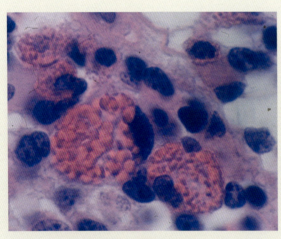

Fig. 1 好酸性顆粒細胞（rEGCs）

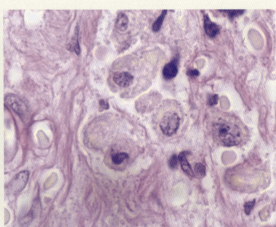

Fig. 2 PAS 染色陰性

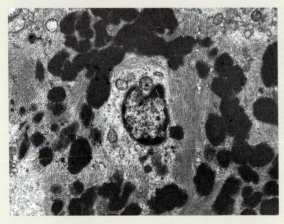

Fig. 3 グリア細線維に付随する高電子密度の構造物

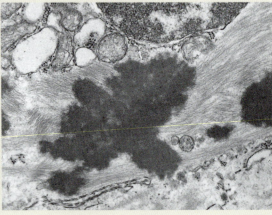

Fig. 4 グリア細線維との移行像

傍や膠原線維の豊富な部位に集簇し，小葉中心部には少ない傾向がある．好酸性顆粒細胞はオリゴデンドログリア系腫瘍に出現する腫瘍細胞であるが，増殖能は低いようである．

■文献　1) Takei Y, Mirra SS, Miles ML. Eosinophilic granular cells in oligodendrogliomas. An ultrastructural study. Cancer. 1976; 38: 1968-76.
2) Yoshida T, Nakazato Y. Characterization of refractile eosinophilic granular cells in oligodendroglial tumors. Acta Neuropathol. 2001; 102: 11-9.

〔吉田孝友，中里洋一〕

Ⅱ. 脳腫瘍の組織型と病理

2 限局性星細胞性腫瘍
Localized astrocytic tumors

　星細胞系腫瘍群のうち比較的限局した腫瘍を形成するものはびまん性星細胞腫群とは異なる臨床病理像および遺伝子異常を示すことから「限局性星細胞性腫瘍」としてまとめられる（**Table 1**）．これらには *BRAF* 遺伝子の異常を特徴とする毛様細胞性星細胞腫と多形黄色星細胞腫および *TSC1*，*TSC2* 遺伝子の異常が関連する上衣下巨細胞性星細胞腫が含まれる．毛様粘液性星細胞腫は腫瘍型としての独立性に不明な点があり，WHO 分類表では斜体で表記されている．Pleomorphic xanthoastrocytoma with anaplastic features とよばれた腫瘍は独立した腫瘍概念として認定され退形成性多形黄色細胞腫との名称が与えられている．

Table 1 Localized astrocytic tumours　限局性星細胞性腫瘍の分類表
（WHO 分類改訂第 4 版，WHO2016）

Pilocytic astrocytoma　毛様細胞性星細胞腫
Pilomyxoid astrocytoma　毛様粘液性星細胞腫
Subependymal giant cell astrocytoma　上衣下巨細胞性星細胞腫
Pleomorphic xanthoastrocytoma　多形黄色星細胞腫
Anaplastic pleomorphic xanthoastrocytoma　退形成性多形黄色星細胞腫

毛様細胞性星細胞腫　Pilocytic astrocytoma

▶ 定義

　繊細な長い突起を伸ばすよく分化した星細胞が密にあるいは疎に配列して比較的限局した腫瘍を作る星細胞腫である．WHO grade Ⅰ．
　小児と若年成人に多く，その増殖は緩満で，しばしば囊胞を伴う．変性構造物と考えられるローゼンタール線維 Rosenthal fibers と好酸性顆粒小体 eosinophilic granular bodies が存在することも組織学的な特徴である．遺伝子異常では MAP キナーゼ経路に係わる *BRAF* 遺伝子の融合遺伝子や点突然変異がしばしば認められる．本腫瘍には oligodendroglioma に関連の深い転写因子である SOX10 や Olig2 が高発現されており[1-3]，このことは星細胞と乏突起膠細胞との共通の前駆細胞からの組織由来を示唆している．一方，視交叉・視床下部に発生する本腫瘍については NOTCH2 の発現より第三脳室底に存在する radial glia が母細胞として推定されている[4]．

2. 限局性星細胞性腫瘍

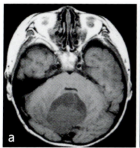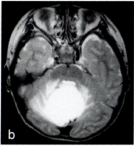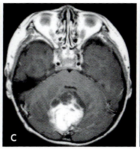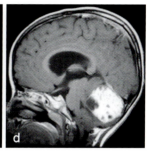

Fig. 1　毛様細胞性星細胞腫の MRI 像（秋田大学脳神経外科笹嶋寿郎先生提供）
a：小脳に囊胞を伴う腫瘍がみられ，壁在結節は T1WI で軽度低信号ないし等信号強度を示している．
b：T2WI では腫瘍実質は高信号強度を示している．周囲の小脳には浮腫がみられる．
c, d：腫瘍実質組織はガドリニウムにより強く造影される．

▶ 臨床的事項

　　発生頻度は全国脳腫瘍集計では原発性脳腫瘍の 1.5%，神経上皮性腫瘍の 5.4% である．小児から若年成人に多く，15 歳未満が 52% を占めている．性差はない．
　　視神経や視交叉に発生する本腫瘍は視神経膠腫の大部分を占めており，視床下部，第三脳室領域も好発部位である．視力障害，眼球突出，視床下部下垂体系の障害などをきたす．この部に発生する視神経，視床下部の pilocytic astrocytoma は乳幼児期から小児期に多いが，大脳半球に発生する腫瘍はより年齢層が高く，若年成人に好発する．強く造影される限局性の腫瘤を作り，囊胞を伴うことが多い．同年齢期の大脳半球には diffuse astrocytoma も多いので，本腫瘍との鑑別が重要である．小脳は pilocytic astrocytoma の好発部位である．10 歳代に多く，小脳症状や水頭症をきたす．これまで漠然と小脳星細胞腫とよばれていたものの多くは pilocytic astrocytoma と考えられる．小脳の pilocytic astrocytoma はくも膜下腔への浸潤が高頻度にみられ，また白質内への軽度の浸潤も少なくはない．頻度は少ないが脳幹にも pilocytic astrocytoma は発生する．この部位に好発する diffuse astrocytoma に比べて，限局したよく造影される多囊胞性腫瘤が特徴である．脊髄の pilocytic astrocytoma も若年者に発生し，造影される限局性腫瘤を作る．

▶ 神経画像所見

　　境界鮮明な丸みのある囊胞性腫瘤として描画される．囊胞壁には腫瘍成分が壁在結節として認められ，この部分は T1WI で軽度低信号，T2WI で不均一な高信号を示しガドリニウムで強く造影される（**Fig. 1**）．囊胞内容は T1WI で低信号，T2WI で高信号である．囊胞壁がリング状に造影されることがしばしばあるが，造影部の壁には腫瘍が存在しない場合が多い[5]．腫瘍周囲組織の浮腫は軽度である．視神経の毛様細胞性星細胞腫は NF 症例では視神経から視交叉を主座とし，同部のこぶ状の肥厚を特徴とするが，非 NF 例では視交叉・視床下部を主座とする囊胞性腫瘤を作る傾向がある[6]．

173

Ⅱ. 脳腫瘍の組織型と病理

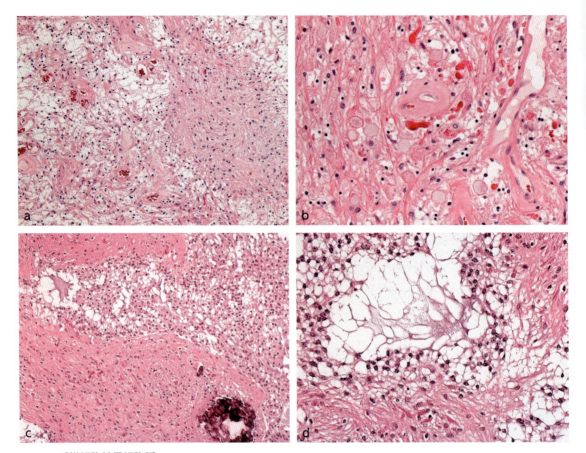

Fig. 2　毛様細胞性星細胞腫
a：細胞密度の低い腫瘍で，腫瘍細胞が充実性に集簇するところと細胞間間隙が開いているところがある．
b：腫瘍細胞の核は小型で細胞体から細長い突起が伸びている．細胞間にRosenthal線維と好酸性顆粒小体がみられ，血管壁は硝子様に肥厚している．
c：二相性組織像が明瞭で，左下に充実性領域，右上に海綿状領域がみられる．右下には石灰沈着が認められる．
d：海綿状領域の腫瘍細胞は多極性突起を伸ばすものもある．

▶ 腫瘍肉眼像

　　好発部位は小脳，視神経・視交叉部，視床下部，脳幹などであり，脊髄やまれには大脳にも発生する．限局性の軟らかい腫瘤を作り，しばしば嚢胞を随伴する．

▶ 腫瘍組織像

　　発生部位によってあるいは症例ごとに pilocytic astrocytoma の組織像は少しずつ異なっている．一般に細胞密度は低く，水腫性・粘液性の基質成分が豊富である（**Fig. 2a**）．細胞の異型は乏しく，間質には変性構造物がしばしば出現する（**Fig. 2b**）．よく知られた二相性組織像 biphasic pattern（compact and spongy）は小脳腫瘍でしばしばみられ，毛髪様の細長い突起を伸ばす腫瘍細胞が束を作る線維性・充実性の部分と，多極性突起をもつ細胞が微小嚢胞を伴ってまばらに増生する海綿状の部分とが交互に出現する所見を指している（**Fig. 2c, d**）．充実性の部分と海綿状の部分の量的比率は症例によりまちまちである．腫瘍細胞

2. 限局性星細胞性腫瘍

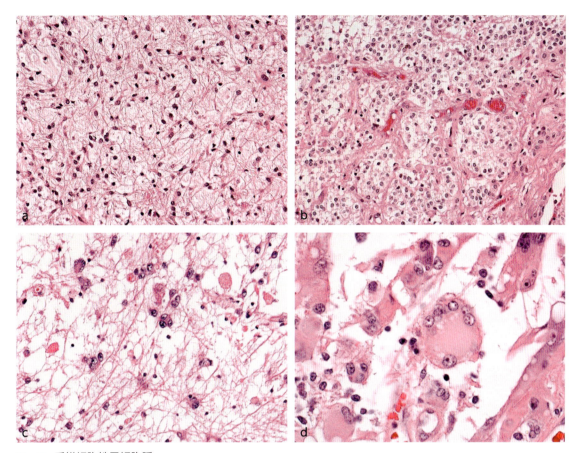

Fig. 3 毛様細胞性星細胞腫
a：海綿状領域の腫瘍細胞は多極性の突起を伸ばし，細胞間には好塩基性基質が豊富にみられる．
b：類円形核と核周囲明暈をもつ均一な細胞からなり，乏突起膠腫に類似している．
c：大脳の毛様細胞性星細胞腫であり，腫瘍細胞には多態性がめだち好酸性顆粒小体がみられる．
d：核が細胞の辺縁に整列する多核巨細胞，いわゆる"pennies on a plate"．NF1症例．

　は小型で uniform な核をもち，核分裂像はごく少ない（**Fig. 3a**）．一部の領域には核が円形で核周囲に明暈をもつ oligodendroglioma 様細胞が出現することもある（**Fig. 3b**）．核のクロマチン増加，多態性，核分裂像，多核巨細胞などが一部の症例にみられるがこれらはただちに悪性を意味するものではない（**Fig. 3c**）．多核巨細胞では Langhans 巨細胞のごとく核が細胞質の辺縁に円く並ぶ所見"pennies on a plate"がときに出現する（**Fig. 3d**）．まれに腫瘍細胞が柵状に規則的に配列する像いわゆる海綿芽細胞腫パターン spongioblastoma pattern がみられることがある（**Fig. 4a**）．

　Pilocytic astrocytoma には変性構造物として Rosenthal 線維と好酸性顆粒小体 eosinophilic granular bodies がしばしば観察される（**Fig. 4b**）．Rosenthal 線維は強い好酸性を示す棍棒状ないしコルク栓抜き状の小体で，腫瘍細胞の細胞突起の中に存在する（**Fig. 4c**）．腫瘍内では充実性部分に出現しやすい．本腫瘍を特徴付ける構造であるが，まれに他の腫瘍や反応性グリオーシスでもみられる．好酸性顆粒小体はエオジン好性の類円形の構造物で内部に PAS 染色陽性の顆粒

II. 脳腫瘍の組織型と病理

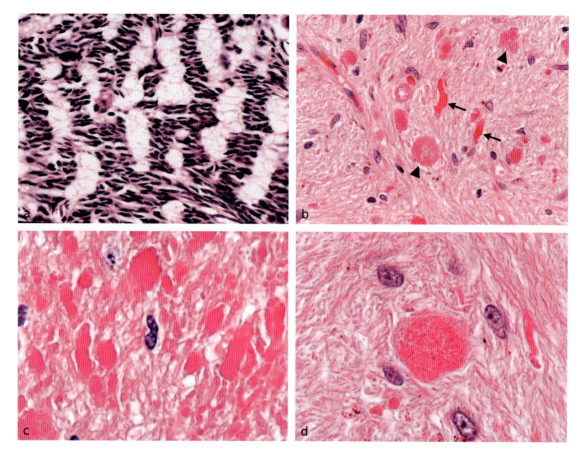

Fig. 4 毛様細胞性星細胞腫
a：紡錘形の腫瘍細胞が柵状に配列し，spongioblastoma pattern を示している．
　（a：九州大学神経病理岩城徹教授提供）
b：細胞間には Rosenthal 線維（矢印）と好酸性顆粒小体（矢頭）がみられる．
c：Rosenthal 線維は強い好酸性を示す棍棒状，ソーセージ状の構造物である．
d：好酸性顆粒小体の中には多数の微細顆粒が含まれている．

が含まれている（**Fig. 4d**）．腫瘍内の海綿状部分に出やすい．この構造は他に神経節膠腫や多形黄色星細胞腫にも出現する．（コラム 9，197 頁参照）

Pilocytic astrocytoma の間質は血管が豊富である．毛細血管や小静脈など壁の薄い血管が多く，これらが数本から十数本集まって腎糸球体係蹄様構造 glomeruloid structure や枝編み細工パターン wickerwork pattern を作ったりする（**Fig. 5a, c**）．また腫瘍の周囲や囊胞壁では多数の小血管が列をなしてアーケード状に配列することもある（**Fig. 5b**）．血管壁の硝子様肥厚はみられるが（**Fig. 5d**），血管内皮細胞の肥大や核分裂像は認められない．この血管の所見と鑑別を要するのは膠芽腫などに出現する微小血管増殖像 microvascular proliferation である．後者は血管壁細胞の増殖が特徴であり，肥大した壁細胞が数層に重なって血管壁が肥厚するものである．

腫瘍細胞は周囲の脳組織にある程度の浸潤を示すことはまれではない．この浸潤が広範であるとき"diffuse pilocytic astrocytoma"とよばれることもあるが，

2. 限局性星細胞性腫瘍

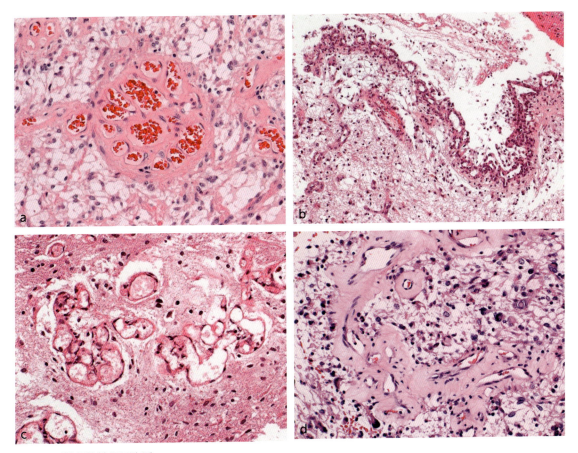

Fig. 5 毛様細胞性星細胞腫
a：10数本の毛細血管が集簇した構造．Glomeruloid structure（腎糸球体様構造）あるいは wickerwork pattern（枝編み細工パターン）とよばれる．
b：嚢胞壁に沿って毛細血管が列をなして並んだアーケード状血管
c：腔の拡張を示す血管が寄せ集まった wickerwork pattern．
d：血管の外膜に硝子様の肥厚がみられる．

術後の予後は通常の pilocytic astrocytoma と変わりはない[7]．また，本腫瘍は容易に pia-glial membrane を越えてくも膜下腔に進展する．

▶ 亜型

1. 毛様粘液性星細胞腫　Pilomyxoid astrocytoma

　本亜型は粘液様基質を背景に毛様星細胞 piloid cell の単調な増殖からなり血管周囲性配列がめだつ腫瘍として提唱された[8]．乳幼児の視床下部・視交叉部に好発し，組織学的には均一な piloid cell が豊富な粘液水腫性基質を伴って低い密度で増生し，ときに血管周囲に偽ロゼット状に配列する傾向を示す（**Fig. 6a**）．Rosenthal 線維や好酸性顆粒小体はほとんどみられない（**Fig. 6b**）．壊死や脳実質内浸潤がみられることがあり，MIB-1 陽性率は平均4%（2〜20%）と高めである．腫瘍細胞は GFAP，S-100 蛋白，vimentin を発現するが，BRAF V600E は陰性である．遺伝子異常は pilocytic astrocytoma に類似しており，一部の例

Ⅱ．脳腫瘍の組織型と病理

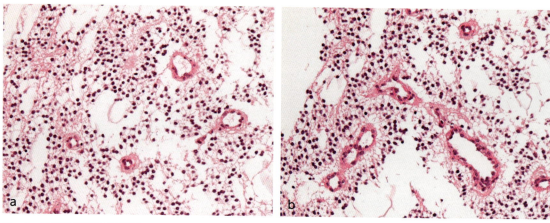

Fig. 6　毛様粘液性星細胞腫
a：小型類円形核と繊細な突起をもつ piloid cell が豊富な粘液水腫性基質を伴って増殖している．
b：腫瘍細胞は血管周囲に偽花冠状に配列している．Rosenthal 線維と好酸性顆粒小体はみられない．

では KIAA1649-BRAF fusion が認められる[9]．術後には局所再発や脳脊髄液播種を示すこともある．本腫瘍と通常の毛様細胞性星細胞腫とは共存したり，再発時に後者へ移行したりすることがある[10,11]．

2. 退形成を伴う毛様細胞性星細胞腫 Pilocytic astrocytoma with anaplasia

亜型としての認否について議論はあるが，たしかに piloid cell からなる腫瘍で予後不良例は存在する[12]．組織学的に退形成所見を示す症例は Mayo clinic における 644 例中 4 例（0.6％），コンサルテーションでは 1,591 例中 30 例（1.9％）認められたと報告されている[13]．このシリーズにおける診断基準は，高細胞密度，中等～高度の細胞異型および高倍率 10 視野中 4 個以上の核分裂像の存在，である．組織学的には piloid cell の増殖，粘液様基質の形成，好酸性顆粒小体など変性構造物の出現等々毛様細胞性星細胞腫としての特徴を認め，さらに細胞密度の増加，核異型の出現，組織壊死，核分裂像の増加などがみられる（**Fig. 7**）．退形成を示す症例の予後は，壊死を伴わない例では diffuse astrocytoma，WHO grade Ⅱ と同等，壊死を伴う例では anaplastic astrocytoma，WHO grade Ⅲ 相当の術後生存期間であった．MIB index を予後不良例の指標とする試みもあるが[14-16]，そのカットオフ値にはまだ定説はない．

▶ **免疫組織化学的所見・電顕所見**

免疫組織化学的に piloid の腫瘍細胞は GFAP，S-100 蛋白陽性であり（**Fig. 8a, b, d**），海綿状部分の細胞は Olig2 が強陽性である[3]．両者とも nestin を強く発現している[17]（**Fig. 8c**）．INI1 は陽性，p53 と IDH1 R132H は陰性である[18]．Ki-67 陽性率は 1～2％程度の低値を示す[19]．Rosenthal 線維は辺縁が GFAP 陽性で，中心部には αB-crystallin が発現されている[20]．

電顕的には腫瘍細胞の細胞質と突起内に中間径細線維の束が観察される[21]（**Fig. 9**）．Rosenthal 線維は中間径細線維に富む突起内にみられ，著しく電子密度の高い構造物である．この構造物は辺縁において中間径細線維と連続している．

2. 限局性星細胞性腫瘍

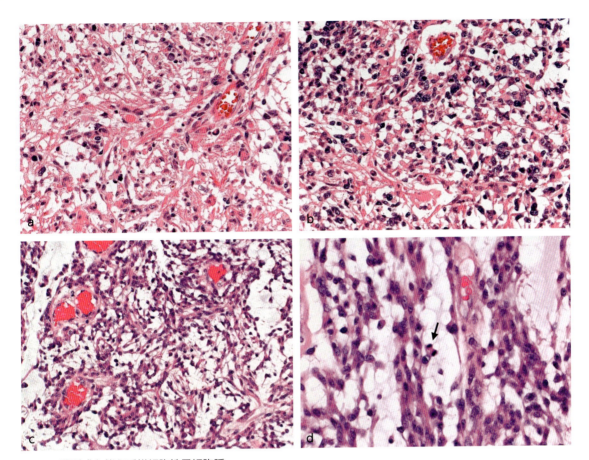

Fig. 7 退形成を伴う毛様細胞性星細胞腫
a：細長い突起を伸ばす紡錘形細胞が増殖しており，細胞間には好酸性顆粒小体が認められる．
b：細胞密度が増加し，強い核異型がみられる．
c：紡錘形細胞が錯綜しており，細胞間に粘液様基質がみられる．
d：核異型を示す紡錘形細胞の増殖がみられ，核分裂像（矢印）が認められる．

▶ 遺伝子異常

小脳の毛様細胞性星細胞腫には高率に *KIAA1549* と *BRAF* の融合遺伝子が認められる[22-24]．テント上の腫瘍では *KIAA1549-BRAF* fusion の頻度は約半数程度であり，その他の異常（*NF1* 変異，*FGFR1* 変異，*BRAF* V600E 変異等）が認められる．これらの異常により MAPK 経路が恒常的に活性化されることが腫瘍発生にかかわっていると推定されている[25]．（コラム 10，199 頁参照）

▶ 鑑別診断

1. びまん性星細胞腫　Diffuse astrocytoma

均一な形態の異型星細胞が脳内にびまん性に浸潤する．二相性組織像はみられない．Rosenthal 線維や好酸性顆粒小体はまれである．*IDH* 変異と *ATRX* 変異が高率にみられ，*TP53* の変異も伴う．

2. 乏突起膠腫　Oligodendroglioma

大脳半球に好発する腫瘍で，類円形核と核周囲明量を伴う均一な腫瘍細胞が脳

Ⅱ. 脳腫瘍の組織型と病理

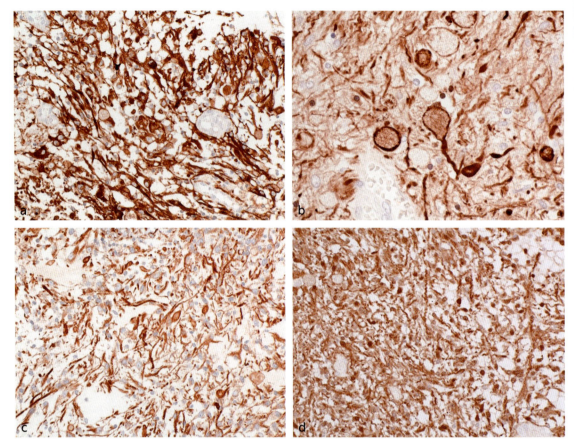

Fig. 8　毛様細胞性星細胞腫の免疫組織化学
a：多くの腫瘍細胞が GFAP 陽性を示す．この染色で細く長い細胞突起の様子があきらかとなる．
b：好酸性顆粒小体は細胞突起のなかに形成されており，周辺が GFAP 陽性，内部は弱陽性または陰性である．
c：多くの腫瘍細胞に nestin の発現がみられる．
d：腫瘍細胞の核と細胞質は S-100 蛋白陽性である．

実質内にびまん性に浸潤する．二相性組織像，Rosenthal 線維，好酸性顆粒小体はみられない．高頻度に *IDH1* 変異と 1p/19q 共欠失がみられる．

3. 多形黄色星細胞腫　Pleomorphic xanthoastrocytoma

大脳脳表に発生し，くも膜下腔にも進展する．多態性の強い腫瘍で，腫瘍細胞の xanthomatous change，泡沫細胞の浸潤，desmoplasia，好酸性顆粒小体などがみられる．Rosenthal 線維はまれである．

上衣下巨細胞性星細胞腫　Subependymal giant cell astrocytoma

▶ 定義

神経細胞にも類似する大型星細胞が側脳室壁に境界明瞭な腫瘤を形成する増殖の緩徐な腫瘍である．WHO grade Ⅰ．

結節性硬化症との関連をもつ腫瘍であり，同症の 10～20% に発生する．小児から若年成人にみられ，性差はない．結節性硬化症の脳室下結節 subependy-

2. 限局性星細胞性腫瘍

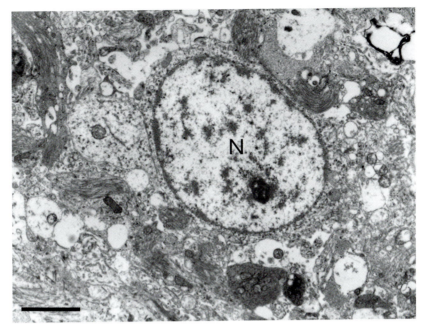

Fig. 9 毛様細胞性星細胞腫の電顕像
腫瘍細胞の核質は明調で核小体は小さい．細胞質は狭く，少数の細胞小器官がみられる．細胞間には多数の細胞突起がみられ，突起内には中間径細線維が豊富に含まれている．N：核，bar＝2 μm．

mal nodulesが生長し腫瘍となることが示唆されている[26,27]．腫瘍細胞は免疫組織化学的にグリア，神経細胞，神経内分泌細胞などの多彩な形質を発現すること[28,29]，およびマウスモデル実験から[30]，脳室下層の多分化能細胞からの由来が推定されている[31]．

▶ 臨床的事項

　全国脳腫瘍集計では2001年から2004年の間に9例の報告があり，原発性脳腫瘍の0.07％，神経上皮性腫瘍の0.2％の頻度である．小児から若年成人に多く，30歳未満が78％を占めている．病変が小さければ無症状であるが，増大とともにMonro孔閉塞による頭蓋内圧亢進症状がみられる．

▶ 神経画像所見

　腫瘍は側脳室壁のMonro孔付近に好発し，MRI T1WIでは等信号から低信号でガドリニウムにより強く造影される（**Fig. 10**）．T2WIでは不均一な高信号を呈する．なお，脳室下結節は画像所見により直径1 cm以下で無症状のもの，上衣下巨細胞性星細胞腫は1 cm以上のものと区別されている．

▶ 腫瘍肉眼像

　9割以上の症例が側脳室に発生する．Monro孔付近に多く，基底核壁から脳室内に突出する境界明瞭な暗赤褐色充実性腫瘤を作る（**Fig. 11**）．多発することもある．

II. 脳腫瘍の組織型と病理

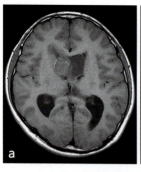 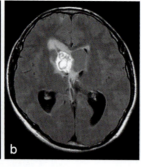 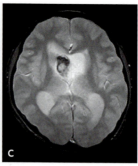 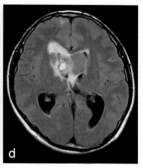

Fig. 10 上衣下巨細胞性星細胞腫の MRI 像（東京都済生会中央病院蔵成勇紀先生提供）
a： T1WI では右側脳室内に軽度高信号の腫瘤病変がみられる．
b： 腫瘤は Gd で強い造影効果を示している．Gd 強調 T1WI．
c： T2WI では低信号と高信号域が混在した腫瘤で，周囲脳実質と脳梁には水腫による高信号がみられる．
d： FLAIR 画像では病変は不均一な信号強度を示している．なお，本例では大きな透明中隔囊胞を合併しており，囊胞は左側脳室に突出している．

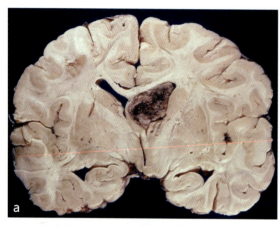 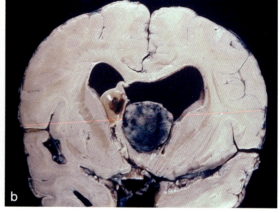

Fig. 11 上衣下巨細胞性星細胞腫の肉眼像
a： 側脳室内を占拠する暗褐色の腫瘤．結節性硬化症の 9 歳男児．（a の初出文献：景山直樹，石田陽一，高倉公朋，他編．脳腫瘍臨床病理カラーアトラス．東京：医学書院；1988．p.23）
b： 左 Monro 孔を閉鎖する実質性腫瘤．水頭症を併発し側脳室が拡大している．18 歳女性．

▶ **腫瘍組織像**

　類円形の核と好酸性細胞質をもつ肥胖型星細胞に類似の大型細胞がおもに増殖している（**Fig. 12b**）．核が中心にあり核質が淡明で明瞭な核小体をもつ細胞は神経細胞様にもみえる（**Fig. 12c**）．このほか，小型の紡錘形細胞や多角形細胞もみられる（**Fig. 12d**）．核の大小不同や形の不整を認めることはあるが，核分裂像はほとんどみられない．間質には血管がよく発達しており，血管腫のようにみえることもある（**Fig. 12a**）．しばしば出血を伴っている．一部に石灰沈着が認められる（**Fig. 12d**）．

▶ **免疫組織化学的所見・電顕所見**

　免疫組織化学的には GFAP，NFP，nestin，synaptophysin などが一部の細胞

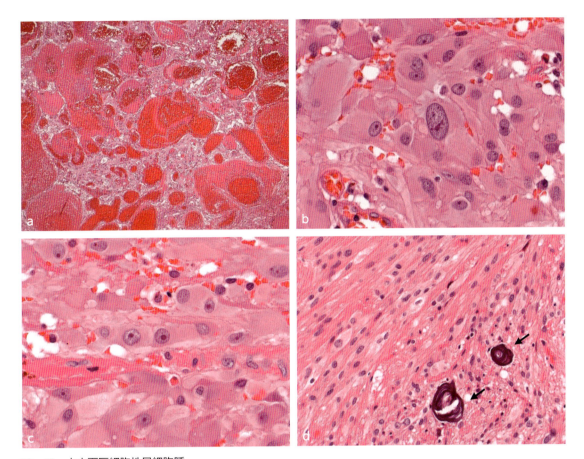

Fig. 12 上衣下巨細胞性星細胞腫
a：血管のよく発達した腫瘍で，血管の間に腫瘍細胞が増殖している．血管には内腔拡張，出血，フィブリン滲出などがみられる．
b：大型核と好酸性の広い細胞質をもつ星細胞が増殖している．
c：一部の大型細胞には腫大した核小体がみられ神経細胞の核に類似している．
d：紡錘形細胞の増殖がみられる領域で，石灰沈着（矢印）が認められる．

に陽性である（**Fig. 13**）．S-100蛋白はほぼすべての細胞に発現されている．Hamartinとtuberinの発現はみられない[32]．Ki-67陽性率は平均1％程度の低値を示す[33]．

電顕的に腫瘍細胞には中間型細線維が細胞質と突起に認められる．微小管やdense-core granules，まれにはsynapseがみられることもある[29,34]．

▶ **遺伝子異常**

結節性硬化症の原因遺伝子は *TSC1*（9q34）または *TSC2*（16p13.3）であるが，本腫瘍でもこれらの遺伝子のLOHないし変異がみられ，遺伝子産物であるtuberinとhamartinの欠損または減弱が認められる[32,35,36]．Tuberinとhamartinは細胞内でcomplexを作ってmTOR経路を阻害しているが，結節性硬化症ではmTOR経路の活性化がみられるためmTOR阻害薬everolimusが本腫瘍の治療に有効といわれている[37]．また，*BRAF* V600E変異は43％の症例にみら

II. 脳腫瘍の組織型と病理

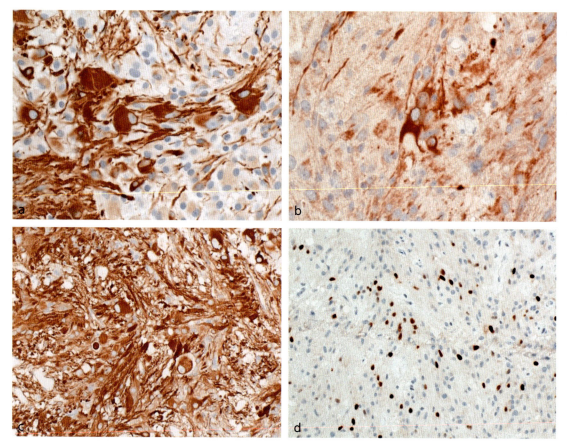

Fig. 13　上衣下巨細胞性星細胞腫の免疫組織化学
a： 一部の大型細胞は GFAP が陽性である．
b： 少数の大型細胞に NFP の発現が認められる．
c： 大部分の腫瘍細胞が nestin を強く発現している．
d： 一部の腫瘍細胞には Olig2 の陽性反応が認められる．

れる[38]．

▶ 鑑別診断

1. **上衣腫**　Ependymoma
   小型の均一な腫瘍細胞が血管周囲性ロゼットを形成して増殖する．真性ロゼットもときにみられる．EMA 陽性の好酸性ドット状構造がみられる．

2. **肥胖細胞性星細胞腫**　Gemistocytic astrocytoma
   びまん性の浸潤性格をもつ腫瘍で，腫瘍細胞はより小型で均一である．脳室内にはまれである．

3. **第三脳室脊索腫様膠腫**　Chordoid glioma of the third ventricle
   成人の第三脳室前半部に発生する．類上皮様腫瘍細胞が豊富な粘液性基質を伴って増殖する．間質には形質細胞とリンパ球の浸潤がみられる．

多形黄色星細胞腫　Pleomorphic xanthoastrocytoma

▶ 定義

若年者の大脳脳表に囊胞を伴う限局性腫瘤を作り，顕著な多態性を示す星細胞系異型グリアが増殖し，脂肪化，線維形成，好酸性顆粒小体形成などの特徴を示す腫瘍である．WHO grade Ⅱ．

腫瘍の由来としては，大脳脳表に好発すること，電顕的に腫瘍細胞を取り囲む基底膜が観察されることなどから，軟膜下星細胞からの発生が推定された[39]．その後，本腫瘍における神経細胞系マーカーの発現[40]，ganglioglioma との共存[41]，CD34 抗原の発現[42,43]などがあきらかにされ，多分化能をもつ glioneuronal precursor cell からの由来が推測されている[44]．

▶ 臨床的事項

まれな腫瘍であり，全国脳腫瘍集計では原発性脳腫瘍の 0.23％，神経上皮性腫瘍の 0.8％の頻度である．小児から若年成人にかけて発生する腫瘍で，性差はない．てんかん症状で初発する例が多い．

▶ 神経画像所見

大脳半球脳表の皮質からくも膜下腔にかけて，MRI T1WI で等～低信号，

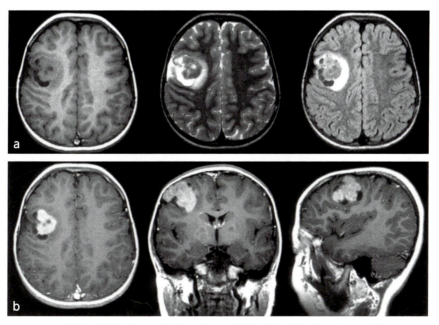

Fig. 14　多形黄色星細胞腫の MRI 像（秋田大学脳神経外科笹嶋寿郎先生提供）
a： 右前頭葉の脳表に囊胞を伴う腫瘤が形成されている．腫瘍実質は T1WI（左）では皮質と等信号，T2WI（中）では不均一な高信号を呈し，FLAIR（右）では不均一な信号強度を示している．
b： ガドリニウム造影により腫瘍実質は強く造影される．左は軸位断．冠状断（中）と矢状断（右）では腫瘍が脳表に露出していることがわかる．

II. 脳腫瘍の組織型と病理

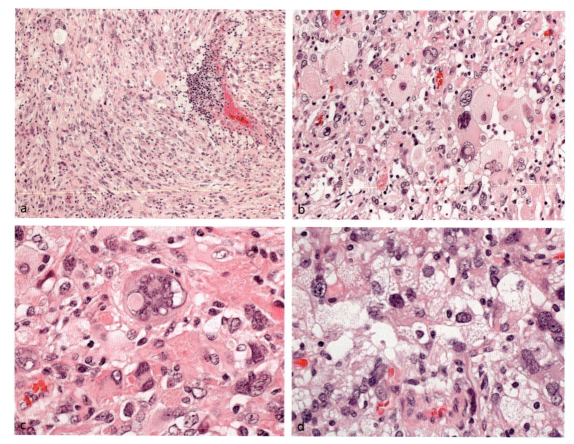

Fig. 15　多形黄色星細胞腫
a：Thick spindle cells をはじめ多彩な細胞からなる腫瘍である．血管の周囲にはリンパ球浸潤がみられる．
b：小型円形細胞から多核，巨核の巨細胞までさまざまな形態の細胞が混在している．
c：奇怪な形態の巨細胞がみられ，細胞間には好酸性顆粒小体が認められる．
d：一部の腫瘍細胞はレース状の細胞質をもち，黄色腫化 xanthomatous change を示している．

T2WI では等信号ないし不均一な高信号の腫瘍として認められ（**Fig. 14a**），ガドリニウムにより中等度〜高度に造影される（**Fig. 14b**）．しばしば随伴する囊胞は T1WI 低信号，T2WI 高信号である．腫瘍周囲の浮腫は一般に軽い．

▶ **腫瘍肉眼像**

　テント上に発生する腫瘍で，側頭葉の脳表が好発部位である[45]．くも膜に接した腫瘤を作り，約半数に囊胞を伴う．囊胞の壁在結節として腫瘍成分がみられることもある．腫瘍は淡褐色で軟らかい．

▶ **腫瘍組織像**

　多彩な形態を示す腫瘍細胞からなる腫瘍で，細胞密度はやや高い．もっとも特徴的な細胞は細胞体から伸びる幅の広い双極性突起をもつ紡錘形細胞，いわゆる thick spindle cell である（**Fig. 15a**）．他に多角形細胞，類上皮様細胞，多核巨細胞，小型円形細胞などがみられる（**Fig. 15b**）．核には大小不同，形の不整，巨

2. 限局性星細胞性腫瘍

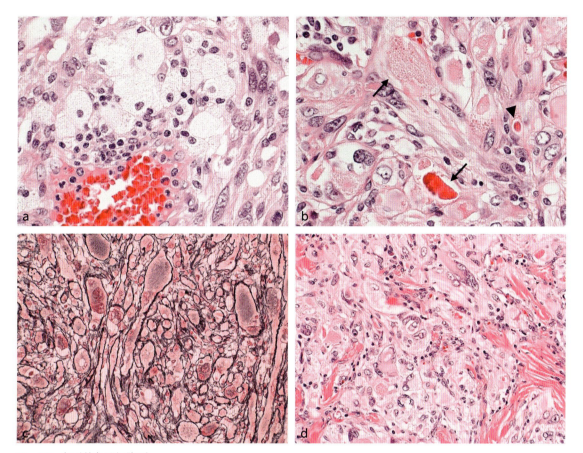

Fig. 16 多形黄色星細胞腫
a：血管の周囲にはリンパ球と泡沫状組織球がみられる．
b：細胞間には好酸性顆粒小体（矢印）とRosenthal線維（矢頭）がみられる．
c：鍍銀染色では腫瘍細胞間に多数の好銀線維が形成されている．
d：一部の腫瘍間質には膠原線維の形成もみられる．

核・多核，核内封入体などがあるが，核分裂像はほとんどみられない（**Fig. 15c**）．一部の腫瘍細胞は細胞質に脂肪滴を含み，レース状を呈する（lipidized cells, xanthomatous cells）（**Fig. 15d**）．間質には血管周囲を主体としてリンパ球，形質細胞，泡沫組織球などの浸潤が認められる（**Fig. 15a, Fig. 16a**）．細胞間に大小の好酸性顆粒小体が多数認められる（**Fig. 16b**）．この小体は好酸性の強い顆粒を充満するものから淡い好酸性でわずかに顆粒状を呈するものまで形態はさまざまである．まれにはRosenthal線維もみられる．間質に間葉系基質形成 desmoplasiaがあり，膠原線維の形成や（**Fig. 16d**），よく発達した好銀線維が鍍銀染色で部分的にあるいは広範囲にわたってみられる（**Fig. 16c**）．

▶ **免疫組織化学的所見・電顕所見**

免疫組織化学的に多くの腫瘍細胞にGFAP，S-100蛋白，nestinが高頻度に陽性であり（**Fig. 17a, b, c**），Olig2は陰性または一部陽性を示す．神経細胞系マーカーの発現も部分的にみられ，synaptophysin，NFP，MAP2，TUBB3などが

II. 脳腫瘍の組織型と病理

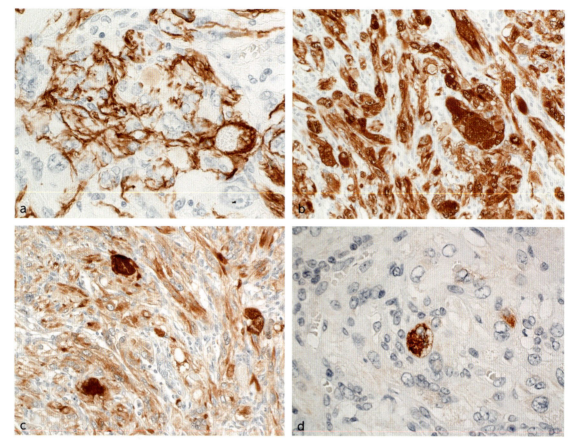

Fig. 17 多形黄色星細胞腫の免疫組織化学
a： 一部の腫瘍細胞は GFAP を発現している
b： 大部分の腫瘍細胞が S-100 蛋白陽性である．
c： 多くの腫瘍細胞に nestin の発現がみられる．
d： 一部の腫瘍細胞には NFP の発現が認められる．

一部の症例で陽性を呈する（**Fig. 17d**）．しかし NeuN は陰性である．CD34 の陽性率は 73％と高い[42]．BRAF V600E 変異蛋白は 53％の症例に検出されるが IDH1 R132H はすべて陰性である[46]．Ki-67 陽性率は多くの例で 2％以下の低値を示す[45]．

電顕的に腫瘍細胞は多量の glial filaments を含むなど星細胞の特徴を示すが（**Fig. 18, Fig. 19**），一方，神経細胞系への分化を示唆する dense-core vesicles, microtubules, clear vesicles などが 20％の症例に観察される[44]．また，secondary lysosome の集合物（**Fig. 18**）や ribosome-lamellae complex など本腫瘍を特徴付ける超微構造も認められる．

▶ **遺伝子異常**

BRAF V600E 変異は本腫瘍の 60％に認められる[47,48]．一方，TP53 変異例は少数で，IDH1 変異は認められない．CDKN2A，CDKN2B 遺伝子の局在する染色体座 9p21.3 の欠失は 60％の PXA にみられ[49]，免疫組織化学的にも CDKN2A

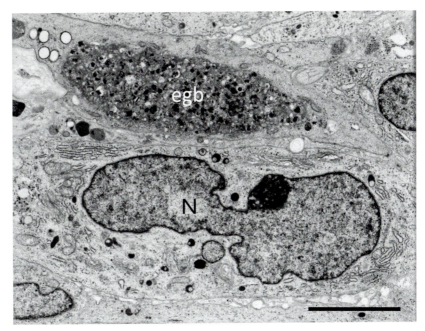

Fig. 18　多形黄色星細胞腫の電顕像
腫瘍細胞の核は不規則な輪郭を示し，核質は euchromatin に富む．細胞質は広く，細胞小器官がよく発達している．図上半の細胞突起内には好酸性顆粒小体に相当する構造物（egb）がみられる．N：核，bar＝5μm．

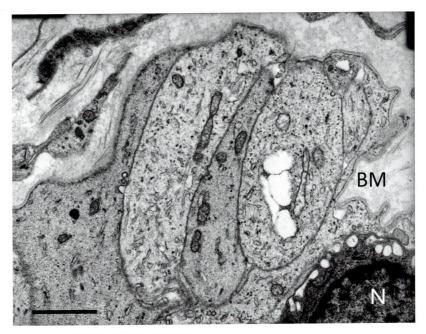

Fig. 19　多形黄色星細胞腫の電顕像
腫瘍細胞の突起はコンパクトな集塊を作り，図上部の間葉系基質との間には基底膜（BM）が形成されている．N：核，bar＝2μm．

Ⅱ. 脳腫瘍の組織型と病理

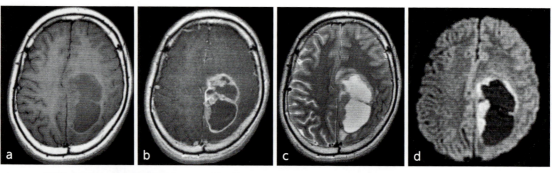

Fig. 20 退形成性多形黄色星細胞腫の MRI 像（秋田大学脳神経外科笹嶋寿郎先生提供）
左頭頂葉の脳表に大きな囊胞を伴う腫瘍がみられる．不整な形を示す壁在結節は T1WI で等信号であり（a），ガドリニウムで強く造影される（b）．T2WI では低信号強度を示し（c），FLAIR 画像では高信号を呈している（d）．

蛋白が約 6 割の症例で発現されていない[43]．（コラム 10，199 頁参照）

▶ 鑑別診断

膠芽腫 Glioblastoma

びまん性に浸潤する傾向が強い．多態性が強い腫瘍細胞からなるが，thick spindle cell はめだたない．Eosinophilic granular body はまれである．Palisading necrosis と微小血管増殖像がみられる．

退形成性多形黄色星細胞腫　Anaplastic pleomorphic xanthoastrocytoma

▶ 定義

核分裂像の増加（高倍率 10 視野 5 個以上）を認める多形黄色星細胞腫である．WHO grade Ⅲ．

初発時から退形成性多形黄色星細胞腫として発症するものと，初発時は多形黄色星細胞腫であったが再発時に本腫瘍へと進展するものとがある．治療後の予後が有意に不良である．

多形黄色星細胞腫の再発時に類上皮性膠芽腫へと進展した症例[50]や多形黄色星細胞腫に合併する形で atypical teratoid/rhabdoid tumor が発生した例[51,52]は退形成性多形黄色星細胞腫とは区別される．

▶ 臨床的事項

74 例のシリーズにおいて初発時に本腫瘍の定義を満たすものは 23 例（31％）である[46]．初発時に多形黄色星細胞腫であった 51 例中 10 例は，再発時に退形成性多形黄色星細胞腫となっている．

▶ 神経画像所見

大脳の側頭葉に好発し，境界鮮明な表在性腫瘤として描画される．しばしば囊胞を伴い腫瘍実質はガドリニウム造影により不均一な信号増強がみられる（**Fig.**

2. 限局性星細胞性腫瘍

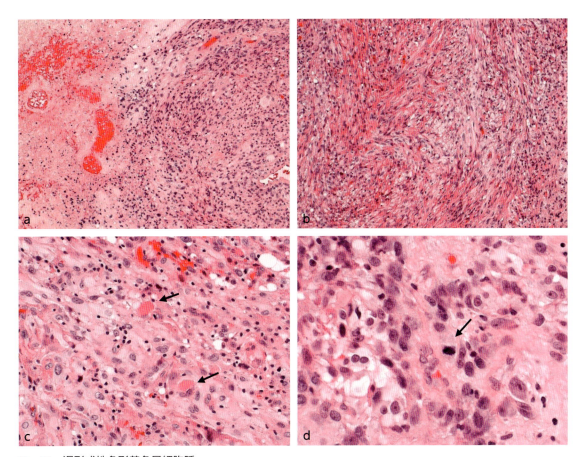

Fig. 21　退形成性多形黄色星細胞腫
a： 細胞密度の高い腫瘍であり，図左には壊死巣がみられる．
b： Thick spindle cells が束をなして錯綜している．
c： 一部には好酸性顆粒小体が認められる（矢印）．
d： 腫瘍細胞の核はクロマチンに富み核分裂像が散見される（矢印）．

20）．周囲に浮腫を伴うことがある．

▶ 腫瘍肉眼像

多形黄色星細胞腫と同様である．

▶ 腫瘍組織像

多形黄色星細胞腫としての組織学的特徴が認められる腫瘍であるが，腫瘍細胞の増殖活性が亢進しており，核分裂像が散見される（**Fig. 21**）．高倍率 10 視野中に 5 個以上の核分裂像が出現することが本腫瘍の定義である．核分裂像は腫瘍組織全体に増加することも，局所的に増加することもある．多彩な細胞形態が多形黄色星細胞腫の特徴であるが，退形成の進行とともに多形性が弱まり腫瘍形態が単調化する傾向を示す．壊死巣もしばしば認められるが，微小血管増殖像はまれである．

Ⅱ. 脳腫瘍の組織型と病理

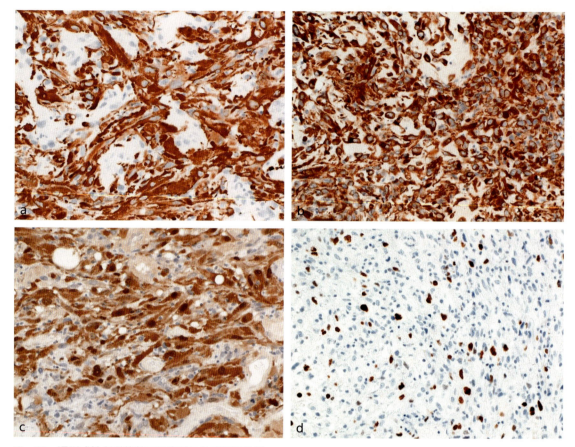

Fig. 22　退形成性多形黄色星細胞腫の免疫組織化学
a：多くの腫瘍細胞が GFAP を発現している．
b：大部分の腫瘍細胞に nestin の強い発現がみられる．
c：多くの腫瘍細胞において核と細胞質が S-100 蛋白陽性である．
d：Ki-67 免疫染色（MIB-1 抗体）では高い陽性率が認められる．

▶ 免疫組織化学的所見

　腫瘍細胞は GFAP, S-100 蛋白, nestin を発現している（**Fig. 22**）．Ki-67 陽性率は高値を示す．

▶ 遺伝子異常

　BRAF V600E 変異を示すが，陽性率は 46.2％であり，多形黄色星細胞腫の陽性率 69.2％よりも低い[46]．

▶ 鑑別診断

1. **膠芽腫**　Glioblastoma

　周囲組織へのびまん性の浸潤が特徴である．しばしば柵状配列を伴う壊死を示し，微小血管増殖像がみられる．好酸性顆粒小体はまれである．

2. **類上皮性膠芽腫**　Epithelioid glioblastoma

　好酸性の細胞質をもつ plump な腫瘍細胞が全体に増殖する比較的均一な組織

像が特徴である．好酸性顆粒小体はまれである．ただし，多形黄色星細胞腫が再発時には類上皮性膠芽腫の形態を示した例もある[50]．

■文献

1) Bouvier C, Bartoli C, Aguirre-Cruz L, et al. Shared oligodendrocyte lineage gene expression in gliomas and oligodendrocyte progenitor cells. J Neurosurg. 2003; 99: 344-50.
2) Bannykh SI, Stolt CC, Kim J, et al. Oligodendroglial-specific transcriptional factor SOX10 is ubiquitously expressed in human gliomas. J Neurooncol. 2006; 76: 115-27.
3) Tanaka Y, Sasaki A, Ishiuchi S, et al. Diversity of glial cell components in pilocytic astrocytoma. Neuropathology. 2008; 28: 399-407.
4) Tchoghandjian A, Fernandez C, Colin C, et al. Pilocytic astrocytoma of the optic pathway: a tumour deriving from radial glia cells with a specific gene signature. Brain. 2009; 132(Pt 6): 1523-35.
5) Beni-Adani L, Gomori M, Spektor S, et al. Cyst wall enhancement in pilocytic astrocytoma: neoplastic or reactive phenomena. Pediatr Neurosurg. 2000; 32: 234-9.
6) Kornreich L, Blaser S, Schwarz M, et al. Optic pathway glioma: correlation of imaging findings with the presence of neurofibromatosis. AJNR Am J Neuroradiol. 2001; 22: 1963-9.
7) Hayostek CJ, Shaw EG, Scheithauer B, et al. Astrocytomas of the cerebellum. A comparative clinicopathologic study of pilocytic and diffuse astrocytomas. Cancer. 1993; 72: 856-69.
8) Tihan T, Fisher PG, Kepner JL, et al. Pediatric astrocytomas with monomorphous pilomyxoid features and a less favorable outcome. J Neuropathol Exp Neurol. 1999; 58: 1061-8.
9) Colin C, Padovani L, Chappe C, et al. Outcome analysis of childhood pilocytic astrocytomas: a retrospective study of 148 cases at a single institution. Neuropathol Appl Neurobiol. 2013; 39: 693-705.
10) Fernandez C, Figarella-Branger D, Girard N, et al. Pilocytic astrocytomas in children: prognostic factors--a retrospective study of 80 cases. Neurosurgery. 2003; 53: 544-53; discussion 54-5.
11) Johnson MW, Eberhart CG, Perry A, et al. Spectrum of pilomyxoid astrocytomas: intermediate pilomyxoid tumors. Am J Surg Pathol. 2010; 34: 1783-91.
12) Tomlinson FH, Scheithauer BW, Hayostek CJ, et al. The significance of atypia and histologic malignancy in pilocytic astrocytoma of the cerebellum: a clinicopathologic and flow cytometric study. J Child Neurol. 1994; 9: 301-10.
13) Rodriguez FJ, Scheithauer BW, Burger PC, et al. Anaplasia in pilocytic astrocytoma predicts aggressive behavior. Am J Surg Pathol. 2010; 34: 147-60.
14) Dirven CM, Koudstaal J, Mooij JJ, et al. The proliferative potential of the pilocytic astrocytoma: the relation between MIB-1 labeling and clinical and neuro-radiological follow-up. J Neurooncol. 1998; 37: 9-16.
15) Horbinski C, Hamilton RL, Lovell C, et al. Impact of morphology, MIB-1, p53 and MGMT on outcome in pilocytic astrocytomas. Brain Pathol. 2010; 20: 581-8.
16) Margraf LR, Gargan L, Butt Y, et al. Proliferative and metabolic markers in incompletely excised pediatric pilocytic astrocytomas--an assessment of 3 new variables in predicting clinical outcome. Neuro Oncol. 2011; 13:

767-74.

17) Arai H, Ikota H, Sugawara K, et al. Nestin expression in brain tumors: its utility for pathological diagnosis and correlation with the prognosis of high-grade gliomas. Brain Tumor Pathol. 2012; 29: 160-7.

18) Ikota H, Nobusawa S, Tanaka Y, et al. High-throughput immunohistochemical profiling of primary brain tumors and non-neoplastic systemic organs with a specific antibody against the mutant isocitrate dehydrogenase 1 R132H protein. Brain Tumor Pathol. 2011; 28: 107-14.

19) Giannini C, Scheithauer BW, Burger PC, et al. Cellular proliferation in pilocytic and diffuse astrocytomas. J Neuropathol Exp Neurol. 1999; 58: 46-53.

20) Iwaki T, Iwaki A, Miyazono M, et al. Preferential expression of alpha B-crystallin in astrocytic elements of neuroectodermal tumors. Cancer. 1991; 68: 2230-40.

21) Liberski PP, Kordek R. Ultrastructural pathology of glial brain tumors revisited: a review. Ultrastruct Pathol. 1997; 21: 1-31.

22) Pfister S, Janzarik WG, Remke M, et al. BRAF gene duplication constitutes a mechanism of MAPK pathway activation in low-grade astrocytomas. J Clin Invest. 2008; 118: 1739-49.

23) Jones DT, Kocialkowski S, Liu L, et al. Tandem duplication producing a novel oncogenic BRAF fusion gene defines the majority of pilocytic astrocytomas. Cancer Res. 2008; 68: 8673-7.

24) Forshew T, Tatevossian RG, Lawson AR, et al. Activation of the ERK/MAPK pathway: a signature genetic defect in posterior fossa pilocytic astrocytomas. J Pathol. 2009; 218: 172-81.

25) Collins VP, Jones DT, Giannini C. Pilocytic astrocytoma: pathology, molecular mechanisms and markers. Acta Neuropathol. 2015; 129: 775-88.

26) Nabbout R, Santos M, Rolland Y, et al. Early diagnosis of subependymal giant cell astrocytoma in children with tuberous sclerosis. J Neurol Neurosurg Psychiatry. 1999; 66: 370-5.

27) Clarke MJ, Foy AB, Wetjen N, et al. Imaging characteristics and growth of subependymal giant cell astrocytomas. Neurosurg Focus. 2006; 20: E5.

28) Sharma MC, Ralte AM, Gaekwad S, et al. Subependymal giant cell astrocytoma--a clinicopathological study of 23 cases with special emphasis on histogenesis. Pathol Oncol Res. 2004; 10: 219-24.

29) Buccoliero AM, Franchi A, Castiglione F, et al. Subependymal giant cell astrocytoma (SEGA): Is it an astrocytoma? Morphological, immunohistochemical and ultrastructural study. Neuropathology. 2009; 29: 25-30.

30) Magri L, Cambiaghi M, Cominelli M, et al. Sustained activation of mTOR pathway in embryonic neural stem cells leads to development of tuberous sclerosis complex-associated lesions. Cell Stem Cell. 2011; 9: 447-62.

31) You H, Kim YI, Im SY, et al. Immunohistochemical study of central neurocytoma, subependymoma, and subependymal giant cell astrocytoma. J Neurooncol. 2005; 74: 1-8.

32) Mizuguchi M, Kato M, Yamanouchi H, et al. Loss of tuberin from cerebral tissues with tuberous sclerosis and astrocytoma. Ann Neurol. 1996; 40: 941-4.

33) Gyure KA, Prayson RA. Subependymal giant cell astrocytoma: a clinicopathologic study with HMB45 and MIB-1 immunohistochemical analysis. Mod Pathol. 1997; 10: 313-7.

34) Hirose T, Scheithauer BW, Lopes MB, et al. Tuber and subependymal giant

cell astrocytoma associated with tuberous sclerosis: an immunohistochemical, ultrastructural, and immunoelectron and microscopic study. Acta Neuropathol. 1995; 90: 387-99.
35) Henske EP, Wessner LL, Golden J, et al. Loss of tuberin in both subependymal giant cell astrocytomas and angiomyolipomas supports a two-hit model for the pathogenesis of tuberous sclerosis tumors. Am J Pathol. 1997; 151: 1639-47.
36) Jozwiak S, Kwiatkowski D, Kotulska K, et al. Tuberin and hamartin expression is reduced in the majority of subependymal giant cell astrocytomas in tuberous sclerosis complex consistent with a two-hit model of pathogenesis. J Child Neurol. 2004; 19: 102-6.
37) Franz DN, Belousova E, Sparagana S, et al. Long-Term Use of Everolimus in Patients with Tuberous Sclerosis Complex: Final Results from the EXIST-1 Study. PLoS One. 2016; 11: e0158476.
38) Lee D, Cho YH, Kang SY, et al. BRAF V600E mutations are frequent in dysembryoplastic neuroepithelial tumors and subependymal giant cell astrocytomas. J Surg Oncol. 2015; 111: 359-64.
39) Kepes JJ, Rubinstein LJ, Eng LF. Pleomorphic xanthoastrocytoma: a distinctive meningocerebral glioma of young subjects with relatively favorable prognosis. A study of 12 cases. Cancer. 1979; 44: 1839-52.
40) Giannini C, Scheithauer BW, Lopes MB, et al. Immunophenotype of pleomorphic xanthoastrocytoma. Am J Surg Pathol. 2002; 26: 479-85.
41) Cicuendez M, Martinez-Saez E, Martinez-Ricarte F, et al. Combined pleomorphic xanthoastrocytoma-ganglioglioma with BRAF V600E mutation: case report. J Neurosurg Pediatr. 2016; 18: 53-7.
42) Reifenberger G, Kaulich K, Wiestler OD, et al. Expression of the CD34 antigen in pleomorphic xanthoastrocytomas. Acta Neuropathol. 2003; 105: 358-64.
43) Koelsche C, Sahm F, Wohrer A, et al. BRAF-mutated pleomorphic xanthoastrocytoma is associated with temporal location, reticulin fiber deposition and CD34 expression. Brain Pathol. 2014; 24: 221-9.
44) Hirose T, Giannini C, Scheithauer BW. Ultrastructural features of pleomorphic xanthoastrocytoma: a comparative study with glioblastoma multiforme. Ultrastruct Pathol. 2001; 25: 469-78.
45) Giannini C, Scheithauer BW, Burger PC, et al. Pleomorphic xanthoastrocytoma: what do we really know about it? Cancer. 1999; 85: 2033-45.
46) Ida CM, Rodriguez FJ, Burger PC, et al. Pleomorphic Xanthoastrocytoma: Natural History and Long-Term Follow-Up. Brain Pathol. 2015; 25: 575-86.
47) Dias-Santagata D, Lam Q, Vernovsky K, et al. BRAF V600E mutations are common in pleomorphic xanthoastrocytoma: diagnostic and therapeutic implications. PLoS One. 2011; 6: e17948.
48) Ida CM, Vrana JA, Rodriguez FJ, et al. Immunohistochemistry is highly sensitive and specific for detection of BRAF V600E mutation in pleomorphic xanthoastrocytoma. Acta Neuropathol Commun. 2013; 1: 20.
49) Weber RG, Hoischen A, Ehrler M, et al. Frequent loss of chromosome 9, homozygous CDKN2A/p14(ARF)/CDKN2B deletion and low TSC1 mRNA expression in pleomorphic xanthoastrocytomas. Oncogene. 2007; 26: 1088-97.
50) Tanaka S, Nakada M, Nobusawa S, et al. Epithelioid glioblastoma arising

from pleomorphic xanthoastrocytoma with the BRAF V600E mutation. Brain Tumor Pathol. 2014; 31: 172-6.
51) Jeong JY, Suh YL, Hong SW. Atypical teratoid/rhabdoid tumor arising in pleomorphic xanthoastrocytoma: a case report. Neuropathology. 2014; 34: 398-405.
52) Chacko G, Chacko AG, Dunham CP, et al. Atypical teratoid/rhabdoid tumor arising in the setting of a pleomorphic xanthoastrocytoma. J Neurooncol. 2007; 84: 217-22.

［中里洋一］

星細胞腫の変性構造物

脳実質内腫瘍組織に出現する変性構造物としては，ローゼンタール線維 Rosenthal fiber（RF）（**Fig. 1**）と好酸性顆粒小体 eosinophilic granular body（EGB）（**Fig. 2**）の2種が代表的である．その他，それらと比較して頻度は低いが，好酸性硝子滴 eosinophilic hyaline droplet（EHD）（**Fig. 3**）が報告されている．

RFとEGBはpilocytic astrocytoma（PA）に好発する構造物であり，その病理診断において重要な所見となる．PAの亜型であるpilomyxoid astrocytomaではRFやEGBが通常認められない．EGBの出現頻度の高い腫瘍型には，pleomorhic xanthoastrocytoma（PXA）とganglioglioma（GG）があげられる．

EHDはヒト腫瘍性astrocyteに認められる封入体様構造物である．通常のHE染色では小型のEHDとEGBが類似することがあるが，一般にEHDはEGBよりも大型で赤みが強い．組織化学的にEHDはMasson染色で赤色，PTAH染色で青黒色，EGBはMasson染色で青色，PTAH染色陰性と報告されている[1]．EHDとEGBはともにlysosome由来と考えられている．

3種の構造物（RF，EGB，EHD）は上記のごとく低悪性度のastocytic tumorに好発し，緩徐な腫瘍発

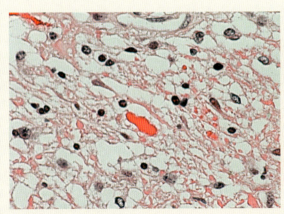

Fig. 1 Rosenthal 線維（RF）

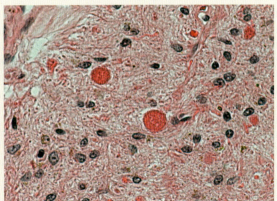

Fig. 2 好酸性顆粒小体（EGB）

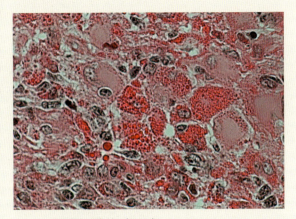

Fig. 3 好酸性硝子滴（EHD）

育に伴って形成されると考えられることから，変性構造物とみなされている．文献的には，EHDはPXAでもっとも頻度が高く，ついでGG, PAで認められている．一方，まれではあるが，EHDはglioblastomaでも認められ，自験例で非常に多数のEHDが出現したglioblastomaを経験した[2]．EHDはおもにastrocyteへ分化し増殖の停止した腫瘍細胞の貪食亢進により発生する説が考えやすいが，分裂・増殖・浸潤能の高い悪性グリオーマ細胞でもEHDは形成され，EHD蓄積の進行とともに増殖能が失われる可能性もあげられる．Astrocyte系腫瘍の病理診断や予後推定組織因子としてのEHDの解釈には充分な注意が必要と考えられる．

これらの変性構造物は非腫瘍性組織，すなわち，緩徐進行性の反応性病変，さまざまな腫瘍組織（craniopharyngioma, hemangioblastoma, ependymomaなど）に隣接する組織やpineal cystの周囲組織に，しばしば出現する．したがって，RFやEGBの存在のみでPA腫瘍組織との判断をせず，背景の細胞・組織像をしっかりと観察することが重要である．

なお，まれな腫瘍型であるgranular cell astrocytomaでは，EGBに類似する顆粒が腫瘍細胞の核周囲細胞質内に多数出現し，この顆粒もlysosome由来とされている．

■文献
1) Hitotsumatsu T, Iwaki T, Fukui M, et al. Cytoplasmic inclusions of astrocytic elements of glial tumors: special reference to round granulated body and eosinophilic hyaline droplets. Acta Neuropathol. 1994; 88: 501-10.
2) Sasaki A, Yoshida T, Kurihara H, et al. Glioblastoma with large numbers of eosinophilic hyaline droplets in neoplastic astrocytes. Clin Neuropathol. 2001; 20: 156-62.

〔佐々木　惇〕

column 10　脳腫瘍の *BRAF* 遺伝子異常

　シグナル伝達蛋白質の RAF ファミリーには ARAF，BRAF，RAF1 の 3 種類のアイソフォームが存在し，BRAF は神経系での発現が高く，その生存や分化などに関与することが知られている．*BRAF* 遺伝子の活性型異常のほとんどは *KIAA1549-BRAF* 融合遺伝子，またはコドン 600 のバリンがグルタミン酸に変換される *BRAF* V600E 変異であり，前者は pilocytic astrocytoma を特徴づける遺伝子異常で，特異性が高く診断に有用である（詳しくは 179 頁，毛様細胞性星細胞腫の項を参照）．*BRAF* V600E 変異は，pleomorphic xanthoastrocytoma（60％），ganglioglioma（20〜60％），pilocytic astrocytoma（全体の 10％，小脳外発生例では 20％），小児の diffuse astrocytoma（20％）などに認められる[1,2]．Glioblastoma においては数％と低頻度であるが[1]，変異を有する症例は予後がよい可能性が指摘されている[3,4]．しかし，若年者に好発する epithelioid glioblastoma は約 50％の高頻度で変異を有するが，予後は通常の glioblastoma と比べて不良と考えられている[5-7]．このように，さまざまな悪性度を呈する複数の腫瘍型においてそこそこの頻度で認められるため，*KIAA1549-BRAF* 融合遺伝子のような診断マーカーとしての有用性は低い．一方で，BRAF 阻害薬であるベムラフェニブ vemurafenib の有効性が *BRAF* V600E 変異を伴う種々の脳腫瘍で報告されており，治療薬選択マーカーになる可能性がある[8-10]．*BRAF* V600E 変異を検出する方法としては，ダイレクトシークエンス法のほか，変異を特異的に検出するモノクローナル抗体が市販されており，それによる免疫染色が一般的であるが，脳腫瘍では染色性が弱い症例や非特異反応がしばしばみられることがあるので注意が必要である．

■文献
1) Schindler G, Capper D, Meyer J, et al. Analysis of BRAF V600E mutation in 1,320 nervous system tumors reveals high mutation frequencies in pleomorphic xanthoastrocytoma, ganglioglioma and extra-cerebellar pilocytic astrocytoma. Acta Neuropathol. 2011; 121: 397-405.
2) Zhang J, Wu G, Miller CP, et al. Whole-genome sequencing identifies genetic alterations in pediatric low-grade gliomas. Nat Genet. 2013; 45: 602-12.
3) Dahiya S, Emnett RJ, Haydon DH, et al. BRAF-V600E mutation in pediatric and adult glioblastoma. Neuro Oncol. 2014; 16: 318-9.
4) Chi AS, Batchelor TT, Yang D, et al. BRAF V600E mutation identifies a subset of low-grade diffusely infiltrating gliomas in adults. J Clin Oncol. 2013; 31: e233-6.
5) Kleinschmidt-DeMasters BK, Aisner DL, Birks DK, et al. Epithelioid GBMs show a high percentage of BRAF V600E mutation. Am J Surg Pathol. 2013; 37: 685-98.
6) Broniscer A, Tatevossian RG, Sabin ND, et al. Clinical, radiological, histological and molecular characteristics of paediatric epithelioid glioblastoma. Neuropathol Appl Neurobiol. 2014; 40: 327-36.
7) Nobusawa S, Hirato J, Kurihara H, et al. Intratumoral heterogeneity of genomic imbalance in a case of epithelioid glioblastoma with BRAF V600E mutation. Brain Pathol. 2014; 24: 239-46.
8) Rush S, Foreman N, Liu A. Brainstem ganglioglioma successfully treated with vemurafenib. J Clin Oncol. 2013; 31: e159-60.
9) Lee EQ, Ruland S, LeBoeuf NR, et al. Successful treatment of a progressive BRAF V600E-mutated anaplastic pleomorphic xanthoastrocytoma with vemurafenib monotherapy. J Clin Oncol. 2016; 34: e87-9.
10) Kleinschmidt-DeMasters BK, Aisner DL, Foreman NK. BRAF VE1 immunoreactivity patterns in epithelioid glioblastomas positive for BRAF V600E mutation. Am J Surg Pathol. 2015; 39: 528-40.

〔信澤純人〕

II. 脳腫瘍の組織型と病理

3 上衣系腫瘍
Ependymal tumors

　脳室上衣細胞への分化を示す細胞からなる腫瘍群である（**Table 1**）．小児に発生する頻度が高い．脳室壁と脊髄が好発部位であるが，脳実質内にも発生する．限局した腫瘤を作ることが特徴であり，外科的に摘出可能なこともあるが，第四脳室底など全摘困難な部位に発生する例も少なくない．最近では発生部位とDNA メチル化のプロファイル解析から，上衣系腫瘍は9種類の分子亜型に分類されており，この分子亜型分類が患者の臨床病理像や予後と高い相関を示すことで注目されている[1]（**Fig. 1**）．

Table 1 Ependymal tumours　上衣系腫瘍の分類表
（WHO 分類改訂第 4 版，WHO 2016）

Subependymoma　上衣下腫
Myxopapillary ependymoma　粘液乳頭状上衣腫
Ependymoma　上衣腫
Papillary ependymoma　乳頭状上衣腫
Clear cell ependymoma　明細胞上衣腫
Tanycytic ependymoma　伸長細胞性上衣腫
Ependymoma, *RELA* fusion-positive　*RELA* 融合遺伝子陽性上衣腫
Anaplastic ependymoma　退形成性上衣腫

上衣下腫　Subependymoma

▶ 定義

　脳室壁から脳室内に向かってゆっくりと発育する腫瘍であり，豊富な細線維性基質を背景に小型の均一なグリア細胞が小集団を作って増殖し，しばしば小嚢胞を随伴する．WHO grade I．
　脳室上衣下や脊髄軟膜下などに分布するグリア前駆細胞からの発生が推定されている[2]．

▶ 臨床的事項

　中高年の成人に発生し，男女比は 1.6：1 で男性に多い．頭蓋内圧亢進症状や脊髄の圧迫症状を呈する．無症状で経過し，神経画像検査や剖検時に偶然発見されることもある．全国脳腫瘍集計では原発性脳腫瘍の 0.16％を占め，上衣系腫瘍

3. 上衣系腫瘍

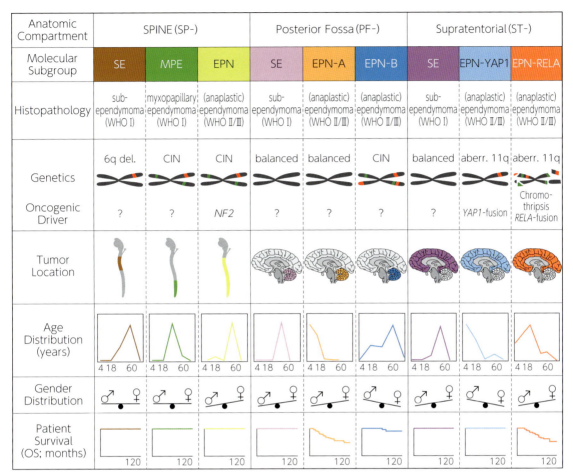

Fig. 1 上衣系腫瘍の分子亜型 (Pajtler KW, et al. Cancer Cell. 2015；27：728-43[1])
発生部位と分子遺伝学的特徴より上衣系腫瘍が9種類の亜型に分類される.

の13.5%を占めている.

▶ 神経画像所見

　境界鮮明な脳室内腫瘍であり，石灰化を伴うこともある．MRIではT1WIで低信号から等信号，T2WIでは高信号を示し，ガドリニウムによる増強効果はさまざまである[3]（**Fig. 2**）.

▶ 腫瘍肉眼像

　好発部位は第四脳室，ついで側脳室である[4]．その他，第三脳室，透明中隔，脊髄にも発生する．脳室壁から内腔に突出する充実性腫瘤を作り，1〜3cmの小さなものが多い．

▶ 腫瘍組織像

　細胞密度は低く，豊富な細線維性基質の中に，均一なグリア細胞が十数個から数十個ずつ集簇している像が特徴的である（**Fig. 3**）．細胞の異型は乏しく，核分

II. 脳腫瘍の組織型と病理

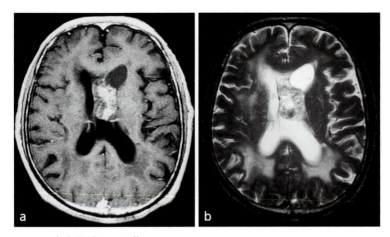

Fig. 2 上衣下腫の MRI 像
a： 左側脳室内に強く造影される腫瘤が形成されている．Gd 強調 T1WI．
b： 側脳室内に不均一な信号強度を示す腫瘍があり，側脳室が拡大している．T2WI．

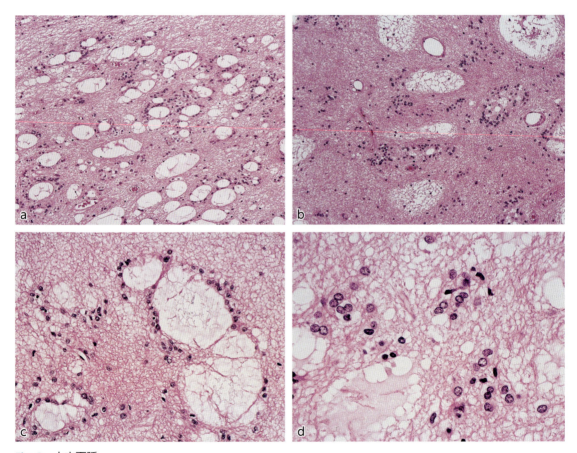

Fig. 3 上衣下腫
a： 細胞密度の低い腫瘍で，細線維性基質と囊胞腔がよく発達している．
b： 腫瘍細胞は小型で，数個〜十数個が集簇する傾向を示す．
c： 粘液様物質を入れた囊胞腔を縁取るように腫瘍細胞が並んでいる．
d： 腫瘍細胞は核異型に乏しく，繊細な細胞突起を伸ばしている．

3. 上衣系腫瘍

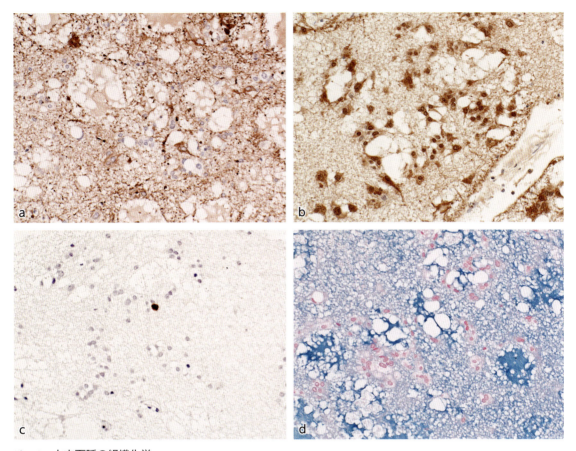

Fig. 4 上衣下腫の組織化学
a：一部の腫瘍細胞が GFAP を発現している.
b：S-100 蛋白は多くの細胞が陽性.
c：Ki-67 陽性率はきわめて低い.
d：コロイド鉄染色では小囊胞内に貯留する粘液が陽性を示す.

裂像はごく少ない．間質には粘液様物質を内腔に容れる小囊胞がみられる（**Fig. 4d**）．ときに上衣腫と共存することがある[4]．

▶ 免疫組織化学的所見・電顕所見

免疫組織化学的には S-100 蛋白が陽性であり，一部の腫瘍細胞は GFAP を発現する（**Fig. 4**）．ときに EMA のドット状陽性像がみられる．Ki-67 陽性率はきわめて低く大部分が 1% 以下である[5]．電顕的には線毛や微絨毛など上衣細胞の特徴が観察される．

▶ 遺伝子異常

第 6 染色体のコピー数減少が後頭蓋窩と脊髄発生の上衣下腫でみられるが，テント上発生例ではこの異常はない[1]．

▶ 鑑別診断

1. **上衣腫** Ependymoma

　細胞密度はより高く，血管周囲性偽ロゼットの形成がみられる．ときに上衣ロゼットが認められる．粘液を含む微小囊胞はみられない．

2. **毛様細胞性星細胞腫** Pilocytic astrocytoma

　細長い突起を伸ばす毛様細胞からなり，Rosenthal 線維や好酸性顆粒小体などの変性構造物がみられる．充実性領域と海綿状領域の二相性構造も特徴である．

粘液乳頭状上衣腫　Myxopapillary ependymoma

▶ 定義

　脊髄円錐，終糸，馬尾の領域におもに発生し，細長い突起を伸ばす上衣細胞が粘液と血管に富む間質を取り囲んで乳頭状に増殖する腫瘍である．WHO grade I．終糸部の特異な上衣細胞から発生すると推定されている．

▶ 臨床的事項

　小児から中高年の成人（平均 36 歳）までみられ，男女比は 1.7：1 と男性に多い[6]．全上衣腫の約 10％を占めている．長期にわたる腰背部痛が主症状である．

▶ 神経画像所見

　境界の鮮明な腫瘤でしばしば囊胞を伴い，充実部は造影剤で強く造影される．

▶ 腫瘍肉眼像

　脊髄下端にほぼ限局して発生し，この部位の上衣腫の 83％を占める．被膜に包まれた限局性の軟らかい灰褐色腫瘤を作る．囊胞や粘液変性を伴うこともある．脊髄・脳転移は 1 割弱の症例にみられる[7]．

▶ 腫瘍組織像

　細長い突起を伸ばす腫瘍細胞が粘液様基質を伴って血管結合織の周囲に乳頭状に増殖する（**Fig. 5**）．立方上皮様の細胞が粘液性基質を 1 層に取り囲む像や，細胞が充実性シート状に配列する像もみられる．PAS 陽性の好酸性円形小体がみられることがあり，これは balloons とよばれる．粘液様基質はアルシアンブルー陽性で，血管周囲や小囊胞内に貯留している．

▶ 免疫組織化学的所見・電顕所見

　腫瘍細胞は GFAP，S-100P，vimentin，CD99，CD56 などを高率に発現する．Cytokeratin では AE1/AE3 の陽性率は高いが，その他の抗体では陰性またはごく一部陽性である[8]．Ki-67 標識率は平均 0.9％と低い[9]．電顕的に腫瘍細胞には中間径細線維が豊富で，特有な微小管集合体を含んでいる[10]．細胞は接着結合 adhering junction で接着し，微絨毛の発達した細胞内腔が認められる[11]．

3. 上衣系腫瘍

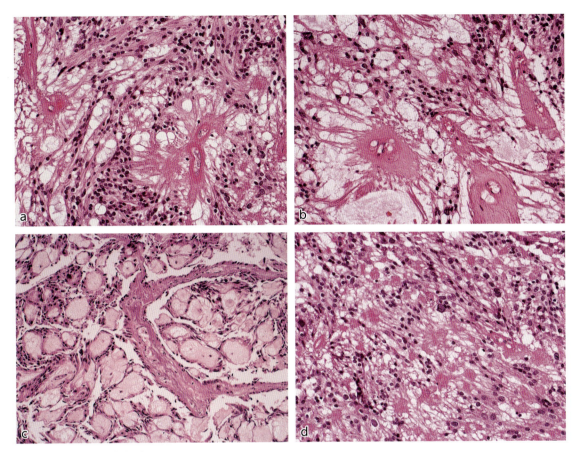

Fig. 5 粘液乳頭状上衣腫
a：血管の周囲に腫瘍細胞が細長い突起を伸ばして乳頭状に配列している．
b：血管壁は硝子化を示し，周囲に粘液の貯留がみられる．
c：粘液を取り囲んで腫瘍細胞が配列する像．
d：多数の好酸性球状構造"balloons"がみられる．

▶ 遺伝子異常

小児の本腫瘍では上衣腫に比較して small nuclear protein, homeobox B13, ADP-ribosylation factor-like 15, homeobox C10, neurofilament 68 kDa peptide などの遺伝子発現亢進が報告されている[12]．

▶ 鑑別診断

1. シュワン細胞腫　Schwannoma

神経根から発生し，Antoni A と Antoni B 領域がみられる．核の柵状配列と Verocay 小体がみられる．S-100P は強陽性であるが，GFAP はほとんど陰性となる．

2. 傍神経節腫　Paraganglioma

細胞のコンパクトな胞巣構造が特徴である．腫瘍細胞は synaptophysin が陽性で，胞巣周囲には S-100P 陽性の支持細胞がみられる．

上衣腫　Ependymoma

▶定義

　上衣細胞への分化を示す小型で均一な細胞からなり，脳室壁や脊髄に境界鮮明な腫瘍を形成する腫瘍である．WHO grade Ⅱ．

　脳室上衣細胞とその前駆細胞から発生すると考えられている．腫瘍細胞の遺伝子発現プロファイルの解析からは，radial glia の遺伝子発現との類似性が指摘され，上衣腫の cancer stem cell が radial glia に由来すると推定されている[13]．上衣腫の発生部位別の亜型については，テント上の上衣腫はテント上の neural stem cell からのみ由来することが証明されており[14]，後頭蓋窩や脊髄の上衣腫はそれぞれの部位に存在する neural stem cell が発生母細胞である可能性が示唆される．

▶臨床的事項

　発生頻度は日本の全国脳腫瘍集計では原発性脳腫瘍の 0.6％，神経上皮性腫瘍の 2.1％である[15]．一般に小児に多い腫瘍であり，15 歳未満の発生が 35％に達している．めだった性差はない（男女比 1.1：1）．部位別には，後頭蓋窩腫瘍は小児に好発し，脊髄腫瘍はおもに成人に発生する．テント上の腫瘍は小児にも成人にもみられる．

　症状は部位により異なるが，テント上では局所の神経症状やてんかん発作がみられ，後頭蓋窩腫瘍では水頭症による頭蓋内圧亢進症状として頭痛，嘔気・嘔吐，めまいなどがみられる．小脳・脳幹部症状としての運動失調，視力障害，麻痺，脳神経障害も出現する．脊髄腫瘍では背部痛や局所の運動感覚障害が認められる．

▶神経画像所見

　脳室壁に付着する境界鮮明な腫瘍は MRI T1WI では低信号，T2WI では不均一な高信号を示す．腫瘍は一般にガドリニウムにより強く造影される．水頭症を合併することが多い．テント上腫瘍では嚢胞を伴うこともある．

▶腫瘍肉眼像

　上衣腫の約 60％が後頭蓋窩に発生し，30％がテント上，10％が脊髄にそれぞれ発生する．後頭蓋窩では第四脳室壁（とくに底部）に多く，小脳橋角部にもみられる．テント上では側脳室と第三脳室壁に多いが，脳室から離れた大脳半球に発生することもある．脊髄では粘液乳頭状上衣腫は脊髄下部にもっぱら発生するが，通常型の上衣腫は頚髄から胸髄にかけて好発する．

　肉眼的には脳室壁から内腔に突出する腫瘍を形成する(**Fig. 6a**)．腫瘍は淡褐色で軟らかく，壊死や出血はめだたない．脳実質と腫瘍との境界は比較的鮮明である．

3. 上衣系腫瘍

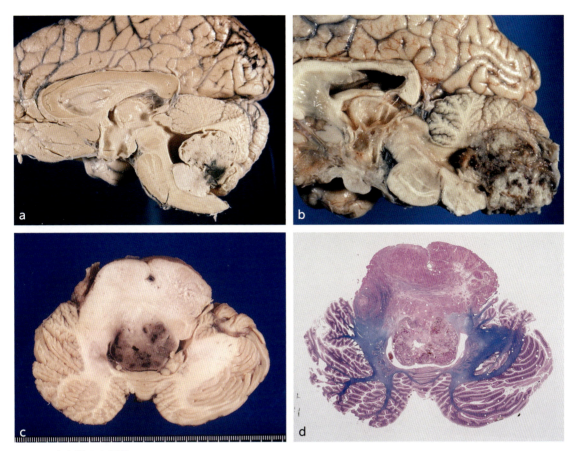

Fig. 6 上衣腫の肉眼像
a：第四脳室に発生した古典的上衣腫．
b：第四脳室の退形成性上衣腫であり，出血，壊死，周囲への浸潤，脳底部播種がみられる．
c，d：退形成性上衣腫であり，腫瘍は第四脳室内を占拠し，橋に浸潤している．図 d は H. E. と K. B. の重染色によるセミマクロ像．（c，d：西新井病院脳神経外科金一宇先生提供）

▶ 腫瘍組織像

　分子遺伝学的に分類される9種の分子亜型のうち，3領域に発生する上衣下腫と脊髄の粘液乳頭状上衣腫の4種を除いた残り5分子亜型は組織像が互いに類似しており，現状では形態学的に区別することは困難である．

　古典的上衣腫 classic ependymoma が基本的な組織型であり，さらに組織亜型として乳頭状上衣腫，明細胞上衣腫，伸長細胞上衣腫が区別される．古典的上衣腫は全体としては中等度の細胞密度をもつ腫瘍であり，腫瘍内の部位により細胞が密集しているところと細胞の乏しいところがみられる（**Fig. 7a**）．腫瘍細胞はほぼ均一な類円形の核を持ち，核のクロマチンが粒々していて"salt and pepper"あるいは"speckled"と形容される．核の大小不同や多形性は乏しく，核分裂像は少ない．細胞質は淡好酸性または淡明で細胞境界は不明瞭である．組織構築上で特徴的な2つの細胞配列パターンが出現する．その1つは真の管腔を取り囲んで細胞が花冠状に配列するもの（true rosette）で（**Fig. 7b**），管腔のサイズが小さいものは上衣ロゼット ependymal rosette（**Fig. 7c**），より大きいもの

Ⅱ. 脳腫瘍の組織型と病理

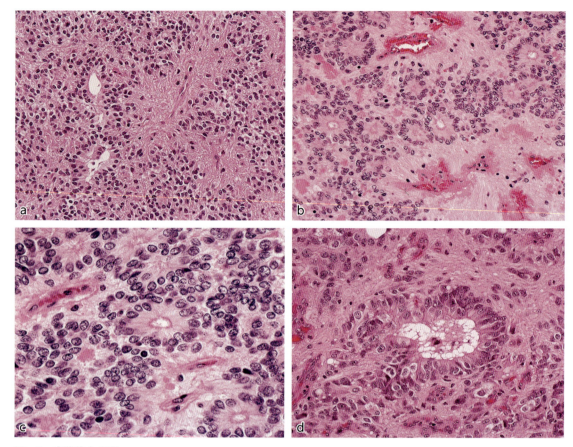

Fig. 7 古典的上衣腫
a： 中等度細胞性の腫瘍で，管腔を囲む細胞配列と血管周囲性偽ロゼットが特徴．
b： 狭い管腔を囲む上衣ロゼットと血管周囲の無核帯．
c： 上衣ロゼットと管腔がほとんどみえなくなったロゼット．
d： やや広い腔をもつ上衣細管．

は上衣細管 ependymal tubule (**Fig. 7d**)，さらに大きいものを上衣管 ependymal canal とよんでいる (**Fig. 8a**). 管腔を形成せず，腫瘍組織の表面を 1 層の腫瘍細胞が被覆するものは ependymal lining である (**Fig. 8b**). 逆に管腔のサイズがきわめて小さい場合，光顕的にはもはや管腔とはみえなくても好酸性ドット状構造として観察できることがある[16] (**Fig. 7c, Fig. 8c**). これらの上皮性構造は，出現頻度は高くないが上衣腫としての特異性が高く，病理診断の決め手となる．第 2 のパターンは腫瘍細胞が血管を取り囲み，細長い突起を血管方向に伸ばして花輪状に並ぶ構造で，これは血管周囲性偽ロゼット perivascular pseudorosette とよばれている (**Fig. 9**). 同様の構造は星細胞腫でもみられるが，上衣腫の血管周囲性偽ロゼットは細胞突起が長いため核を含む細胞体は血管から離れた位置にあり，血管近傍には核の乏しい領域が形成される特徴がある (**Fig. 9b**). そのため血管の周りには核のみられない帯状の領域"無核帯"が形成される．この無核帯は「アメリカヘラジカの通り道」との意味から "moose track" ともよばれている．血管周囲性偽ロゼットはほぼすべての上衣腫に認められるパ

3. 上衣系腫瘍

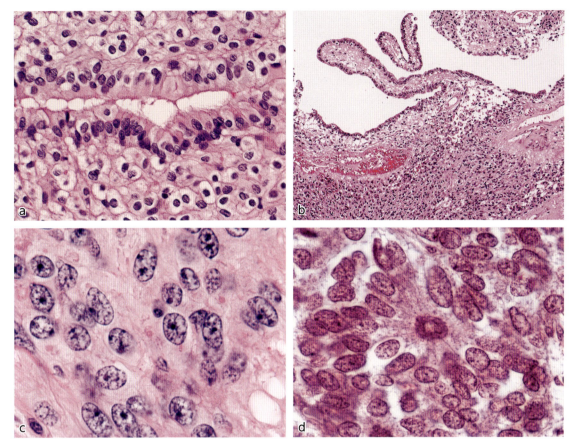

Fig. 8 上衣腫の上皮性構造
a：運河状の管腔は上衣管 ependymal canal とよばれる.
b：腫瘍組織の表面を被覆する"ependymal lining".
c：細胞間と細胞内にみられる好酸性ドット状構造.
d：ロゼット内腔面には PTAH 染色で強く染まる"blepharoplast"がみられる.

ターンである．間質の血管には壁の硝子化がみられることがある．微小血管増殖像はほとんどみられない．地図状の壊死巣はときに認められる．しかし，核の柵状配列を伴う壊死巣は認められない．

腫瘍細胞の細胞質に大きな空胞が出現することがある[17]（**Fig. 10a, b**）（コラム 12, 223 頁参照）．腫瘍内出血，石灰沈着，類粘液変性などもときにみられる（**Fig. 10a, c**）．まれに，軟骨組織，骨組織や脂肪組織が化生性に形成されることもある（**Fig. 10d**）．多核の巨細胞がめだつ症例，印環細胞の出現する症例，メラニン形成を示す症例，neuropil-like islands が出現する症例などが報告されている．

形態学的亜型としての乳頭状上衣腫 papillary ependymoma は乳頭状の細胞配列がめだつまれな上衣腫である（**Fig. 11**）．腫瘍細胞の上皮性配列のため乳頭構造の外側は滑らかな面によって被覆される．細胞の基底側から伸びる突起はGFAP 陽性であり，細胞の底部に基底膜が認められないことが脈絡叢乳頭腫との鑑別点である．明細胞上衣腫 clear cell ependymoma は乏突起膠腫や血管芽腫に類似の淡明な細胞質をもつ腫瘍細胞からなる上衣腫である[18]（**Fig. 12**）．若年者

II. 脳腫瘍の組織型と病理

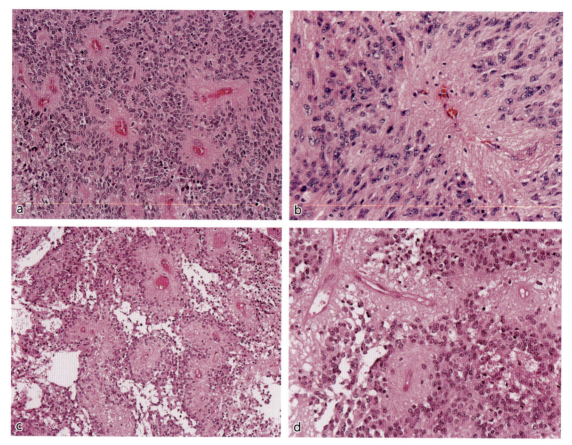

Fig. 9 上衣腫の血管周囲構造
a: 血管周囲性偽ロゼット．血管の周囲を無核帯が取り囲んでいる．
b: 無核帯は血管に向かう細長い細胞突起からなる．
c: 細胞間隙が開いてできた偽乳頭状構造．
d: 無核帯は血管に沿って伸びている．

のテント上に好発する傾向がある[19]．再発や転移がみられることもある．RELA融合遺伝子陽性上衣腫との関連が示唆される亜型である．伸長細胞性上衣腫 tanycytic ependymoma は脊髄に多い亜型で，tanycyte に似た繊細な長い突起を伸ばす双極性細胞が流れるように配列する特徴をもっている[20]（**Fig. 13**）．上衣ロゼットや血管周囲性偽ロゼットの形成は乏しい．Pilocytic astrocytoma との鑑別が問題となるが，電顕的には上衣腫の特徴がみられ，これが診断の決め手になる．

▶ 免疫組織化学的所見・電顕所見

免疫組織化学的には GFAP，S-100P，vimentin がつねに陽性である[21]（**Fig. 14**）．GFAP の発現は細胞体より突起に強いことが上衣腫の特徴で，核近傍の細胞質はほとんど陰性でも血管周囲の無核帯には強い陽性反応が認められる．EMA の陽性所見は本腫瘍の診断に重要である．染色の際に切片を加熱前処理するとよい結果が得られる[22]．EMA 陽性のリング状あるいはドット状構造が診断

3. 上衣系腫瘍

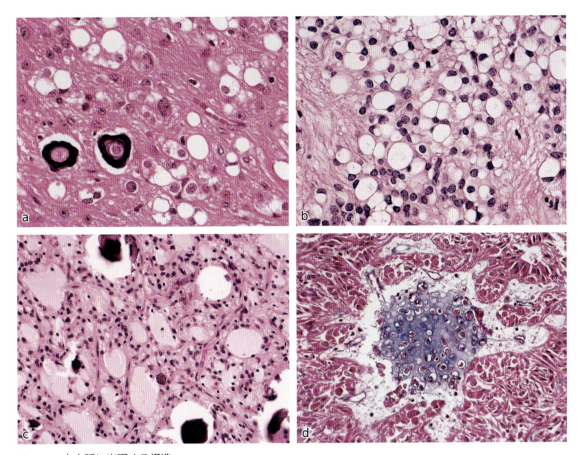

Fig. 10 上衣腫に出現する構造
a： 石灰沈着と空胞形成.
b： 空胞性上衣腫. 細胞質に大きな空胞をもつ腫瘍細胞からなる.
c： 類粘液変性と石灰沈着.
d： 硝子軟骨の形成を示す上衣腫. Masson-trichrome 染色.

上有益な所見であり（**Fig. 14d**），前者のほうが出現頻度は低いが上衣腫に対する特異性が高い[23]．Cytokeratin は用いる抗体により陽性率が異なり，AE1/AE3 では高い陽性率が認められる．さらに CD99[24] と podoplanin[25] も陽性である．Nestin と VEGF はテント上の上衣腫に発現率が高い[26]．グリオーマで陽性率の高い Olig2 は上衣腫では陰性または弱陽性である[27,28]．Neurofilament などの神経細胞系マーカーはテント上の上衣腫は発現率が有意に高く，陽性例は予後良好である[29]．Ki-67 陽性率は平均数％以下である．

　上衣細胞の超微形態学的特徴は上衣腫でもよく保たれている．腫瘍細胞間にはよく発達した接着構造（zonula adherens, gap junction）がみられ，細胞間の microrosettes には 9＋2 の微小管配列をもつ線毛や微絨毛などが観察される（**Fig. 15**）．細胞質内には中間径細線維，基底小体，微絨毛と線毛を入れる細胞内腔などが観察される．

II. 脳腫瘍の組織型と病理

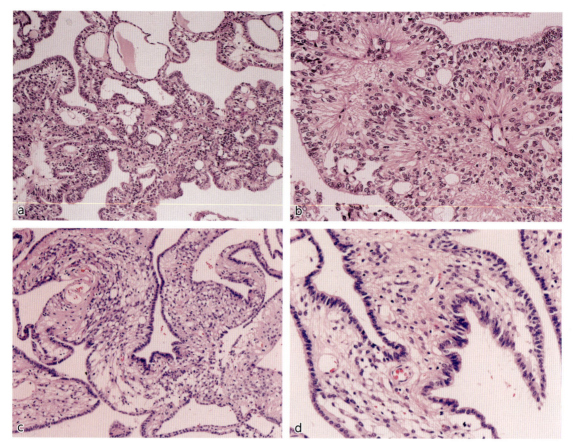

Fig. 11 乳頭状上衣腫
a：腫瘍細胞は上皮様に配列し，乳頭構造の表面を被覆している．
b：表面の腫瘍細胞から長い突起が血管に向かって伸びている．
c：複雑な形の乳頭状構造．
d：腫瘍細胞は基底膜をもたず，細胞突起は深部に伸びている．

▶ **遺伝子異常**

　上衣腫には多彩な染色体異常がみられる．おもなものは，1q, 7, 9, 11, 12, 15q, 18, 20 の増幅，3, 6, 10, 16, 22q の欠失などである[30]．500 例の上衣腫を DNA メチル化パターンでクラスタリングするとテント上（ST），後頭蓋窩（PF）および脊髄（SP）の 3 部位にそれぞれ 3 種ずつ，合計 9 種類の分子亜型が分類された[1]．テント上に好発する腫瘍は上衣下腫亜型（ST-SE；21 例）と，RELA および YAP1 遺伝子の融合遺伝子を特徴とする亜型（各々 ST-EPN-RELA；88 例，ST-EPN-YAP；13 例）である．後頭蓋窩に好発する腫瘍は上衣下腫亜型（PF-SE；33 例）と従来 Group A および Group B と分類されていた亜型（各々 PF-EPN-A；240 例，PF-EPN-B；55 例）に分けられた．脊髄に好発する腫瘍は上衣下腫亜型（SP-SE；7 例），粘液乳頭状上衣腫亜型（SP-MPE；26 例）および古典的上衣腫亜型（SP-EPN；21 例）に分類された．この分子亜型は一部の形態学的腫瘍型との相関を認めるとともに，患者の年齢や予後との関連をもつことが示されており，予後不良の分子亜型は ST-EPN-RELA と PF-

3. 上衣系腫瘍

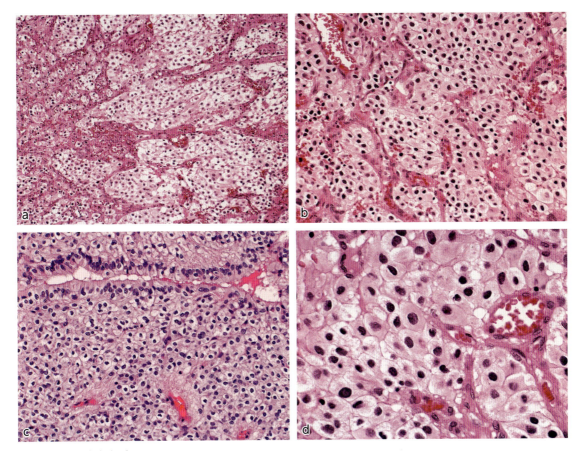

Fig. 12 明細胞上衣腫
a：淡明細胞からなる腫瘍で，間質には血管がよく発達している．
b：乏突起膠腫に類似の腫瘍で，血管の chicken-wire pattern がみられる．
c：腫瘍内には上衣管や血管周囲偽ロゼットもみられる．
d：血管芽腫に類似の淡明細胞が敷石状に配列している．

EPN-A である．分岐した毛細血管をもつテント上明細胞上衣腫には高率に *C11orf95-RELA* 融合遺伝子が検出される[31]．

▶ 鑑別診断

1. びまん性星細胞腫　Diffuse astrocytoma

周囲の脳実質にびまん性の浸潤を示し，無核帯を伴う血管周囲性偽ロゼット形成はめだたない．上衣ロゼットは認められない．免疫染色で Olig2 が高い陽性率を示す．

2. 髄芽腫　Medulloblastoma

小型の未熟な細胞が密に増殖し，細胞密度の粗密は乏しい．Homer Wright ロゼットがみられるが真性ロゼットや血管周囲性偽ロゼットはみられない．Synaptophysin の陽性率が高いが，GFAP 陽性細胞は少ない．

3. 毛様細胞性星細胞腫　Pilocytic astrocytoma

二相性構造 "compact and spongy" がみられる．上衣ロゼットは認められな

II. 脳腫瘍の組織型と病理

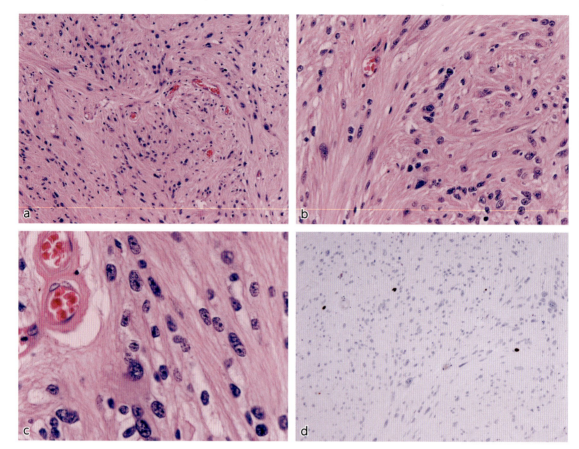

Fig. 13 伸長細胞性上衣腫
a：紡錘形細胞が線維束を作って流れるように配列している．
b：腫瘍細胞は双極性の細長い突起を伸ばしている．
c：核の異型は軽く，核分裂像は少ない．
d：Ki-67陽性率は低値を示す．

い．変性構造物といわれる Rosenthal fiber や eosinophilic granular body がみられる．

RELA 融合遺伝子陽性上衣腫　Ependymoma, *RELA* fusion-positive

▶ 定義

RELA 融合遺伝子を特徴とする上衣腫である．

RELA 遺伝子（v-rel avian reticuloendotheliosis viral oncogene homolog A）は NF-κB を構成する蛋白 p65RelA をコードしているが，テント上の上衣腫においては機能不明な *C11orf95* 遺伝子と *RELA* の融合遺伝子が形成されており，これによって活性化された NF-κB シグナル系が腫瘍発生に関与していることがあきらかにされている[32]．

3. 上衣系腫瘍

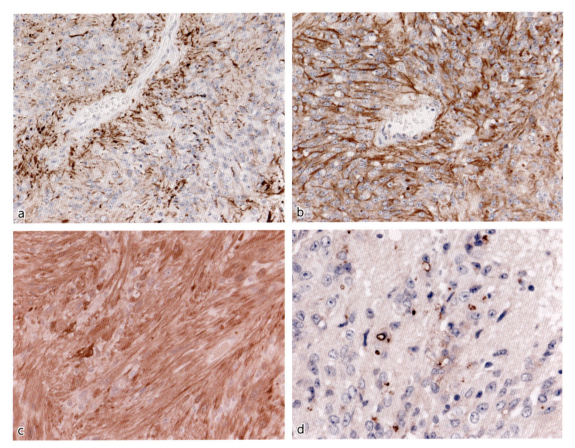

Fig. 14 上衣腫の免疫組織化学
a：GFAP は血管周囲の細胞突起に強く発現されている．
b：細胞質と突起の両者に vimentin 陽性反応がみられる．
c：S-100 蛋白はびまん性の陽性像を示す．伸長細胞性上衣腫．
d：EMA 免疫染色ではドット状ないしリング状の陽性所見がみられ，診断に有益である．

▶ 臨床的事項

　　本腫瘍にほぼ該当する DNA メチル化プロファイルでの ST-EPN-RELA 亜型は，テント上上衣腫の 72％を占める[1]．あらゆる年齢に発生するが，約 3/4 は小児にみられ，性別は男性に多い（男女比 1.8：1）．テント上の明細胞上衣腫で分枝毛細血管がよく発達した亜型（明細胞血管亜型）は本腫瘍に該当するが，やはり男性に好発し（男女比 7：3），年齢中央値は 10.4 歳（幅：0.8〜64.4 歳）である[31]．

▶ 神経画像所見

　　明細胞血管亜型はすべてテント上に発生し，腫瘍が小さい場合は表在性で皮質内に局在する[31]．しばしば嚢胞を随伴し，嚢胞壁に壁在結節としてみられる腫瘍はガドリニウムで強く造影される．初発時の症状としては，頭痛，頭蓋内圧亢進症状，てんかん発作などがみられる．

II. 脳腫瘍の組織型と病理

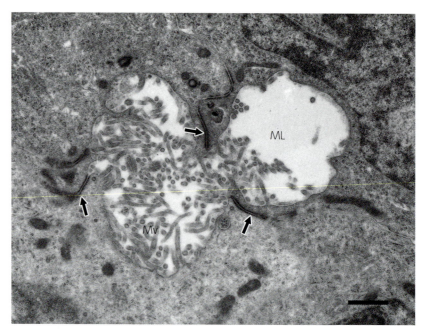

Fig. 15 上衣腫の電顕像
細胞間隙に形成された微小腔（ML）には多数の微絨毛（Mv）が認められる．
細胞間にはジッパー様の接着装置（矢印）がよく発達している．Bar＝1 μm.

▶ 腫瘍肉眼像

明細胞血管亜型の好発部位は前頭葉であり，ついで頭頂葉，後頭葉，側頭葉に腫瘍が発生する．

▶ 腫瘍組織像

組織像は oligodendroglioma によく似ており，中心性の類円形核と淡明な細胞質をもつ腫瘍細胞がシート状に配列し，間質には分岐を示す毛細血管がよく発達している[31]．血管周囲性偽ロゼット配列はみられるが，無核帯の形成が貧弱である．核分裂像が散見され，微小血管増殖像や壊死像もみられる．しばしば石灰沈着が認められる．周囲の脳実質との境界は鮮明である．なお，*C11orf95-RELA* 融合遺伝子を導入した neural stem cell をマウス脳内に移植すると，淡明細胞から構成され細かく分岐した血管をもつ脳腫瘍が形成される[32]．

▶ 免疫組織化学的所見

免疫染色では GFAP の陽性像が血管周囲に局在し，EMA ではドット状の陽性所見が認められる．Olig2 は一部の症例で，少数の細胞に陽性である．神経細胞系マーカーでは一部の例に NFP と NeuN が陽性である．腫瘍細胞核は抗 p65RelA 抗体で全例陽性である．抗 L1CAM 抗体では 90％の例が強いびまん性陽性像を示す．L1CAM 抗体による免疫染色は *C11orf95-RELA* 融合遺伝子のサロゲートマーカーとしての役割が期待される．

▶ 遺伝子異常

　この上衣腫には第19染色体のtrisomy，tetrasomyないしpolysomyが3/4に認められる．*C11orf95-RELA*融合遺伝子の転写物は7種類あり（RELA[FUS1]～RELA[FUS7]），上衣腫ではRELA[FUS1]がもっとも高頻度に出現している[32]．RELA[FUS1]はより強いNF-κB標的遺伝子活性化能をもっており，同時にL1CAMの発現亢進にもかかわっている．

退形成性上衣腫　Anaplastic ependymoma

▶ 定義

　退形成所見を示す上衣腫であり，均一な小型細胞の密な増殖からなる．高い増殖能をもち，浸潤性格を示すこともある．WHO grade Ⅲ．
　DNAメチル化プロファイリングによる9分子亜型のうち，予後不良の亜型はテント上発生のST-EPN-RELAと後頭蓋窩のPF-EPN-Aである[1]．また，各分子亜型の中で組織学的に退形成性上衣腫に相当するWHO grade Ⅲ症例の割合は，ST-EPN-RELA；66例（77%），ST-EPN-YAP；7例（58%），PF-EPN-A；160例（70%），PF-EPN-B；20例（41%）である．上衣下腫に相当する亜型（SE）および脊髄発生上衣腫にはWHO grade Ⅲ症例はほとんどない．

▶ 臨床的事項

　全国脳腫瘍集計による発生頻度は原発性脳腫瘍の0.4%，神経上皮性腫瘍の1.4%である．小児での頻度が高く，47%は15歳未満に発生している．男女比は1.5：1でやや男性に多い．

▶ 神経画像所見

　MRIでは不均一に造影される大きな腫瘍を認め，囊胞を随伴することもある[33]．後頭蓋窩腫瘍では高度の水頭症を伴う．播種もしばしば認められる．

▶ 腫瘍肉眼像

　小児の後頭蓋窩に好発する（テント上：テント下＝1：2.5）．出血と壊死を伴う大きな腫瘤を形成する（**Fig. 6b，c，d**）．腫瘤の境界は比較的鮮明であるが，まれに浸潤性増殖や脳室内播種がみられる．

▶ 腫瘍組織像

　細胞密度の高い腫瘍であり，周囲との境界はおおむね鮮明である．核細胞質比の高い小型の細胞からなり，核クロマチンの増加と核分裂像が認められる（**Fig. 16**）．細胞は血管周囲に花冠状に配列する傾向を示すが，低異型度の腫瘍に比べ無核帯は狭いことが多い．核の柵状配列を伴う壊死巣と微小血管増殖像がみられることもある．低異型度上衣腫との鑑別では，高細胞密度，壊死巣，高倍率10視野中4個以上の核分裂像，血管内皮細胞増殖像の4つの組織学的所見のうち2

II. 脳腫瘍の組織型と病理

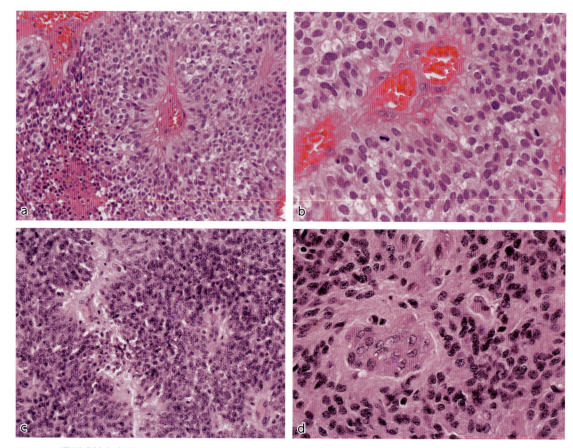

Fig. 16 退形成性上衣腫
a：血管を囲む偽ロゼット配列がみられ，図左下には壊死巣が認められる．
b：血管周囲の無核帯は狭い．腫瘍細胞には異型が強く核分裂像がみられる．
c：高い細胞密度をもつ腫瘍であるが，血管周囲偽ロゼットはわずかに認められる．
d：小血管には壁細胞の増殖を示す微小血管増殖像がみられる．

個以上がある腫瘍を退形成性上衣腫と診断することが推奨されている[34]．しかし，組織学的異型度分類は診断者間の再現性が低く，術後の予後との相関も乏しいことが問題視されている[35]．（コラム11，222頁参照）

▶ 免疫組織化学的所見

腫瘍細胞にはGFAP，vimentin，cytokeratinが発現される（**Fig. 17**）．EMA染色によるドット状，リング状の陽性像は診断に有益な所見である．Ki-67陽性率は10%以上の高値を示す．

▶ 鑑別診断

1. 髄芽腫 Medulloblastoma

未熟な神経上皮性細胞の増殖からなり，Homer Wrightロゼットは一部でみられるが，血管周囲性偽ロゼットはみられない．腫瘍細胞はsynaptophysin陽性であり，まれにGFAP陽性となる．

3. 上衣系腫瘍

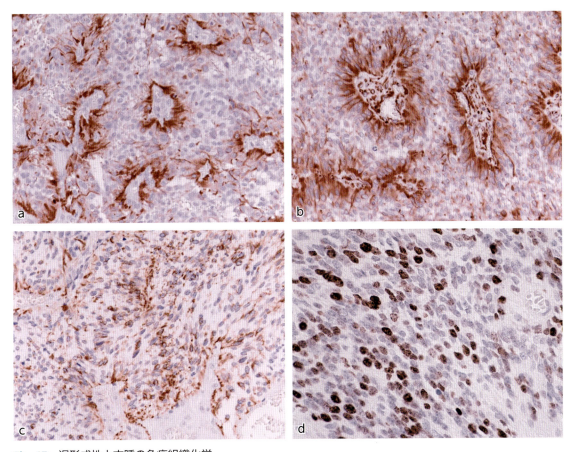

Fig. 17 退形成性上衣腫の免疫組織化学
a：GFAP 染色では血管周囲の無核帯に強い陽性所見がみられる．
b：Vimentin は細胞突起に強く発現されている．
c：一部の腫瘍細胞には cytokeratin CAM5.2 の発現がみられる．
d：Ki-67 の陽性率は高く，旺盛な増殖活性を物語っている．

2. 膠芽腫　Glioblastoma

より多態性の強い腫瘍細胞がびまん性に浸潤する．GFAP，nestin，Olig2 が陽性である．

3. 多層ロゼット性胎児性腫瘍
Embryonal tumor with multilayered rosettes

細胞密度の粗密が顕著で，多層ロゼットの形成が特徴的である．免疫染色では LIN28A が陽性，染色体 19q13.42 に遺伝子増幅がみられる．

■文献
1) Pajtler KW, Witt H, Sill M, et al. Molecular Classification of Ependymal Tumors across All CNS Compartments, Histopathological Grades, and Age Groups. Cancer Cell. 2015; 27: 728-43.
2) Krishnan SS, Panigrahi M, Pendyala S, et al. Cervical Subependymoma: A rare case report with possible histogenesis. J Neurosci Rural Pract. 2012; 3: 366-9.
3) Rath TJ, Sundgren PC, Brahma B, et al. Massive symptomatic subepend-

moma of the lateral ventricles: case report and review of the literature. Neuroradiology. 2005; 47: 183-8.
4) Rushing EJ, Cooper PB, Quezado M, et al. Subependymoma revisited: clinicopathological evaluation of 83 cases. J Neurooncol. 2007; 85: 297-305.
5) Prayson RA, Suh JH. Subependymomas: clinicopathologic study of 14 tumors, including comparative MIB-1 immunohistochemical analysis with other ependymal neoplasms. Arch Pathol Lab Med. 1999; 123: 306-9.
6) Sonneland PR, Scheithauer BW, Onofrio BM. Myxopapillary ependymoma. A clinicopathologic and immunocytochemical study of 77 cases. Cancer. 1985; 56: 883-93.
7) Weber DC, Wang Y, Miller R, et al. Long-term outcome of patients with spinal myxopapillary ependymoma: treatment results from the MD Anderson Cancer Center and institutions from the Rare Cancer Network. Neuro Oncol. 2015; 17: 588-95.
8) Lamzabi I, Arvanitis LD, Reddy VB, et al. Immunophenotype of myxopapillary ependymomas. Appl Immunohistochem Mol Morphol. 2013; 21: 485-9.
9) Prayson RA. Myxopapillary ependymomas: a clinicopathologic study of 14 cases including MIB-1 and p53 immunoreactivity. Mod Pathol. 1997; 10: 304-10.
10) Specht CS, Smith TW, DeGirolami U, et al. Myxopapillary ependymoma of the filum terminale. A light and electron microscopic study. Cancer. 1986; 58: 310-7.
11) Wang H, Zhang S, Rehman SK, et al. Clinicopathological features of myxopapillary ependymoma. J Clin Neurosci. 2014; 21: 569-73.
12) Barton VN, Donson AM, Kleinschmidt-DeMasters BK, et al. Unique molecular characteristics of pediatric myxopapillary ependymoma. Brain Pathol. 2010; 20: 560-70.
13) Taylor MD, Poppleton H, Fuller C, et al. Radial glia cells are candidate stem cells of ependymoma. Cancer Cell. 2005; 8: 323-35.
14) Johnson RA, Wright KD, Poppleton H, et al. Cross-species genomics matches driver mutations and cell compartments to model ependymoma. Nature. 2010; 466: 632-6.
15) Committee of Brain Tumor Registry of Japan. Report of Brain Tumor Registry of Japan (2001-2004). 13th ed. Neurol Med Chir (Tokyo). 2014; 54 Suppl 1: 1-102.
16) Kawano N, Ohba Y, Nagashima K. Eosinophilic inclusions in ependymoma represent microlumina: a light and electron microscopic study. Acta Neuropathol. 2000; 99: 214-8.
17) Hirato J, Nakazato Y, Iijima M, et al. An unusual variant of ependymoma with extensive tumor cell vacuolization. Acta Neuropathol. 1997; 93: 310-6.
18) Kawano N, Yada K, Yagishita S. Clear cell ependymoma. A histological variant with diagnostic implications. Virchows Arch A Pathol Anat Histopathol. 1989; 415: 467-72.
19) Fouladi M, Helton K, Dalton J, et al. Clear cell ependymoma: a clinicopathologic and radiographic analysis of 10 patients. Cancer. 2003; 98: 2232-44.
20) Kawano N, Yagishita S, Oka H, et al. Spinal tanycytic ependymomas. Acta Neuropathol. 2001; 101: 43-8.
21) Vege KD, Giannini C, Scheithauer BW. The immunophenotype of ependy-

momas. Appl Immunohistochem Mol Morphol. 2000; 8: 25-31.
22) Kawano N, Yasui Y, Utsuki S, et al. Light microscopic demonstration of the microlumen of ependymoma: a study of the usefulness of antigen retrieval for epithelial membrane antigen (EMA) immunostaining. Brain Tumor Pathol. 2004; 21: 17-21.
23) Hasselblatt M, et al. Sensitivity and specificity of epithelial membrane antigen staining patterns in ependymomas. Acta Neuropathol. 2003; 106: 385-8.
24) Choi YL, Chi JG, Suh YL. CD99 immunoreactivity in ependymoma. Appl Immunohistochem Mol Morphol. 2001; 9: 125-9.
25) Ishizawa K, Komori T, Shimada S, et al. Podoplanin is a potential marker for the diagnosis of ependymoma: a comparative study with epithelial membrane antigen (EMA). Clin Neuropathol. 2009; 28: 373-8.
26) Nambirajan A, Sharma MC, Gupta RK, et al. Study of stem cell marker nestin and its correlation with vascular endothelial growth factor and microvascular density in ependymomas. Neuropathol Appl Neurobiol. 2014; 40: 714-25.
27) Otero JJ, Rowitch D, Vandenberg S. OLIG2 is differentially expressed in pediatric astrocytic and in ependymal neoplasms. J Neurooncol. 2011; 104: 423-38.
28) Svajdler M, Rychly B, Mezencev R, et al. SOX10 and Olig2 as negative markers for the diagnosis of ependymomas: An immunohistochemical study of 98 glial tumors. Histol Histopathol. 2016; 31: 95-102.
29) Andreiuolo F, Puget S, Peyre M, et al. Neuronal differentiation distinguishes supratentorial and infratentorial childhood ependymomas. Neuro Oncol. 2010; 12: 1126-34.
30) Korshunov A, Witt H, Hielscher T, et al. Molecular staging of intracranial ependymoma in children and adults. J Clin Oncol. 2010; 28: 3182-90.
31) Figarella-Branger D, Lechapt-Zalcman E, Tabouret E, et al. Supratentorial clear cell ependymomas with branching capillaries demonstrate characteristic clinicopathological features and pathological activation of nuclear factor-kappaB signaling. Neuro Oncol. 2016; 18: 919-27.
32) Parker M, Mohankumar KM, Punchihewa C, et al. C11orf95-RELA fusions drive oncogenic NF-kappaB signalling in ependymoma. Nature. 2014; 506: 451-5.
33) Yuh EL, Barkovich AJ, Gupta N. Imaging of ependymomas: MRI and CT. Childs Nerv Syst. 2009; 25: 1203-13.
34) Ho DM, Hsu CY, Wong TT, et al. A clinicopathologic study of 81 patients with ependymomas and proposal of diagnostic criteria for anaplastic ependymoma. J Neurooncol. 2001; 54: 77-85.
35) Ellison DW, Kocak M, Figarella-Branger D, et al. Histopathological grading of pediatric ependymoma: reproducibility and clinical relevance in European trial cohorts. J Negat Results Biomed. 2011; 10: 7.

〔中里洋一〕

Ⅱ. 脳腫瘍の組織型と病理

上衣腫の grading 診断基準

　上衣腫系腫瘍は，WHO2016 分類に従うと，5 つの entity（腫瘍型）と 3 つの variant（腫瘍亜型）に分類される．具体的に，腫瘍型は，(1) Subependymoma（grade Ⅰ），(2) Myxopapillary ependymoma（grade Ⅰ），(3) Ependymoma（grade Ⅱ），(4) Ependymoma, *RELA* fusion-positive（grade Ⅱ or Ⅲ），(5) Anaplastic ependymoma（grade Ⅲ）であり，腫瘍亜型は，(1) Papillary ependymoma，(2) Clear cell ependymoma，(3) Tanycytic ependymoma である．上記のごとく，大部分の組織型と grade にはしっかりとした対応があり診断と grade に苦慮することはないが，ependymoma, grade Ⅱ と anaplastic ependymoma, grade Ⅲ の鑑別診断がしばしば問題となる．

　Anaplastic ependymoma は，本邦の脳腫瘍取扱い規約では，「明らかな退形成性変化を示す上衣腫」と定義され，WHO2016 分類では，「上衣腫系腫瘍が，高い細胞密度，増加した核分裂像と広範囲に及ぶ微小血管増殖を示す時に，確実に診断できる」と記載されている．このようにいずれの分類でも定量性をもった明確な組織判定基準が存在しないので，診断の現場で混乱が生じる．

　これまでの研究で，anaplastic ependymoma の組織学的基準に関する提案が報告されている．Ho らは，以下の 4 項目中 2 項目以上の存在を基準としている（①強拡大 10 視野で 4 個以上の核分裂像，②高細胞密度，③内皮細胞増殖，④壊死）．小児後頭蓋窩上衣腫の研究では，①血管内皮細胞の層状化を伴う真の内皮細胞増殖，②強拡大 10 視野で 10 個以上の核分裂像，③柵状壊死，④核の多形性ないし核クロマチン増量を伴う高細胞密度，の 4 項目をあげ，2 項目以上を grade Ⅲ としている．他にも成人 ependymoma に関する基準などが報告されているが，コンセンサスの得られた組織学的基準はまだ確立されていない．MIB-1 標識率に関しては，9％以上との報告もあるが，他の glioma と同様に MIB-1 標識率は診断基準とはなっていない．壊死に関しては，grade Ⅱ の ependymoma でもしばしば存在することが知られており，単独で診断項目にはなりがたい．柵状壊死は悪性のよい指標であるが，実際の症例ではほとんど認められず有用性は低い．高細胞性はかなり主観的であり，再現性が乏しい．したがって，核分裂像の数，MIB-1 標識率と微小血管増殖が客観的で再現性の高い指標となると考えられる．核分裂像の数に関しては，強拡大 10 視野で 4〜5 個が目安と考えられるが，さらなる検討が必要である．

　本邦では，「小児頭蓋内悪性腫瘍の分子診断体制の構築．Ⅰ．髄芽腫，上衣腫」の研究タイトルで，大阪医療センターと国立がんセンターを解析研究機関として，埼玉医科大学国際医療センターなどの多施設研究機関での共同研究が 2014 年より施行された．本研究により，ependymoma の分子遺伝学的解析が発展し，ependymoma の病理診断がより精度の高い，予後と密接したものになり，新規分子標的治療薬が導入されることが期待される．

〔佐々木　惇〕

column 12 コラム

Vacuolated ependymoma（空胞化上衣腫）

　脳腫瘍は1つの腫瘍型で多彩な像を示すものが多いが，上衣腫もその1つである．まれに細胞質内に大型の空胞をもち，成熟した脂肪細胞に類似する腫瘍細胞が多数出現する上衣腫に遭遇することがある．このような上衣腫は，空胞の由来によって3種類に分けられる．1つめは細胞質内小胞が拡張したと考えられる，大型の空胞を有する細胞からなるタイプで，空胞化上衣腫 vacuolated ependymoma とされている（**Fig. 1**）[1]．2つめは，これによく似た像を示すが，空胞が脂肪の蓄積によるもので，脂肪腫性上衣腫 lipomatous ependymoma とよばれている[2]．3つめは，空胞が細胞内小腺腔に由来しており，内腔面を縁取るように EMA が陽性となるもので（**Fig. 2，Fig. 3**），電顕像では囊胞の内腔面に萎縮した微絨毛が少数認められる．この細胞が多数出現する腫瘍は印環細胞上衣腫 signet-ring cell ependymoma とよばれている[3,4]．なお，前二者は空胞の内腔面は EMA 陰性である．

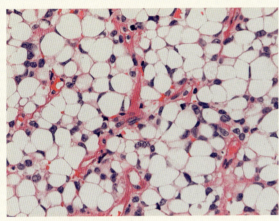

Fig. 1 空胞化上衣腫
大型空胞をもつ細胞が集簇し，脂肪腫様の像を呈する．

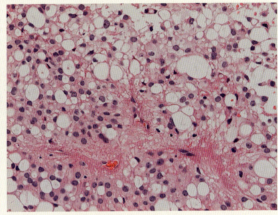

Fig. 2 印環細胞上衣腫
空胞に大小不同があり，空胞のない細胞と混在する．

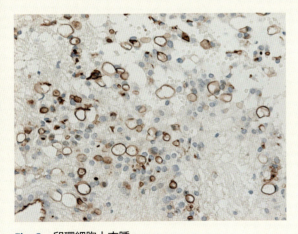

Fig. 3 印環細胞上衣腫
空胞の縁が EMA 陽性となる．EMA 染色．

これらの3つのタイプでは，組織像にやや異なる特徴があり，空胞化上衣腫と脂肪腫性上衣腫では大型の空胞を有する細胞が集簇し脂肪腫様の像を呈する．空胞化上衣腫では明細胞上衣腫 clear cell ependymoma 様の要素を伴うことが多い．脂肪腫性上衣腫と空胞化上衣腫の鑑別については，ホルマリン固定組織が残っていれば，Oil red O などの脂肪染色によって脂肪腫性上衣腫の確定診断可能であるが，通常の HE 染色像のみで確実に鑑別することは困難である．これに対して，印環細胞上衣腫では，印環細胞は散在性に出現することが多く，集簇していても狭い領域に限られるため，脂肪腫に類似する像を示すことはまれである（**Fig. 3**）．印環細胞は上皮様にみえることがあり，術中迅速診断で癌転移との鑑別が問題となることがあるので，注意が必要である[5]．

■文献
1) Hirato J, Nakazato Y, Iijima M, et al. An unusual variant of ependymoma with extensive tumor cell vacuolization. Acta Neuropathol. 1997; 93: 310-6.
2) Ruchoux MM, Kepes JJ, Dhellemmes P, et al. Lipomatous differentiation in ependymomas. A report of three cases and comparison with similar changes reported in other central nervous system neoplasms of neuroectodermal origin. Am J Surg Pathol. 1998; 22: 338-46.
3) Zuppan CW, Mierau GW, Weeks DA. Ependymoma with signet-ring cells. Ultrastruct Pathol. 1994; 18: 43-6.
4) Vajtai I, Mucs Z, Varga Z, et al. Signet-ring cell ependymoma: case report with implications for pathogenesis and differential diagnosis. Pathol Res Pract. 1999; 195: 853-8.
5) Mizuno J, Nakagawa H, Inoue T, et al. Signet-ring cell ependymoma with intratumoral hemorrhage in the medulla oblongata. J Clin Neurosci. 2005; 12: 711-4

〔平戸純子〕

Ⅱ. 脳腫瘍の組織型と病理

4 脈絡叢腫瘍
Choroid plexus tumors

▶ 定義

脈絡叢上皮に由来するまれな腫瘍で，脈絡叢上皮細胞に類似の異型細胞が乳頭状構造を作りながら脳室内に増殖する．退形成の程度により3型に分類されており，術後の予後良好な低異型度の脈絡叢乳頭腫が多い（**Table 1**）．

腫瘍の発生母細胞は脈絡叢上皮細胞と考えられており，この細胞の発生と機能に関与する遺伝子（*OTX2*, *LAMB1*, *TRPM3*）を含む染色体領域が脈絡叢腫瘍では増幅しているため，これらの遺伝子が腫瘍発生に関与していると推定されている[1]．かつて腫瘍ウイルスの一種である simian virus 40 が腫瘍発生にかかわっていると疑われたが，SV40 が混入したポリオワクチン接種による bystander infection であろうと考えられている[2]．

Table 1 Choroid plexus tumours 脈絡叢腫瘍の分類表
（WHO 分類改訂第 4 版，WHO2016）

Choroid plexus papilloma	脈絡叢乳頭腫
Atypical choroid plexus papilloma	異型脈絡叢乳頭腫
Choroid plexus carcinoma	脈絡叢癌

▶ 臨床的事項

日本の全国脳腫瘍集計での発生頻度は原発性脳腫瘍の 0.26％，神経上皮性腫瘍の 0.92％である．腫瘍型別には脈絡叢乳頭腫が 86％を占めている．小児に頻度が高く，本腫瘍の 46％は 15 歳未満に発生している．側脳室と第四脳室が好発部位で，部位により好発年齢に違いがみられる．側脳室・第三脳室の腫瘍は年齢中央値 1.5 歳で小児例が圧倒的に多く，第四脳室腫瘍は中央値 22.5 歳で全年齢にみられる[3]．異型脈絡叢乳頭腫と脈絡叢癌は 8 割以上が側脳室に発生し，脈絡叢乳頭腫は側脳室，第四脳室，第三脳室の順に多い[4,5]．性差は欧米では男性にやや多いが（男女比 1.2：1），最近の本邦統計では女性に頻度が高い（男女比 1：2.2）．脳脊髄液の通過障害による水頭症，頭蓋内圧亢進症状で初発する例が多い．

▶ 神経画像所見

脈絡叢乳頭腫の MRI 像では脳室内に境界明瞭な T1WI 等信号，T2WI 高信号

II. 脳腫瘍の組織型と病理

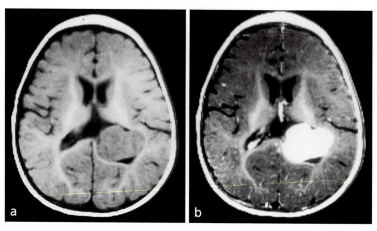

Fig. 1 脈絡叢乳頭腫の MRI 像
a：側脳室内に大脳皮質と等信号の境界鮮明な腫瘤が形成されている．T1WI．
b：腫瘤はガドリニウムにより強く造影されている．Gd 強調 T1WI．

の腫瘤がみられ，造影剤で強く増強される（**Fig. 1**）．脈絡叢癌では腫瘤が大きく，不均一な信号強度，周囲組織の浮腫，播種などを伴う[6]．

▶ 腫瘍肉眼像

脈絡叢腫瘍の好発部位は側脳室（80％），第四脳室（12％），第三脳室（8％）であり[5]，まれに小脳橋角部や脳実質内に発生することもある．肉眼的に脳室壁に付着した境界明瞭な黄褐色顆粒状の腫瘤で，その外観はしばしば「カリフラワー状」などと形容される．脈絡叢癌は出血や壊死を伴い，脳実質内浸潤や脳脊髄液播種をみることもある．

▶ 腫瘍組織像

1. 脈絡叢乳頭腫　Choroid plexus papilloma

1層の円柱状ないし立方状の上皮細胞が血管と結合組織からなる間質を軸として乳頭状に配列する（**Fig. 2**）．正常の脈絡叢に似た構造であるが，脈絡叢細胞が外側に凸の丸みをもった玉石状を呈するのに対し，腫瘍細胞の表面は平面的である（**Fig. 2c**）．核は細胞の基底側に位置し，ほぼ均一で異型に乏しく，核分裂像はほとんどみられない．腫瘍細胞が oncocytic change（**Fig. 3a**），管腔形成（**Fig. 3b**），粘液変性などを示すこともある[7]．（コラム 13，233 頁参照）

2. 異型脈絡叢乳頭腫　Atypical choroid plexus papilloma

脈絡叢乳頭腫に似た組織像を示すが，核分裂活性の亢進した腫瘍である（**Fig. 4a, b**）．高倍率 10 視野で 2 個以上の核分裂像を認めることを診断基準としている[8]．その他，細胞密度の増加，核の多形性，乳頭状構造の不明瞭化，壊死巣などがみられることもある．

3. 脈絡叢癌　Choroid plexus carcinoma

あきらかな悪性像を示す脈絡叢腫瘍で，おもに小児に発生する．高い細胞密度，

4. 脈絡叢腫瘍

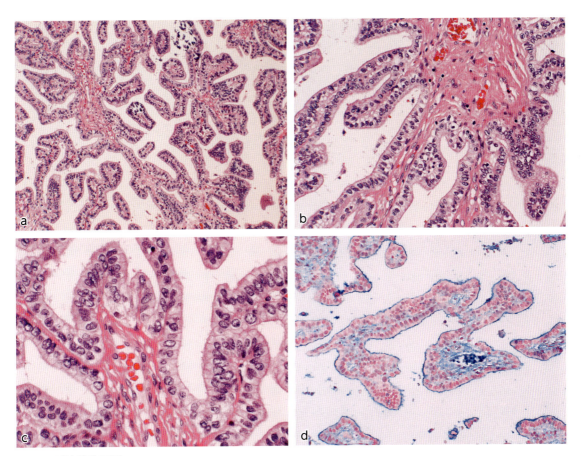

Fig. 2 脈絡叢乳頭腫
a： 1層の上皮細胞が枝分かれを示す樹枝状構造を作っている．
b： 円柱上皮様細胞は狭い間質を伴って乳頭状に配列している．
c： 異型の弱い核がほぼ一列に配列している．
d： 細胞表面はコロイド鉄染色陽性の物質で縁取られている．

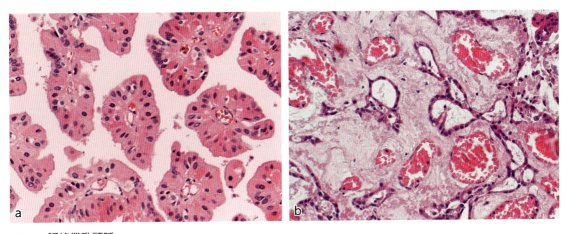

Fig. 3 脈絡叢乳頭腫
a： 腫瘍細胞が好酸性微細顆粒状に膨化した oncocytic change を示す症例．
b： 腫瘍細胞が腺管構造を作る"choroid plexus adenoma"の症例．

Ⅱ. 脳腫瘍の組織型と病理

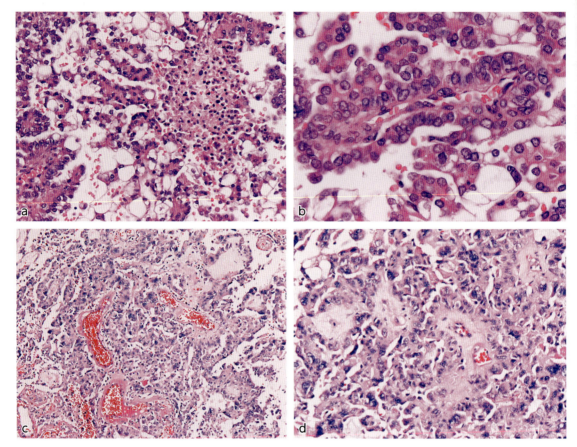

Fig. 4 異型脈絡叢乳頭腫（a, b）と脈絡叢癌（c, d）
a：不整形の乳頭状構造を示す腫瘍で壊死巣がみられる．
b：上皮細胞の核は腫大し，配列が不規則となっている．
c：高い細胞密度をもつ腫瘍で，上皮細胞が乳頭状，充実性に増殖している．
d：強い核異型を示す腫瘍細胞が不整乳頭状構造を作っている．

核異型，多数の核分裂像，壊死巣などがみられる（**Fig. 4c, d**）．成人では転移性乳頭状腺癌との鑑別が問題となる．本腫瘍型に対しては，5つの組織学的所見（高倍率10視野で5個以上の核分裂像，細胞密度の増加，核の多形性，乳頭状パターンの不明瞭化と乱れたシート状構築，壊死巣）のうち4つ以上を満たす腫瘍，との診断基準が提案されている[8]．

▶ 免疫組織化学的所見・電顕所見

免疫組織化学的に脈絡叢乳頭腫はS-100P，vimentin，podoplanin，cytokeratin（CK7＋/CK20＋またはCK7＋/CK20－），transthyretin，synaptophysinが陽性である（**Fig. 5**, **Fig. 6**）．EMAは細胞表面が膜状に陽性を示し，GFAPは一部の腫瘍細胞が陽性を示すことがある．本腫瘍に特異性の高いマーカーとしてKIR7.1，stanniocalcin-1とEAAT1がある[9,10]．異型脈絡叢乳頭腫と脈絡叢癌の免疫組織化学的所見もほぼ同様であるが，S-100Pやtransthyretinの陽性率は低くなる．Ki-67陽性率中央値は脈絡叢乳頭腫，異型脈絡叢乳頭腫，

4. 脈絡叢腫瘍

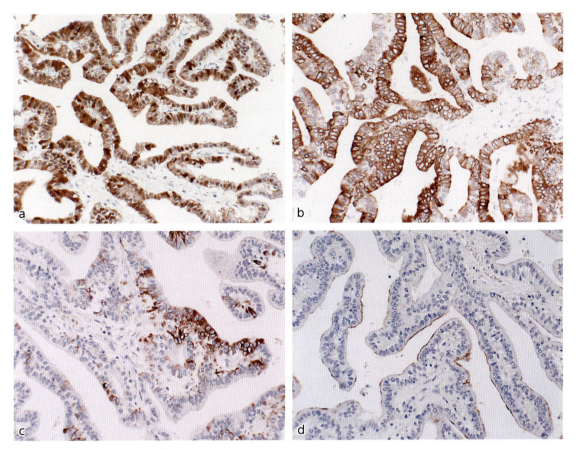

Fig. 5 脈絡叢乳頭腫の免疫組織化学
a： 腫瘍細胞は S-100P を核と細胞質に発現している．
b： Cytokeratin AE1/AE3 は上皮細胞の細胞質に陽性である．
c： 一部の腫瘍細胞には GFAP が発現されている．
d： EMA は腫瘍細胞表面に膜状に発現されている．

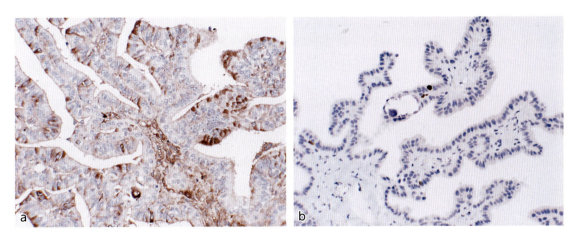

Fig. 6 脈絡叢乳頭腫の免疫組織化学
a： Transthyretin は不均一な強さであるが発現されている．
b： Ki-67 の陽性率は低い．

Ⅱ. 脳腫瘍の組織型と病理

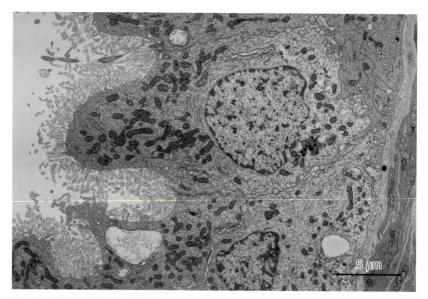

Fig. 7　脈絡叢乳頭腫の電顕像
腫瘍細胞の表面には多数の微絨毛と少数の線毛がみられる．核上部にはミトコンドリアがよく発達している．基底側は基底膜を介して間質に接している．×5,200．

脈絡叢癌でそれぞれ 1.3%，9.1%，20.3% と報告されている[5]．脈絡叢癌ではSMARCB1 と SMARCA4 の核陽性像は保持されている．p53 免疫染色陽性の脈絡叢癌は予後不良である[11]．

　電顕的に脈絡叢乳頭腫は基底膜を介して間質結合組織に付着している（**Fig. 7**）．細胞表面には微絨毛がよく発達しており，少数の線毛も観察される．隣接細胞間には接着構造がみられる．核上部の細胞質にはミトコンドリアがよく発達している．

▶ 遺伝子異常

　脈絡叢癌では TP53 遺伝子変異が半数に認められる[11]．一方，TP53 遺伝子が野生型の腫瘍では大部分に P53 の機能障害に関係する TP53-R72 変異と MDM2 SNP309 多型が認められる．脈絡叢癌とは異なり，脈絡叢乳頭腫と異型脈絡叢乳頭腫の間の遺伝子異常に大きな差はなく，この 2 つの腫瘍は遺伝的には区別できない[11,12]．MGMT 遺伝子プロモーターのメチル化は脈絡叢腫瘍に高頻度にみられる[13]．DNA メチル化によるプロファイリングでは 92 例の脈絡叢腫瘍は 3 つのクラスターに分類された[14]．クラスター 1（18 例）は若年者のテント上に発生，クラスター 2（24 例）は成人のテント下に発生し，この 2 群の予後は良好である．一方，クラスター 3（50 例）は若年者のテント上に発生し，脈絡叢癌がすべて含まれており予後不良群であった．

▶ 鑑別診断

1. 乳頭状上衣腫　Papillary ependymoma
腫瘍細胞は基底側で長い突起を伸ばしている．突起は GFAP 陽性である．EMA 陽性のドット状構造がみられる例もある．

2. 異型奇形腫様ラブドイド腫瘍　Atypical teratoid/rhabdoid tumor (AT/RT)
ラブドイド細胞がみられ，組織形態の多様性を示すが，乳頭状構造はまれである．多彩な抗原発現があり，INI1 免疫染色は陰性である．

3. 内リンパ嚢腫瘍　Endolymphatic sac tumor
中耳に発生する乳頭状腫瘍であり，小脳橋角部に浸潤すると脈絡叢腫瘍との鑑別が問題となる．脈絡叢腫瘍には KIR7.1 と EAAT1 が高率に陽性であるが，本腫瘍は陰性である[10]．

4. 転移性癌　Metastatic carcinoma
成人に発生し，病巣は脳実質内の皮髄境界部に多い．上皮性マーカーの発現がより顕著である．脈絡叢癌はほぼ全例が小児発生なので，成人例ではまず転移性癌を考えてみる必要がある．

■文献
1) Japp AS, Gessi M, Messing-Junger M, et al. High-resolution genomic analysis does not qualify atypical plexus papilloma as a separate entity among choroid plexus tumors. J Neuropathol Exp Neurol. 2015; 74: 110-20.
2) Ohgaki H, Huang H, Haltia M, et al. More about: cell and molecular biology of simian virus 40: implications for human infections and disease. J Natl Cancer Inst. 2000; 92: 495-7.
3) Wolff JE, Sajedi M, Brant R, et al. Choroid plexus tumours. Br J Cancer. 2002; 87: 1086-91.
4) Cannon DM, Mohindra P, Gondi V, et al. Choroid plexus tumor epidemiology and outcomes: implications for surgical and radiotherapeutic management. J Neurooncol. 2015; 121: 151-7.
5) Wrede B, Hasselblatt M, Peters O, et al. Atypical choroid plexus papilloma: clinical experience in the CPT-SIOP-2000 study. J Neurooncol. 2009; 95: 383-92.
6) Meyers SP, Khademian ZP, Chuang SH, et al. Choroid plexus carcinomas in children: MRI features and patient outcomes. Neuroradiology. 2004; 46: 770-80.
7) Ikota H, Tanaka Y, Yokoo H, et al. Clinicopathological and immunohistochemical study of 20 choroid plexus tumors: their histological diversity and the expression of markers useful for differentiation from metastatic cancer. Brain Tumor Pathol. 2011; 28: 215-21.
8) Jeibmann A, Hasselblatt M, Gerss J, et al. Prognostic implications of atypical histologic features in choroid plexus papilloma. J Neuropathol Exp Neurol. 2006; 65: 1069-73.
9) Hasselblatt M, Bohm C, Tatenhorst L, et al. Identification of novel diagnostic markers for choroid plexus tumors: a microarray-based approach. Am J Surg Pathol. 2006; 30: 66-74.
10) Schittenhelm J, Roser F, Tatagiba M, et al. Diagnostic value of EAAT-1 and Kir7.1 for distinguishing endolymphatic sac tumors from choroid plexus tumors. Am J Clin Pathol. 2012; 138: 85-9.

11) Tabori U, Shlien A, Baskin B, et al. TP53 alterations determine clinical subgroups and survival of patients with choroid plexus tumors. J Clin Oncol. 2010; 28: 1995-2001.
12) Merino DM, Shlien A, Villani A, et al. Molecular characterization of choroid plexus tumors reveals novel clinically relevant subgroups. Clin Cancer Res. 2015; 21: 184-92.
13) Hasselblatt M, Muhlisch J, Wrede B, et al. Aberrant MGMT (O6-methylguanine-DNA methyltransferase) promoter methylation in choroid plexus tumors. J Neurooncol. 2009; 91: 151-5.
14) Thomas C, Sill M, Ruland V, et al. Methylation profiling of choroid plexus tumors reveals 3 clinically distinct subgroups. Neuro Oncol. 2016; 18: 790-6.

［中里洋一］

column 13 コラム 脈絡叢腫瘍の多様性

　脈絡叢腫瘍は脈絡叢上皮から発生すると考えられる腫瘍の総称で，脈絡叢乳頭腫 choroid plexus papilloma（WHO grade I），異型脈絡叢乳頭腫 atypical choroid plexus papilloma（WHO grade II），脈絡叢癌 choroid plexus carcinoma（WHO grade III）に分けられる．

　組織学的に脈絡叢乳頭腫は，腫大した卵円形核をもつ単層の円柱〜立方状細胞からなり，基底膜と線維血管性の間質を伴いながら乳頭状に増殖する．乳頭状構造にくわえて管腔形成を伴うことがあり，腺房状・腺管状構造が主体の場合は，脈絡叢腺腫 choroid plexus adenoma とよばれる（**Fig. 1**）．また腫瘍細胞のオンコサイト様変化や，間質のメラニン沈着，黄色肉芽腫性変化などの二次的変化を伴うことがある（**Fig. 2**）．成人例では遅い増殖を反映して，石灰化や骨化を認める場合がある（**Fig. 3**）．

　脈絡叢乳頭腫は免疫組織化学的に cytokeratin（CAM5.2）が強陽性となる一方，GFAP，S-100，synaptophysin も種々の程度に陽性となり，上皮抗原だけでなく神経上皮抗原の発現も示す．これは脈絡叢上皮が神経管の最内層に起源をもち，上衣細胞の特殊な一型であることと関連している．

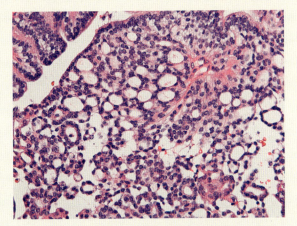

Fig. 1 腺腔形成が主体の場合は脈絡叢腺腫とよばれる

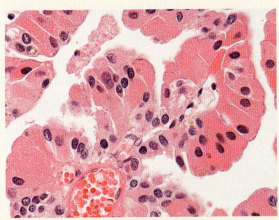

Fig. 2 腫瘍細胞にオンコサイト様変化を伴う場合がある

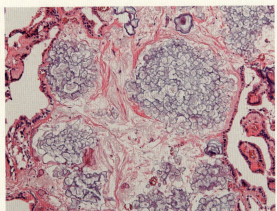

Fig. 3 間質に高度の石灰化を伴う症例

■文献　1）Ikota H, Tanaka Y, Yokoo H, et al. Clinicopathological and immunohistochemical study of 20 choroid plexus tumors： their histological diversity and the expression of markers useful for differentiation from metastatic cancer. Brain Tumor Pathol. 2011; 28: 215-21.

［伊古田勇人］

Ⅱ. 脳腫瘍の組織型と病理

5 その他の膠腫
Other gliomas

　独特な臨床病理像を示す膠腫であるが，発生頻度がきわめて低く，組織発生にも未解決な点を残す3つの腫瘍は「その他の膠腫」としてまとめられている（Table 1）．このうち第三脳室脊索腫様膠腫と血管中心性膠腫は比較的最近になって腫瘍型として提唱され確立された概念であるが，星芽腫は1926年のBailey and Cushing分類にも搭載された古典的な腫瘍型である[1]．ところが星芽腫は概念の見直しが行われたため，現在の星芽腫は古典的な星芽腫とは同一ではないことに注意する必要がある．星芽腫については星細胞系または上衣細胞系由来が示唆されており，第三脳室脊索腫様膠腫と血管中心性膠腫については上衣細胞系腫瘍との関連が深いことが示されている．

Table 1　Other gliomas　その他の膠腫の分類表
（WHO分類改訂第4版，WHO2016）

Chordoid glioma of the third ventricle　第三脳室脊索腫様膠腫
Angiocentric glioma　血管中心性膠腫
Astroblastoma　星芽腫

第三脳室脊索腫様膠腫　Chordoid glioma of the third ventricle

▶ 定義

　成人の第三脳室前半部に発生し，脳室内にてゆっくりと増殖して境界鮮明な腫瘤を形成し，組織学的には上皮様の細胞形態を示すグリア細胞が索状・胞巣状に配列して，腫瘍間質には粘液産生とリンパ球・形質細胞浸潤を伴う．WHO gradeⅡ．
　Bratらは1998年に8症例をまとめて報告し本腫瘍名を提唱した[2]．以来，80例以上の報告があり，その臨床病理像はほぼ確立されてきた．腫瘍の由来としては，subcommissural organの分泌性上衣細胞[3]，終板付近の伸長性上衣細胞[4-6]，あるいは終板のorganum vasculosum[7,8]などからの発生が示唆されている．いずれにしても上衣腫と近縁の腫瘍であることには異論はなく，"chordoid ependymoma"との名称も提案されている．

5. その他の膠腫

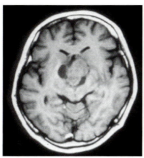
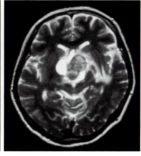
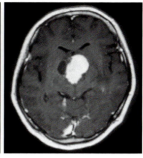

Fig. 1 第三脳室脊索腫様膠腫の MRI 像（金沢医科大学脳神経外科岡本一也先生提供）
第三脳室内を占拠する腫瘤が形成されており，T1WI（左）では大脳皮質と等信号，T2WI（中）では不均一な信号強度を示している．ガドリニウム投与（右）により腫瘍実質は強く造影される．

▶ 臨床的事項

中年成人に多い腫瘍で（中央値 46 歳），あきらかな性差があり女性に多い（男女比 1：2）．脳室内腫瘍であるため閉塞性水頭症をきたして，頭痛，嘔気，嘔吐などで発症する．視交叉や視床下部の圧迫による視力・視野障害，尿崩症，無月経などの内分泌症状もみられる．

▶ 神経画像所見

第三脳室前半部の境界鮮明な卵円形腫瘍であり[9]，T1WI および T2WI で等信号強度を示しガドリニウムにより強く造影される[10]（**Fig. 1**）．

▶ 腫瘍肉眼像

桃灰色の軟らかい充実性腫瘍であり，大部分の症例が第三脳室前部正中下部から発生している[6]．術中所見では腫瘍が視交叉後方上縁で終板に付着していることが観察されている[11]．

▶ 腫瘍組織像

中等度細胞性の腫瘍で，上皮様の形態を示す細胞が索状，胞巣状に配列している（**Fig. 2a**）．細胞は多角形を示すものが多いが，紡錘形や類円形のものもある（**Fig. 2b**）．核は類円形均一で，異型は軽度であり核分裂像は乏しい．細胞質は好酸性を示す．細胞間には好塩基性の基質が豊富であり，アルシアンブルー染色で陽性を呈する（**Fig. 2c**）．間質の線維化を認めることもあり，高齢者でめだつ[8]．血管周囲などにはリンパ球と形質細胞がさまざまな程度に浸潤している（**Fig. 2d**）．形質細胞にはしばしば Russell 小体が観察される．

▶ 免疫組織化学的所見・電顕所見

免疫組織化学的に腫瘍細胞は GFAP，vimentin，CD34 が陽性である[2]（**Fig. 3a，b，d**）．TTF-1 も多くの例で陽性である[8]．一方，S-100 蛋白，EMA，cytokeratin，CD99 の陽性率は症例により差がある[12,13]（**Fig. 3c**）．Ki-67 陽性

II. 脳腫瘍の組織型と病理

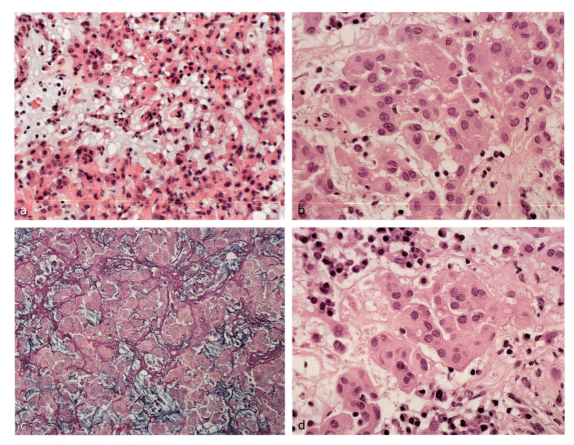

Fig. 2 第三脳室脊索腫様膠腫
a: 中等度の細胞密度を示す腫瘍で，多角形あるいは紡錘形の腫瘍細胞が増殖し，間質には粘液が豊富でリンパ球と形質細胞が浸潤している．
b: 類上皮様の腫瘍細胞は類円形核と好酸性細胞質をもち，胞巣状，索状に配列している．
c: 基質はアルシアンブルー染色陽性である．Alcian blue-PAS 染色．
d: 上皮様配列を示す腫瘍細胞，間質の粘液様基質，リンパ球・形質細胞浸潤がみられる．

率は低く，おおむね5％以下である．p53 は陰性ないし弱陽性，IDH1 R132H は陰性である．

電顕的には上衣腫との類似性が指摘されている．腫瘍細胞には中間径細線維が含まれており，細胞間には接着装置がみられ，細胞小腔と微絨毛が観察される[3-5]．また細胞基底側にはしばしば基底膜が認められる．

▶ 遺伝子異常

TP53，*CDKN2A* 遺伝子の変異はなく，*EGFR*，*CDK4*，*MDM2* 遺伝子の増幅は認められない[14]．*IDH1/2*，*BRAF* 遺伝子の変異も認められない[8]．

▶ 鑑別診断

1. 脊索腫 Chordoma

頭蓋底に骨と関連して発生し，空胞をもつ腫瘍細胞 physaliphorous cell が索

5. その他の膠腫

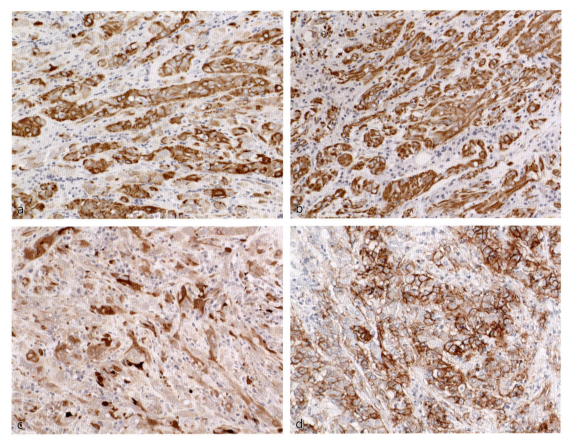

Fig. 3 第三脳室脊索腫様膠腫の免疫組織化学
a：多くの腫瘍細胞がGFAPを発現しているが，陽性の程度には細胞により強弱がみられる．
b：大部分の腫瘍細胞にvimentinの強い発現がみられる．
c：S-100蛋白の発現は細胞により強弱がある．
d：多くの腫瘍細胞はCD34免疫染色陽性である．

状に配列する．リンパ球形質細胞浸潤は乏しい．腫瘍細胞はGFAP陰性で，brachyury陽性である．

2. 脊索腫様髄膜腫　Chordoid meningioma

硬膜に付着した腫瘍で，側脳室にはみられることもあるが，第三脳室にはごくまれである．部分的には渦紋状配列や砂粒体など髄膜腫に特徴的な組織像がみられる．GFAPは陰性である．

血管中心性膠腫　Angiocentric glioma

▶ 定義

てんかん症状を呈する若年者の大脳脳表の腫瘍で，上衣細胞の性格をもつ紡錘形の腫瘍細胞が血管に沿って配列する特徴を示す．WHO grade I．
2005年の最初の報告以来[15,16]，すでに90例近い症例報告が行われている[17]．
組織発生については免疫組織化学的および電顕的検索よりradial gliaや上衣細

胞との関連が示唆されている[16,18]．また，腫瘍内に神経細胞が構成成分として含まれることや[15,19]，腫瘍の近傍に高率にcortical dysplasia病巣を認めることより，腫瘍の発生に発生異常との関連が示唆されている[20]．

▶ 臨床的事項

若年から高齢者までみられるが小児に多い（平均16歳）．若干男性に多い．難治性の部分てんかんがおもな症状である．

▶ 神経画像所見

MRI T1WIで腫瘤は低信号で，辺縁を縁取るように高信号を示すことがある[21]．ガドリニウムによる造影効果は乏しい．T2WIは高信号を示す．

▶ 腫瘍肉眼像

大脳の脳表に発生する腫瘍であり，好発部位は側頭葉（38%），ついで前頭葉（25%），頭頂葉（10%），後頭葉（8%）にみられ，複数葉にわたる例は20%に認められる[21]．肉眼的には脳表の膠様に変色したやや軟らかい病巣としてみられる．

▶ 腫瘍組織像

腫瘍細胞は楕円形の核と淡好酸性の細胞質をもつ紡錘形細胞で，血管の周囲に集簇する像 angiocentric patternが特徴である（**Fig. 4a**）．この血管周囲性配列は腫瘍中央部よりもやや外側や辺縁部でめだつ．腫瘍細胞は細い血管の周囲では血管軸に沿って並行に並ぶ傾向を示すが（**Fig. 4b**），他方，Virchow-Robin腔をもつ太めの血管周囲では，血管軸と垂直に，すなわち血管から放射状に配列する傾向がある（**Fig. 4c**）．軟膜の直下では腫瘍細胞が軟膜に垂直に柵状に配列する所見がみられる．さらに血管から離れて脳実質内にびまん性に増殖する像も認められる．このような腫瘍浸潤部では脳実質の星細胞が反応性に腫大している．腫瘍の中心部では腫瘍細胞のみが充実性に増殖し，angiocentric patternがむしろめだたなくなる．中心部で紡錘形の細胞が線維束を作って充実性に増殖する様子は"schwannoma-like"と形容されている（**Fig. 4d**）．また，類上皮様の腫瘍細胞が胞巣状，シート状に配列することもある．いずれの領域でも腫瘍細胞の異型は乏しく，核分裂像はほとんど認められない．微小血管増殖像や腫瘍壊死もみられない．

▶ 免疫組織化学的所見・電顕所見

免疫組織化学的に腫瘍細胞はEMA，GFAP，S-100蛋白，vimentin，podoplaninが陽性（**Fig. 5a, b, c**），神経細胞系マーカーやOlig2は陰性である（**Fig. 5d**）[18,19]．Lellouch-Tubianaらの原著論文[15]で神経細胞マーカー陽性の"neuronal component"とは腫瘍浸潤領域の大脳皮質神経細胞の可能性が否定できない．また，p53, IDH1 R132H染色も陰性である．EMA染色では上衣腫と同様

5. その他の膠腫

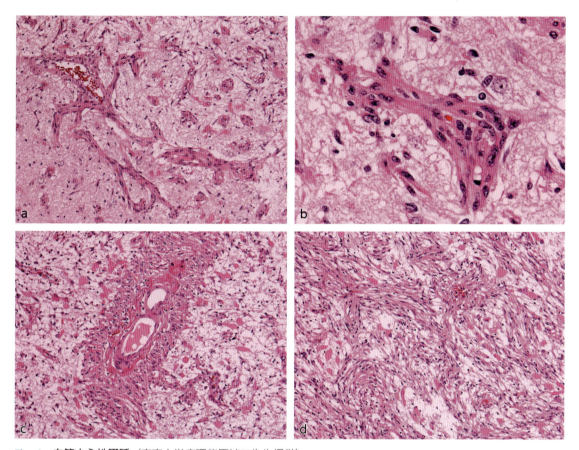

Fig. 4 血管中心性膠腫（東京大学病理柴原純二先生提供）
a： 腫瘍の辺縁部では，紡錘形の腫瘍細胞が血管軸に沿って配列し，脳実質にも浸潤しながら増殖している．
b： 腫瘍細胞は楕円形の核と好酸性細胞質をもち，核異型は乏しい．
c： やや太い血管の周囲では腫瘍細胞が密集するとともに放射状に配列する傾向も示している．
d： 腫瘍の中心部では短紡錘形細胞が線維束を作って錯綜しており，「シュワン細胞腫様」と形容される．

の ring-like，dot-like の陽性所見を示す（**Fig. 5c**）．Ki-67 陽性率は低く，5％以下である．

電顕的には微絨毛で満たされた細胞間小腔やジッパー様の細胞間接着構造など上衣系腫瘍としての特徴がみられる[16]．

▶ 遺伝子異常

本腫瘍では染色体 6p23 に座位する *MYB* 遺伝子にさまざまな異常が認められる[22]．とくに *MYB-QKI* 融合遺伝子は血管中心性膠腫 7 例中 6 例には存在するが，その他の小児低異型度膠腫 147 例には認められず，本腫瘍に特異的な遺伝子異常である．*IDH1/2*，*BRAF* V600 の変異は検出されていない．

▶ 鑑別診断

1. 上衣腫　Ependymoma

境界の明瞭な腫瘤を形成する．血管周囲では偽ロゼット構造を作るが，血管軸

Ⅱ. 脳腫瘍の組織型と病理

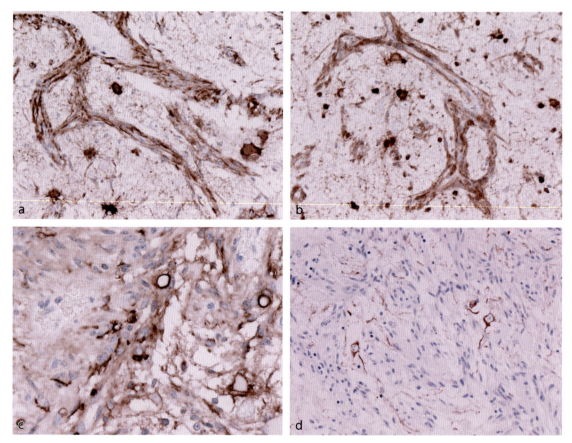

Fig. 5　血管中心性膠腫の免疫組織化学（東京大学病理柴原純二先生提供）
a： 血管軸に沿って配列する腫瘍細胞の細胞質はGFAP陽性である．脳実質内には腫大した反応性星細胞がみられる．
b： 血管周囲の腫瘍細胞と脳実質の星細胞がS-100蛋白陽性である．
c： EMA免疫染色では腫瘍細胞間にドット状，リング状の陽性反応がみられる．
d： 脳実質にはNFPを発現する神経細胞がみられるが，腫瘍細胞はNFP陰性である．

に沿った配列はまれである．上衣ロゼットなど管腔構造の形成がみられる．周辺の脳実質への浸潤はまれである．

2. びまん性星細胞腫　Diffuse astrocytoma

脳内にびまん性に浸潤する．血管周囲配列はめだたない．免疫組織化学的にはEMAは陰性で，多くはp53とIDH1 R132Hが陽性，少数例でATRXが陰性．

3. 星芽腫　Astroblastoma

境界鮮明な充実性腫瘤を形成し，血管周囲性配列が広範にみられる．血管軸に沿った腫瘍細胞配列はまれである．血管壁はしばしば硝子様に肥厚している．

星芽腫　Astroblastoma

▶ 定義

腫瘍組織の全体にわたってGFAP陽性のグリア細胞が幅の広い単極性突起を

5. その他の膠腫

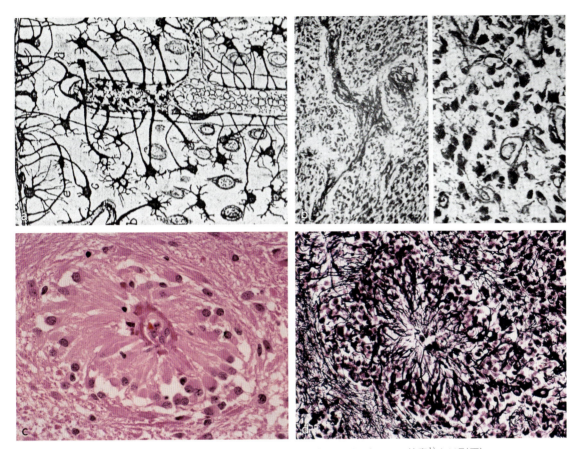

Fig. 6 星芽細胞と astroblastic formation （図 a, b は Bailey & Cushing の著書[1]）より引用）
a： Cajal gold sublimate 法で観察される星芽細胞のスケッチ．
b： 星芽腫の原著組織像．左図では腫瘍組織が疎であること，右図では腫瘍細胞が血管足を伸ばす特徴が示されている．
c： 6歳女児のびまん性膠腫にみられた astroblastic formation で，腫瘍細胞は好酸性の太い突起を伸ばして血管に付着している．
d： c と同一症例の Cajal 鍍銀法では腫瘍細胞が太い単極性突起を血管に向かって伸ばしている様子がわかる．

血管に向かって伸ばして血管周囲性偽ロゼットを作る腫瘍である．

まれな腫瘍で臨床病理学的研究が遅れており，歴史的には概念の混乱や再定義があり，さらに星芽細胞なる細胞が神経解剖学的に不明確であるなど，多くの問題を抱えた腫瘍である（**Fig. 6**）．1930年，Bailey と Bucy は血管周囲性偽ロゼット astroblastoma formation のめだつグリオーマに本腫瘍名を与えたが，この中には脳内にびまん性に浸潤する退形成性星細胞腫や膠芽腫が含まれていた．1989年にこの概念の見直しを行った Bonnin と Rubinstein は比較的若年者の大脳に発生する限局性の腫瘍として再定義し，組織像の点からは low-grade と high-grade に分類できることを示した[23]．同様の観点から Brat らは臨床的，神経放射線学的，病理組織学的特徴を整理するとともに，CGH の結果より本腫瘍がユニークな細胞遺伝学的プロファイルをもつ可能性を示唆している[24]．星細胞の前駆細胞や tanycyte からの発生が示唆されている[25]．

Ⅱ．脳腫瘍の組織型と病理

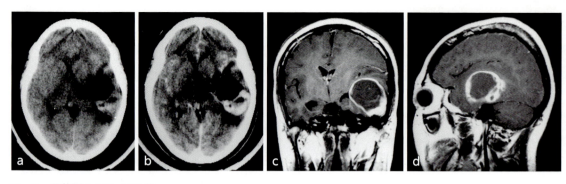

Fig. 7 星芽腫の CT, MRI 像
a．単純 CT では左側頭葉脳表に嚢胞を伴う腫瘍がみられ，腫瘍は皮質と等密度を示す．
b．造影剤投与により腫瘍実質はよく造影される．造影 CT 像．
c．造影 MRI 冠状断では腫瘍実質と嚢胞壁が強く造影されている．
d．造影 MRI 矢状断．

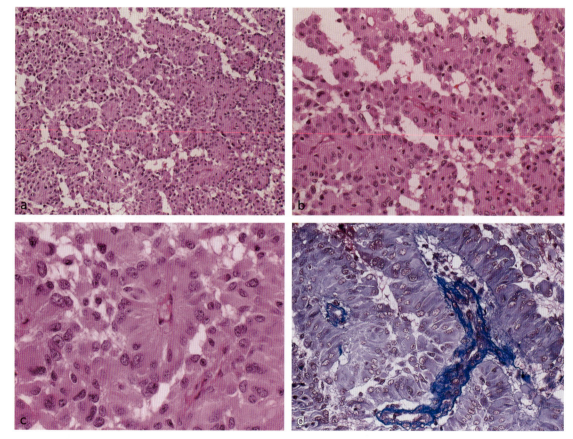

Fig. 8 星芽腫
a．腫瘍は全体に偽乳頭状構造を示している．偽乳頭間には隙間がみられ，細線維性基質は乏しい．
b．腫瘍細胞は血管周囲に付着しながら柵状，偽ロゼット状に配列している．
c．核は類円形で異型は軽く，細胞質は好酸性である．血管に向かって太い突起を伸ばして付着している．
d．血管外膜に軽度の線維化がみられる．腫瘍細胞は柵状に配列して，血管外膜の基底膜に付着している．
　Masson-trichrome 染色．

5. その他の膠腫

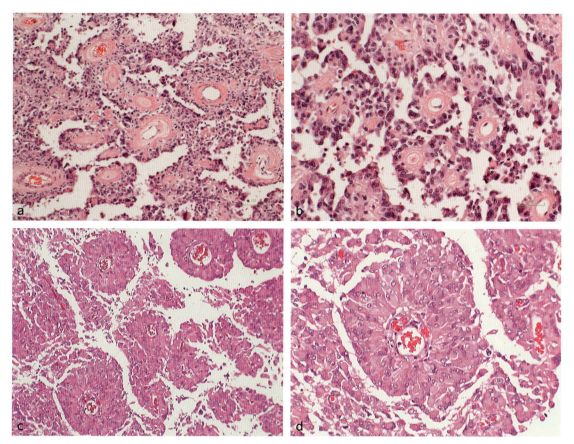

Fig. 9　星芽腫（a, b：神戸大学病理廣瀬隆則先生提供，c, d：鹿児島大学脳神経外科倉津純一先生提供）
a：血管外膜の硝子様肥厚がみられ，腫瘍細胞は血管外膜に付着している．
b：腫瘍細胞は類円形核と好酸性細胞質をもち，血管周囲で偽乳頭状に並んでいる．
c：腫瘍内に広範に astroblastoma formation がみられる．偽乳頭間にはすき間がめだつ．
d：血管周囲に腫瘍細胞が偽多層性に配列している．

▶ 臨床的事項

　小児から若年成人に発生し（平均18歳），女性に好発するとの報告が多いが，SEER調査では性差はみられていない[26]．頭痛，嘔吐，けいれんなどの症状で発症する．

▶ 神経画像所見

　腫瘍はおもにテント上（96％）に発生し，脳表の境界鮮明な結節として描画され（Fig. 7），石灰沈着や囊胞形成を伴う[27]．MRI T1WIとT2WIでいずれも低信号を示し，ガドリニウムにより強く造影される．腫瘍周囲に軽度の水腫を伴う．好発脳葉は頭頂葉，前頭葉，側頭葉，後頭葉の順である．

▶ 腫瘍肉眼像

　大脳半球の脳表寄りに発生し，褐色から桃灰色の限局した腫瘤を形成し，しばしば囊胞を伴う．

II. 脳腫瘍の組織型と病理

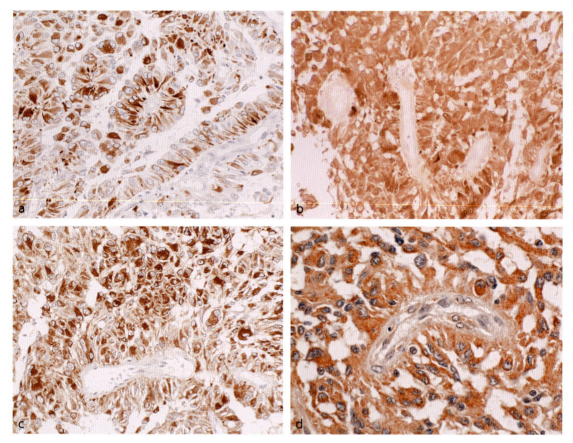

Fig. 10　星芽腫の免疫組織化学
a：腫瘍細胞は GFAP 陽性を示す単極性の太い突起を血管に向かって伸ばしている．
b：腫瘍細胞の核と細胞質に S-100 蛋白の発現がみられる．
c：腫瘍細胞の細胞質には nestin の発現がみられる．
d：BRAF V600E 変異蛋白が腫瘍細胞の細胞質に発現されている．

▶ 腫瘍組織像

　腫瘍と周囲大脳実質との境界は鮮明であり，"pushing margin" を示す．腫瘍細胞は血管に向かって単極性の太い突起を伸ばし，血管を車軸状，柵状あるいはリボン状に取り囲む構造を作る（**Fig. 8a，Fig. 9b，c**）．この構造は astroblastic pseudorosettes, astroblastoma formation などとよばれている．血管から遠い側では細胞の結合性はゆるく，細胞間隙が開いている（**Fig. 8b，Fig. 9a，c**）．細胞間隙には細線維性基質の形成は乏しい．血管壁はさまざまな程度に硝子化し肥厚することが多い（**Fig. 9a，b**）．組織学的な退形成性所見に基づいて，腫瘍は 2 亜型に分類されている．高分化（low-grade）型は異型の弱い均一な腫瘍細胞からなるが，退形成（high-grade, anaplastic）型では核異型，核分裂像，血管周囲構造の乱れ，微小血管増殖像，柵状配列を伴う壊死巣などを認める．

▶ 免疫組織化学的所見・電顕所見

　免疫組織化学的に腫瘍細胞は GFAP，S-100P，vimentin が常に陽性である

5. その他の膠腫

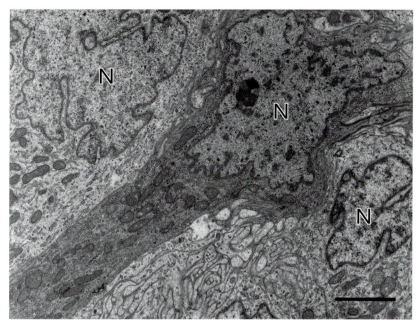

Fig. 11 星芽腫の電顕像
腫瘍細胞の核膜は不規則な陥凹を示している．細胞質にはミトコンドリアや粗面小胞体などの小器官がよく発達している．図中央の細胞は太い細胞突起を図左下方向へ伸ばしている．細胞間には多数の細胞突起がみられ，図中央下では突起の指状篏合像がみられる．N：核，bar＝2μm．

（**Fig. 10**）．Olig2 も陽性である[28]．EMA や cytokeratin が一部陽性を示すこともある．Ki-67 陽性率は症例により幅が広い．一部の例で BRAF V600E 変異蛋白が腫瘍細胞の細胞質に発現されている（**Fig. 10d**）

電顕的に腫瘍細胞はさまざまな接着装置で結合しており，細胞表面には微絨毛と細胞突起の指状篏合がみられ（**Fig. 11，Fig. 12**），血管側には基底膜が形成されている[25,29,30]．これらより未熟な星細胞や伸長性上衣細胞 tanycytes との超微像の類似性が指摘されている．

▶ 遺伝子異常

CGH による染色体コピー数の検索では染色体 19 と 20q の増幅，9q，10，X の減少が検出されている[24]．*BRAF* V600E 変異は 38％の症例に検出される[31]．*IDH1/2*，*TP53* 遺伝子の変異は検出されない[28]．

▶ 鑑別診断

1. 上衣腫 Ependymoma

血管周囲性ロゼットは繊細な突起を伸ばす細胞から構成されており，細胞間には細線維性基質がめだつ．上衣ロゼットなど上皮性配列がみられる．血管壁の硝子様肥厚はめだたない．

II. 脳腫瘍の組織型と病理

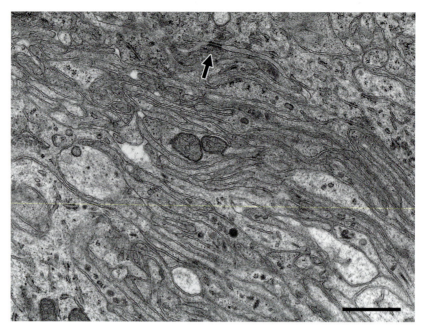

Fig. 12　星芽腫の電顕像
腫瘍細胞の細胞間には細い突起がよく発達しており，それらは著しい指状篏合像を示している．突起内には中間径細線維は乏しい．少数の接着装置（矢印，adherens junction）はみられるが，上衣腫に比して接着装置はむしろ貧弱である．Bar=1 μm．

2. 退形成性星細胞腫　Anaplastic astrocytoma

びまん性に浸潤する性格の強い腫瘍であり，血管周囲性偽ロゼットがみられることはあるが，腫瘍全体に及ぶことはまれである．*IDH1/2*，*TP53*，*ATRX* 遺伝子などに変異がみられる．

3. 乳頭状髄膜腫　Papillary meningioma

髄膜に付着した腫瘍を形成する．どこかに通常の髄膜腫像を随伴することが多い．GFAP 陰性である．

■文献
1) Bailey P, Cushing H. A Classification of the Tumors of the Glioma Group on a Histogenetic Basis with a Correlated Study of Prognosis. Philadelphia, London & Montreal: J. B. Lippincott; 1926.
2) Brat DJ, Scheithauer BW, Staugaitis SM, et al. Third ventricular chordoid glioma: a distinct clinicopathologic entity. J Neuropathol Exp Neurol. 1998; 57: 283-90.
3) Cenacchi G, Roncaroli F, Cerasoli S, et al. Chordoid glioma of the third ventricle: an ultrastructural study of three cases with a histogenetic hypothesis. Am J Surg Pathol. 2001; 25: 401-5.
4) Pasquier B, Peoc'h M, Morrison AL, et al. Chordoid glioma of the third ventricle: a report of two new cases, with further evidence supporting an ependymal differentiation, and review of the literature. Am J Surg Pathol. 2002; 26: 1330-42.
5) Sato K, Kubota T, Ishida M, et al. Immunohistochemical and ultrastructural

study of chordoid glioma of the third ventricle: its tanycytic differentiation. Acta Neuropathol. 2003; 106: 176-80.
6) Leeds NE, Lang FF, Ribalta T, et al. Origin of chordoid glioma of the third ventricle. Arch Pathol Lab Med. 2006; 130: 460-4.
7) Kawasaki K, Kohno M, Inenaga C, et al. Chordoid glioma of the third ventricle: a report of two cases, one with ultrastructural findings. Neuropathology. 2009; 29: 85-90.
8) Bielle F, Villa C, Giry M, et al. Chordoid gliomas of the third ventricle share TTF-1 expression with organum vasculosum of the lamina terminalis. Am J Surg Pathol. 2015; 39: 948-56.
9) Kobayashi T, Tsugawa T, Hashizume C, et al. Therapeutic approach to chordoid glioma of the third ventricle. Neurol Med Chir(Tokyo). 2013; 53: 249-55.
10) Ki SY, Kim SK, Heo TW, et al. Chordoid Glioma with Intraventricular Dissemination: A Case Report with Perfusion MR Imaging Features. Korean J Radiol. 2016; 17: 142-6.
11) Carrasco R, Pascual JM, Reina T, et al. Chordoid glioma of the third ventricle attached to the optic chiasm. Successful removal through a trans-lamina terminalis approach. Clin Neurol Neurosurg. 2008; 110: 828-33.
12) Reifenberger G, Weber T, Weber RG, et al. Chordoid glioma of the third ventricle: immunohistochemical and molecular genetic characterization of a novel tumor entity. Brain Pathol. 1999; 9: 617-26.
13) Romero-Rojas AE, Diaz-Perez JA, Ariza-Serrano LM. CD99 is expressed in chordoid glioma and suggests ependymal origin. Virchows Arch. 2012; 460: 119-22.
14) Reifenberger G, Weber T, Weber RG, et al. Chordoid glioma of the third ventricle: immunohistochemical and molecular genetic characterization of a novel tumor entity. Brain Pathol. 1999; 9: 617-26.
15) Lellouch-Tubiana A, Boddaert N, Bourgeois M, et al. Angiocentric neuroepithelial tumor (ANET): a new epilepsy-related clinicopathological entity with distinctive MRI. Brain Pathol. 2005; 15: 281-6.
16) Wang M, Tihan T, Rojiani AM, et al. Monomorphous angiocentric glioma: a distinctive epileptogenic neoplasm with features of infiltrating astrocytoma and ependymoma. J Neuropathol Exp Neurol. 2005; 64: 875-81.
17) Ampie L, Choy W, DiDomenico JD, et al. Clinical attributes and surgical outcomes of angiocentric gliomas. J Clin Neurosci. 2016; 28: 117-22.
18) Preusser M, Hoischen A, Novak K, et al. Angiocentric glioma: report of clinico-pathologic and genetic findings in 8 cases. Am J Surg Pathol. 2007; 31: 1709-18.
19) Ni HC, Chen SY, Chen L, et al. Angiocentric glioma: a report of nine new cases, including four with atypical histological features. Neuropathol Appl Neurobiol. 2015; 41: 333-46.
20) Marburger T, Prayson R. Angiocentric glioma: a clinicopathologic review of 5 tumors with identification of associated cortical dysplasia. Arch Pathol Lab Med. 2011; 135: 1037-41.
21) Koral K, Koral KM, Sklar F. Angiocentric glioma in a 4-year-old boy: imaging characteristics and review of the literature. Clin Imaging. 2012; 36: 61-4.
22) Bandopadhayay P, Ramkissoon LA, Jain P, et al. MYB-QKI rearrangements in angiocentric glioma drive tumorigenicity through a tripartite mechanism. Nat Genet. 2016; 48: 273-82.

23) Bonnin JM, Rubinstein LJ. Astroblastomas: a pathological study of 23 tumors, with a postoperative follow-up in 13 patients. Neurosurgery. 1989; 25: 6-13.
24) Brat DJ, Hirose Y, Cohen KJ, et al. Astroblastoma: clinicopathologic features and chromosomal abnormalities defined by comparative genomic hybridization. Brain Pathol. 2000; 10: 342-52.
25) Rubinstein LJ, Herman MM. The astroblastoma and its possible cytogenic relationship to the tanycyte. An electron microscopic, immunohistochemical, tissue- and organ-culture study. Acta Neuropathol. 1989; 78: 472-83.
26) Ahmed KA, Allen PK, Mahajan A, et al. Astroblastomas: a Surveillance, Epidemiology, and End Results (SEER)-based patterns of care analysis. World Neurosurg. 2014; 82: e291-7.
27) Cunningham DA, Lowe LH, Shao L, et al. Neuroradiologic characteristics of astroblastoma and systematic review of the literature: 2 new cases and 125 cases reported in 59 publications. Pediatr Radiol. 2016; 46: 1301-8.
28) Fu YJ, Taniguchi Y, Takeuchi S, et al. Cerebral astroblastoma in an adult: an immunohistochemical, ultrastructural and genetic study. Neuropathology. 2013; 33: 312-9.
29) Kubota T, Hirano A, Sato K, et al. The fine structure of astroblastoma. Cancer. 1985; 55: 745-50.
30) Kubota T, Sato K, Arishima H, et al. Astroblastoma: immunohistochemical and ultrastructural study of distinctive epithelial and probable tanycytic differentiation. Neuropathology. 2006; 26: 72-81.
31) Lehman NL, Hattab EM, Mobley BC, et al. Morphological and molecular features of astroblastoma, including BRAFV600E mutations, suggest an ontological relationship to other cortical-based gliomas of children and young adults. Neure Oncol 2017; 19: 31-42.

［中里洋一］

Ⅱ. 脳腫瘍の組織型と病理

6 神経細胞および混合神経細胞・膠細胞系腫瘍
Neuronal and mixed neuronal-glial tumors

　神経細胞が腫瘍の構成要素となる脳腫瘍グループは，発生頻度は低いが多数の腫瘍型が存在することが特徴である（Table 1）．組織形成異常の性格が強い病変から，真の新生物まで生物学的特性にも幅がある．一般に小児，若年者に多く，てんかん症状を示しやすい．Glioneuronal tumor には，比較的最近になって新しい腫瘍型として概念が確立されたものもある．その発生母細胞をめぐっては神経幹細胞との関連が推定されており，神経生物学的にも興味の深い腫瘍群である．

異形成性小脳神経節細胞腫（レルミット・ダクロス病）
Dysplastic cerebellar gangliocytoma（Lhermitte-Duclos disease）

▶ 定義

　大型の形成異常性神経細胞が層構造を示しながら小脳内に結節を作る良性の腫瘍様病変である．WHO grade Ⅰ．
　1920 年に J. Lhermitte と P. Duclos が初めて報告した疾患で，成人例では PTEN 遺伝子の生殖細胞変異が認められることより[1]，Cowden 病の疾患特異的な部分症とみなされている．増殖能の乏しい組織奇形性の組織像などから，腫瘍

Table 1　Neuronal and mixed neuronal-glial tumours　神経細胞および混合神経細胞・膠細胞系腫瘍の分類（WHO 分類改訂第 4 版，WHO 2016）

Dysembryoplastic neuroepithelial tumour　胚芽異形成性神経上皮腫瘍
Gangliocytoma　神経節細胞腫
Ganglioglioma　神経節膠腫
Anaplastic ganglioglioma　退形成性神経節膠腫
Dysplastic cerebellar gangliocytoma　異形成性小脳神経節細胞腫
（Lhermitte-Duclos disease　レルミット・ダクロス病）
Desmoplastic infantile astrocytoma and ganglioglioma　線維形成性乳児星細胞腫・神経節膠腫
Papillary glioneuronal tumour　乳頭状グリア神経細胞腫瘍
Rosette-forming glioneuronal tumour　ロゼット形成性グリア神経細胞腫瘍
Diffuse leptomeningeal glioneuronal tumour　びまん性脳軟膜性グリア神経細胞腫瘍
Central neurocytoma　中枢性神経細胞腫
Extraventricular neurocytoma　脳室外神経細胞腫
Cerebellar liponeurocytoma　小脳脂肪神経細胞腫
Paraganglioma　傍神経節腫

II. 脳腫瘍の組織型と病理

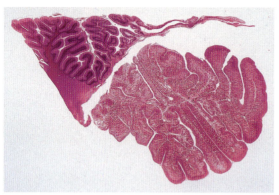

Fig. 1 異形成性小脳神経節細胞腫のセミマクロ像
(埼玉県立がんセンター脳神経外科卯木次郎先生提供)
小脳半球の一部に境界鮮明な腫瘤が形成されている．腫瘤は粗大な偽小脳回から構成されている．左上が正常の小脳半球，右下が腫瘤．

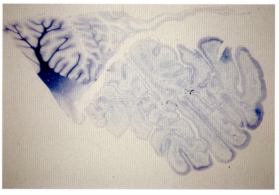

Fig. 2 異形成性小脳神経節細胞腫の髄鞘染色像
腫瘤を構成する偽小脳回は外層に有髄神経線維があるため，外層が青色に染色されており，正常の小脳回とは染色性が逆転している．KB染色．

としてよりも組織形成異常性の過誤腫 hamartoma と考えることが定説である．大型の神経細胞の由来としては，電顕的・免疫組織化学的・細胞生物学的検索結果より Purkinje 細胞ではなく顆粒細胞であろうと考えられている[2-4]．

▶ 臨床的事項

若年から中年の成人に発生する．すでに 220 例以上の症例報告があるが，正確な発生頻度はあきらかでない．Cowden 病の 32％ に本症が発生する[5]．臨床症状としてはさまざまな小脳症状，腫瘤による徴候，非交通性水頭症，頭蓋内圧亢進などがみられる．

▶ 神経画像所見

小脳半球に肥厚した脳回が出現し，MRI T1WI では低信号，T2WI では高信号を呈する「トラ縞模様」が特徴的である[6]．造影剤による増強はみられない．

▶ 腫瘍肉眼像

片側の小脳半球に発生する．小脳実質内に境界明瞭な領域が出現し，そのなかには粗大な偽小脳回 pseudofolia がやや無秩序に充満している（**Fig. 1**）．

▶ 腫瘍組織像

偽小脳回は 2 層からなり，大型の神経細胞が増生する内層（内顆粒層）と，有髄線維を含む神経突起からなる外層（分子層）から構成されている（**Fig. 2, Fig. 3**）．Purkinje 細胞は減少あるいは消失している（**Fig. 4**）[4]．内層の神経細胞はその突起を外層に向かって伸ばしている（**Fig. 5**）．石灰沈着と血管拡張がしばしば認められる．

250

6. 神経細胞および混合神経細胞・膠細胞系腫瘍

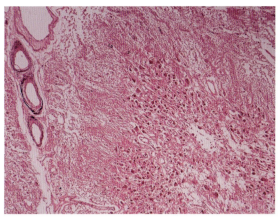

Fig. 3 偽小脳回の構造
図右下の内層は大型の神経細胞からなり，図中央と上の外層は神経線維の層から構成されている．図左はくも膜下腔であり，血管には内腔拡張と石灰沈着がみられる．

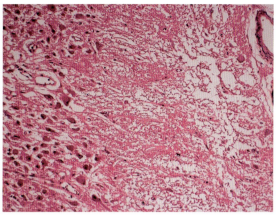

Fig. 4 2層からなる偽小脳回
図左の内層は大型の神経細胞からなり，図右は神経線維からなる外層で，Purkinje 細胞層は欠損している．

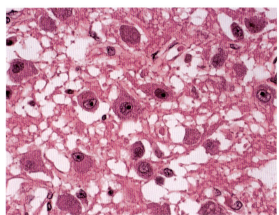

Fig. 5 内層を構成する神経細胞
偽小脳回の内層には大型または中型の神経細胞が認められる．本来の小型内顆粒層細胞はほとんど消失している．

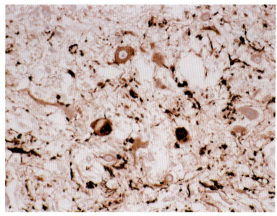

Fig. 6 内層の神経細胞
偽小脳回内層を構成する神経細胞の細胞質と突起には神経細糸蛋白が発現されている．NFP 免疫染色像．

▶ 免疫組織化学的所見

免疫組織化学的に大型神経細胞は synaptophysin，NeuN，NFP などが陽性である（**Fig. 6**）．PTEN 蛋白発現が消失し，リン酸化 Akt が発現している[4]．Ki-67 陽性率はきわめて低い．

▶ 遺伝子異常

Cowden 病の 85％に *PTEN* 遺伝子の生殖細胞系変異が認められている．

線維形成性乳児星細胞腫・神経節膠腫
Desmoplastic infantile astrocytoma and ganglioglioma

▶ 定義

乳幼児の大脳脳表に大きな囊胞を伴って発生する良性腫瘍であり，神経細胞および星細胞に分化した細胞と未熟な細胞が間質の著明な線維形成を伴って増殖する．WHO grade I．

当初は，線維形成性乳児星細胞腫 desmoplastic infantile astrocytoma (DIA)[7]と線維形成性乳児神経節膠腫 desmoplastic infantile ganglioglioma (DIG)[8]は独立して報告された．しかし両者は，臨床病理学的特徴や予後などがきわめてよく似ている．ただ，神経細胞成分の有無が両者を分けているのみであり，WHO分類では両者を1つのカテゴリー DIA and DIG として取り扱っている．軟膜下の特殊な星細胞からの由来が示唆されている．

▶ 臨床的事項

2歳以下の乳幼児に発生し，男女比は3：2である．散発的により高い年齢での報告もある．Virginia大学の脳腫瘍コンサルテーション症例6,500例中では22例（0.3％）の本腫瘍が認められ[9]，また，小児病院での脳腫瘍483例中6例（1.2％）の頻度である[7]．乳児脳腫瘍に限れば15.8％の頻度であると報告されている[10]．頭囲拡大，大泉門膨隆，傾眠などの頭蓋内圧亢進症状を示し，けいれんや落陽徴候がみられることもある．術後の予後は良好である．

▶ 神経画像所見

脳表の充実性部分はMRI T1WIでは等信号でありガドリニウムにより増強される．深部の囊胞成分はT1WIで低信号，T2WIで高信号を示す[11]．巨大な病変にもかかわらず周囲の浮腫は軽い（**Fig. 7**）．

▶ 腫瘍肉眼像

大脳の脳表において，髄膜に付着した充実性成分と，その深部の単房性・多房性囊胞からなる巨大な腫瘍（~13 cm）を形成する．病変は複数の脳葉にまたが

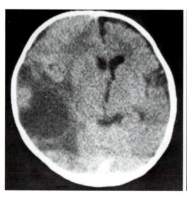 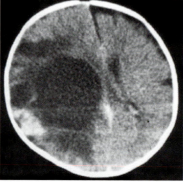

Fig. 7 線維形成性乳児星細胞腫のCT画像
右大脳半球の過半を占める巨大な多囊胞性腫瘍であり，図右の造影剤投与後では脳表の実質性部分が強く造影される．

6. 神経細胞および混合神経細胞・膠細胞系腫瘍

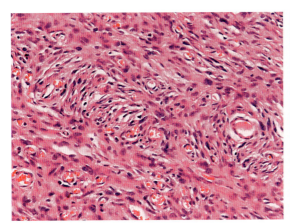

Fig. 8 線維形成性乳児星細胞腫の弱拡大像
短紡錘形の腫瘍細胞が錯綜しながら増殖しており，間質には血管がよく発達している．

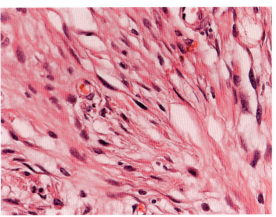

Fig. 9 線維形成性乳児星細胞腫の強拡大像
一部の腫瘍細胞は好酸性の強い細胞質をもち，星細胞に類似している．

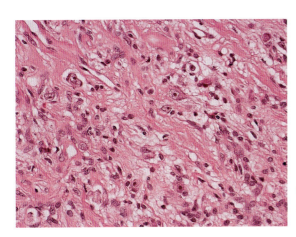

Fig. 10 線維形成性乳児神経節膠腫
短紡錘形細胞に加え，神経節細胞に類似の大型細胞が散見される．

るが，前頭葉と頭頂葉が好発部位である．

▶ 腫瘍組織像

組織学的には線維芽細胞様の短紡錘形細胞が間質に豊富な血管と線維性基質を伴って増殖する（**Fig. 8**）．紡錘形細胞は波打つように配列し，一見間葉系腫瘍を思わせる組織像である．これらの細胞に混じって好酸性の細胞質をもつ神経上皮性の細胞が認められる（**Fig. 9**）．神経細胞系の腫瘍細胞もさまざまな程度に混在している（**Fig. 10**）．後者の細胞は数が少ないことがあり，HE 染色標本では識別できないこともある．これらの細胞成分には核異型は乏しく，核分裂像はみられない．この他類円形核と狭い細胞質をもつ幼弱な神経上皮性細胞も含まれている（**Fig. 11**）．鍍銀染色では間質の豊富な好銀線維が明瞭に示される（**Fig. 12**）．

▶ 免疫組織化学的所見・電顕所見

腫瘍細胞は DIA では多くが GFAP を発現している（**Fig. 13**）．DIG では GFAP

Ⅱ. 脳腫瘍の組織型と病理

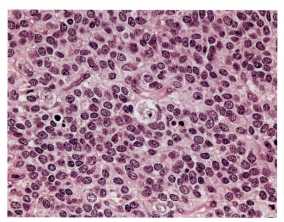

Fig. 11　線維形成性乳児神経節膠腫
核細胞質比の高い未熟な神経上皮性細胞がおもに増殖する領域もある．図中央には成熟した大型の神経細胞がみられる．

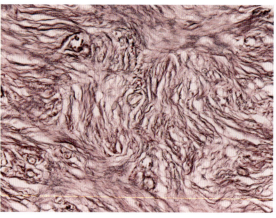

Fig. 12　線維形成性乳児星細胞腫の鍍銀染色像
腫瘍は強い desmoplasia を示し，間質に多量の好銀線維が形成されている．

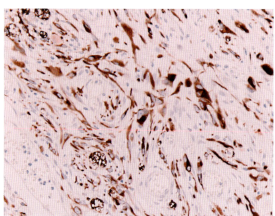

Fig. 13　線維形成性乳児星細胞腫の GFAP 染色像
多くの腫瘍細胞には GFAP が発現されている．

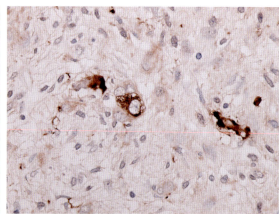

Fig. 14　線維形成性乳児神経節膠腫の神経節細胞
Synaptophysin 染色では成熟神経細胞が陽性に染色される．

陽性の紡錘形細胞とともに，NFP，synaptophysin，class Ⅲ beta-tubulin，MAP2 などの神経細胞系マーカーを発現する神経細胞系の細胞がさまざまな程度に混在している(**Fig. 14**)．後者の細胞は数がごく少ないこともある．Ki-67 陽性率は多くは 2％以下（0.5〜5％）であるが[12]，幼弱な神経上皮性細胞は十数％の値を示すこともある．

電顕的に星細胞系の腫瘍細胞には束をなす中間径細線維がみられる[13]．腫瘍細胞表面や細胞間には基底膜様物質が認められる(**Fig. 15**)．線維芽細胞に類似の形態を示す細胞も含まれている．

▶ **遺伝子異常**

　　　BRAF-KIAA1549 fusion は認められない．*BRAF* V600E 変異もまれであ

6. 神経細胞および混合神経細胞・膠細胞系腫瘍

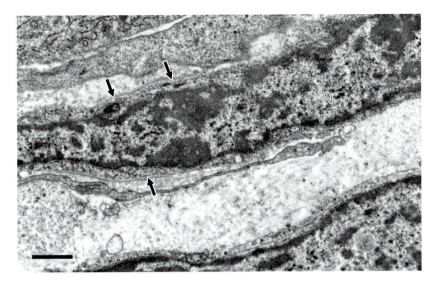

Fig. 15 線維形成性乳児星細胞腫の電顕像
線維芽細胞に類似の紡錘形細胞表面には基底膜（矢印）がみられ、細胞間隙には膠原線維が豊富である。
N：核，bar＝1 μm.

る[14].

胚芽異形成性神経上皮腫瘍　Dysembryoplastic neuroepithelial tumor（DNT）

▶ 定義

小児や若年成人にてんかんで発症し，大脳脳表にグリアと神経細胞からなる独特な構造を形成する良性腫瘍である．WHO grade Ⅰ．

Daumas-Duport らにより 1988 年に報告された[15]．彼女らはこの腫瘍のなりたちには組織形成異常が関与すると推定し，胚芽異形成性 dysembryoplastic なる形容詞を腫瘍名に付与した．病理学的には大脳皮質内に特異グリア神経細胞要素 specific glioneuronal element とよばれる構造が形成され，さらに小さなグリオーマ結節が多発し，近傍には皮質異形成 cortical dysplasia や微小形成異常 microdysgenesis が認められるなど，複雑な構造を示す腫瘍である．このような多様な構成要素からなる複雑型 complex form に対して，たんに specific glioneuronal element のみから構成される単純型 simple form がのちに亜型として追加された[16]．発生母細胞としては軟膜下の顆粒層にある多分化能をもつ前駆細胞が推定されているが[17]，いまだ不明な点が多い[18]．

▶ 臨床的事項

薬剤治療抵抗性の部分てんかんが主症状である．てんかん症状は 20 歳以下で現れ，多くは 10 歳台から 40 歳台まで（平均 25.8 歳）に腫瘍摘出術が行われる．てんかん原性腫瘍における頻度は成人では 17.8％，小児では 23.4％を占めている[18]．男性にやや多い．

▶ 神経画像所見

腫瘍は皮質に局在し，MRI T2WI および FLAIR 像で高信号，T1WI で低また

II. 脳腫瘍の組織型と病理

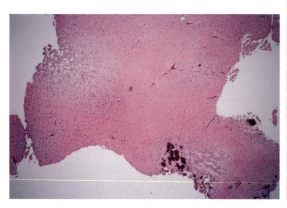

Fig. 16 DNT のセミマクロ像
大脳皮質内の複数箇所に結節状の細胞増殖巣が形成されており，結節間には形成異常病変が散在している．

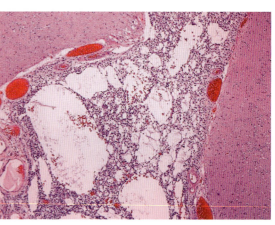

Fig. 17 くも膜下腔に進展した DNT のセミマクロ像
DNT の specific glioneuronal element がくも膜下腔に形成されている．

は等信号を示し，一部の症例はガドリニウムで不均一に増強される．腫瘤効果は乏しく，周辺浮腫はみられない．CT では病変に接する頭蓋骨の変形と石灰沈着がしばしば観察される．

▶ 腫瘍肉眼像

　大脳皮質のどこにでも発生するが，側頭葉の内側部や前頭葉にやや多い（側頭葉 67.3%，前頭葉 16.3%，その他 16.4%）．肉眼的には大脳皮質が限局的に肥厚し膨隆してみえる数 mm から数 cm の病変である（**Fig. 16**）．外向性に発育しくも膜下腔に達することもあるが，くも膜播種はまれである（**Fig. 17**）．割面は粘液に富み軟らかい．

▶ 腫瘍組織像

　複雑型 DNT の組織学的特徴は肥厚した皮質内に限局する多結節状の病変で，その中心が specific glioneuronal element である（**Fig. 18**）．これは肺胞様の構造であり，肺胞壁に相当するところには neuropil 様の線維性基質や血管がみられ，壁に沿って小型の腫瘍細胞が配列する．この細胞はオリゴデンドログリア様細胞 oligodendroglia-like cells（OLC）とよばれ，核が類円形で，細胞質は狭い（**Fig. 19**）．細胞はきわめて均一で核異型は乏しく，核分裂像はみられない．肺胞腔に相当する部分には好塩基性の粘液様基質が貯留している．この粘液基質内に異型のない神経細胞が浮かぶように存在するため，この神経細胞は floating neuron とよばれる（**Fig. 20**）．神経細胞には dysplastic, dysmorphic な形態を示すものはなく，病変内に取り込まれた皮質神経細胞と考えられている[19]．この独特な構造の他に，小さな腫瘍結節も随伴している．小結節は oligodendroglioma や astrocytoma に類似の形態を示す（**Fig. 21**）．さらに周囲の大脳皮質には皮質異形成や microdysgenesis がしばしばみられ（**Fig. 22**），白質には異所性神経細胞が認められる．

6. 神経細胞および混合神経細胞・膠細胞系腫瘍

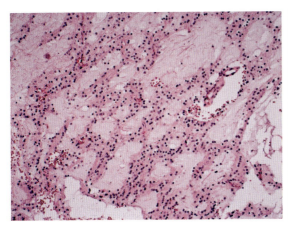

Fig. 18　Specific glioneuronal element の弱拡大像
肺胞様の構造であり，肺胞腔に相当するところには粘液が貯留し，肺胞隔壁に相当するところに小型の腫瘍細胞 oligodendroglia-like cells がみられる．

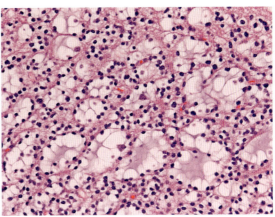

Fig. 19　Specific glioneuronal element の OLC
肺胞隔壁に相当する部分には小型で均一な腫瘍細胞 oligodendroglia-like cell が配列している．

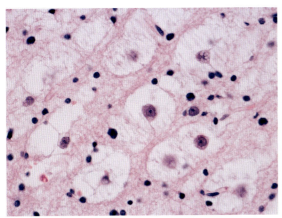

Fig. 20　Floating neuron
Specific glioneuronal element の粘液様基質内に浮かぶように皮質神経細胞が分布している．

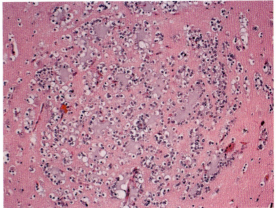

Fig. 21　DNT の皮質内小結節
この小さな腫瘍結節は oligodendroglioma に類似の形態を示している．

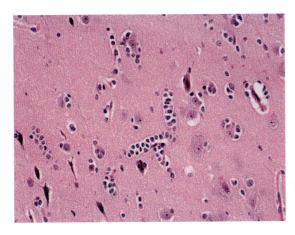

Fig. 22　DNT の microdysgenesis
皮質内の神経細胞周囲や血管周囲に OLC に類似の小型細胞が列をなして出現している．

Ⅱ. 脳腫瘍の組織型と病理

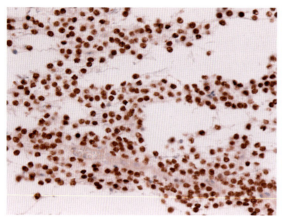

Fig. 23 OLC の Olig2 染色像
ほぼすべての OLC の核に Olig2 の強い発現が認められる．

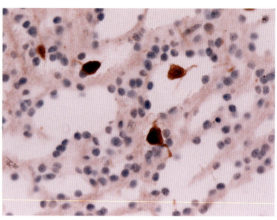

Fig. 24 Floating neuron の NeuN 染色像
Floating neuron には NeuN の強い発現がみられる．これより病変内に巻き込まれた皮質神経細胞であることが示唆される．

単純型 DNT では specific glioneuronal element が病変を構成している．他のグリオーマ成分や形成異常性病変は認められない．

▶ 免疫組織化学的所見

免疫組織化学的に OLC は S-100 蛋白と Olig2 が陽性（**Fig. 23**），GFAP は陰性である．Oligodendroglioma のマーカーといわれる Nogo-A も高率に陽性である[20]．Ki-67 陽性率はきわめて低い．BRAF V600E 変異蛋白は 30％に陽性であるが[21]，IDH1 R132H 変異蛋白[22]や H3.3 K27M 変異蛋白[23]は陰性である．Floating neuron は NeuN 陽性である（**Fig. 24**）．

▶ 遺伝子異常

BRAF V600E 変異は 30％に認められる．*TP53* 変異，*H3F3A* K27M 変異および *IDH1/IDH2* 変異は検出されない．染色体 1p/19q 共欠失もみられない．

▶ 鑑別診断

皮質に浸潤した低異型度びまん性膠腫が強い microcystic degeneration を示す場合，DNT との鑑別が問題となる．びまん性膠腫では GFAP 陽性細胞が多く，oligodendroglioma の場合にはリング状の MAP2 陽性所見が参考となる[24]．また成人の低異型度びまん性膠腫は IDH1/2 の変異が高率にみられる．

神経節膠腫と DNT との鑑別には specific glioneuronal elements の有無が重要であるが，その他神経節膠腫では CD34 陽性細胞が出現すること，強い desmoplasia の存在，血管周囲性リンパ球浸潤なども役立つ．ただし，DNT と神経節膠腫が混在した症例の報告も多いので，この場合には混合型 mixed form あるいは "composite neuroepithelial tumor" などの診断名も推奨されている[18]．

6. 神経細胞および混合神経細胞・膠細胞系腫瘍

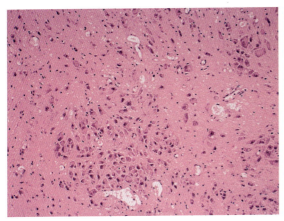

Fig. 25 神経節細胞腫の弱拡大像
腫瘍内には大型の神経節細胞が無秩序に増生している．背景はニューロピルに類似し，異型の乏しいグリア細胞が認められる．

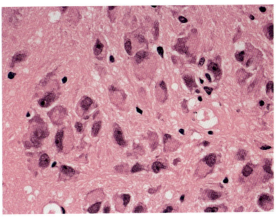

Fig. 26 神経節細胞腫の dysplastic neuron
結節状に増生する細胞は異常な形態を示す大型や中型の神経細胞である．

神経節細胞腫　Gangliocytoma

▶ 定義

よく分化した大型の神経細胞が不規則に配列して結節状に増生する腫瘍である．神経細胞はしばしば dysplastic な特徴を示す．WHO grade I．

▶ 臨床的事項

小児や若年者（平均年齢 10 歳）に，ごくまれに発生する．

▶ 腫瘍肉眼像

側頭葉に多く，境界明瞭な腫瘤を作り，囊胞や石灰化を伴うことがある．

▶ 腫瘍組織像

腫瘍結節内には大型の神経細胞が無秩序に増生し，背景には非腫瘍性のグリア細胞と細線維性基質が認められる（**Fig. 25**）．神経細胞は形態の異常を示し，2核や多核がしばしばみられ，dysplastic neuron とよばれる（**Fig. 26**）．神経細胞に類似の細胞が多結節性に増殖するとともに，背景の neuropil に多数の空胞が出現する腫瘍（multinodular and vacuolating neuronal tumor of the cerebrum）も神経節細胞腫の亜型と考えられる（**Fig. 27**）[25]．

▶ 鑑別診断

神経節膠腫では dysplastic neuron とともに異型を示すグリアの増殖が認められる．

Ⅱ. 脳腫瘍の組織型と病理

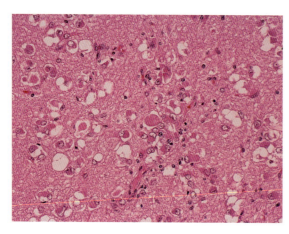

Fig. 27 空胞に富む神経細胞腫
神経細胞に類似の中型・大型細胞が結節状に増殖し，背景のneuropilに多数の空胞が出現する亜型である．

神経節膠腫　Ganglioglioma

▶ 定義

　形成異常性の大型神経細胞と腫瘍性グリア細胞がともに増殖する良性腫瘍である．WHO grade Ⅰ．

▶ 臨床的事項

　発生頻度は本邦の脳腫瘍全国集計では原発性脳腫瘍の0.4％，神経上皮性腫瘍の1.5％である．小児ではより頻度が高く，それぞれ1.5％，2.5％を占めている．発症年齢は2歳から70歳まで幅広いが，小児から若年成人に好発する．性別では男性にやや多い（男女比1.4：1）．

　大脳に発生した腫瘍ではけいれん発作が主症状である．発症から腫瘍摘出までの期間はさまざまで，数十年の術前経過をもつ例もある．

▶ 神経画像所見

　大脳皮質から皮質下に境界明瞭な充実性または壁在結節を伴う囊胞性腫瘤として描出される．MRI T1WIで低信号，T2WIでは高信号であり，ガドリニウムによる造影効果はさまざまである．CTでは3割の例で石灰沈着が認められる．

▶ 腫瘍肉眼像

　大脳のとくに側頭葉が好発部位であり，脳腫瘍全国集計では26％，欧米からの報告では70％近くが側頭葉に発生する[26-28]．ほかには脳幹，小脳，脊髄にもみられる．肉眼的には境界明瞭な充実性または囊胞性腫瘤である．石灰化はみられるが，壊死や出血はまれである．

▶ 腫瘍組織像

　神経細胞とグリア細胞がさまざまな比率で混在して増殖している（**Fig. 28**）．神経細胞には腫大，形態の異常，2核や多核，異常集積，極性消失などdysplastic

6. 神経細胞および混合神経細胞・膠細胞系腫瘍

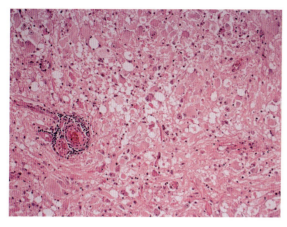

Fig. 28 神経節膠腫の弱拡大像
大小の神経細胞と異型グリアが混在して増殖している．血管周囲にはリンパ球浸潤がみられる．

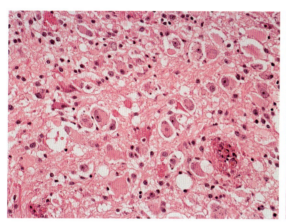

Fig. 29 神経節膠腫の強拡大像
異型グリアとともに dysplastic neuron が増生している．

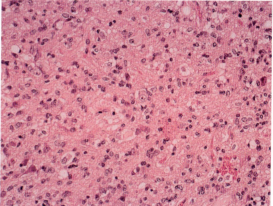

Fig. 30 びまん性星細胞腫が膠腫成分となっている神経節膠腫
異型星細胞が神経細胞の間にびまん性に増生している．

neuron の特徴がみられる（**Fig. 29**）．異型グリアは diffuse astrocytoma, pilocytic astrocytoma, oligodendroglioma などの腫瘍細胞に類似している（**Fig. 30**）．細胞間には Rosenthal fiber や eosinophilic granular body が認められることもある．脳表では著明な線維形成 desmoplasia が認められる．石灰沈着，血管周囲へのリンパ球浸潤もよくみられる所見である．

▶ 免疫組織化学的所見

　神経細胞には synaptophysin, class 3 beta-tubulin（TUBB3），chromogranin A, NFP, MAP2, NeuN, alpha-synuclein などが発現される（**Fig. 31, Fig. 32**）[28-30]．正常の皮質神経細胞には chromogranin A の発現はほとんどみられないが，ganglioglioma の神経細胞はしばしば chromogranin A を強く発現している．CD34 は成人脳には発現されないが，ganglioglioma では 7～8 割の症例に CD34 陽性細胞が観察される[31]．*BRAF* V600E 変異をもつ症例では，おもに神経細胞にこの変異蛋白が証明される[32]．グリア成分には GFAP, S-

Ⅱ. 脳腫瘍の組織型と病理

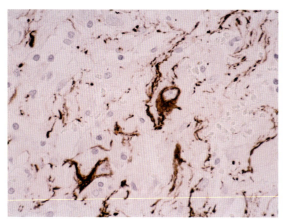

Fig. 31 神経節膠腫のNFP免疫染色像
腫瘍性の神経節細胞には細胞質と突起にNFPが発現されている．神経突起の形態も異常である．

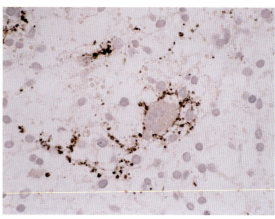

Fig. 32 神経節膠腫のsynaptophysin免疫染色像
2核のdysplastic neuronの細胞体と突起周囲を取り囲むように顆粒状のsynaptophysin陽性構造が出現している．

100P, vimentinなどが発現される．Ki-67陽性率は平均1〜3%程度である．

▶ 遺伝子異常

BRAF V600E変異が一部の症例で認められる[21,33]．

▶ 鑑別診断

びまん性膠腫が浸潤した大脳皮質との鑑別には，神経細胞の形態，極性，配列などが役立つ．また，低異型度びまん性膠腫ではIDH1/2の変異が高率に認められる．

退形成性神経節膠腫　Anaplastic ganglioglioma

▶ 定義

比較的成熟したdysplastic neuronと増殖能が亢進し退形成所見を認めるグリア細胞とからなる神経節膠腫である．WHO grade Ⅲ．

新規に発生するものに比べ，神経節膠腫を前駆病変として進展するものが多い[34,35]．神経節膠腫と退形成性神経節膠腫との中間的悪性度を示す腫瘍として"ganglioglioma with atypical features"の提唱もあるが，まだコンセンサスは得られていない[36]．

▶ 臨床的事項

脳腫瘍全国集計では頭蓋内腫瘍の0.1%，神経上皮性腫瘍の0.3%の頻度である．小児から成人までみられ，性差はない．

6. 神経細胞および混合神経細胞・膠細胞系腫瘍

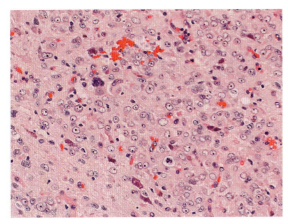

Fig. 33 退形成性神経節膠腫の弱拡大像
退形成所見を示す神経細胞とグリアが高い密度で増殖している.

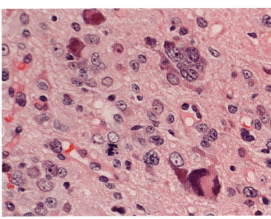

Fig. 34 退形成性神経節膠腫
大小の神経細胞とグリアが増殖しており, 核分裂像も認められる.

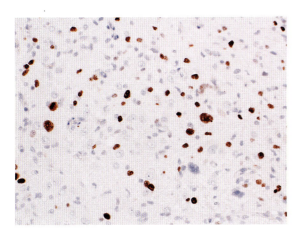

Fig. 35 退形成性神経節膠腫
Ki-67 (MIB-1) 陽性所見は神経細胞とグリアの両者にみられ, 陽性率は高い値を示す.

▶ 腫瘍肉眼像

　好発部位は側頭葉である. 壊死や出血を伴う腫瘤を形成する.

▶ 腫瘍組織像

　腫瘍性の神経細胞とグリア細胞がみられるが, 両者の比率はさまざまである (**Fig. 33**). グリア細胞には核異型と核分裂像がみられる (**Fig. 34**). 微小血管増殖像や壊死巣を伴うこともある. Ki-67 陽性率は高い値を示す (**Fig. 35**).

▶ 遺伝子異常

　CDKN2A の欠失, *BRAF* V600E 変異が認められている[33,37].

▶ 鑑別診断

　退形成性びまん性膠腫の大脳皮質浸潤との鑑別には遺伝子検索が役立つことがある[38].

Ⅱ. 脳腫瘍の組織型と病理

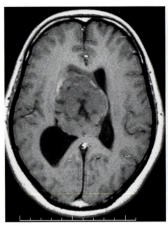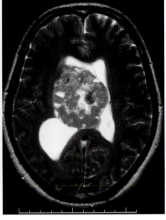

Fig. 36 中枢性神経細胞腫のMRI像
側脳室内にT1WI（左）では皮質と等信号，T2WI（右）では濃淡不均一な信号を示す腫瘍がみられる．

中枢性神経細胞腫　Central neurocytoma

▶ 定義

　神経細胞の特徴をもち増殖能の低い均一な小型円形細胞からなる脳室内腫瘍で，通常はMonro孔近傍の側脳室壁から発生する．WHO gradeⅡ．
　1982年Hassounら[39]によって神経細胞系腫瘍であることがあきらかにされるまで，「脳室内oligodendroglioma」や「Monro孔上衣腫」などの名称でよばれていた腫瘍である．細胞の由来については，腫瘍細胞がおもに神経細胞への分化を示すとともに星細胞への分化能も併せもつことより[40-42]，脳室上衣下のneuroglial progenitor cellが発生母細胞として推定されている．

▶ 臨床的事項

　若年成人に発生し（平均29歳），約7割は20歳台と30歳台である．男女差はない．頻度は頭蓋内腫瘍の0.5％以下である[43]．頭蓋内圧亢進症状で発症する．

▶ 神経画像所見

　MRI T1WIでは等信号，T2WIでは多嚢胞性で「石けんの泡状」と表現される（**Fig. 36**）[44]．ガドリニウムにより不均一に造影される．CTでは石灰化が証明される[45]．

▶ 腫瘍肉眼像

　好発部位は側脳室前半部のMonro孔付近である．透明中隔や脳室壁に付着をもつ灰白色の軟らかい腫瘍を形成する．付着部での脳実質との境界は鮮明である．

6. 神経細胞および混合神経細胞・膠細胞系腫瘍

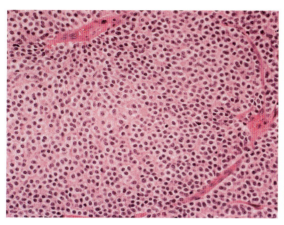

Fig. 37 中枢性神経細胞腫の弱拡大像
均一な形態の腫瘍細胞が敷石状に配列し，やや高い細胞密度を示している．

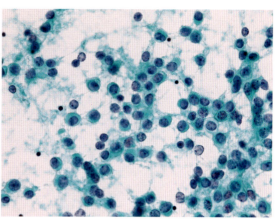

Fig. 38 中枢性神経細胞腫の細胞像
核は類円形で均一であり，細胞質はライトグリーンに淡染している．腫瘍圧挫標本のPapanicolaou染色．

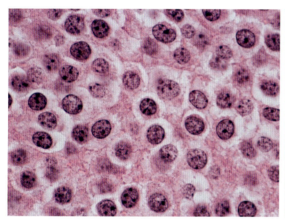

Fig. 39 中枢性神経細胞腫の強拡大像
核クロマチンは顆粒状で，核小体は小さい．細胞質が淡明化する傾向がある．

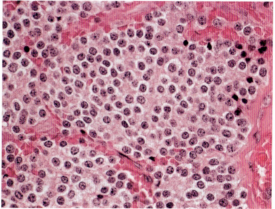

Fig. 40 蜂巣構造に類似の中枢性神経細胞腫
核周囲の明暈が明瞭化するとoligodendrogliomaのhoney-combed appearanceに類似の像が現れる．

▶ **腫瘍組織像**

　　組織学的にはやや高い細胞密度をもつ腫瘍であり，類円形核と淡明な細胞質をもつ均一な小型細胞が敷石状に配列して増殖する（**Fig. 37**）．核は円形ないし卵円形で大きさと形がよくそろっている（**Fig. 38**）．核異型は乏しく，核分裂像は少ない（**Fig. 39**）．核周囲の明暈がめだつこともあり，その場合はoligodendrogliomaのhoney-combed structureに類似している（**Fig. 40**）．細胞間には細線維性基質がさまざまな量に認められる（**Fig. 41**）．線維に沿って細胞核が1列に並ぶtram-like arrangementや，基質を取り囲んで花冠状に並ぶ大型のロゼットがときにみられる（**Fig. 42**）．石灰沈着は約半数例に認められる．

　　核分裂像，微小血管増殖像や組織壊死などがまれにみられ[46]，これを異型中枢性神経細胞腫とよぶことがある．またKi-67陽性率が2ないし3%以上である症例も同様の名称でよばれる[47]．

Ⅱ. 脳腫瘍の組織型と病理

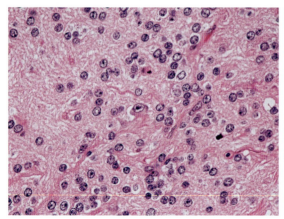

Fig. 41　中枢性神経細胞腫の細線維性基質
この領域では腫瘍細胞間に豊富な細線維性基質がみられる．中央の細胞は中型の ganglioid cell．

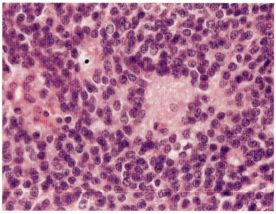

Fig. 42　ロゼット構造
細線維性基質の周囲を腫瘍細胞が取り囲んでおり，Homer Wright rosette または pineocytomatous rosette に類似している．

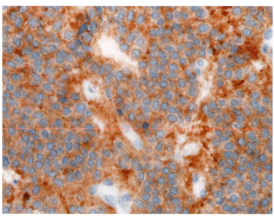

Fig. 43　Synaptophysin 陽性像
腫瘍細胞の細胞質と細胞間の細線維性基質は synaptophysin を強く発現している．

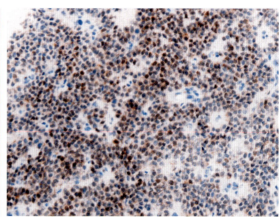

Fig. 44　腫瘍細胞の NeuN 染色像
腫瘍細胞の核には NeuN が発現されている．

▶ **免疫組織化学的所見・電顕所見**

　免疫組織化学的には細線維性基質がつねに synaptophysin 陽性で（**Fig. 43**），腫瘍細胞の核は NeuN 陽性である（**Fig. 44**）[48,49]．その他神経細胞系マーカーである neuron-associated class III beta-tubulin, MAP2, calcineurin などが陽性となることもあるが，NFP, chromogranin A, internexin-alpha は陰性である．一部の細胞が GFAP を発現することもある．Olig2 は一般には陰性であり，oligodendroglioma との鑑別に有用であるが[50]，少数の陽性例も報告されている[51]．Ki-67 陽性率は数％以下である．ほとんどが 2％以下であり，2％（あるいは 3％）以上の陽性率をもつ症例は再発率が高いので，"atypical central neurocytoma" とよぶこともある[47,52]．

　電顕的には腫瘍細胞の細胞質や細胞突起に microtubules, dense-core vesi-

6. 神経細胞および混合神経細胞・膠細胞系腫瘍

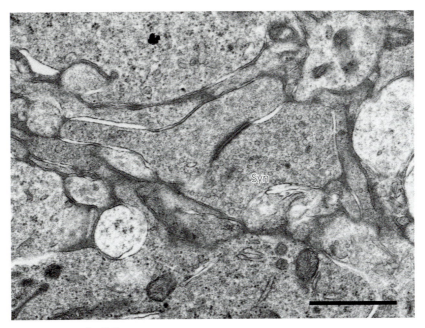

Fig. 45　シナプス構造
電子顕微鏡では腫瘍細胞の突起間にシナプス構造（Syn）が観察される．
Bar=1 μm．

cles, clear vesicles が認められ，またしばしば正常あるいは異常なシナプス構造が観察される（**Fig. 45**）[43]．

▶ 遺伝子異常

　Array-CGH 解析の結果，さまざまな染色体座位の増幅と欠失が認められている[53]．*MYCN*，*PTEN*，*OR5BF1* などの mRNA が強く過剰発現され，*BIN1*，*SNRPN*，*HRAS* が抑制されているので，これらが本腫瘍の腫瘍化に関連していると示唆されている．

▶ 鑑別診断

1．乏突起膠腫　Oligodendroglioma
　脳室外の大脳実質内（とくに前頭葉）に発生し，びまん性に浸潤する．Olig2 が強陽性であり，*IDH* 変異と 1p/19q 共欠失が認められる．

2．松果体細胞腫　Pineocytoma
　松果体部に限局し，大型のロゼットを形成する．腫瘍細胞の形態はより多彩であり，NFP が陽性となる．

3．明細胞上衣腫　Clear cell ependymoma
　脳室壁に発生し，細胞形態はより多彩性がある．血管周囲などに GFAP 陽性の突起がみられ，EMA 陽性のドット状構造がみられる．

脳室外神経細胞腫　Extraventricular neurocytoma

▶ 定義

中枢性神経細胞腫と同様の組織像と免疫組織化学的特徴をもつ腫瘍で，脳室外の脳実質内に発生する．WHO grade Ⅱ．

▶ 臨床的事項

あらゆる年齢層（平均33歳）に発生する．男女差はない．大脳半球発生が7割を占め，そのなかでは前頭葉に多い．ついで脊髄（14%），基底核・視床領域，小脳，橋などに発生する．症状は発生部位によるが，大脳発生例では頭痛，けいれん発作，視力障害，片麻痺などがみられる．

▶ 神経画像所見

MRI T1WIで等信号，T2WIで高信号の境界鮮明な腫瘤で，囊胞，石灰化，周辺浮腫を伴うことがある．ガドリニウムでさまざまに造影される．

▶ 腫瘍肉眼像

境界鮮明なゼラチン様の軟らかい腫瘤を作る例と，浸潤性格を示し境界が不鮮明な例がある．

▶ 腫瘍組織像

光顕像は中枢性神経細胞腫よりも多彩で，小型均一な細胞の増殖とともに，乏突起膠腫様の組織像やより大型の神経細胞（ganglion cell, ganglioid cell）の出現も認められる（**Fig. 46**)[54]．Astrocyteの増殖を伴う症例もある[55]．

▶ 免疫組織化学的所見・電顕所見

免疫組織化学的にはsynaptophysinとNeuNが陽性である（**Fig. 47**）．大型神経細胞はchromogranin Aが陽性である．IDH1 R132HとOlig2は陰性である[56,57]．

▶ 遺伝子異常

*IDH1/2*変異と*MGMT*メチル化は認められない[58]．特徴的な遺伝子異常についてはまだ不明である．

▶ 鑑別診断

乏突起膠腫　Oligodendroglioma

画像所見で造影されず，組織学的には浸潤性格があきらかである．多くの例で19/19q共欠失があり，*IDH1/2*変異が認められる．

6. 神経細胞および混合神経細胞・膠細胞系腫瘍

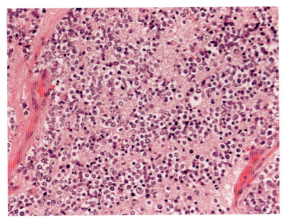

Fig. 46 脳室外神経細胞腫
小型で均一な腫瘍細胞がやや高い密度で増殖し，間質に細線維性基質がみられる．核周囲明暈がみられ，乏突起膠腫に類似の組織像を示している．

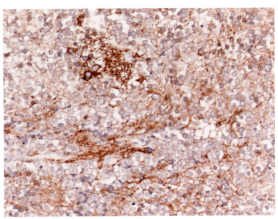

Fig. 47 脳室外神経細胞腫
Synaptophysin 染色では一部の腫瘍細胞と細線維性基質が陽性である．酵素抗体法．

乳頭状グリア神経細胞腫瘍　Papillary glioneuronal tumor

▶ 定義

グリアと神経細胞系への 2 相性の分化を示す低異型度腫瘍で，GFAP 陽性のグリア細胞が血管周囲で偽乳頭状に配列し，乳頭間には synaptophysin 陽性の神経細胞分化を示す細胞が出現する特徴をもっている．WHO grade I．

1998 年 Komori ら[59]が 9 症例の報告をして以来，すでに 60 例以上の報告がありその臨床病理像はかなり明確になってきた[60,61]．大脳に発生するが，脳室の近傍に局在することが多く，上衣下の多分化能をもつ神経幹細胞からの発生が示唆されている[59,62]．

▶ 臨床的事項

まれな腫瘍で，頭蓋内腫瘍の 0.02％を占めるに過ぎない．若年成人に多く（平均年齢 23 歳），性差はない．頭痛，けいれん発作などで発症する．出血発症もまれにあるが，無症状の例もある．

▶ 神経画像所見

嚢胞を伴うことの多い腫瘍であるが，充実性部分は MRI T1WI で等信号ないし低信号，T2WI と FLAIR では高信号を示す[63]．ガドリニウムにより均一に造影される（**Fig. 48**）．

▶ 腫瘍肉眼像

好発部位は大脳半球であり，脳室の近傍に多い．前頭葉（40％），側頭葉（30％），頭頂葉（20％）の順である[61]．高頻度に嚢胞を伴い，壁在結節として腫瘍がみられる．灰白色の軟らかい腫瘍であり，石灰沈着がみられることもある．

Ⅱ. 脳腫瘍の組織型と病理

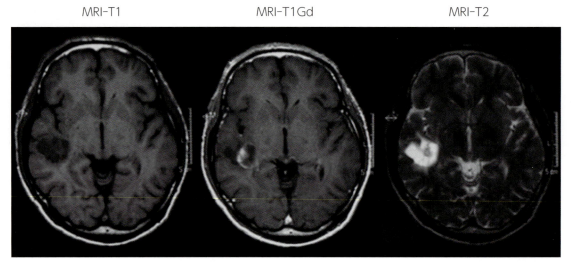

Fig. 48　乳頭状グリア神経細胞腫瘍のMRI像
右側頭葉に形成された囊胞を伴う腫瘍であり，充実性部分はガドリニウムで造影されている．

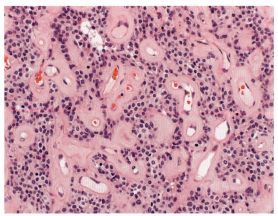

Fig. 49　乳頭状グリア神経細胞腫瘍
血管に富む腫瘍であり，腫瘍細胞は血管を取り囲んで増殖している．血管外膜に硝子化がみられる．

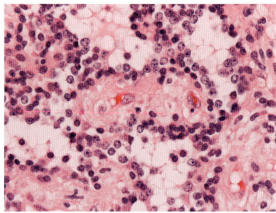

Fig. 50　偽乳頭状構造
血管周囲に腫瘍細胞が1〜数層に配列している．腫瘍細胞は類円形核と狭い細胞質をもっている．

まれに著明な出血を伴う．

▶ 腫瘍組織像

　偽乳頭状構造が特徴である[59]．腫瘍内には硝子化を示す血管が豊富にみられ（**Fig. 49**），この血管周囲にはグリア細胞が1〜数層に配列している（**Fig. 50**）．偽乳頭状構造の間には小型のneurocyteや中型から大型の神経細胞への分化を示す細胞（ganglioid cell, ganglion cell）がみられる（**Fig. 51**）．神経細胞の領域では細胞間にさまざまな量のneuropil様基質が認められる．神経細胞系の細胞がシート状あるいは充実性に増殖するところもある．まれにminigemistocytesが出現する例もある．壊死巣や微小血管増殖像はみられない．

6. 神経細胞および混合神経細胞・膠細胞系腫瘍

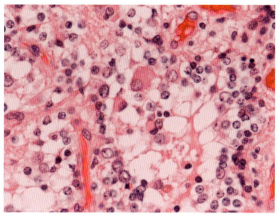

Fig. 51 偽乳頭間の神経細胞
偽乳頭状構造の間には神経細胞系への分化を示す中型や大型の細胞がみられる．

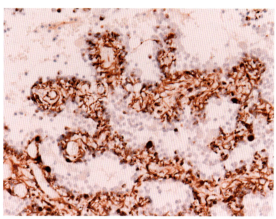

Fig. 52 偽乳頭状構造のGFAP染色像
血管に近接する腫瘍細胞はGFAPを発現している．細胞は突起を血管の周囲に伸ばしている．

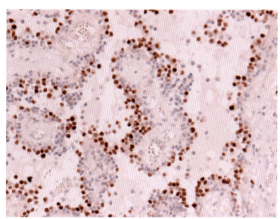

Fig. 53 偽乳頭状構造のOlig2染色像
血管周囲の外側寄りの腫瘍細胞にOlig2の発現がみられる．

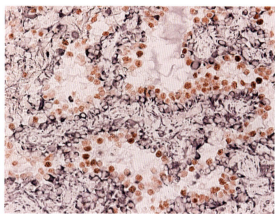

Fig. 54 偽乳頭状構造のGFAPおよびOlig2二重染色像
血管周囲には内側にGFAP陽性細胞（青紫），外側にOlig2陽性細胞（褐色）が局在している．

▶ 免疫組織化学的所見・電顕所見

偽乳頭状構造の内側の細胞はGFAP，S-100P，nestinを発現し（Fig. 52），その外側寄りにはOlig2を発現する細胞がみられる（Fig. 53，Fig. 54）[64]．偽乳頭間の神経系細胞はNeuN，synaptophysin，class Ⅲ beta-tubulinなどの神経細胞系マーカーを発現する（Fig. 55，Fig. 56）．Ki-67陽性率は数％以下の低値を示す．少数の症例ではKi-67陽性率が高く，再発や播種をきたすことが報告されている[65-67]．

電顕的には星細胞，神経細胞および未分化細胞の特徴を示す腫瘍細胞が認められる．多量のグリア細糸をもつminigemistocytesも観察されている．

▶ 遺伝子異常

SLC44A-PRKCA 融合遺伝子の出現が報告されている[68]．

Ⅱ. 脳腫瘍の組織型と病理

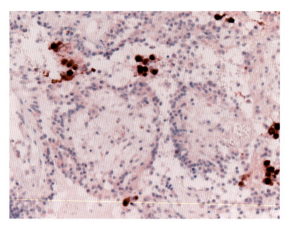

Fig. 55 偽乳頭間の NeuN 陽性細胞
NeuN を発現する神経細胞系の細胞は偽乳頭状構造の間に分布している．

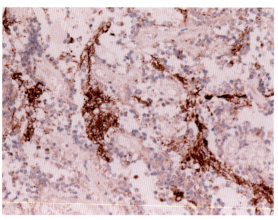

Fig. 56 偽乳頭間の NFP 免疫染色像
偽乳頭状構造の間には NFP を発現する神経細胞系の腫瘍細胞とその突起が分布している．

▶ 鑑別診断

脳室外神経細胞腫 Extraventricular neurocytoma
　　偽乳頭状構造はまれであり，血管周囲性の GFAP 陽性細胞や Olig2 陽性のグリア成分はみられない．

ロゼット形成性グリア神経細胞腫瘍　Rosette-forming glioneuronal tumor

▶ 定義
　　若年者の第四脳室と小脳に好発する緩徐な発育を示す腫瘍で，毛様突起星細胞腫様の星細胞の増殖を背景に小型の均一な神経細胞が偽ロゼットや血管周囲性ロゼットを形成する特徴をもっている．WHO grade Ⅰ．
　　本腫瘍と同じ病理像を示す 28 歳女性の小脳腫瘍を 1995 年に Kuchelmeister ら[69]は DNT として報告していたが，2002 年の Komori らによる 11 例の報告[70]によって本腫瘍は新たなグリア神経細胞腫瘍として概念が確立された．本腫瘍の由来としては傍脳室胚芽細胞層の多分化能細胞[70,71]や小脳内顆粒層細胞[72]が推定されている．

▶ 臨床的事項
　　若年成人に好発し（平均 30.3 歳），女性に多い（男女比 1：1.9）．閉塞性水頭症に伴う頭痛などで発症する．

▶ 神経画像所見
　　MRI T1WI で低信号，T2WI で高信号を示す限局性充実性腫瘤である（**Fig. 57**）．ガドリニウムにより部分的に造影される．

6. 神経細胞および混合神経細胞・膠細胞系腫瘍

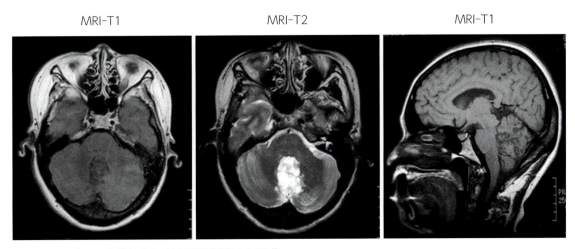

Fig. 57 ロゼット形成性グリア神経細胞腫瘍の MRI 像
小脳虫部から第四脳室にかけて T1WI 低信号，T2WI 高信号の腫瘤がみられる．

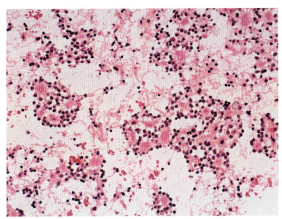

Fig. 58 ロゼット形成性グリア神経細胞腫瘍の弱拡大像
多数のロゼット構造とその間を埋める細胞密度の低いグリア成分がみられる．

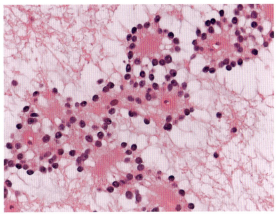

Fig. 59 ロゼット形成性グリア神経細胞腫瘍の neurocytic rosettes
均一な形態の小型細胞が中心の好酸性コアを花冠状に取り囲んでいる．中心に細血管を含むコアもある．

▶ 腫瘍肉眼像

　　第四脳室と小脳が好発部位である（約 80％）．その他，視床[70]，脊髄[73]，視交叉部[71]，透明中隔[74]，脳室内多発性[75]，松果体部[76]などにも発生している．肉眼的には小脳から第四脳室壁，脳室内にかけて軟らかい腫瘍が形成され，中脳水道方向に進展することもある．

▶ 腫瘍組織像

　　細胞密度の低い腫瘍である．腫瘍細胞は神経細胞系とグリア系の 2 種類の成分から構成され，神経細胞は小型円形で裸核状の neurocyte であり，中心部の好酸性コアを囲んで偽ロゼットを作る（**Fig. 58**）．このロゼットを "neurocytic rosette" とよび，本腫瘍に特徴的な構造である（**Fig. 59**）．また，neurocyte は

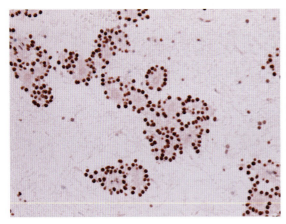

Fig. 60 Neurocytic rosette の Olig2 染色像
腫瘍細胞の類円形核に Olig2 の強い発現がみられる．

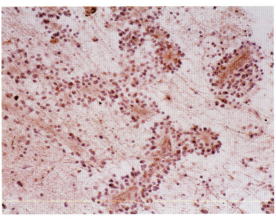

Fig. 61 Neurocytic rosette の synaptophysin 染色像
ロゼット中心のコアには synaptophysin が発現されている．

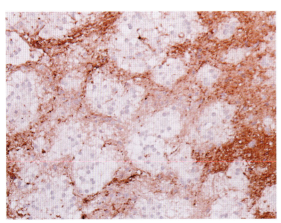

Fig. 62 RGNT の GFAP 染色像
Neurocytic rosettes の間を埋めるように GFAP を発現するグリオーマ成分が認められる．

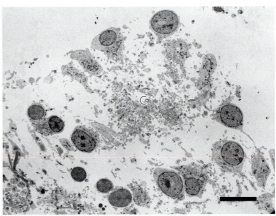

Fig. 63 Neurocytic rosette の電顕像
ロゼットを構成する腫瘍細胞は光顕的には均一にみえるが，電顕像では多様性がうかがわれる．C：コア，bar＝10 μm．

血管周囲性偽ロゼット配列を示すこともある．グリア成分は毛様細胞性星細胞腫に類似しており，粘液性基質が豊富で Rosenthal fiber や eosinophilic granular body を伴うこともある．腫瘍の壊死や微小血管増殖像はみられない．

▶ 免疫組織化学的所見・電顕所見

　Neurocyte は免疫組織化学的には Olig2 が強陽性で，NeuN は一部陽性である（**Fig. 60**）．ロゼットのコアは synaptophysin 陽性を示す（**Fig. 61**）．グリオーマ成分には GFAP が発現されている（**Fig. 62**）．Ki-67 陽性率は 3％ 以下の低値を示す．

　電顕的にはシナプスの形成や dense-cored vesicle が観察される（**Fig. 63**）．

▶ 遺伝子異常

腫瘍細胞には *FGFR1* 遺伝子変異と *PIK3CA* 変異が報告されている[77,78]．IDH1/2 変異や 1p/19q 共欠失はみられない．*BRAF* V600E 変異や *KIAA1549-BRAF* 癒合遺伝子も認められない．

▶ 鑑別診断

1. 毛様細胞性星細胞腫　Pilocytic astrocytoma

小型で均一な neurocyte が形成する偽ロゼットが認められない．

2. ニューロピル様島を伴うグリア神経細胞性腫瘍
　　Glioneuronal tumor with neuropil-like islands

背景となるグリオーマはびまん性膠腫であること，ロゼット様の構造がより大型であり，ロゼット中心部の好酸性が弱いことなどで鑑別できる．

傍神経節腫　Paraganglioma

▶ 定義

おもに脊髄の馬尾・終糸領域に発生する神経内分泌腫瘍であり，神経細胞性分化を示す腫瘍細胞が密な集塊を作り，その周囲を支持細胞と血管網が取り囲む構造を作る．WHO grade I．

馬尾・終糸付近にはパラガングリオンの存在が知られていないので，本腫瘍の組織由来には不明の点が多い．局所の交感神経や血管に付随するパラガングリオン細胞からの由来説[79]，終糸の神経芽細胞からのパラガングリオン分化説[80]などが提唱されている．

▶ 臨床的事項

30歳台から60歳台の成人に好発し（平均46歳），男性にやや多い（男女比1.4：1）．腰痛や座骨神経痛で発症する．脳脊髄液の蛋白濃度上昇がみられる．

▶ 神経画像所見

MRI画像では境界が鮮明で一部に囊胞を伴う腫瘤として描画される．T1WIで低から等信号，T2WIで高信号であり，ガドリニウムで増強される（**Fig. 64**）．T2WIでみられる cap sign や salt and pepper 像が診断に役立つことがある[81]．

▶ 腫瘍肉眼像

馬尾・終糸部に好発する．境界明瞭な赤褐色の軟らかい腫瘤が硬膜内髄外に発生する．終糸や馬尾との付着がみられる．他の脊髄レベルでの発生はごくまれである．頭蓋内では頸静脈孔・鼓室パラガングリオーマからの進展の他，トルコ鞍部，小脳橋角部，小脳内などにまれに報告例がある．

Ⅱ．脳腫瘍の組織型と病理

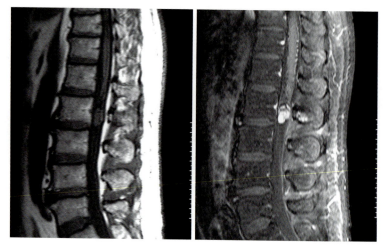

Fig. 64 傍神経節腫の MRI 像
馬尾・終糸部にみられた硬膜内腫瘤は MRI の T1WI（左）では等信号，ガドリニウム投与後（右）では強く造影される．

▶ 腫瘍組織像

　類円形の核と淡好酸性の細胞質をもつ均一な腫瘍細胞（主細胞）が "Zellballen" とよばれる胞巣構造を作って増殖する（**Fig. 65**）．胞巣の周囲は 1 層の支持細胞によって取り囲まれている．主細胞の細胞質には Grimelius 染色で好銀顆粒が証明される．Ganglion cell が含まれる例もある．間質には毛細血管網がよく発達している（**Fig. 66**）．

▶ 免疫組織化学的所見・電顕所見

　免疫組織化学的に主細胞は synaptophysin, chromogranin A, NFP, cytokeratin などが陽性である（**Fig. 67～Fig. 69**）．支持細胞は S-100 蛋白陽性である（**Fig. 70**）．電顕的に細胞質には直径 100～400 nm の神経内分泌顆粒が証明される[82,83]．

▶ 鑑別診断

<u>粘液乳頭状上衣腫</u>　Myxopapillary ependymoma
　腫瘍細胞は血管周囲で偽乳頭状に配列する傾向が強い．血管周囲には粘液様基質の貯留がみられる．腫瘍細胞は GFAP 陽性である．

その他の腫瘍　Other tumors

▶ 1. 小脳脂肪神経細胞腫　Cerebellar liponeurocytoma
　成人の小脳に発生するきわめてまれな腫瘍である[84]．よく分化した小型の神経細胞が充実性に増殖し，そのなかに成熟した脂肪細胞が出現する特徴をもつ．以前は脂肪腫様髄芽腫 lipomatous medulloblastoma とよばれたが，増殖能は低く術後の予後は良好である．

6. 神経細胞および混合神経細胞・膠細胞系腫瘍

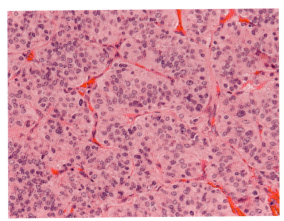

Fig. 65 傍神経節腫の弱拡大像
血管結合織で取り囲まれた腫瘍細胞の集団はZellballenとよばれる.

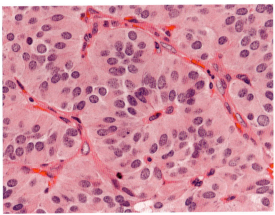

Fig. 66 傍神経節腫の強拡大像
類円形の核と好酸性の細胞質をもつ主細胞の胞巣は分岐・吻合を示す血管によって区画されている.

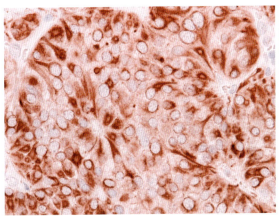

Fig. 67 傍神経節腫主細胞のNFP免疫染色像
主細胞の細胞質にNFPが発現されている.

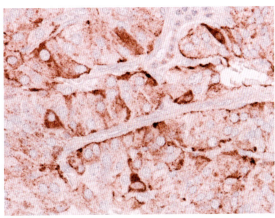

Fig. 68 傍神経節腫のchromogranin染色像
主細胞の細胞質にはchromogranin A免疫染色による微細顆粒状の陽性反応がみられる.

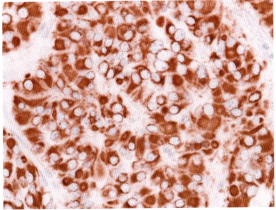

Fig. 69 傍神経節腫主細胞のcytokeratin CAM5.2染色像
腫瘍細胞は細胞質にはcytokeratinが発現されている.

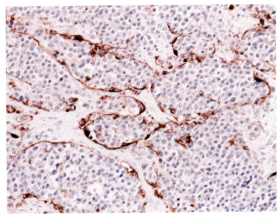

Fig. 70 傍神経節腫のS-100蛋白染色像
Zellballenを取り囲む支持細胞はS-100蛋白を発現している.

2. びまん性脳軟膜性グリア神経細胞腫瘍　Diffuse leptomeningeal glioneuronal tumor

　オリゴデンドログリア様の小型細胞が脳や脊髄のくも膜に沿ってびまん性に増殖するきわめてまれな腫瘍である[85]．腫瘍細胞は Olig2, S-100P, MAP2, synaptophysin などを発現し，*KIAA1549-BRAF* 融合遺伝子の存在と 1p 欠失が認められるが *IDH1/2* 遺伝子に変異はない．

■文献

1) Zhou XP, Marsh DJ, Morrison CD, et al. Germline inactivation of PTEN and dysregulation of the phosphoinositol-3-kinase/Akt pathway cause human Lhermitte-Duclos disease in adults. Am J Hum Genet. 2003; 73: 1191-8.
2) Yachnis AT, Trojanowski JQ, Memmo M, et al. Expression of neurofilament proteins in the hypertrophic granule cells of Lhermitte-Duclos disease: an explanation for the mass effect and the myelination of parallel fibers in the disease state. J Neuropathol Exp Neurol. 1988; 47: 206-16.
3) Hair LS, Symmans F, Powers JM, et al. Immunohistochemistry and proliferative activity in Lhermitte-Duclos disease. Acta Neuropathol. 1992; 84: 570-3.
4) Abel TW, Baker SJ, Fraser MM, et al. Lhermitte-Duclos disease: a report of 31 cases with immunohistochemical analysis of the PTEN/AKT/mTOR pathway. J Neuropathol Exp Neurol. 2005; 64: 341-9.
5) Riegert-Johnson DL, Gleeson FC, Roberts M, et al. Cancer and Lhermitte-Duclos disease are common in Cowden syndrome patients. Hered Cancer Clin Pract. 2010; 8: 6.
6) Wei G, Zhang W, Li Q, et al. Magnetic resonance characteristics of adult-onset Lhermitte-Duclos disease: An indicator for active cancer surveillance? Mol Clin Oncol. 2014; 2: 415-20.
7) Taratuto AL, Monges J, Lylyk P, et al. Superficial cerebral astrocytoma attached to dura. Report of six cases in infants. Cancer. 1984; 54: 2505-12.
8) VandenBerg SR, May EE, Rubinstein LJ, et al. Desmoplastic supratentorial neuroepithelial tumors of infancy with divergent differentiation potential ("desmoplastic infantile gangliogliomas"). Report on 11 cases of a distinctive embryonal tumor with favorable prognosis. J Neurosurg. 1987; 66: 58-71.
9) VandenBerg SR. Desmoplastic infantile ganglioglioma and desmoplastic cerebral astrocytoma of infancy. Brain Pathol. 1993; 3: 275-81.
10) Zuccaro G, Taratuto AL, Monges J. Intracranial neoplasms during the first year of life. Surg Neurol. 1986; 26: 29-36.
11) Trehan G, Bruge H, Vinchon M, et al. MR imaging in the diagnosis of desmoplastic infantile tumor: retrospective study of six cases. AJNR Am J Neuroradiol. 2004; 25: 1028-33.
12) Kros JM, Delwel EJ, de Jong TH, et al. Desmoplastic infantile astrocytoma and ganglioglioma: a search for genomic characteristics. Acta Neuropathol. 2002; 104: 144-8.
13) Louis DN, von Deimling A, Dickersin GR, et al. Desmoplastic cerebral astrocytomas of infancy: a histopathologic, immunohistochemical, ultrastructural, and molecular genetic study. Hum Pathol. 1992; 23: 1402-9.
14) Koelsche C, Sahm F, Paulus W, et al. BRAF V600E expression and distribution in desmoplastic infantile astrocytoma/ganglioglioma. Neuropathol Appl

Neurobiol. 2014; 40: 337-44.
15) Daumas-Duport C, Scheithauer BW, Chodkiewicz JP, et al. Dysembryoplastic neuroepithelial tumor: a surgically curable tumor of young patients with intractable partial seizures. Report of thirty-nine cases. Neurosurgery. 1988; 23: 545-56.
16) Daumas-Duport C. Dysembryoplastic neuroepithelial tumours. Brain Pathol. 1993; 3: 283-95.
17) Hirose T, Scheithauer BW. Mixed dysembryoplastic neuroepithelial tumor and ganglioglioma. Acta Neuropathol. 1998; 95: 649-54.
18) Blumcke I, Aronica E, Urbach H, et al. A neuropathology-based approach to epilepsy surgery in brain tumors and proposal for a new terminology use for long-term epilepsy-associated brain tumors. Acta Neuropathol. 2014; 128: 39-54.
19) Komori T, Arai N. Dysembryoplastic neuroepithelial tumor, a pure glial tumor? Immunohistochemical and morphometric studies. Neuropathology. 2013; 33: 459-68.
20) Marucci G, Di Oto E, Farnedi A, et al. Nogo-A: a useful marker for the diagnosis of oligodendroglioma and for identifying 1p19q codeletion. Hum Pathol. 2012; 43: 374-80.
21) Chappe C, Padovani L, Scavarda D, et al. Dysembryoplastic neuroepithelial tumors share with pleomorphic xanthoastrocytomas and gangliogliomas BRAF (V600E) mutation and expression. Brain Pathol. 2013; 23: 574-83.
22) Capper D, Reuss D, Schittenhelm J, et al. Mutation-specific IDH1 antibody differentiates oligodendrogliomas and oligoastrocytomas from other brain tumors with oligodendroglioma-like morphology. Acta Neuropathol. 2011; 121: 241-52.
23) Venneti S, Santi M, Felicella MM, et al. A sensitive and specific histopathologic prognostic marker for H3F3A K27M mutant pediatric glioblastomas. Acta Neuropathol. 2014; 128: 743-53.
24) Blumcke I, Muller S, Buslei R, et al. Microtubule-associated protein-2 immunoreactivity: a useful tool in the differential diagnosis of low-grade neuroepithelial tumors. Acta Neuropathol. 2004; 108: 89-96.
25) Huse JT, Edgar M, Halliday J, et al. Multinodular and vacuolating neuronal tumors of the cerebrum: 10 cases of a distinctive seizure-associated lesion. Brain Pathol. 2013; 23: 515-24.
26) Wolf HK, Muller MB, Spanle M, et al. Ganglioglioma: a detailed histopathological and immunohistochemical analysis of 61 cases. Acta Neuropathol. 1994; 88: 166-73.
27) Prayson RA, Khajavi K, Comair YG. Cortical architectural abnormalities and MIB1 immunoreactivity in gangliogliomas: a study of 60 patients with intracranial tumors. J Neuropathol Exp Neurol. 1995; 54: 513-20.
28) Blumcke I, Wiestler OD. Gangliogliomas: an intriguing tumor entity associated with focal epilepsies. J Neuropathol Exp Neurol. 2002; 61: 575-84.
29) Hirose T, Scheithauer BW, Lopes MB, et al. Ganglioglioma: an ultrastructural and immunohistochemical study. Cancer. 1997; 79: 989-1003.
30) Kawashima M, Suzuki SO, Doh-ura K, et al. alpha-Synuclein is expressed in a variety of brain tumors showing neuronal differentiation. Acta Neuropathol. 2000; 99: 154-60.
31) Blumcke I, Giencke K, Wardelmann E, et al. The CD34 epitope is expressed in neoplastic and malformative lesions associated with chronic, focal epilepsies. Acta Neuropathol. 1999; 97: 481-90.

32) Koelsche C, Wohrer A, Jeibmann A, et al. Mutant BRAF V600E protein in ganglioglioma is predominantly expressed by neuronal tumor cells. Acta Neuropathol. 2013; 125: 891-900.

33) Schindler G, Capper D, Meyer J, et al. Analysis of BRAF V600E mutation in 1,320 nervous system tumors reveals high mutation frequencies in pleomorphic xanthoastrocytoma, ganglioglioma and extra-cerebellar pilocytic astrocytoma. Acta Neuropathol. 2011; 121: 397-405.

34) Sasaki A, Hirato J, Nakazato Y, et al. Recurrent anaplastic ganglioglioma: pathological characterization of tumor cells. Case report. J Neurosurg. 1996; 84: 1055-9.

35) Luyken C, Blumcke I, Fimmers R, et al. Supratentorial gangliogliomas: histopathologic grading and tumor recurrence in 184 patients with a median follow-up of 8 years. Cancer. 2004; 101: 146-55.

36) Majores M, von Lehe M, Fassunke J, et al. Tumor recurrence and malignant progression of gangliogliomas. Cancer. 2008; 113: 3355-63.

37) von Deimling A, Fimmers R, Schmidt MC, et al. Comprehensive allelotype and genetic anaysis of 466 human nervous system tumors. J Neuropathol Exp Neurol. 2000; 59: 544-58.

38) Horbinski C, Kofler J, Yeaney G, et al. Isocitrate dehydrogenase 1 analysis differentiates gangliogliomas from infiltrative gliomas. Brain Pathol. 2011; 21: 564-74.

39) Hassoun J, Gambarelli D, Grisoli F, et al. Central neurocytoma. An electron-microscopic study of two cases. Acta Neuropathol. 1982; 56: 151-6.

40) von Deimling A, Kleihues P, Saremaslani P, et al. Histogenesis and differentiation potential of central neurocytomas. Lab Invest. 1991; 64: 585-91.

41) Tsuchida T, Matsumoto M, Shirayama Y, et al. Neuronal and glial characteristics of central neurocytoma: electron microscopical analysis of two cases. Acta Neuropathol. 1996; 91: 573-7.

42) Ishiuchi S, Nakazato Y, Iino M, et al. In vitro neuronal and glial production and differentiation of human central neurocytoma cells. J Neurosci Res. 1998; 51: 526-35.

43) Hassoun J, Soylemezoglu F, Gambarelli D, et al. Central neurocytoma: a synopsis of clinical and histological features. Brain Pathol. 1993; 3: 297-306.

44) Niiro T, Tokimura H, Hanaya R, et al. MRI findings in patients with central neurocytomas with special reference to differential diagnosis from other ventricular tumours near the foramen of Monro. J Clin Neurosci. 2012; 19: 681-6.

45) Donoho D, Zada G. Imaging of central neurocytomas. Neurosurg Clin N Am. 2015; 26: 11-9.

46) Hassoun J, Soylemezoglu F, Gambarelli D, et al. Central neurocytoma: a synopsis of clinical and histological features. Brain Pathol. 1993; 3: 297-306.

47) Rades D, Schild SE, Fehlauer F. Prognostic value of the MIB-1 labeling index for central neurocytomas. Neurology. 2004; 62: 987-9.

48) Soylemezoglu F, Onder S, Tezel GG, et al. Neuronal nuclear antigen (NeuN): a new tool in the diagnosis of central neurocytoma. Pathol Res Pract. 2003; 199: 463-8.

49) Vasiljevic A, Francois P, Loundou A, et al. Prognostic factors in central neurocytomas: a multicenter study of 71 cases. Am J Surg Pathol. 2012; 36: 220-7.

50) Yokoo H, Nobusawa S, Takebayashi H, et al. Anti-human Olig2 antibody as a useful immunohistochemical marker of normal oligodendrocytes and gliomas. Am J Pathol. 2004; 164: 1717-25.
51) Ligon KL, Alberta JA, Kho AT, et al. The oligodendroglial lineage marker OLIG2 is universally expressed in diffuse gliomas. J Neuropathol Exp Neurol. 2004; 63: 499-509.
52) Soylemezoglu F, Scheithauer BW, Esteve J, et al. Atypical central neurocytoma. J Neuropathol Exp Neurol. 1997; 56: 551-6.
53) Korshunov A, Sycheva R, Golanov A. Recurrent cytogenetic aberrations in central neurocytomas and their biological relevance. Acta Neuropathol. 2007; 113: 303-12.
54) Brat DJ, Scheithauer BW, Eberhart CG, et al. Extraventricular neurocytomas: pathologic features and clinical outcome. Am J Surg Pathol. 2001; 25: 1252-60.
55) Giangaspero F, Cenacchi G, Losi L, et al. Extraventricular neoplasms with neurocytoma features. A clinicopathological study of 11 cases. Am J Surg Pathol. 1997; 21: 206-12.
56) Agarwal S, Sharma MC, Sarkar C, et al. Extraventricular neurocytomas: a morphological and histogenetic consideration. A study of six cases. Pathology. 2011; 43: 327-34.
57) Okada M, Yano H, Hirose Y, et al. Olig2 is useful in the differential diagnosis of oligodendrogliomas and extraventricular neurocytomas. Brain Tumor Pathol. 2011; 28: 157-61.
58) Myung JK, Cho HJ, Park CK, et al. Clinicopathological and genetic characteristics of extraventricular neurocytomas. Neuropathology. 2013; 33: 111-21.
59) Komori T, Scheithauer BW, Anthony DC, et al. Papillary glioneuronal tumor: a new variant of mixed neuronal-glial neoplasm. Am J Surg Pathol. 1998; 22: 1171-83.
60) Nakazato Y, Figarella-Branger D, Becker AJ, et al. Papillary glioneuronal tumour. In: Louis DN, Ohgaki H, Wiestler O, et al, editors. WHO Classification of Tumours of the Central Nervous System. Revised 4th ed. Lyon: IARC; 2016. p.147-9.
61) Myung JK, Byeon SJ, Kim B, et al. Papillary glioneuronal tumors: a review of clinicopathologic and molecular genetic studies. Am J Surg Pathol. 2011; 35: 1794-805.
62) Govindan A, Mahadevan A, Bhat DI, et al. Papillary glioneuronal tumor-evidence of stem cell origin with biphenotypic differentiation. J Neurooncol. 2009; 95: 71-80.
63) Tan W, Huang W, Xiong J, et al. Neuroradiological features of papillary glioneuronal tumor: a study of 8 cases. J Comput Assist Tomogr. 2014; 38: 634-8.
64) Tanaka Y, Yokoo H, Komori T, et al. A distinct pattern of Olig2-positive cellular distribution in papillary glioneuronal tumors: a manifestation of the oligodendroglial phenotype? Acta Neuropathol. 2005; 110: 39-47.
65) Ishizawa T, Komori T, Shibahara J, et al. Papillary glioneuronal tumor with minigemistocytic components and increased proliferative activity. Hum Pathol. 2006; 37: 627-30.
66) Javahery RJ, Davidson L, Fangusaro J, et al. Aggressive variant of a papillary glioneuronal tumor. Report of 2 cases. J Neurosurg Pediatr. 2009; 3: 46-52.

67) Li D, Wang JM, Li GL, et al. Clinical, radiological, and pathological features of 16 papillary glioneuronal tumors. Acta Neurochir (Wien). 2014; 156: 627-39.
68) Bridge JA, Liu XQ, Sumegi J, et al. Identification of a novel, recurrent SLC44A1-PRKCA fusion in papillary glioneuronal tumor. Brain Pathol. 2013; 23: 121-8.
69) Kuchelmeister K, Demirel T, Schlorer E, et al. Dysembryoplastic neuroepithelial tumour of the cerebellum. Acta Neuropathol. 1995; 89: 385-90.
70) Komori T, Scheithauer BW, Hirose T. A rosette-forming glioneuronal tumor of the fourth ventricle: infratentorial form of dysembryoplastic neuroepithelial tumor? Am J Surg Pathol. 2002; 26: 582-91.
71) Scheithauer BW, Silva AI, Ketterling RP, et al. Rosette-forming glioneuronal tumor: report of a chiasmal-optic nerve example in neurofibromatosis type 1: special pathology report. Neurosurgery. 2009; 64: E771-2; discussion E2.
72) Thommen F, Hewer E, Schafer SC, et al. Rosette-forming glioneuronal tumor of the cerebellum in statu nascendi: an incidentally detected diminutive example indicates derivation from the internal granule cell layer. Clin Neuropathol. 2013; 32: 370-6.
73) Anan M, Inoue R, Ishii K, et al. A rosette-forming glioneuronal tumor of the spinal cord: the first case of a rosette-forming glioneuronal tumor originating from the spinal cord. Hum Pathol. 2009; 40: 898-901.
74) Xiong J, Liu Y, Chu SG, et al. Rosette-forming glioneuronal tumor of the septum pellucidum with extension to the supratentorial ventricles: Rare case with genetic analysis. Neuropathology. 2012; 32: 301-5.
75) Wang Y, Xiong J, Chu SG, et al. Rosette-forming glioneuronal tumor: report of an unusual case with intraventricular dissemination. Acta Neuropathol. 2009; 118: 813-9.
76) Solis OE, Mehta RI, Lai A, et al. Rosette-forming glioneuronal tumor: a pineal region case with IDH1 and IDH2 mutation analyses and literature review of 43 cases. J Neurooncol. 2011; 102: 477-84.
77) Ellezam B, Theeler BJ, Luthra R, et al. Recurrent PIK3CA mutations in rosette-forming glioneuronal tumor. Acta Neuropathol. 2012; 123: 285-7.
78) Gessi M, Moneim YA, Hammes J, et al. FGFR1 mutations in Rosette-forming glioneuronal tumors of the fourth ventricle. J Neuropathol Exp Neurol. 2014; 73: 580-4.
79) Lipper S, Decker RE. Paraganglioma of the cauda equina. A histologic, immunohistochemical, and ultrastructural study and review of the literature. Surg Neurol. 1984; 22: 415-20.
80) Caccamo DV, Ho KL, Garcia JH. Cauda equina tumor with ependymal and paraganglionic differentiation. Hum Pathol. 1992; 23: 835-8.
81) Yang C, Li G, Fang J, et al. Clinical characteristics and surgical outcomes of primary spinal paragangliomas. J Neurooncol. 2015; 122: 539-47.
82) Sonneland PR, Scheithauer BW, LeChago J, et al. Paraganglioma of the cauda equina region. Clinicopathologic study of 31 cases with special reference to immunocytology and ultrastructure. Cancer. 1986; 58: 1720-35.
83) Hirose T, Sano T, Mori K, et al. Paraganglioma of the cauda equina: an ultrastructural and immunohistochemical study of two cases. Ultrastruct Pathol. 1988; 12: 235-43.
84) Kleihues P, Giangaspero F, Chimelli L, et al. Cerebellar liponeurocytoma. In: Louis DN, Ohgaki H, Wiestler O, et al, editors. WHO Classification of

Tumours of the Central Nervous System. Revised 4th ed. Lyon: IARC; 2016. p.161-3.
85) Rodriguez FJ, Perry A, Rosenblum MK, et al. Disseminated oligodendroglial-like leptomeningeal tumor of childhood: a distinctive clinicopathologic entity. Acta Neuropathol. 2012; 124: 627-41.

〔中里洋一〕

Ⅱ. 脳腫瘍の組織型と病理

column 14 コラム Glioneuronal tumor の鑑別診断

　Glioneuronal tumor（GNT）とは，神経細胞成分とグリア細胞成分を構成要素とする腫瘍である．GNT は WHO 分類改訂第 4 版（2016）における neuronal and mixed neuronal-glial tumors の項に分類されており，このうち組織名に GNT という名称が入るものに papillary glioneuronal tumor（PGNT），rosette-forming glioneuronal tumor（RGNT）および diffuse leptomeningeal glioneuronal tumor がある．PGNT および RGNT は WHO 分類第 4 版において新たに分類された比較的新しい組織型である．いずれも若年成人に発症しやすく，PGNT はおもに前頭葉あるいは側頭葉に，RGNT は第四脳室に発生する．画像所見では嚢胞形成を伴う腫瘤性病変として認められることが多い．組織学的には，PGNT は硝子化した壁をもつ血管とこれを取り囲む GFAP 陽性のグリア系腫瘍細胞からなる偽乳頭状構造（**Fig. 1**），および偽乳頭間に認められる neurocytoma 様の所見を示す小型神経細胞，ganglion/ganglioid 細胞などの大型神経細胞の出現を特徴とする．RGNT では，円形小型の神経細胞と synaptophysin に陽性を示す好酸性のコアからなるロゼットの形成（**Fig. 2**），および pilocytic astrocytoma 様成分が認められる．PGNT，RGNT いずれも前述のごとく独特な所見を呈するが，Matsumura らは両組織型に共通して Olig2 に陽性を示す円形細胞が出現することを見出した[1]．両組織型とも退形成性所見や核分裂像は乏しく，WHO 分類では grade I とされているが，近年，PGNT，RGNT いずれにも MIB-1 labeling index の上昇，壊死，microvascular proliferation，播種病変など高悪性度を示唆する所見を伴う症例が報告されている．近年，PGNT では SLC44A1-PRKCA 融合癌遺伝子，RGNT では PIK3CA 変異や FGFR1 変異などの遺伝学的異常が報告されている[2-6]．いずれもまれな腫瘍であり，生物学的動態や分子生物学的観点を含め，今後さらなる検討が必要な興味深い脳腫瘍である．

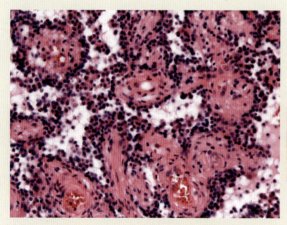

Fig. 1 硝子化した壁をもつ血管およびこれを取り囲む腫瘍細胞からなる偽乳頭状構造が認められる

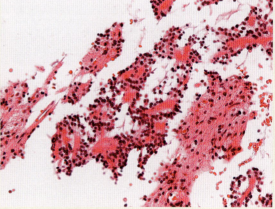

Fig. 2 円形小型細胞と好酸性のコアからなるロゼットの形成が認められる

■文献
1) Matsumura N, Yokoo H, Mao Y, et al. Olig2-positive cells in glioneuronal tumors show both glial and neuronal characters: The implication of a common progenitor cell? Neuropathology. 2013; 33: 246-55.
2) Ellezam B, Theeler BJ, Luthra R, et al. Recurrent PIK3CA mutations in rosette-forming glioneuronal tumor. Acta Neuropathol. 2012; 123: 285-7.
3) Bridge JA, Liu XQ, Sumegi J, et al. Identification of a novel, recurrent SLC44A1-PRKCA fusion in papillary glioneuronal tumor. Brain Pathol. 2013; 23: 121-8.
4) Gessi M, Moneim YA, Hammes J, et al. FGFR1 mutations in Rosette-forming glioneuronal tumors of the fourth ventricle. J Neuropathol Exp Neurol. 2014; 73: 580-4.
5) Gessi M, Abdel Moneim Y, et al. FGFR1 N546K mutation in a case of papillary glioneuronal tumor (PGNT). Acta Neuropathol. 2014; 127: 935-6.
6) Nagaishi M, Nobusawa S, Matsumura N, et al. SLC44A1-PRKCA fusion in papillary and rosette-forming glioneuronal tumors. J Clin Neurosci. 2016; 23: 73-5.

〔松村　望〕

Ⅱ. 脳腫瘍の組織型と病理

7 松果体部腫瘍
Tumors of the pineal region

　ヒトの松果体は胎生 7 週に第三脳室の後上壁にある神経上皮細胞から発生する．この部分の細胞が増殖して脳室壁の肥厚　pineal thickening が生じ，第 8 週にはそれが後上方に突出して脳上生体　epiphysis cerebri となる．これが松果体の原基である．発生当初は脳表に近い位置にあった松果体であるが，両側の終脳胞から大きく発達する大脳半球に覆われて，胎児中期には脳深部の正中に存在する小さな器官となる．おもな構成細胞は実質細胞である松果体細胞　pineocyte, pinealocyte とグリアに近い特徴をもつ松果体間質細胞　pineal interstitial cell である．松果体細胞は系統発生学的には光受容細胞とホルモン分泌細胞としての性格をもち，網膜の視細胞に類縁の細胞である．哺乳類では光受容細胞としての機能は退化しており，もっぱらホルモン分泌機能を果たしている．松果体細胞から発生する腫瘍がいわゆる松果体実質腫瘍であり，松果体細胞腫，中間型松果体実質腫瘍および松果体芽腫の 3 腫瘍型が知られている．松果体部に発生する星細胞系のグリオーマは松果体間質細胞からの由来と推定される．松果体部乳頭状腫瘍の組織起源はまだあきらかでないが，松果体近傍の上衣細胞や交連下器官の遺残細胞から由来するとの説がある．その他，まれな腫瘍としては上衣腫，髄膜腫，転移性腫瘍などもある．松果体部に発生する腫瘍でもっとも頻度が高いものは胚細胞系腫瘍であるが，これは別項で取り扱う．

松果体細胞腫　Pineocytoma

▶ 定義

　よく分化した松果体細胞に類似の細胞からなり，術後の予後良好な良性腫瘍である．組織学的には均一な腫瘍細胞が大きなロゼットを形成するものと，神経細胞への分化を示す大小の腫瘍細胞からなるものがある[1]．WHO grade Ⅰ．

▶ 臨床的事項

　まれな腫瘍であり，本邦の脳腫瘍全国集計での発生頻度は原発性脳腫瘍の 0.2％，神経上皮性腫瘍の 0.7％である．小児から高齢者までみられるが，成人に多く平均年齢は 43 歳である．女性に多い傾向がある（男女比＝1：1.67）．松果体実質腫瘍の約 20％を占める．

7. 松果体部腫瘍

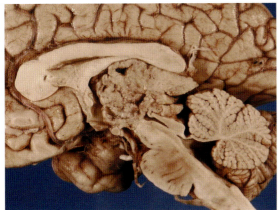

Fig. 1 松果体細胞腫の肉眼像（初出文献：Kleihues P, Cavenee WK, editors. Pathology and Genetics of Tumours of the Nervous System. Lyon: IARC Press; 2000. p.119.）
松果体部から第三脳室後半部にかけて小囊胞を伴う充実性腫瘤が形成されている．腫瘍は境界鮮明で，四丘体を圧迫している．

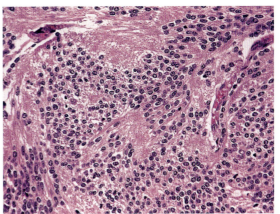

Fig. 2 Pineocytoma
均一な腫瘍細胞がシート状に配列している．細胞間に線維性基質がみられ，所々に大型のロゼットが認められる．

松果体部に限局した腫瘍を形成し，周囲の脳構造を圧迫するための症状，徴候がみられる．中脳水道を圧迫して水頭症と頭蓋内圧亢進症状を呈し，また四丘体の圧迫により Parinaud syndrome がみられる．

▶ 神経画像所見

MRI 画像では腫瘍は T1WI で低または等信号，T2WI で高信号を示し，ガドリニウムにより強く均一に増強される．CT 画像では内部または辺縁に偏った石灰沈着がみられることがある．

▶ 腫瘍肉眼像

松果体部に境界の明瞭な充実性腫瘤を形成する．割面は灰白～褐色で，顆粒状を呈し，小囊胞を伴うこともある．四丘体など周囲の構造を圧排するとともに第三脳室の後半部に腫瘍が突出することもある（**Fig. 1**）．

▶ 腫瘍組織像

組織像から松果体細胞腫はおおまかに 2 種類に区別される．1 つは中等度の細胞密度をもつ，よく分化した腫瘍である（**Fig. 2**）．腫瘍細胞はやや小型で均一であり，成熟した松果体細胞に類似している（**Fig. 3**）．細胞は組織内で充実性ないしシート状に並び，ところどころに好酸性の無核野を囲む大型のロゼット（松果体細胞腫ロゼット pineocytomatous rosette）がみられる（**Fig. 4**）．腫瘍細胞は細胞突起をロゼットの中心部に向かって伸ばしており，突起の先端にはゴルフクラブ状のふくらみ club-like expansion がみられる．この構造は軸索鍍銀法や NFP 免疫染色などで証明される（**Fig. 5, Fig. 6**）．もう 1 つの腫瘍は，成熟し

Ⅱ. 脳腫瘍の組織型と病理

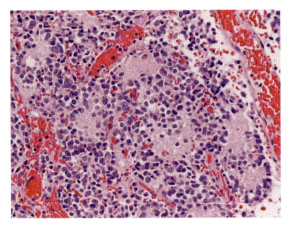

Fig. 3 Pineocytoma
腫瘍内の数カ所に核の乏しい好酸性領域があり，小型で均一な腫瘍細胞がその周囲を花冠状に取りまいている．

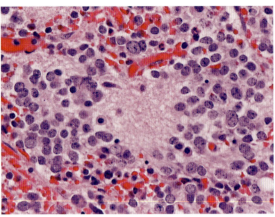

Fig. 4 Pineocytomatous rosette
図の中心には好酸性領域があり，腫瘍細胞がその周りを取り囲んでいる．

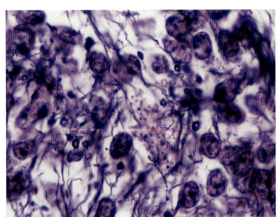

Fig. 5 Pineocytomatous rosette の鍍銀像
腫瘍細胞の突起は強い好銀性を示し，ロゼット中心に集まっている．突起先端はゴルフクラブ状に腫大している．Bielschowsky 鍍銀染色．

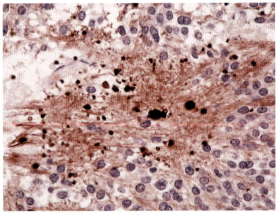

Fig. 6 Pineocytomatous rosette
Neurofilament 蛋白免疫染色では腫瘍細胞の突起が陽性で，とくに先端のゴルフクラブ状腫大が強く染まる．

た松果体細胞に加えて神経細胞への分化を示す大型・中型の ganglion cell, ganglioid cell が出現するものである（**Fig. 7**）．この腫瘍では細胞の大小不同がみられるとともに，顕著な多態性を示す腫瘍細胞がみられることもある（**Fig. 8**）．いずれの腫瘍型も増殖能は低く，核分裂像や組織壊死はほとんどみられない．

▶ 免疫組織化学的所見・電顕所見

腫瘍細胞は synaptophysin, NFP, NSE, chromogranin A が陽性である（**Fig. 9, Fig. 10**）．細胞間基質やロゼットの中心は synaptophysin が強陽性である（**Fig. 11**）．メラトニン生合成の最終段階を触媒する hydroxyindole-O-methyl-transferase（HIOMT）の局在や視細胞への分化としての retinal S-antigen,

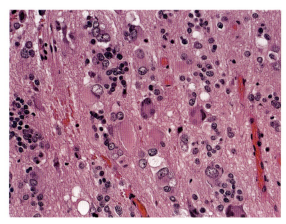

Fig. 7 多形性を示す pineocytoma
小型の松果体腫細胞に加え，中型や大型の神経細胞系分化を示す細胞が出現し，多形性がみられる．

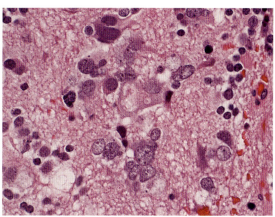

Fig. 8 多形性を示す pineocytoma
大きさや形がさまざまな腫瘍細胞がみられる．間質には細線維性基質がよく発達している．

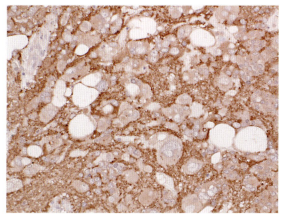

Fig. 9 Pineocytoma の synaptophysin 染色像
細胞間基質がびまん性に強陽性を示す．

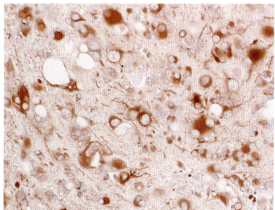

Fig. 10 Pineocytoma の NFP 染色像
多形性を示す pineocytoma では神経細胞系分化を示す中型・大型の細胞が NFP 陽性である．

rhodopsin の発現も示されている[2]．Ki-67（MIB-1）陽性率は低く，1％以下である[3]．

電顕的には annullate lamellae, dense core granules, clear vesicles, synapse-like structure, synaptic ribbons, 9+0 cilia, microtubular sheaves, fibrous bodies など松果体細胞に特徴的な微細構造が観察される（**Fig. 12**）．

▶ **遺伝子異常**

特徴的な遺伝子異常は認められていない．CGH 解析でも染色体の増幅や欠失は指摘されていない[4]．

Ⅱ. 脳腫瘍の組織型と病理

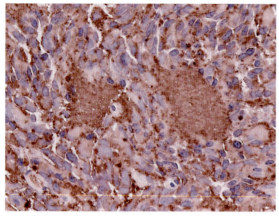

Fig. 11 Pineocytomatous rosette の synaptophysin 染色像
ロゼットの中心部に synaptophysin の強い発現がみられる．

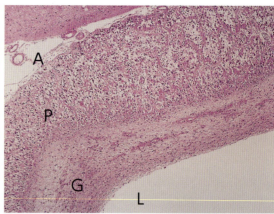

Fig. 13 Pineal cyst
囊胞腔（L）に接するグリオーシス層（G），松果体実質の層（P），薄いくも膜層（A）からなる3層構造が特徴である．

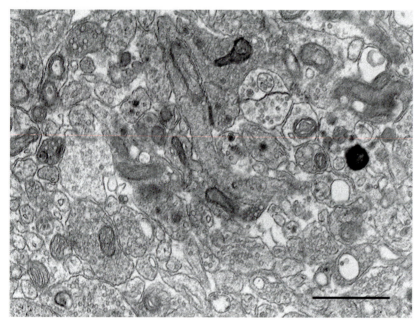

Fig. 12 Pineocytomatous rosette の電顕像
多数の突起が集合した構造である．突起内に dense core vesicle, clear vesicle などがみられ，突起間にはシナプス様構造が認められる．Bar=1 μm.

▶ 鑑別診断

松果体部乳頭状腫瘍 Papillary tumor of the pineal region は上皮性性格が強く，血管周囲性の乳頭状構造と免疫組織化学的な cytokeratin 発現が特徴である．かつて papillary pineocytoma とよばれていた腫瘍の一部は papillary tumor of the pineal region であったと推定される．

中枢性神経細胞腫 Central neurocytoma は腫瘍細胞が核周囲の明暈をもつ傾向が強く，ならびに Homer Wright rosettes を作ることはあるが，pineocytomatous rosettes のような大きなロゼットを作らないことが鑑別点となる．

松果体囊胞 Pineal cyst は画像所見で囊胞腔が認められることと，組織学的に

囊胞壁は3層構造，すなわち内層のRosenthal fiberを伴うグリオーシス組織，中層の松果体実質組織，外層のくも膜組織，を示すことが特徴である（**Fig. 13**）．

中間型松果体実質腫瘍
Pineal parenchymal tumor of intermediate differentiation（PPTID）

▶ 定義
松果体芽腫と松果体細胞腫との中間的な分化度と悪性度をもつ腫瘍である．やや高い細胞密度をもつ腫瘍で，均一な類円形細胞がシート状に配列し，ときに分葉状の構造を示す[5]．WHO grade Ⅱ，Ⅲ．

▶ 臨床的事項
小児から高齢者まで発生するが，成人に多く（平均年齢41歳），女性にやや多い．松果体実質腫瘍のなかではもっとも頻度が高い（約45％）．臨床症状は松果体細胞腫とほぼ同様で，頭痛，嘔気，嘔吐などの頭蓋内圧亢進症状と四丘体の圧迫による眼球運動障害などがみられる．5年生存率はWHO grade Ⅱの症例が74％，WHO grade Ⅲの症例が39％である．

▶ 神経画像所見
松果体部に局所浸潤を伴う腫瘤を形成し，MRIではT1WIで低信号，T2WIで高信号であり，造影剤により不均一に増強される．CTでは腫瘤の辺縁に分散した石灰化像"exploded calcification"を認めることがある．

▶ 腫瘍肉眼像
松果体部に限局した軟らかい腫瘤を形成する．脊髄播種を伴う症例の神経内視鏡像では，腫瘍表面が不均一であったと記載されている[6]．

▶ 腫瘍組織像
やや高い細胞密度をもつ腫瘍であり，類円形の核と狭い細胞質をもつ均一な腫瘍細胞が充実性・シート状あるいは分葉状に増殖する（**Fig. 14，Fig. 15**）．核には軽度から中等度の異型があり，核分裂像が少数みられる．多形性が顕著な腫瘍もある．WHO grade Ⅱおよび WHO grade Ⅲの腫瘍は組織像のみでは鑑別が困難である．Gradingについては核分裂像の数とNFP染色性が基準として用いられる[7,8]．すなわち，PPTID，WHO grade Ⅱとは，「核分裂像が高倍率10視野中6個未満でありかつNFP染色が陽性の腫瘍」であり（**Fig. 16〜Fig. 18**），「それ以外の腫瘍」がPPTID，WHO grade Ⅲである（**Fig. 19，Fig. 20**）．Ki-67は平均3〜15％程度（grade Ⅱ：5.2％，grade Ⅲ：11.2％）の陽性率を示す[3]．

▶ 免疫組織化学的所見・電顕所見
松果体細胞腫と同様で，腫瘍細胞はsynaptophysin，NFP，chromogranin

II. 脳腫瘍の組織型と病理

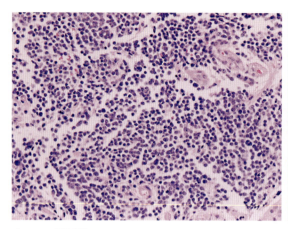

Fig. 14　PPTID
均一な腫瘍細胞がやや高い密度で，シート状に配列しながら増殖している．Pineocytoma に比べ線維性基質は乏しい．

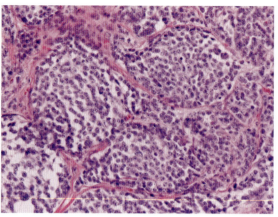

Fig. 15　PPTID
腫瘍は血管を含む線維性結合組織で区画されて，分葉状構造を示している．

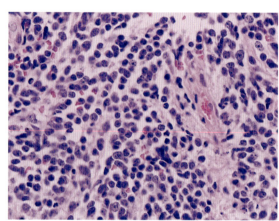

Fig. 16　PPTID
腫瘍細胞の核は類円形でクロマチンが増加し，小さな核小体がみられる．細胞質は淡好酸性でやや狭い．

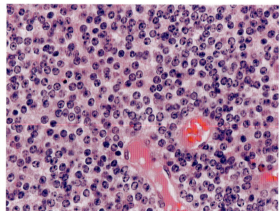

Fig. 17　PPTID, WHO grade II
ほぼ均一な類円形核をもつ腫瘍細胞がびまん性に増殖している．核分裂像は少ない．

A，HIOMT，CRX などにさまざまな程度の陽性像を示す（**Fig. 21〜Fig. 23**）．多形性を示す例の大型細胞は NFP や S-100P が陽性となることがある．電顕的には annullate lamellae，dense core granules，clear vesicles などが観察される（**Fig. 24**）．

▶ 遺伝子異常

　本腫瘍の CGH 解析では平均 3.3 個の染色体増幅と 2 個の欠失が報告されている[4]．EGFRvIII の発現がみられたとの報告もある[9]．

▶ 鑑別診断

　松果体実質腫瘍は未分化型の松果体芽腫と分化型の松果体細胞腫の間にさまざ

7. 松果体部腫瘍

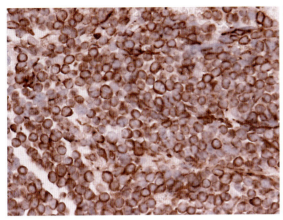

Fig. 18 PPTID，WHO grade Ⅱ
腫瘍細胞の細胞質には神経細糸蛋白が強く発現されている．前図と同一例．

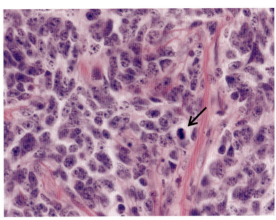

Fig. 19 PPTID，WHO grade Ⅲ
細胞密度の高い腫瘍で，核はクロマチンが増加し，核小体は腫大している．核分裂像がみられる（矢印）．

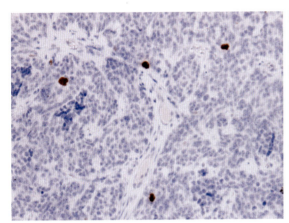

Fig. 20 PPTID，WHO grade Ⅲ
腫瘍内には PHH3 免疫染色で陽性を示す核分裂像が散見される．

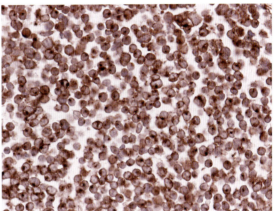

Fig. 21 PPTID の synaptophysin 陽性像
腫瘍細胞の狭い細胞質に synaptophysin が発現されている．

まな分化段階の腫瘍がスペクトラムを形成して存在すると考えられている．中間型松果体実質腫瘍（PPTID）は松果体芽腫と松果体細胞腫との中間的な腫瘍として設けられた腫瘍概念であり，細胞遺伝学的あるいは病理形態学的な疾患特異的基盤 pathognomonic basis に裏付けられた腫瘍ではない．したがって松果体細胞腫および松果体芽腫との鑑別には診断医の主観が入り込みやすい．

松果体芽腫　Pineoblastoma

▶ 定義

松果体から発生する悪性の胎児性腫瘍で，小型の未熟な神経上皮性細胞が高密度で充実性に増殖し，浸潤性・播種性性格をもつものである[10]．WHO grade Ⅳ．松果体細胞は系統発生学的には光受容器としての機能をもち，網膜視細胞に類

Ⅱ. 脳腫瘍の組織型と病理

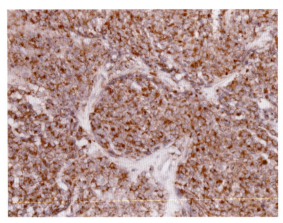

Fig. 22 PPTID の synaptophysin 発現
分葉状構造を示す PPTID であり，腫瘍細胞の細胞質に synaptophysin 陽性像が認められる．

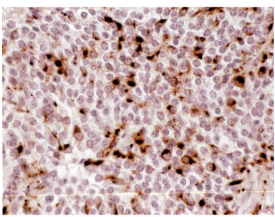

Fig. 23 PPTID の NFP 染色像
この例では一部の腫瘍細胞の細胞質に NFP の発現が認められる．

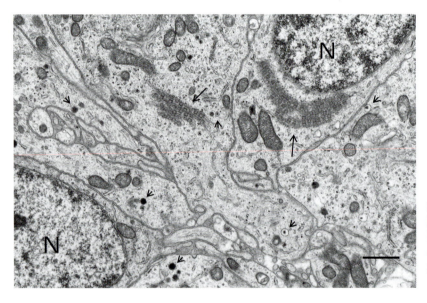

Fig. 24 PPTID の電顕像
腫瘍細胞の細胞質には annulate lamellae（矢印）や dense core vesicles（矢頭）が認められる．N：核，bar＝1 μm.

縁の細胞といえる．それゆえ松果体芽腫は網膜芽腫との類似性をもち，形態学的には Flexner-Wintersteiner ロゼットやフルーレット fleurette の形成など両者に共通の特徴がみられ[11]，生化学的には interphotoreceptor retinoid-binding protein, retinal-S-antigen などを共有している[12]．さらに両側網膜芽腫と松果体芽腫が同一患者に発生する三側性網膜芽腫 trilateral retinoblastoma もあり[13]，松果体芽腫と網膜芽腫との深い関係を示唆している．

▶ 臨床的事項

小児に好発し（平均 17.8 歳），女児にやや多い（男女比＝1：1.4）．松果体実質腫瘍の 35％を占める．頭痛や嘔気・嘔吐などの頭蓋内圧亢進症状で発症しやすい．視力障害や Parinaud 徴候を呈することもある．

7. 松果体部腫瘍

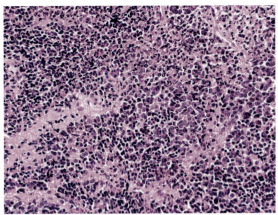

Fig. 25 Pineoblastoma
核・細胞質比の高い腫瘍細胞がきわめて高い密度で増殖している．

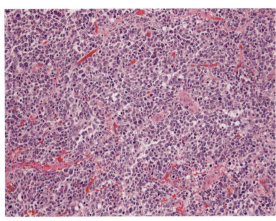

Fig. 26 Pineoblastoma
未熟な形態の腫瘍細胞が充実性に配列している．

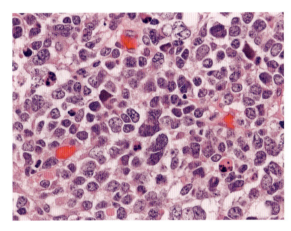

Fig. 27 Pineoblastoma の強拡大像
未熟な腫瘍細胞には退形成像も加わり核の多態性，アポトーシス像，核分裂像などがみられる．

▶ 神経画像所見

　周囲への浸潤を伴う松果体部腫瘍が特徴である．MRI T1WI では低信号ないし等信号で，ガドリニウムにより不均一に増強される．T2WI では等信号ないし軽度高信号を示す．CT 画像での石灰化はまれである．

▶ 腫瘍肉眼像

　松果体部を占拠する桃灰白色の軟らかい腫瘍を形成し，しばしば出血や壊死を伴う．周囲脳実質への浸潤や脳室内・くも膜下腔播種がみられる．

▶ 腫瘍組織像

　髄芽腫に類似の組織像を示す腫瘍である（**Fig. 25**）．細胞は小型で，核・細胞質比が高い（**Fig. 26**）．核はクロマチンに富み，核分裂像が多く，細胞質は狭い（**Fig. 27**）．細胞は高い密度で充実性，髄様に配列し，ときに Homer Wright ロゼット，Flexner-Wintersteiner ロゼット，フルーレットなどを認める．出血や壊死

295

Ⅱ. 脳腫瘍の組織型と病理

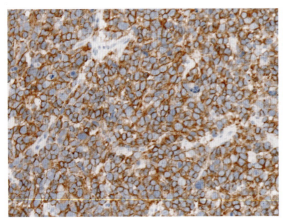

Fig. 28 Pineoblastoma の NFP 染色像
腫瘍細胞の狭い細胞質に NFP の発現がみられる．酵素抗体法．

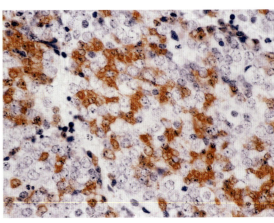

Fig. 29 Pineoblastoma における S-antigen の発現
一部の腫瘍細胞に S-antigen が陽性である．酵素抗体法（Perentes E 博士による染色）

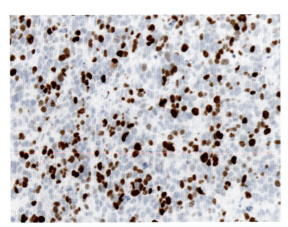

Fig. 30 Pineoblastoma の Ki-67 染色像
腫瘍の高い増殖能を反映して Ki-67 標識率は高値を示す．MIB-1 抗体による酵素抗体法．

がしばしばみられる．

▶ 免疫組織化学的所見・電顕所見

免疫組織化学的には分化した松果体実質腫瘍と同様に synaptophysin, NFP, chromogranin A, class Ⅲ β-tubulin, retinal S-antigen, HIOMT, CRX などが陽性となることがある（**Fig. 28, Fig. 29**）．INI1 はつねに陽性である．Ki-67 陽性率は高値を示す（平均 20〜50%）（**Fig. 30**）．電顕所見は未熟な神経上皮性腫瘍と同様であり，特徴的な構造は乏しい．

▶ 遺伝子異常

特異的な遺伝子異常は認められない．マイクロアレイ解析では 4 つの遺伝子（*PRAME, CD24, POU4F2, HOXD13*）の増強が指摘されている[14]．

▶ 鑑別診断

非定型奇形腫様ラブドイド腫瘍 Atypical teratoid/rhabdoid tumor ではrhabdoid 細胞の存在，EMA，alphaSMA，cytokeratin などの多彩な抗原発現と INI1 染色陰性が鑑別点となる．

松果体原基腫瘍 Pineal anlage tumor では未熟な神経上皮細胞の増殖に加えて，神経細胞系グリア系成分，色素上皮性成分，筋肉・骨・軟骨などの間葉系成分など多彩な構成要素を含むことが特徴である．

松果体部乳頭状腫瘍　Papillary tumor of the pineal region

▶ 定義

上皮様の腫瘍細胞が充実性に増殖するとともに，血管周囲で偽乳頭状構造を作る松果体部腫瘍である[15]．WHO grade はⅡまたはⅢであり，術後の予後・悪性度には幅がある．

2003 年，Jouvet らが 6 例の本腫瘍を報告し，腫瘍概念が明確にされたものである[16]．過去に papillary pineocytoma, choroid plexus papilloma, ependymoma などの名称で報告された腫瘍は本腫瘍に該当すると考えられる[15]．細胞由来としては，交連下器官の特殊な上衣細胞との説がある[14,16]．

▶ 臨床的事項

これまでに 180 例あまりの報告がある．小児から老人までみられ，若年成人に好発する（平均 35 歳）．めだった男女差はない．

臨床症状は他の松果体部腫瘍と同様であり，閉塞性水頭症に伴う頭蓋内圧亢進症状と四丘体の圧迫による Parinaud 徴候などがみられる．

▶ 神経画像所見

松果体から後交連にかけて限局した囊胞性・充実性腫瘍が形成され，MRI T1WI では不均一な高信号を示し，ガドリニウムで軽度に増強される．

▶ 腫瘍肉眼像

松果体部に境界鮮明な充実性腫瘍を作る．

▶ 腫瘍組織像

腫瘍細胞は類円形の均一な核と淡好酸性の細胞質をもち，血管に向かって太く短い突起を伸ばす領域と（**Fig. 31〜Fig. 33**），細胞が充実性・シート状に配列する領域がみられる[17]．上衣ロゼットを形成する例もある．核の多形性がみられることがあり，核分裂像はほとんど認められないものから散見されるものまでさまざまである[18]．壊死巣がときにみられる．GradeⅡと gradeⅢとの鑑別には核分裂像と Ki-67 陽性率を併用する案が提案されている[18]．すなわち高倍率 10 視野の核分裂像が 3 個未満で，かつ Ki-67 陽性率が 10％未満の例を gradeⅡとし，

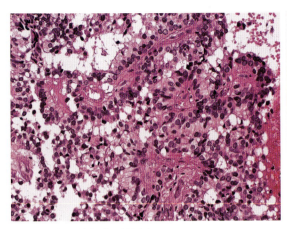

Fig. 31 松果体部乳頭状腫瘍
腫瘍細胞はびまん性に増殖するとともに血管周囲では乳頭状に配列している.

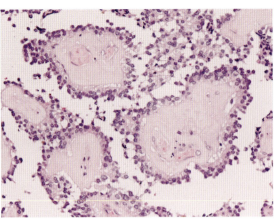

Fig. 32 松果体部乳頭状腫瘍
外膜の著明な硝子化を示す血管の周囲に腫瘍細胞が偽乳頭状に配列している.

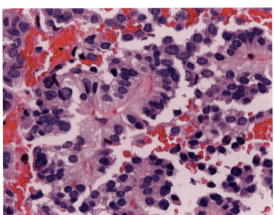

Fig. 33 松果体部乳頭状腫瘍
腫瘍細胞には大小不同がみられ, 一部では血管周囲に偽ロゼット状に配列している.

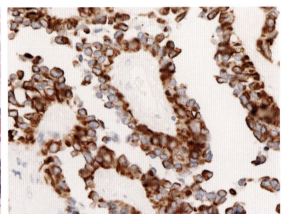

Fig. 34 松果体部乳頭状腫瘍
腫瘍細胞の細胞質には cytokeratin の強い発現が認められる. CAM5.2 抗体による酵素抗体法.

それ以上は grade Ⅲ とすると両者間で術後の予後に有意差が認められる[18].

▶ 免疫組織化学的所見・電顕所見

免疫組織化学的には cytokeratin が陽性である (**Fig. 34**)[19]. GFAP は局所的に陽性を示すことがある. EMA による膜状, 点状の陽性反応はまれにみられる. Ki-67 陽性率は 1% から 30% と幅がある[17]. 電顕的には腫瘍細胞はよく発達した細胞間接着装置により結合している. 細胞質小器官はよく発達しており, 粗面小胞体の cistern には分泌物がみられる. 細胞表面には微絨毛と線毛が観察される[17,20].

▶ 遺伝子異常

CGH 解析では染色体 10 番の欠失, ならびに 4 番と 9 番の増幅が高率にみら

れる[19,21]．PTEN 遺伝子の欠失と変異も報告されている[22]．

▶ 鑑別診断

松果体実質性腫瘍 Pineal parenchymal tumor とは synaptophysin が陰性で cytokeratin が陽性であることで鑑別できる．

■文献

1) Nakazato Y, Jouvet A, Vasiljevic A. Pineocytoma. In: Louis DN, Ohgaki H, Wiestler O, et al, editors. WHO Classification of Tumours of the Central Nervous System. Revised 4th ed. Lyon: IARC; 2016. p.170-2.
2) Fukuda T, Akiyama N, Ikegami M, et al. Expression of hydroxyindole-O-methyltransferase enzyme in the human central nervous system and in pineal parenchymal cell tumors. J Neuropathol Exp Neurol. 2010; 69: 498-510.
3) Fèvre-Montange M, Vasiljevic A, Frappaz D, et al. Utility of Ki67 immunostaining in the grading of pineal parenchymal tumours: a multicentre study. Neuropathol Appl Neurobiol. 2012; 38: 87-94.
4) Rickert CH, Simon R, Bergmann M, et al. Comparative genomic hybridization in pineal parenchymal tumors. Genes Chromosomes Cancer. 2001; 30: 99-104.
5) Jouvet A, Nakazato Y, Vasiljevic A. Pineal parenchymal tumour of intermediate differentiation. In: Louis DN, Ohgaki H, Wiestler O, et al, editors. WHO Classification of Tumours of the Central Nervous System. Revised 4th ed. Lyon: IARC; 2016. p.173-5.
6) Ito T, Kanno H, Sato K, et al. Clinicopathologic study of pineal parenchymal tumors of intermediate differentiation. World Neurosurg. 2014; 81: 783-9.
7) Fauchon F, Jouvet A, Paquis P, et al. Parenchymal pineal tumors: a clinicopathological study of 76 cases. Int J Radiat Oncol Biol Phys. 2000; 46: 959-68.
8) Jouvet A, Saint-Pierre G, Fauchon F, et al. Pineal parenchymal tumors: a correlation of histological features with prognosis in 66 cases. Brain Pathol. 2000; 10: 49-60.
9) Li G, Mitra S, Karamchandani J, et al. Pineal parenchymal tumor of intermediate differentiation: clinicopathological report and analysis of epidermal growth factor receptor variant III expression. Neurosurgery. 2010; 66: 963-8; discussion 8.
10) Jouvet A, Vasiljevic A, Nakazato Y, et al. Pineoblastoma. In: Louis DN, Ohgaki H, Wiestler O, et al, editors. WHO Classification of Tumours of the Central Nervous System. Revised 4th ed. Lyon: IARC; 2016. p.176-9.
11) Ghosal N, Furtado SV, Hegde AS. Pinealoblastoma with prominent retinoblastic differentiation: an unusual case in an adult. Neuropathology. 2010; 30: 439-42.
12) Lopes MB, Gonzalez-Fernandez F, Scheithauer BW, et al. Differential expression of retinal proteins in a pineal parenchymal tumor. J Neuropathol Exp Neurol. 1993; 52: 516-24.
13) de Jong MC, Kors WA, de Graaf P, et al. Trilateral retinoblastoma: a systematic review and meta-analysis. Lancet Oncol. 2014; 15: 1157-67.
14) Fevre-Montange M, Champier J, Szathmari A, et al. Microarray analysis reveals differential gene expression patterns in tumors of the pineal region. J Neuropathol Exp Neurol. 2006; 65: 675-84.

15) Jouvet A, Vasiljevic A, Nakazato Y, et al. Papillary tumour of the pineal region. In: Louis DN, Ohgaki H, Wiestler O, et al, editors. WHO Classification of Tumours of the Central Nervous System. Revised 4th ed. Lyon: IARC; 2016. p.180-2.
16) Jouvet A, Fauchon F, Liberski P, et al. Papillary tumor of the pineal region. Am J Surgical Pathol. 2003; 27: 505-12.
17) Fevre Montange M, Vasiljevic A, Bergemer Fouquet AM, et al. Histopathologic and ultrastructural features and claudin expression in papillary tumors of the pineal region: a multicenter analysis. Am J Surgical Pathol. 2012; 36: 916-28.
18) Heim S, Beschorner R, Mittelbronn M, et al. Increased mitotic and proliferative activity are associated with worse prognosis in papillary tumors of the pineal region. Am J Surg Pathol. 2014; 38: 106-10.
19) Hasselblatt M, Blumcke I, Jeibmann A, et al. Immunohistochemical profile and chromosomal imbalances in papillary tumours of the pineal region. Neuropathol Appl Neurobiol. 2006; 32: 278-83.
20) Cykowski MD, Wartchow EP, Mierau GW, et al. Papillary tumor of the pineal region: ultrastructural study of a case. Ultrastruct Pathol. 2012; 36: 68-77.
21) Gutenberg A, Brandis A, Hong B, et al. Common molecular cytogenetic pathway in papillary tumors of the pineal region (PTPR). Brain Pathol. 2011; 21: 672-7.
22) Goschzik T, Gessi M, Denkhaus D, et al. PTEN mutations and activation of the PI3K/Akt/mTOR signaling pathway in papillary tumors of the pineal region. J Neuropathol Exp Neurol. 2014; 73: 747-51.

［中里洋一］

8 胎児性脳腫瘍
Embryonal brain tumors

　胎児性脳腫瘍とは未熟な構成細胞からなり，幼弱な中枢神経組織を模倣する傾向を示す腫瘍の総称である．小児と若年者に好発し，髄芽腫をはじめとする予後不良の腫瘍型が多数含まれている．従来は組織細胞形態に基づいて分類され，WHO分類2007では3腫瘍型，8腫瘍亜型に分類されてきた（**Table 1**）．最近では分子遺伝学的知識の集積により，腫瘍の示す遺伝子異常に基づいた分類体系が導入され，WHO2016では大幅な改訂が行われた（**Table 2**）．分子遺伝学的分類は腫瘍の生物学的特性や治療反応性ならびに患者の予後などをよく反映する分類であるが，いまだ発展途上にあるうえ，またすべての腫瘍型を網羅したものでもない．当面は形態学的分類と分子遺伝学的分類を適切に組み合わせて腫瘍を取り扱う必要がある．

髄芽腫　Medulloblastoma

▶定義

　小児の小脳および第四脳室近傍に発生し，小型の未熟な神経上皮性細胞が密に増殖する腫瘍である．腫瘍細胞には軽度から中等度の多態性を認め，核分裂像やアポトーシス像が多数みられる．WHO grade Ⅳ．

　分子遺伝学的に髄芽腫は3群（WNT-activated，SHH-activated，non-WNT/non-SHH），あるいは（non-WNT/non-SHHをさらにGroup 3とGroup 4に分けて）4群に分類されている．この分子遺伝学的亜型は細胞発生とも関連しており，SHH-activated亜型は外顆粒層の前駆細胞からの発生が示唆されている．これはHedgehog経路の活性化によって誘発されるマウス髄芽腫モデル，および外顆粒層細胞と髄芽腫細胞の遺伝子発現の類似性などが根拠となっている[1]．WNT-activated亜型では腫瘍の局在や浸潤が脳幹背側部にみられることがMRI画像所見や術中所見で指摘されており，さらに本亜型の遺伝子発現パターンが胎児の脳幹背側部と下菱脳唇における発現パターンと類似していることから，腫瘍の母細胞がこの部位に存在することが推定されている[2]．さらに，生後も小脳白質に存在している神経幹細胞も髄芽腫の発生母細胞である可能性が指摘されている[3]．このように少なくとも2種類以上の母細胞から髄芽腫は発生すると考えられ，母細胞の観点からも髄芽腫の多様性が示されている．

Table 1　Classification of embryonal tumours　胎児性脳腫瘍の分類表（WHO分類第4版, WHO2007）

1. Medulloblastoma　髄芽腫
   a. Desmoplastic/nodular medulloblastoma　線維形成性髄芽腫
   b. Medulloblastoma with extensive nodularity　高度結節性髄芽腫
   c. Anaplastic medulloblastoma　退形成性髄芽腫
   d. Large cell medulloblastoma　大細胞髄芽腫
2. CNS primitive neuroectodermal tumour　中枢神経系原始神経外胚葉性腫瘍
   a. CNS neuroblastoma　中枢神経系神経芽腫
   b. CNS ganglioneuroblastoma　中枢神経系神経節芽腫
   c. Medulloepithelioma　髄上皮腫
   d. Ependymoblastoma　上衣芽腫
3. Atypical teratoid/rhabdoid tumour　非定型奇形腫様ラブドイド腫瘍

Table 2　Classification of embryonal tumours　胎児性脳腫瘍の分類表（WHO分類改訂第4版, WHO2016）

1. Medulloblastomas, genetically defined　遺伝学的定義による髄芽腫
   a. Medulloblastoma, WNT-activated　WNT活性化髄芽腫
   b. Medulloblastoma, SHH-activated and *TP53*-mutant　SHH活性化 *TP53* 変異型髄芽腫
   c. Medulloblastoma, SHH-activated and *TP53*-wildtype　SHH活性化 *TP53* 野生型髄芽腫
   d. Medulloblastoma, non-WNT/non-SHH　非WNT非SHH型髄芽腫
      Medulloblastoma, group 3　3群髄芽腫
      Medulloblastoma, group 4　4群髄芽腫
2. Medulloblastomas, histologically defined　組織学的定義による髄芽腫
   a. Medulloblastoma, classic　古典的髄芽腫
   b. Medulloblastoma, desmoplastic/nodular　線維形成結節性髄芽腫
   c. Medulloblastoma with extensive nodularity　高度結節性髄芽腫
   d. Medulloblastoma, large cell/anaplastic　大細胞退形成性髄芽腫
3. Medulloblastoma, NOS　髄芽腫 NOS
4. Embryonal tumour with multilayered rosettes, C19MC-altered　C19MC変化型多層ロゼット性胎児性腫瘍
5. Embryonal tumour with multilayered rosettes, NOS　多層ロゼット性胎児性腫瘍 NOS
6. Medulloepithelioma　髄上皮腫
7. CNS neuroblastoma　中枢神経系神経芽腫
8. CNS ganglioneuroblastoma　中枢神経系神経節芽腫
9. CNS embryonal tumour, NOS　中枢神経系胎児性腫瘍 NOS
10. Atypical teratoid/rhabdoid tumour　非定型奇形腫様ラブドイド腫瘍
11. CNS embryonal tumour with rhabdoid features　ラブドイド性格随伴中枢神経系胎児性腫瘍

▶臨床的事項

　発生頻度は日本の脳腫瘍全国集計では原発性脳腫瘍の1.1％，神経上皮性腫瘍の4.2％である．小児に限れば頻度はそれぞれ12.0％，20.9％を占めている．小児に多く，15歳未満の発生が84.1％に達している．男女比は1.56：1と，男性に多い腫瘍である．分子遺伝学的分類による頻度では，SHH-activatedが30％，WNT-activatedが10％，non-WNT/non-SHHが60％を占めている．形態学的亜型に関しては classic 72％，desmoplastic/nodular 20％，MBEN 3％，large cell/anaplastic 5％となっている[4]．

　症状，徴候としては第四脳室への浸潤による水頭症，頭蓋内圧亢進症状が発生し，頭痛，嘔吐，うっ血乳頭，歩行時ふらつき，不機嫌，無気力などがみられる．

8. 胎児性脳腫瘍

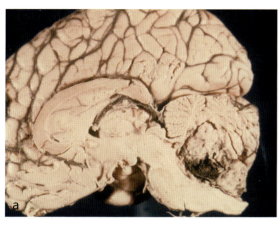
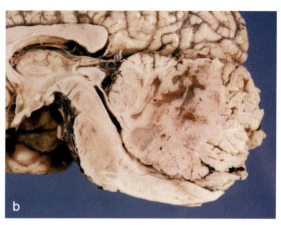

Fig. 1 髄芽腫の肉眼像
a：小脳虫部下部から第四脳室にかけて腫瘤が形成されている.
b：小脳虫部は腫瘍に置換され，第四脳室内に膨隆している.

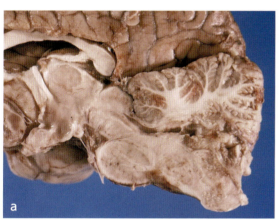
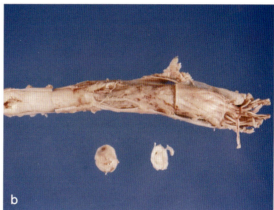

Fig. 2 髄芽腫の肉眼像
a：第四脳室を中心として小脳虫部と脳幹に浸潤する腫瘍.
b：脊髄への播種および実質内浸潤がみられる.

▶ 神経画像所見

小脳・第四脳室背側部の充実性腫瘤として描画され，石灰化や囊胞形成はまれである．MRI T1WI では低信号，T2WI では高信号で，ガドリニウムにより強く造影される[5,6]．小脳半球部に発生する desmoplastic/nodular medulloblastoma も同様の画像所見を示す．Medulloblastoma with extensive nodularity では造影時に「ブドウ房状」のパターンを示すことが特徴である．

▶ 腫瘍肉眼像

小脳虫部下半部が好発部位であり，充実性の腫瘤が形成され第四脳室に突出する（**Fig. 1**）．淡桃・灰白色の軟らかい腫瘍で（**Fig. 2a**），周囲組織に浸潤するとともに，脳室壁やくも膜下腔へ播種しやすい（**Fig. 2b**）．小脳半球部に好発する desmoplastic/nodular variant はやや硬い傾向がある．

303

II. 脳腫瘍の組織型と病理

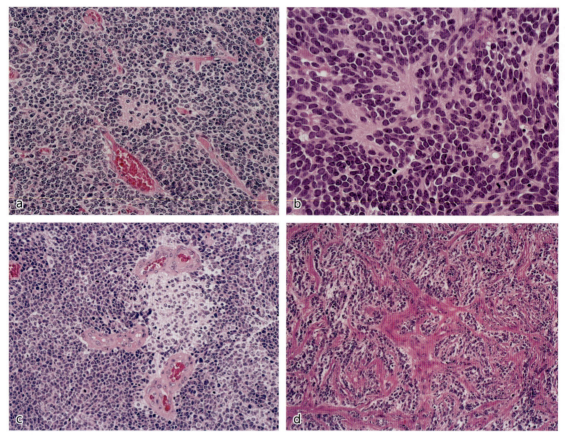

Fig. 3 Classic medulloblastoma
a：小型の腫瘍細胞が高い密度で増殖している．
b：核は卵円形でクロマチンに富み，細胞質が狭い．細胞間に少量の細線維性基質がみられる．
c：腫瘍内に細胞密度が低い淡明な領域が出現している．
d：脳表への浸潤部では間質に豊富な線維形成がみられる．

▶ 腫瘍組織像

小型で未熟な神経上皮性細胞が密に増殖する腫瘍であることは共通しているが，亜型ごとに組織像の特徴がある．

1. 古典的髄芽腫　Classic medulloblastoma

核・細胞質比の高い小型細胞が密に増殖する細胞密度の高い腫瘍である．HE染色標本のルーペ像では腫瘍の部分がヘマトキシリンで強く染まるため，青い腫瘍 "blue tumor" とよばれる．腫瘍細胞は充実性，髄様に増殖し，間質は狭い（**Fig. 3**）．細胞はクロマチンが豊富な卵円形から類円形核をもち，細胞質は核の周囲にわずかに認められる程度で狭い．細胞体から短い突起を伸ばし，円錐形ないし人参形にみえる細胞もある（**Fig. 4**）．核分裂像とアポトーシス像が多数認められる．細胞間に neuropil 様の基質が出現する例では，腫瘍細胞が短突起を中心の基質に向かって伸ばし，花冠状の構造を作ることがある．これが Homer Wright ロゼットであり，約4割程度の症例に出現する．このロゼットは他には神経芽腫でもみられることがある．また，腫瘍細胞がリズミカルな柵状配列を示すことも

8. 胎児性脳腫瘍

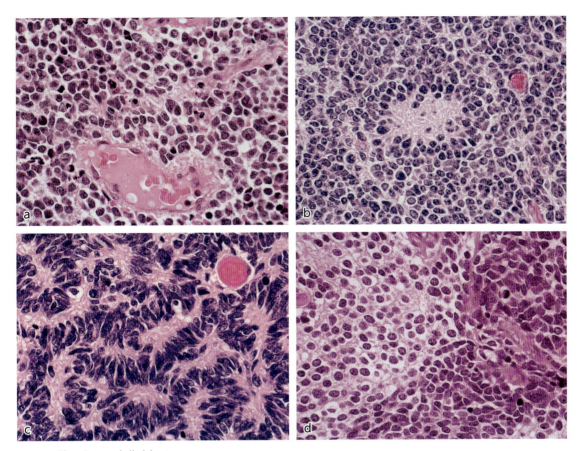

Fig. 4 Classic medulloblastoma
a：核にはアポトーシス像と核分裂像が散見される．
b：中心の無核野を囲み腫瘍細胞が花冠状に並ぶ Homer Wright ロゼットである．
c：腫瘍細胞のリズミカルな配列を示す例である．
d：左上の淡明領域の腫瘍細胞は核が小型円形で均一である．

ある．一部の症例では腫瘍内に淡明な島状領域が出現する．この領域は細胞密度が低く基質が豊富にみられ，このなかの腫瘍細胞は増殖能が低い[7]．ときには壊死巣がみられ，その周囲に核が柵状配列を示すこともある．まれに微小血管増殖像がみられる．腫瘍が脳表に浸潤すると間質に強い線維形成反応 desmoplasia を伴うことがある．この場合にも「線維形成性・結節性亜型」とは分類しないので注意が必要である．

遺伝子亜型としては non-WNT/non-SHH 型がもっとも多く，この遺伝子亜型の 92％が classic である[8]．また，WNT-activated 亜型の大部分も classic medulloblastoma である．一方，SHH-activated 亜型ではこの型の組織像を示す例は少なく，その 29％であると報告されている．

2. 線維形成性・結節性髄芽腫　Desmoplastic/nodular medulloblastoma

この腫瘍は小脳半球表層部に比較的境界明瞭なやや硬い腫瘤を形成し，組織学的には小型で未熟な細胞が密に増殖するとともに，境界鮮明な淡明島 "pale island" が出現する特徴をもっている（**Fig. 5**）．鍍銀染色を行うと，pale island

II. 脳腫瘍の組織型と病理

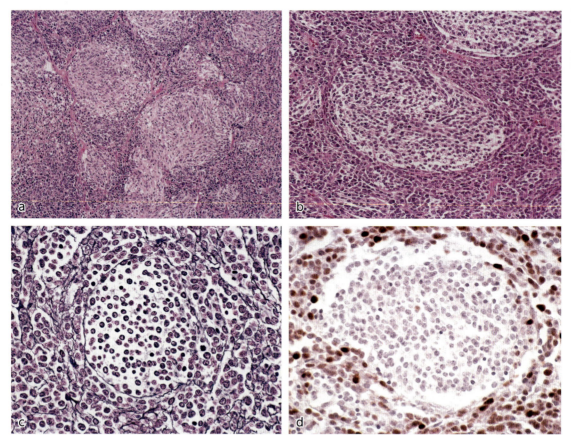

Fig. 5 Desmoplastic/nodular medulloblastoma
a：腫瘍内に境界鮮明な淡明領域"pale islands"がみられる．
b：中心の pale island は周囲を暗調な領域によって取り囲まれている．
c：Pale island には好銀線維が認められない．鍍銀染色．
d：Pale island の細胞は増殖能が低い．PCNA 免疫染色．

の間にある小型細胞が密に増殖する領域には豊富な好銀線維網が形成されているが，pale island 内には好銀線維が認められない．Pale island 内の細胞は核がやや小さめであり，神経細胞系マーカーを発現し，増殖能が低い特徴をもっている．一方，pale island 周囲の領域は未熟な細胞からなり，高い増殖能をもっている．

分子遺伝子学的にはすべてが SHH-activated 亜型である．また，SHH-activated 亜型の 54％ が線維形成性・結節性および高度結節性髄芽腫の形態表現型を示す[8]．

3. 高度結節性髄芽腫 Medulloblastoma with extensive nodularity (MBEN)

おもに乳児の小脳虫部に発生し，ブドウ房状の特有な造影 MRI 画像所見を示す腫瘍である[9]．組織学的には線維形成性・結節性髄芽腫との類似性があるが，本亜型では pale island がより大型の結節構造となり，その周囲を縁取るように好銀線維に富む未熟な細胞からなる狭い領域が認められる（**Fig. 6**）．大型の結節構造は小型の neurocyte に類似の腫瘍細胞と豊富な細線維性の基質からなる．この小型細胞はよく分化しており，神経細胞系マーカーを発現するとともに，細線

8. 胎児性脳腫瘍

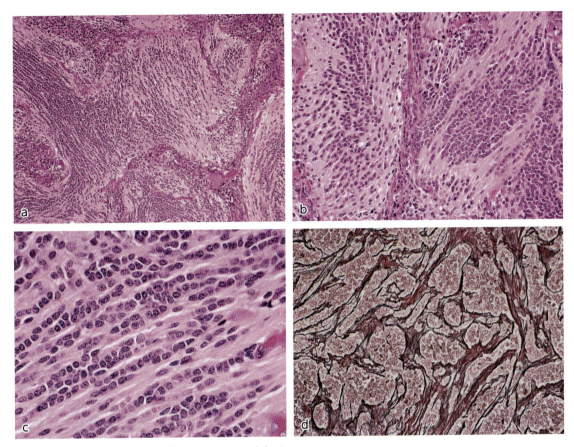

Fig. 6　Medulloblastoma with extensive nodularity
a：腫瘍は血管結合織を含む暗調領域で不完全に区画されている．
b：結節内は列をなして並ぶ均一な細胞からなる．
c：腫瘍細胞の列の間には細線維性基質が豊富にみられる．
d：暗調な領域には好銀線維が豊富である．鍍銀染色．

維性基質に沿って列を作って並ぶ所見がみられる．結節内は細網線維を欠き，Ki-67 陽性率が低値を示すことも線維形成性・結節性髄芽腫と類似している．結節構造を縁取る細胞密度の高い領域 "desmoplastic rim" は未熟な髄芽腫細胞からなり，高い Ki-67 陽性率を示す．本亜型は従来，小脳神経芽腫 cerebellar neuroblastoma とよばれていた腫瘍に相当するものである．

分子遺伝子学的亜型は SHH-activated である[8]．

4. 大細胞・退形成性髄芽腫　Large cell/anaplastic medulloblastoma

退形成性髄芽腫は組織学的に顕著な退形成所見を示す腫瘍で，核には顕著な多態性，核分裂像，アポトーシス像がみられ，増殖能の高い髄芽腫である（**Fig. 7**）．腫瘍細胞が他の腫瘍細胞を包み込む所見（cell wrapping）がみられる[10]．

大細胞髄芽腫は比較的均一な大型細胞からなり，核は大型で腫大した核小体をもち，核分裂像とアポトーシス像が多数みられる[11]．細胞質は好塩基性で細胞境界が明瞭である．免疫組織化学的には神経細胞系マーカーが陽性となる．

大細胞髄芽腫は退形成性髄芽腫と混在することが多く，純粋な大細胞髄芽腫は

Ⅱ. 脳腫瘍の組織型と病理

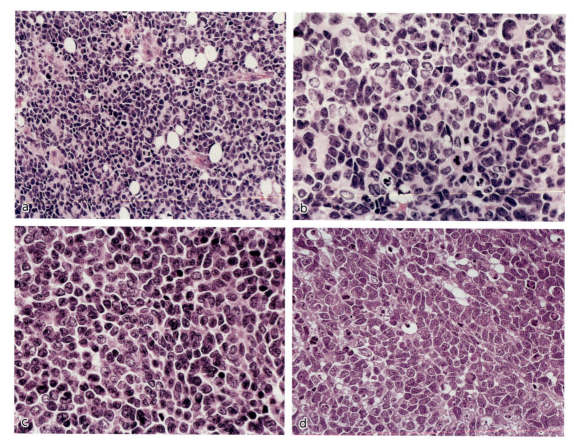

Fig. 7　Large cell/anaplastic medulloblastoma
a：細胞密度の高い腫瘍であり，細胞は髄様に増殖している．
b：核の多態性が顕著で，核分裂像とアポトーシス像が多い．
c：退形成細胞の密な増殖があり，細線維性基質は乏しい．
d：大型の均一な核をもつ細胞の増殖からなり，大細胞髄芽腫に相当する．

ごくまれであるため，両者を大細胞・退形成性髄芽腫 large cell/anaplastic medulloblastoma と一括して取り扱うことが多い[10]．

分子遺伝子学的亜型は non-WNT/non-SHH（とくに Group 3）または SHH-activated である[8]．

5. その他の形態学的亜型

　Medulloblastoma with myogenic differentiation（medullomyoblastoma）は髄芽腫の中に横紋筋への分化を示す細胞が出現する腫瘍である（**Fig. 8**）．Medulloblastoma with melanotic differentiation（melanotic medulloblastoma）は肉眼的に黒色調を示す腫瘍であり，髄芽腫内にメラニンを産生する細胞が集簇性にあるいは上皮様配列を示して出現するものである．

▶ 免疫組織化学的所見・電顕所見

　髄芽腫の腫瘍細胞はさまざまな神経細胞系マーカーに陽性を示し，neuron-specific enolase, NCAM1, MAP2, class Ⅲβ-tubulin（TUBB3）, synapto-

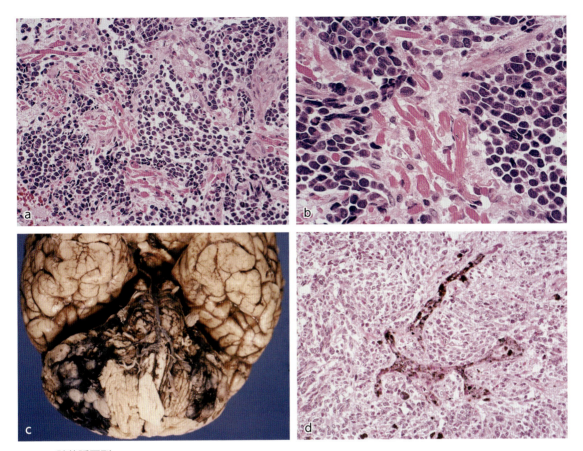

Fig. 8 髄芽腫亜型
a：Medulloblastoma with myogenic differentiation (medullomyoblastoma).
b：同上の強拡大．髄芽腫内に横紋筋芽細胞が出現している．
c：Medulloblastoma with melanotic differentiation．くも膜下に播種した腫瘍は黒色調を呈している．
d：同上の組織像．メラニン含有細胞が上皮様に集簇している．

physin，NeuNなどがさまざまな程度に発現される（**Fig. 9**）．しかし，neurofilament protein の発現頻度は低い．GFAP 陽性率は10％程度と低く，陽性例でも陽性細胞数は少数に限られる（**Fig. 10**）．INI1 蛋白の発現は保たれており，AT/RT との重要な鑑別点となる．Ki-67 は一般に高い陽性率を示すが，線維形成性・結節性および高度結節性髄芽腫の淡明島と結節部は陽性率が著しく低い．

SHH-activated 亜型では GAB1，filamin A および YAP1 の発現が認められる．WNT-activated 亜型では β-catenin が腫瘍細胞の核と細胞質に陽性となる．一方，細胞質のみの β-catenin 陽性反応は多くの髄芽腫で認められるので亜型特異性は乏しい．WNT-activated 亜型において filamin A は限局的にまたは軽微に発現されるが，YAP1 は強い発現を認める．non-WNT/non-SHH 亜型では GAB1，filamin A，YAP1 のいずれも陰性である．β-catenin は細胞質のみに陽性となる．

電顕的に腫瘍細胞は euchromatin の多い核と細胞小器官が乏しく電子密度の高い細胞質をもち，細胞表面からは短突起が伸びている．細胞間には微小管をも

II. 脳腫瘍の組織型と病理

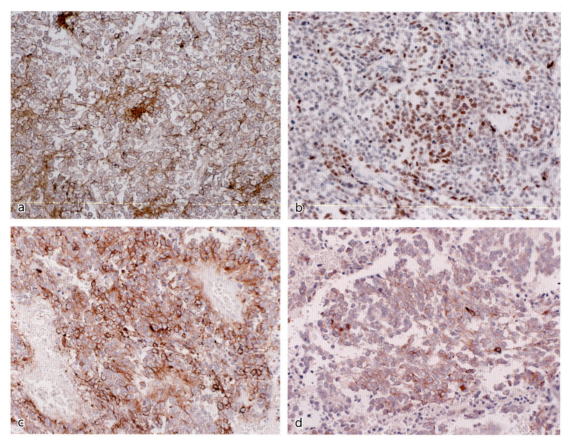

Fig. 9 Medulloblastoma の免疫組織化学
a：Synaptophysin は細胞間の細線維性基質に陽性.
b：NeuN は腫瘍細胞の核にさまざまな程度に発現される.
c：TUBB3 は細胞質と突起に陽性.
d：MAP2 が一部の細胞に発現されている.

つ細胞突起がみられ，dense core vesicles や synapse 構造がみられることがある（**Fig. 11**）.

▶ 遺伝子異常

　次世代シークエンサーを用いた解析なども加わり，髄芽腫の亜型ごとの遺伝子異常が急速にかつ詳細にあきらかにされてきた．WNT-activated 亜型は第6染色体モノソミーが高頻度であり，遺伝子異常としては *CTNNB1* 変異（90％），*DDX3X* 変異（50％），*SMARKA4* 変異（26％）などが認められる[12]．SHH-activated 亜型ではヘッジホッグシグナル伝達系を活性化させる遺伝子異常が認められる．*GLI2* 増幅と *PTCH1* 欠失がみられる他，*MYCN* 増幅，*SUFU* 変異，*SMO* 変異なども認められる．non-WNT/non-SHH 亜型では group 3 における *MYC* 遺伝子過剰発現と，group 4 における第17番染色体のコピー数変異が特徴である．（コラム 15，327 頁参照）

8. 胎児性脳腫瘍

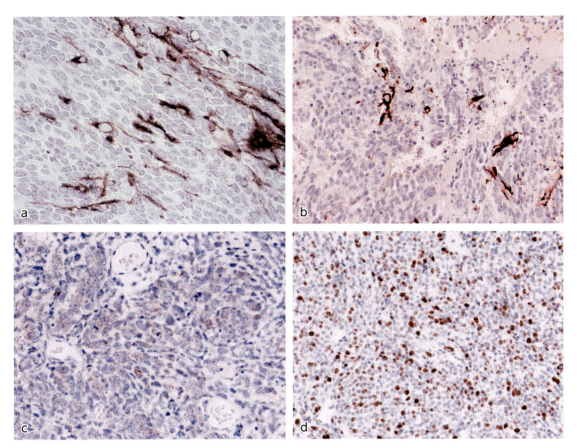

Fig. 10 Medulloblastoma の免疫組織化学
a： GFAP が少数の腫瘍細胞に発現されている．
b： 巻き込まれた星細胞における S-100 P 陽性反応．
c： 微弱な NFP 発現がみられる．
d： Ki-67 では高い陽性率がみられる．

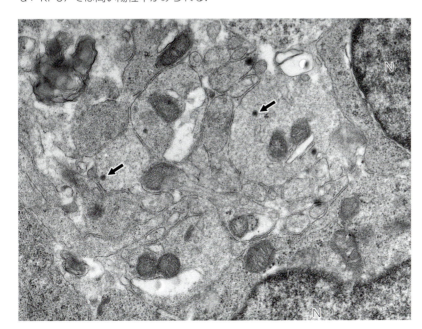

Fig. 11 Medulloblastoma 電顕像
腫瘍細胞は小器官の乏しい狭い細胞質をもっている．細胞間には多数の突起がみられ，一部に dense core vesicles (矢印) が認められる．N：核．

▶ 鑑別診断

1. 中枢神経系原始神経外胚葉性腫瘍　CNS PNET
　組織像により髄芽腫とCNS PNETを区別することは困難であるが，発生部位に違いがみられ，髄芽腫は小脳・脳幹に限局するが，CNS PNETはテント上の大脳に発生する．

2. 非定型奇形腫様ラブドイド腫瘍　AT/RT
　比較的均一な組織像を示す髄芽腫に比べてAT/RTは細胞形態と抗原発現の多様性がめだつ．また，rhabdoid cellやclear cellはAT/RTにみられやすい．髄芽腫ではINI1が核内に発現しているが，AT/RTではこの発現を欠き，これが両者を鑑別する大きな根拠となる．

3. 未分化膠腫　Undifferentiated glioma
　小児の脳幹には未分化膠腫が発生し髄芽腫との鑑別が問題となる．免疫組織化学的には未分化膠腫ではグリア系のマーカーを部分的にでも発現することが多いが，髄芽腫は神経細胞系マーカーの発現が主体であり，鑑別の手助けとなる．

中枢神経系胎児性腫瘍　CNS embryonal tumor

▶ 定義

　未分化な神経上皮性細胞からなる腫瘍であり，神経細胞やグリアなどへの多様な潜在的分化能をもつものである．WHO grade Ⅳ．

　胎児期や乳幼児期の中枢神経系は未熟な神経上皮性細胞によって構成されているが，これらの細胞に類似した腫瘍細胞からなる脳腫瘍は古典的には，medulloepithelioma, medulloblastoma, ependymoblastoma, primitive polar spongioblastoma等々の名称で分類されてきた．これに対してRorke[13]は中枢神経系の未分化神経上皮性腫瘍のすべてを原始神経外胚葉性腫瘍 primitive neuroectodermal tumor（PNET）との名称の下に，発生部位のいかんにかかわらず統一的に分類することを提唱した．この革新的な提案は多くの支持を受けたが，強い批判もありRorkeの提唱通りの形では定着しなかった．その後，分子マーカーの発現や遺伝子異常の知見によりmedulloblastomaは小脳と脳幹背側部に発生する腫瘍として概念が定着し，atypical teratoid/rhabdoid tumorはラブドイド細胞の出現を特徴とする多彩な形態・分子表現型を示す腫瘍であることがあきらかとなり，またmedulloepithelioma, ependymoblastomaなどは多層ロゼットの出現とC19MCの増幅を特徴とする腫瘍（embryonal tumor with multilayered rosettes）として概念が確立されつつある．未熟な神経上皮性腫瘍のなかから上記の3腫瘍型を除いたものが中枢神経系胎児性腫瘍であり，このなかには亜型として中枢神経系神経芽腫と中枢神経系神経節芽腫が含まれている．

▶ 臨床的事項

　まれな腫瘍で，好発年齢は乳幼児期と小児期であるが，ごくまれに成人にも発生する．やや男性に多い（男女比1.4：1）[14]．頭痛，嘔気，嘔吐などの頭蓋内圧

8. 胎児性脳腫瘍

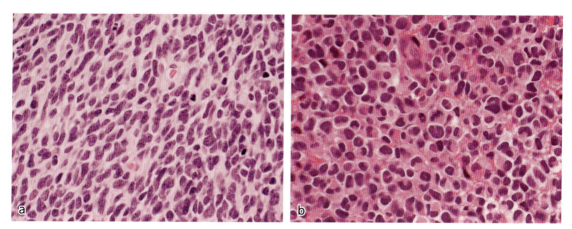

Fig. 12 CNS embryonal tumor
a：細胞密度の高い腫瘍であり，短紡錘形の細胞が細線維性基質を伴って増殖している．
b：核に退形成所見を伴う腫瘍であり，核分裂像とアポトーシス像が認められる．

亢進症状がみられる．

▶ 神経画像所見

腫瘍はMRI T1WIでは低信号であり，ガドリニウムにより増強される．T2WIでも低信号であるが，囊胞や壊死の部分は高信号を呈する．

▶ 腫瘍肉眼像

大脳が好発部位である[15]．まれに脊髄やトルコ鞍上部にも発生する．淡桃色の軟らかい腫瘍であり，線維形成を伴う例では硬く触れる．囊胞，出血，壊死を伴うこともある．

▶ 腫瘍組織像

古典的髄芽腫に類似の腫瘍であり，小型の未分化な腫瘍細胞が充実性，密に増殖する（**Fig. 12**）．核は小型類円形でクロマチンに富み，細胞質は狭い．しばしば核分裂像とアポトーシス像がみられる．ときにHomer Wrightロゼットが認められる．細胞間には細線維性基質が少量みられる．血管の微小血管増殖像はまれである．間質にさまざまな程度のdesmoplasiaを伴うことがある．

本腫瘍には2つの組織学的亜型がある．

1. **中枢神経系神経芽腫** CNS neuroblastoma

神経細胞への分化を示す未熟な小型細胞が増殖する腫瘍である．腫瘍細胞は小型の核と狭い細胞質をもち，細胞間には細胞突起からなる細線維性基質を伴う（**Fig. 13**）．Homer Wrightロゼットがみられることもある．髄膜に浸潤する部位では強い線維形成反応を伴う．

2. **中枢神経系神経節芽腫** CNS ganglioneuroblastoma

さまざまなサイズの神経細胞が出現する腫瘍である（**Fig. 14**）．小型のneuroblast，中型のganglioid cell，大型のganglion cellなどがみられる．細胞間に

Ⅱ. 脳腫瘍の組織型と病理

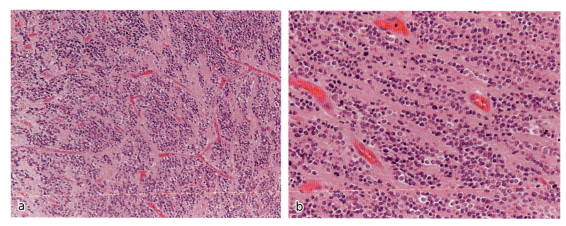

Fig. 13　CNS neuroblastoma
a： 細胞密度のやや高い腫瘍であり，均一な形態の小型細胞が豊富な線維性基質を背景に増殖している．
b： 小型類円形の核と狭い細胞質をもつ細胞が列をなして配列している．細胞間には細線維性基質がよく発達している．

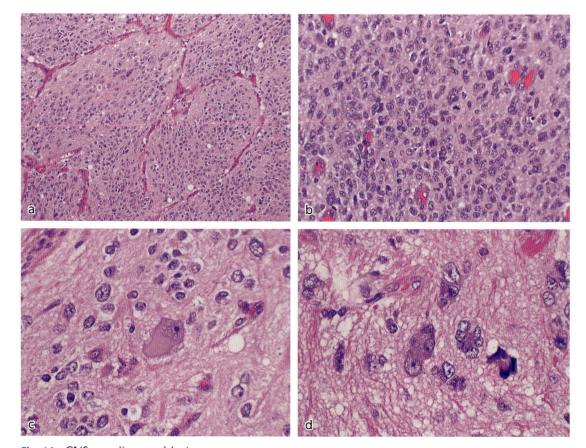

Fig. 14　CNS ganglioneuroblastoma
a： 中等度の細胞密度を示す腫瘍で，結合組織で区画されている．
b： 小型・中型の細胞が増殖する領域では核分裂像がみられる．
c： 大型の ganglion cell と中型の ganglioid cell がみられる．
d： Ganglion cell には多核や形態異常がみられる．

8. 胎児性脳腫瘍

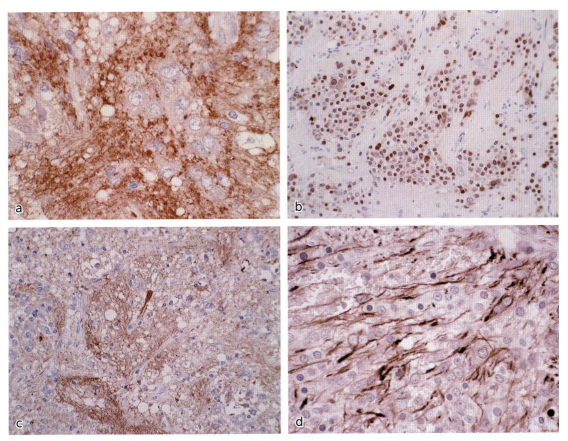

Fig. 15 CNS ganglioneuroblastoma の免疫組織化学
a：Synaptophysin は細胞間の細線維性基質に強く発現されている．
b：腫瘍細胞の核は NeuN を発現している．
c：中等度の TUBB3 発現がみられる．
d：細胞質と突起に NFP の発現がみられる．

はニューロピル様の細線維性基質がよく発達している．

▶ 免疫組織化学的所見・電顕所見

　免疫組織化学的には細胞分化を示唆するマーカーの発現は一般に乏しいが，一部の腫瘍細胞にグリア系および神経細胞系のマーカーが発現されることがある．とくに中枢神経系神経芽腫と中枢神経系神経節芽腫では synaptophysin, NFP, NeuN, MAP-2, neuron-specific class III beta-tubulin (TUBB3) などの抗原発現がみられる（**Fig. 15**）．

▶ 遺伝子異常

　第 2・第 8 染色体の polysomy が高頻度に認められる[15]．髄芽腫に高頻度でみられる isochromosome 17q の出現頻度はきわめて低い[16]．*MYC* 遺伝子の増幅がみられ，とくに *MYCN* の増幅が認められる．また，neurogenesis を制御する転写因子 HASH1 は本腫瘍の一部に発現されるが，髄芽腫にはまれである[17]．

鑑別診断

膠芽腫 Glioblastoma

膠芽腫は退形成性腫瘍であり，腫瘍細胞の退形成所見がめだつが，CNS embryonal tumor は腫瘍細胞の未熟性に特徴がある．免疫組織化学的には膠芽腫では GFAP，Olig2，nestin などが陽性になることが通例であるが，CNS embryonal tumor では神経細胞系マーカーの発現が主体となる．

多層ロゼット性胎児性腫瘍
Embryonal tumor with multilayered rosettes（ETMR）

定義

組織学的に多層ロゼットの出現と染色体 19q13.42 の *C19MC* の異常を特徴とする悪性度の高い胎児性脳腫瘍である．WHO grade Ⅳ．

胎児性脳腫瘍のなかでも特異な臨床病理像を示す一群を Eberhart らが報告し[18]，その後，類似例があいついで報告されてその腫瘍概念はより明確となり，embryonal tumor with abundant neuropil and true rosettes（ETANTR）とよばれるに至った[19]．ETANTR の遺伝子解析の結果，染色体 19q13.42 に座位するマイクロ RNA をコードする遺伝子群（*C19MC*）の増幅が発見され[20]，さらにこの遺伝子異常が ependymoblastoma と medulloepithelioma を含む CNS-PNET の約 25% に認められることがあきらかになった[21]．ETANTR と ependymoblastoma に限れば *C19MC* 増幅は 93% に検出されることより[22]，*C19MC* 増幅を特徴とする胎児性脳腫瘍を "embryonal tumor with multilayered rosettes" との名称の下に独立した腫瘍概念として認定することが提唱された[23]．ETMR の腫瘍細胞には高率に LIN28 の免疫組織化学的発現があることもあきらかにされている[24]．（コラム 16，329 頁参照）

臨床的事項

4 歳未満の乳幼児に好発し（平均 24 カ月），女児に多い（男女比 1：2）．頭蓋内圧亢進症状で発症する．化学療法や放射線照射がほとんど無効であり，生存期間中央値 9 カ月ときわめて予後不良である．

神経画像所見

腫瘤は境界が明瞭で，周囲脳実質の圧迫変形や浮腫を伴う．MRI T1WI では低信号，T2WI では高信号強度を示す．造影剤による増強効果がみられる．

腫瘍肉眼像

前頭葉や頭頂・側頭葉などの大脳に好発する腫瘍で，脳幹や小脳にも発生することがある．直径 8 cm におよぶ充実性腫瘤を形成し，一部の例では囊胞を伴う．広範な髄膜播種をきたすことがある．

8. 胎児性脳腫瘍

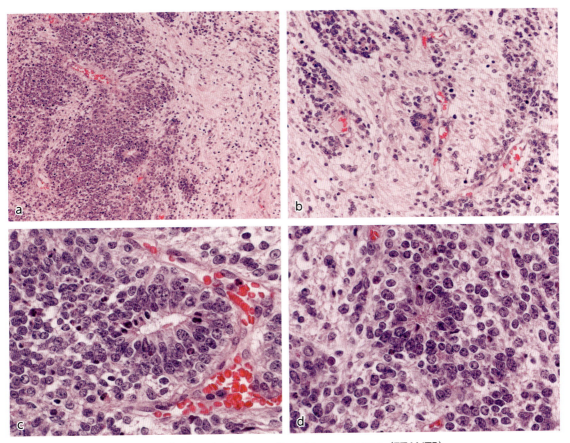

Fig. 16 Embryonal tumor with abundant neuropil and true rosettes（ETANTR）
a：細胞密度の高い領域（左）と低い領域（右）がみられる．
b：細胞密度の低い領域はニューロピルに類似している．
c：核が多層性に配列するロゼットの形成がみられる．
d：内腔がほとんどみられない小型のロゼットもある．

▶ 腫瘍組織像

核・細胞質比の高い未熟な神経上皮性細胞が増殖する腫瘍である．細胞密度は一般に高い．細胞が腔を囲んで配列するロゼット構造が特徴である．3つの亜型により組織像に違いがみられる．

1. **豊富なニューロピルと真性ロゼットを伴う胎児性腫瘍** Embryonal tumor with abundant neuropil and true rosettes（ETANTR）

腫瘍内における細胞密度の粗密が著しい（**Fig. 16**）．細胞成分が少なく線維状基質が豊富なニューロピル様の領域のなかに，細胞が密集した大小の領域が島状あるいは地図状に分布する．この密集した領域には中心の管腔を囲んで未熟な細胞が花冠状に整列する上衣芽腫性ロゼット ependymoblastic rosettes が出現する．ロゼットを構成する細胞の核は2層から数層程度に多層化しているので，multilayered rosettes ともよばれる．細胞密度の低いニューロピル様領域には神経細胞系分化がみられ，大型の神経細胞も出現する．

Ⅱ．脳腫瘍の組織型と病理

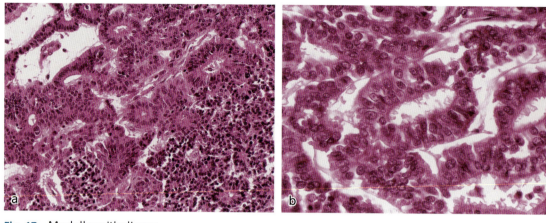

Fig. 17　Medulloepithelioma
a：細胞密度の高い腫瘍で，多層ロゼット形成と充実性増殖がみられる．
b：ロゼットは周囲に基底膜をもち，神経管に類似している．

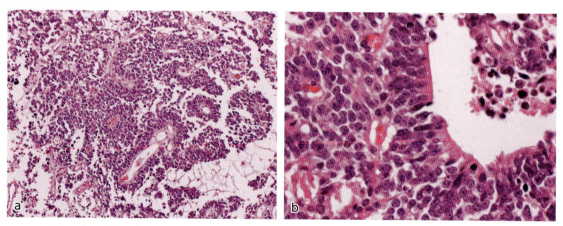

Fig. 18　Ependymoblastoma
a：細胞密度の高い腫瘍であり，未熟な形態の細胞が充実性，偽乳頭状に増殖している．
b：多列円柱上皮様の偽多層性配列がみられる．壊死を伴っている．

2. 髄上皮腫　Medulloepithelioma

　胎生期の神経管を模倣する腺管構造や乳頭構造が出現する．原始髄上皮に類似の丈の高い多列円柱上皮が神経管に類似の構造を作り，その周囲には外限界膜とよばれる基底膜が存在する(Fig. 17)．さらに神経細胞やグリアに分化した細胞も出現する．

　乳幼児に発生するきわめてまれな亜型であり，悪性度は高い．未熟奇形腫との鑑別が必要なことがある．

3. 上衣芽腫　Ependymoblastoma

　未分化な細胞が密に増殖する腫瘍で，そこに上衣芽腫性ロゼットが出現する特徴をもつ(Fig. 18)．上衣芽腫性ロゼットでは細長い細胞が狭い中心腔を囲んで多列上皮様に配列し，ロゼットの周囲には基底膜はない．

　乳幼児のテント上脳室近傍にまれに発生する．腫瘍境界は比較的明瞭である

8. 胎児性脳腫瘍

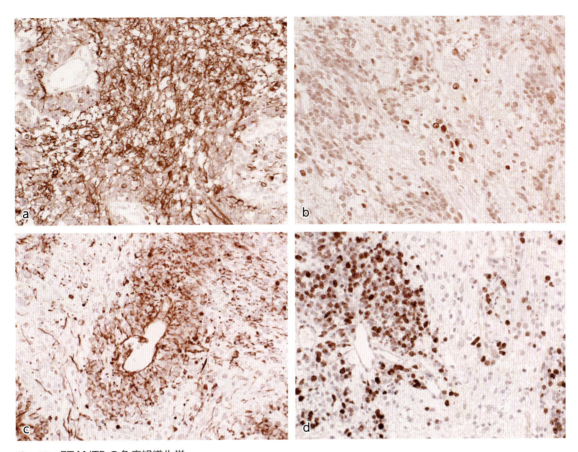

Fig. 19 ETANTR の免疫組織化学
a： NFP はニューロピル領域の細胞に強く発現されている．
b： 一部の腫瘍細胞は NeuN を発現している．
c： 未熟な形態の腫瘍細胞は vimentin を発現している．
d： 未熟な成分は高い Ki-67 陽性率を示す．

が，周囲への浸潤や脳室内・くも膜下播種が高頻度にみられる．最近の報告では真の上衣芽腫はごくまれであるといわれている[25]．

▶ **免疫組織化学的所見・電顕所見**

腫瘍細胞に LIN28 が発現される．細胞質がびまん性に陽性であるが，ときには核にも発現がみられる．細胞密度の高い領域は LIN28 陽性像が強いが，ニューロピル様領域には散在性に陽性細胞がみられる程度である．また，腫瘍細胞には vimentin と nestin の発現も認められる．INI1 蛋白は陽性であり，Ki-67 陽性率は数十％以上の高値を示す．ニューロピル様領域では synaptophysin，NFP，NeuN などの神経細胞系マーカーの発現が認められる（**Fig. 19**）．電顕的にはロゼットを構成する細胞に junctional complex が観察され，内腔面には cilia と微絨毛がみられる[26]．ニューロピル様領域では豊富な細胞突起に微小管が認められ，ときには dense core vesicles もみられる．

▶ 遺伝子異常

染色体の 19q13.42 に座位する microRNA の cluster（*C19MC*）に遺伝子増幅が認められる．FISH 法による検索が有用であり[27]，ETMR の 96％に *C19MC* 増幅が検出されている[28]．

非定型奇形腫様ラブドイド腫瘍　Atypical teratoid/rhabdoid tumor

▶ 定義

悪性度の高い胎児性脳腫瘍で，未熟な神経上皮性成分や，間葉系，上皮性など多彩な成分を含み，ラブドイド細胞の出現を特徴とする．抗原発現の多様性もある．多くは *INI1* 遺伝子，一部は *BRG1* 遺伝子の不活化がみられる．WHO grade Ⅳ．

本腫瘍 52 例を解析した Rorke らは，PNET よりもはるかに予後不良で，組織像や抗原発現が多彩であり，22 番染色体の異常を示す腫瘍として atypical teratoid/rhabdoid tumor（AT/RT）の概念を樹立した[29]．やがて染色体 22 番の異常が，22q11.2 に座位する腫瘍抑制遺伝子 *SMARKB1/INI1* の変異であることが証明され[30,31]，この遺伝子産物である INI1 蛋白に対する免疫染色で腫瘍細胞の核に INI1 蛋白の発現がないことが AT/RT の病理診断の重要な決め手となっている[32,33]．なお，最近では *INI1* の近縁遺伝子である *SMARCA4/BRG1* に変異のある症例[34]や，INI1 遺伝子は正常で INI1mRNA が作られるが INI1 蛋白が産生されない症例[35]なども存在することが報告されている．一方，AT/RT とは異なる病理像を示すが INI1 蛋白の発現が陰性の腫瘍，たとえば cribriform neuroepithelial tumor[36]や，グリオーマに二次的に *SMARKB1/INI1* 遺伝子の不活化が起こって INI1 の免疫染色が陰性となった例[37]，あるいは成人女性のトルコ鞍部に発生する INI1 陰性の腫瘍[38]を AT/RT の概念に含めるか否かは問題として残っている．（コラム 17，331 頁参照）

▶ 臨床的事項

5 歳未満の乳幼児に発生し，男児に多い（男女比 2：1）[39]．頻度は原発性脳腫瘍の 0.07％を占め[40]，小児脳腫瘍では 1〜2％程度である．臨床症状は非特異的であり，傾眠傾向，嘔吐，発育遅滞，頭痛，片麻痺，脳神経麻痺症状などがみられる．

▶ 神経画像所見

腫瘍は MRI T1WI では不均一な中等度信号強度を示し，ガドリニウムにより造影される[41]．T2WI ではさまざまな信号強度を示し，FLAIR では等信号ないし軽度高信号強度を示す．

▶ 腫瘍肉眼像

発生部位はテント上にも後頭蓋窩にもみられる．テント上では大脳半球に，テ

8. 胎児性脳腫瘍

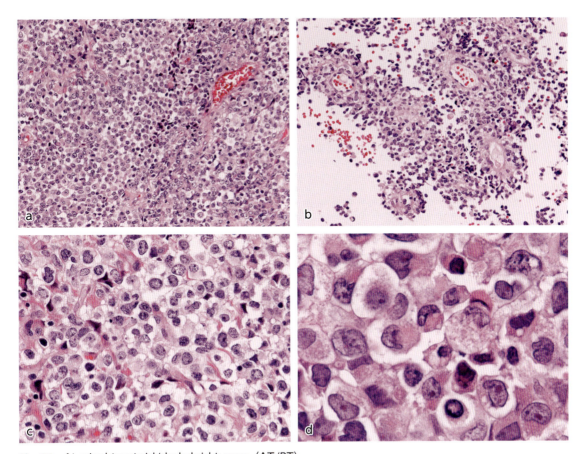

Fig. 20 Atypical teratoid/rhabdoid tumor（AT/RT）
a：細胞密度の高い腫瘍であり，多様な細胞が充実性に増殖している．
b：腫瘍細胞が血管周囲に偽乳頭状に配列する領域．
c：淡明な細胞質をもつ clear cell が多い領域．
d：明瞭な核小体を含む偏在核と，好酸性の細胞質内封入体をもつラブドイド細胞がみられる．

ント下では小脳橋角部，脳幹，小脳にみられる．脳脊髄液播種はしばしば認められる．腫瘍は淡桃色で軟らかく，壊死と出血を伴う．周囲の脳実質に浸潤し，髄外では血管や脳神経を巻き込んで発育する．

▶ 腫瘍組織像

組織像は多彩である．グリア系・神経細胞系への分化を伴う未熟な神経上皮性成分が腫瘍の主体であるが，これに加えて上皮性・間葉系などの成分が観察されることがある（**Fig. 20**）．間葉系成分は紡錘形細胞肉腫に類似の組織像を示す．上皮成分はまれであるが，乳頭状配列や腺管構造が出現する．腫瘍細胞には核分裂像やアポトーシス像がしばしばみられ，壊死や出血も認められる．本腫瘍に特徴的なラブドイド細胞は類円形の細胞であり，明瞭な核小体を含む偏在核と好酸性ですりガラス状の細胞質をもっている．細胞質内に好酸性封入体が含まれているようにみえることが特徴である．ラブドイド細胞は腫瘍の一部にみられることが通例で，腫瘍全体がラブドイド細胞からなる例はむしろまれである．ラブドイ

II. 脳腫瘍の組織型と病理

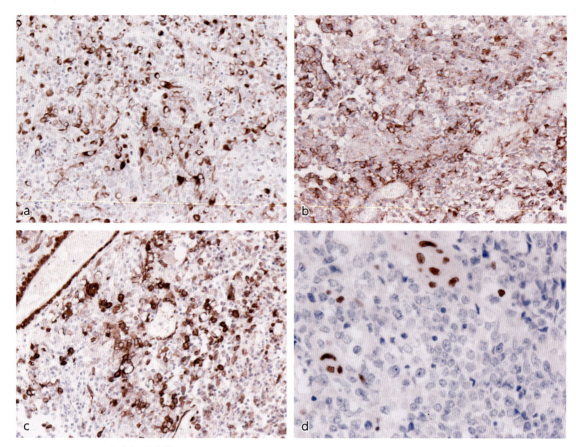

Fig. 21　AT/RT の免疫組織化学
a：一部の腫瘍細胞は GFAP を発現している．
b：EMA の発現は広範囲にみられる．
c：一部に alpha-SMA の発現がみられる．
d：INI1 蛋白は血管内皮細胞に陽性であるが，腫瘍細胞の核には陰性である．

細胞とともに，細胞質が明るい clear cell や腫瘍細胞が他の腫瘍細胞を抱え込んでいる embracing cell が出現することもしばしばである．

▶ 免疫組織化学的所見・電顕所見

　免疫組織化学的に腫瘍細胞は多彩な抗原発現を示す[29]．ラブドイド細胞にはEMA, vimentin, αSMA が高頻度に発現される．さらに，GFAP, cytokeratin, NFP などもしばしば陽性である．Ki-67 陽性率はきわめて高く，50％以上となることもまれでない．病理診断上重要な所見は *SMARKB1/INI1* 遺伝子の産物である INI1 蛋白の発現が陰性になることである（**Fig. 21**）．血管内皮細胞などの正常細胞では核に INI1 蛋白の陽性所見が必ずみられるが，腫瘍細胞の核は陰性である．AT/RT の病理像を示すが INI1 蛋白の発現は正常にみられ，*SMARKA4/BRG1* の発現が消失している症例がまれにある[34]．この腫瘍も AT/RT の概念のなかに含まれる．

　ラブドイド細胞の封入体構造は電顕的には中間径細線維の集塊である（**Fig.**

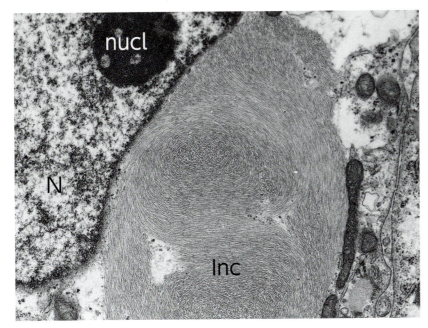

Fig. 22 AT/RT の電顕像
(群馬大学病院病理部平戸純子先生提供)
腫瘍細胞の核 (N) は偏在し，腫大した核小体 (nucl) をもっている．細胞質内の封入体 (Inc) は中間径細線維が糸玉状に集積した構造である．

22).

▶ 遺伝子異常

　本腫瘍には第 22 番染色体の 22q11.2 に座位する hSNF5/INI1/SMARKB1 遺伝子の変異または消失が認められる．この遺伝子産物は ATP 依存性にクロマチン構造を変化させる機能をもっているといわれている．類似の機能をもつ SMARKA4/BRG1 蛋白が発現喪失している AT/RT 例もごくまれに存在する[34]．

▶ 鑑別診断

1. **髄芽腫** Medulloblastoma
　組織像は比較的単調であり，rhabdoid cell はみられない．免疫組織化学的には神経細胞系マーカーが発現され，腫瘍細胞の核は INI1 陽性である．

2. **中枢神経系胎児性腫瘍** CNS embryonal tumor
　腫瘍の組織像は髄芽腫に類似しており，rhabdoid cell はみられない．免疫組織化学的には抗原発現の多様性はみられず，INI1 は陽性である．

■文献

1) Schüller U, Heine VM, Mao J, et al. Acquisition of granule neuron precursor identity is a critical determinant of progenitor cell competence to form Shh-induced medulloblastoma. Cancer Cell. 2008; 14: 123-34.
2) Gibson P, Tong Y, Robinson G, et al. Subtypes of medulloblastoma have distinct developmental origins. Nature. 2010; 468: 1095-9.
3) Lee A, Kessler JD, Read TA, et al. Isolation of neural stem cells from the postnatal cerebellum. Nat Neurosci. 2005; 8: 723-9.
4) Pietsch T, Schmidt R, Remke M, et al. Prognostic significance of clinical, histopathological, and molecular characteristics of medulloblastomas in the prospective HIT2000 multicenter clinical trial cohort. Acta Neuropathol.

2014; 128: 137-49.
5) Buhring U, Strayle-Batra M, Freudenstein D, et al. MRI features of primary, secondary and metastatic medulloblastoma. Eur Radiol. 2002; 12: 1342-8.
6) Fruehwald-Pallamar J, Puchner SB, Rossi A, et al. Magnetic resonance imaging spectrum of medulloblastoma. Neuroradiology. 2011; 53: 387-96.
7) Iijima M, Nakazato Y. Pale islands in medulloblastoma consist of differentiated cells with low growth potential. Pathol Int. 1997; 47: 25-30.
8) Ellison DW, Dalton J, Kocak M, et al. Medulloblastoma: clinicopathological correlates of SHH, WNT, and non-SHH/WNT molecular subgroups. Acta Neuropathol. 2011; 121: 381-96.
9) Giangaspero F, Perilongo G, Fondelli MP, et al. Medulloblastoma with extensive nodularity: a variant with favorable prognosis. J Neurosurg. 1999; 91: 971-7.
10) Brown HG, Kepner JL, Perlman EJ, et al. "Large cell/anaplastic" medulloblastomas: a Pediatric Oncology Group Study. J Neuropathol Exp Neurol. 2000; 59: 857-65.
11) Giangaspero F, Rigobello L, Badiali M, et al. Large-cell medulloblastomas. A distinct variant with highly aggressive behavior. Am J Surg Pathol. 1992; 16: 687-93.
12) Northcott PA, Jones DT, Kool M, et al. Medulloblastomics: the end of the beginning. Nat Rev Cancer. 2012; 12: 818-34.
13) Rorke LB. The cerebellar medulloblastoma and its relationship to primitive neuroectodermal tumors. J Neuropathol Exp Neurol. 1983; 42: 1-15.
14) Picard D, Miller S, Hawkins CE, et al. Markers of survival and metastatic potential in childhood CNS primitive neuro-ectodermal brain tumours: an integrative genomic analysis. Lancet Oncol. 2012; 13: 838-48.
15) Behdad A, Perry A. Central nervous system primitive neuroectodermal tumors: a clinicopathologic and genetic study of 33 cases. Brain Pathol. 2010; 20: 441-50.
16) Burnett ME, White EC, Sih S, et al. Chromosome arm 17p deletion analysis reveals molecular genetic heterogeneity in supratentorial and infratentorial primitive neuroectodermal tumors of the central nervous system. Cancer Genet Cytogenet. 1997; 97: 25-31.
17) Rostomily RC, Bermingham-McDonogh O, Berger MS, et al. Expression of neurogenic basic helix-loop-helix genes in primitive neuroectodermal tumors. Cancer Res. 1997; 57: 3526-31.
18) Eberhart CG, Brat DJ, Cohen KJ, et al. Pediatric neuroblastic brain tumors containing abundant neuropil and true rosettes. Pediatr Dev Pathol. 2000; 3: 346-52.
19) Gessi M, Giangaspero F, Lauriola L, et al. Embryonal tumors with abundant neuropil and true rosettes: a distinctive CNS primitive neuroectodermal tumor. Am J Surg Pathol. 2009; 33: 211-7.
20) Pfister S, Remke M, Castoldi M, et al. Novel genomic amplification targeting the microRNA cluster at 19q13.42 in a pediatric embryonal tumor with abundant neuropil and true rosettes. Acta Neuropathol. 2009; 117: 457-64.
21) Li M, Lee KF, Lu Y, et al. Frequent amplification of a chr19q13.41 microRNA polycistron in aggressive primitive neuroectodermal brain tumors. Cancer Cell. 2009; 16: 533-46.
22) Korshunov A, Remke M, Gessi M, et al. Focal genomic amplification at 19q13.42 comprises a powerful diagnostic marker for embryonal tumors

with ependymoblastic rosettes. Acta Neuropathol. 2010; 120: 253-60.
23) Paulus W, Kleihues P. Genetic profiling of CNS tumors extends histological classification. Acta Neuropathol. 2010; 120: 269-70.
24) Spence T, Sin-Chan P, Picard D, et al. CNS-PNETs with C19MC amplification and/or LIN28 expression comprise a distinct histogenetic diagnostic and therapeutic entity. Acta Neuropathol. 2014; 128: 291-303.
25) Judkins AR, Ellison DW. Ependymoblastoma: dear, damned, distracting diagnosis, farewell! *. Brain Pathol. 2010; 20: 133-9.
26) Langford LA. The ultrastructure of the ependymoblastoma. Acta Neuropathol. 1986; 71: 136-41.
27) Nobusawa S, Yokoo H, Hirato J, et al. Analysis of chromosome 19q13.42 amplification in embryonal brain tumors with ependymoblastic multilayered rosettes. Brain Pathol. 2012; 22: 689-97.
28) Korshunov A, Sturm D, Ryzhova M, et al. Embryonal tumor with abundant neuropil and true rosettes (ETANTR), ependymoblastoma, and medulloepithelioma share molecular similarity and comprise a single clinicopathological entity. Acta Neuropathol. 2014; 128: 279-89.
29) Rorke LB, Packer RJ, Biegel JA. Central nervous system atypical teratoid/rhabdoid tumors of infancy and childhood: definition of an entity. J Neurosurg. 1996; 85: 56-65.
30) Versteege I, Sevenet N, Lange J, et al. Truncating mutations of hSNF5/INI1 in aggressive paediatric cancer. Nature. 1998; 394: 203-6.
31) Biegel JA, Zhou JY, Rorke LB, et al. Germ-line and acquired mutations of INI1 in atypical teratoid and rhabdoid tumors. Cancer Res. 1999; 59: 74-9.
32) Judkins AR, Mauger J, Ht A, et al. Immunohistochemical analysis of hSNF5/INI1 in pediatric CNS neoplasms. Am J Surg Pathol. 2004; 28: 644-50.
33) Judkins AR, Burger PC, Hamilton RL, et al. INI1 protein expression distinguishes atypical teratoid/rhabdoid tumor from choroid plexus carcinoma. J Neuropathol Exp Neurol. 2005; 64: 391-7.
34) Hasselblatt M, Gesk S, Oyen F, et al. Nonsense mutation and inactivation of SMARCA4 (BRG1) in an atypical teratoid/rhabdoid tumor showing retained SMARCB1 (INI1) expression. Am J Surg Pathol. 2011; 35: 933-5.
35) Tsai CY, Wong TT, Lee YH, et al. Intact INI1 gene region with paradoxical loss of protein expression in AT/RT: implications for a possible novel mechanism associated with absence of INI1 protein immunoreactivity. Am J Surg Pathol. 2012; 36: 128-33.
36) Gessi M, Japp AS, Dreschmann V, et al. High-Resolution Genomic Analysis of Cribriform Neuroepithelial Tumors of the Central Nervous System. J Neuropathol Exp Neurol. 2015; 74: 970-4.
37) Kleinschmidt-DeMasters BK, Alassiri AH, Birks DK, et al. Epithelioid versus rhabdoid glioblastomas are distinguished by monosomy 22 and immunohistochemical expression of INI-1 but not claudin 6. Am J Surg Pathol. 2010; 34: 341-54.
38) Lev I, Fan X, Yu R. Sellar Atypical Teratoid/Rhabdoid Tumor: Any Preoperative Diagnostic Clues? AACE Clinical Case Reports. 2015; 1: e2-7.
39) Hilden JM, Meerbaum S, Burger P, et al. Central nervous system atypical teratoid/rhabdoid tumor: results of therapy in children enrolled in a registry. J Clin Oncol. 2004; 22: 2877-84.
40) Committee of Brain Tumor Registry of Japan. Report of Brain Tumor Registry of Japan (2001-2004), Vol. 13. Neurol Med Chir (Tokyo). 2014; 54

Suppl 1: 1-102.
41) Meyers SP, Khademian ZP, Biegel JA, et al. Primary intracranial atypical teratoid/rhabdoid tumors of infancy and childhood: MRI features and patient outcomes. AJNR Am J Neuroradiol. 2006; 27: 962-71.

〔中里洋一〕

column 15 髄芽腫の遺伝子分類

　髄芽腫は組織形態学的に単一の腫瘍と考えられてきたが，分子遺伝学的研究の発展により，多種類の腫瘍の集合体であることがあきらかとなった．2012年には遺伝子発現プロファイリングの研究成果をもとに，臨床的特徴，病理組織学，遺伝子・染色体異常のパターンなどすべてを総合して，WNT，SHH，Group 3，Group 4の4種類のsubgroupに分類されることがコンセンサスとして発表された[1]．WNT subgroupは髄芽腫の15%を占める予後良好なグループで，乳幼児を除く小児，成人に発生する．多くが古典型髄芽腫であり，まれに退形成を示すものがあるが，このグループでは退形成像は予後との関連性がないとされる[2]．CTNNB1の遺伝子変異によるβ-cateninの核内集積と6番染色体のmonosomyが特徴的で，これらは免疫組織化学やFISH法で検出可能であるため，検査室レベルでこのsubgroupの抽出が可能である．β-catenin陽性核が5%以上あれば陽性と判定される[3]（**Fig. 1**）．WNT subgroupは予後良好のため，過剰な治療による発達障害を防ぐ目的で治療の軽減が図られている．SHH subgroupは25%を占め，乳幼児から若年成人に発生する．中間悪性のグループで，組織学的には線維形成結節性髄芽腫が主体だが，古典型髄芽腫も多く，まれに退形成性髄芽腫がみられる．生物学的および臨床的に不均質なsubgroupで，乳幼児症例は成人に比較して予後良好である．このsubgroupの抽出に免疫組織化学的マーカーとしてGAB1が有用と報告されており[4]，線維形成結節性髄芽腫や高度結節性髄芽腫では線維形成を示す暗調野の細胞が陽性となるが（**Fig. 2**），古典型髄芽腫で確実にこのsubgroupを抽出可能か否かについては検証が必要と考えられる．TP53変異がSHH subgroupの21%に認められ，このうち42.5%が退形成を示す（**Fig. 3**）．変異がない症例に比べて有意に予後不良である[5]．SHH pathwayに属するPTCH1/2, SUFU, SUMOの変異やGLI2の増幅が認められる．Group 3は髄芽腫の25%を占め，小児に限られる．もっとも予後不良のsubgroupで，診断時に転移が認められる症例が多い．組織学的には大細胞退形成性髄芽腫が多く，MYCの増幅がしばしば認められる．ゲノムの不安定性が高く，isochromosome 17qがみられ，しばしばchromothripsisを生じている．Group 4は35%を占める，中間悪性のsubgroupである．乳幼児から成人まで発生する．男女差が顕著で，3：1で男性に多い[2]．組織学

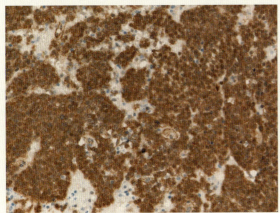

Fig. 1　古典的髄芽腫のβ-catenin染色
細胞質だけでなく核も陽性に染色されている．

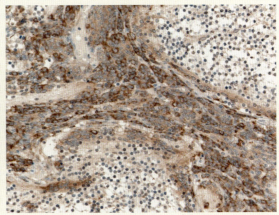

Fig. 2　高度結節性髄芽腫のGAB1染色
結節間の暗調野の細胞に陽性である．

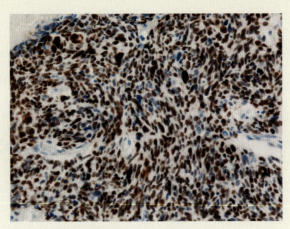

Fig. 3 退形成性髄芽腫の p53 染色
多くの核が陽性であり，*TP53* 遺伝子の変異が推定される（後にDNAシークエンスによって変異が確認された）．

的にはほとんどが古典型髄芽腫であるが，大細胞退形成性髄芽腫もまれに認められる．*MycN*，*CDK6* の増幅があり isochromosome 17q が高率に認められる．この subgroup は発生母細胞や関係しているシグナル経路などは解明されていない．なお，*TP53* の変異は WNT および SHH subgroup のみに認められ，WNT subgroup では予後との関連性はみられない[5]．

今後，髄芽腫についてはこの subgroup 別に腫瘍発生の解明や治療法の開発が行われていくものと考えられる．

なお，WHO 2016 年分類では，髄芽腫はこの遺伝子分類を基本とした分子遺伝学的分類と組織学的分類が併記されている．分類については，本文を参照されたい．

■文献
1) Taylor MD, Northcott PA, Korshunov A, et al. Molecular subgroups of medulloblastoma: the current consensus. Acta Neuropathol. 2012; 123: 465-72.
2) Schroeder K, Gururangan S. Molecular variants and mutations in medulloblastoma. Pharmgenomics Pers Med. 2014; 7: 43-51.
3) Goschzik T, zur Mühlen A, Kristiansen G, et al. Molecular stratification of medulloblastoma: comparison of histological and genetic methods to detect Wnt activated tumours. Neuropathol Appl Neurol. 2015; 41: 135-44.
4) Kaur K, Kakkar A, Kumar A, et al. Integrating molecular subclassification of medulloblastomas into routine clinical practice: a simplified approach. Brain Pathol. 2016; 26: 334-43.
5) Zhukova N, Ramaswamy V, Remke M, et al. Subgroup-specific prognostic implications of TP53 mutation in medulloblastoma. J Clin Oncol. 2013; 31: 2927-35.

［平戸純子］

column 16 ETMR の概念

　上衣芽腫 ependymoblastoma と髄上皮腫 medulloepithelioma は，2007 年の WHO 脳腫瘍分類では中枢神経系原始神経外胚葉性腫瘍 central nervous system primitive neuroectodermal tumor（CNS PNET）における腫瘍亜型として分類されている．ニューロピルと真性ロゼットに富む胎児性腫瘍 embryonal tumor with abundant neuropil and true rosettes（ETANTR）は 2000 年に Eberhart らによってはじめて報告された腫瘍で[1]，WHO 脳腫瘍分類では CNS PNET における 1 つの組織パターンという位置づけである．組織学的に，ETANTR と ependymoblastoma には上衣芽腫性ロゼット ependymoblastic rosettes が特徴的である（**Fig. 1, Fig. 2**）．このロゼットでは中心の腔を囲んで未分化な腫瘍細胞が多層

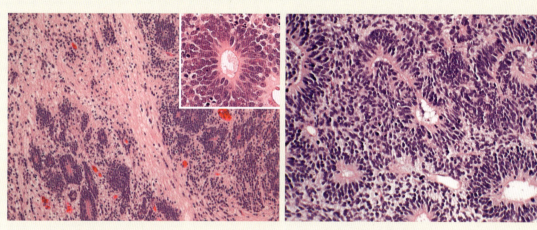

Fig. 1 Embryonal tumor with abundant neuropil and true rosettes（ETANTR）
挿入図は ependymoblastic rosette の拡大．

Fig. 2 Ependymoblastoma

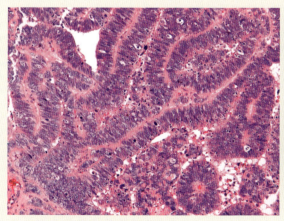

Fig. 3 Medulloepithelioma

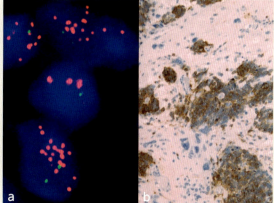

Fig. 4 ETANTR
a：FISH にて，染色体 19q13.42 の増幅が認められる．赤と緑のプローブはそれぞれ 19q13.42，19p13.11 を標的としている．
b：LIN28A 免疫染色にて，細胞質が陽性となる．

性に配列し，外側には基底膜などの境界は存在せず，周囲に溶け込んでいくような構造を示す．Medulloepithelioma には，基底膜を伴った多列性の神経上皮様細胞が乳頭状，管腔状，索状に配列した構造が特徴的であるが（**Fig. 3**），ependymoblastic rosettes もしばしば認められる．

2009 年に染色体 19q13.42 の増幅が ETANTR に報告され[2]，その後この遺伝子異常は ETANTR, ependymoblastoma, medulloepithelioma に特異的でかつ高頻度（約 95％）でみられることが示された[3-5]．また，染色体 19q13.42 に位置する chromosome 19 microRNA cluster（C19MC）の遺伝子増幅や融合遺伝子形成が，これらの腫瘍の分子遺伝学的特徴であることがあきらかとなった．これらの腫瘍は 3 歳以下の乳幼児に多く，予後不良（生存期間中央値：約 12 カ月）であり，臨床的にも類似している[5]．もともと形態学的に類似点が多いが，中間型や再発時に移行がある例も報告されている．このような臨床病理学的・分子遺伝学的共通点から，これらの腫瘍は発生起源を共有しており，同一腫瘍として包括できるのではないかと考えられ，多層ロゼット性胎児性腫瘍 embryonal tumor with multilayered rosettes（ETMR）が新たな腫瘍型として提唱された[5-7]．染色体 19q13.42 の検出には FISH 法などの分子遺伝学的解析が必要であるが（**Fig. 4a**），ETMR の免疫組織化学的マーカーとして LIN28A の有用性が知られている（**Fig. 4b**）[5,8]．しかし，atypical teratoid/rhabdoid tumor, high-grade glioma, germ cell tumor などの腫瘍にも陽性となることがあるので注意が必要である[8,9]．

■文献

1) Eberhart CG, Brat DJ, Cohen KJ, et al. Pediatric neuroblastic brain tumors containing abundant neuropil and true rosettes. Pediatr Dev Pathol. 2000; 3: 346-52.
2) Pfister S, Remke M, Castoldi M, et al. Novel genomic amplification targeting the microRNA cluster at 19q13.42 in a pediatric embryonal tumor with abundant neuropil and true rosettes. Acta Neuropathol. 2009; 117: 457-64.
3) Korshunov A, Remke M, Gessi M, et al. Focal genomic amplification at 19q13.42 comprises a powerful diagnostic marker for embryonal tumors with ependymoblastic rosettes. Acta Neuropathol. 2010; 120: 253-60.
4) Nobusawa S, Yokoo H, Hirato J, et al. Analysis of chromosome 19q13.42 amplification in embryonal brain tumors with ependymoblastic multilayered rosettes. Brain Pathol. 2012; 22: 689-97.
5) Korshunov A, Sturm D, Ryzhova M, et al. Embryonal tumor with abundant neuropil and true rosettes (ETANTR), ependymoblastoma, and medulloepithelioma share molecular similarity and comprise a single clinicopathological entity. Acta Neuropathol. 2014; 128: 279-89.
6) Paulus W, Kleihues P. Genetic profiling of CNS tumors extends histological classification. Acta Neuropathol. 2010; 120: 269-70.
7) Wesseling P. Embryonal tumor with multilayered rosettes (ETMR): signed, sealed, delivered.... Acta Neuropathol. 2014; 128: 305-8.
8) Korshunov A, Ryzhova M, Jones DT, et al. LIN28A immunoreactivity is a potent diagnostic marker of embryonal tumor with multilayered rosettes (ETMR). Acta Neuropathol. 2012; 124: 875-81.
9) Spence T, Sin-Chan P, Picard D, et al. CNS-PNETs with C19MC amplification and/or LIN28 expression comprise a distinct histogenetic diagnostic and therapeutic entity. Acta Neuropathol. 2014; 128: 291-303.

〔信澤純人〕

Atypical teratoid/rhabdoid tumor と INI1 異常

　非定型奇形腫様ラブドイド腫瘍 atypical teratoid/rhabdoid tumor（AT/RT）は多彩な組織像を示し，組織学的な特徴のみでは1つの腫瘍概念に収まらないようにみえる腫瘍型であるが，22番染色体のモノソミーを示すことが共通する特徴とされ[1]，臨床病理学的な疾患単位として提唱された．ついで22q11.2の欠失や転座がみいだされ[2]，その後，positional cloning studies により INI1（SMARCB1/SNF5/BAF1）が AT/RT や腎および軟部組織の悪性ラブドイド腫瘍 malignant rhabdoid tumor（MRT）の責任遺伝子であることがあきらかにされた[3]．WHO2007年分類では AT/RT はラブドイド細胞の出現と INI1 遺伝子の不活性化が基本的な特徴とされている．この遺伝子の欠失や変異による不活性化によって，INI1 蛋白が欠損する．この蛋白は腫瘍化していないすべての細胞で核に存在するため，免疫組織化学で核が陽性となるが，AT/RT のように INI1 遺伝子が不活性化した腫瘍細胞は陰性化する．組織像では正確に診断することがむずかしい腫瘍であったが，免疫組織化学で INI1 蛋白の陰性化を検出することによって精度の高い診断を行うことが可能となった[4]．その一方で，INI1 免疫染色で多くの症例で検索されるようになると AT/RT と同様の臨床病理学的特徴を有するにもかかわらず INI1 が保たれ，核が陽性となる症例が存在することがあきらかとなった．これらの一部は INI1 と同様に SNF/SWI chromatin remodeling complex に属する BRG1（SMARCA4）の不活性化が生じ，BRG1 が陰性化して生じた AT/RT と報告されている[5,6]．WHO2016年分類では，AT/RT の定義に SMARCA4（BRG1）の不活性化を伴う腫瘍が加えられた．しかしながら，実際にはこの両者が保たれている AT/RT と同様の臨床病理学的特徴を示す症例も存在しており，このような腫瘍は，新分類では CNS embryonal tumor with rhabdoid features とされている．今後の分子遺伝学的解析による新たな責任遺伝子の発見が期待される．

■文献
1) Biegel JA, Rorke LB, Packer RJ, et al. Monosomy 22 in rhabdoid or atypical teratoid tumors of the brain. J Neurosurg. 1990; 73: 710-4.
2) Biegel JA, Allen CS, Kawasaki K, et al. Narrowing the critical region for a rhabdoid tumor locus in 22q11. Genes Chromosomes Cancer. 1996; 16: 94-105.
3) Biegel JA, Zhou JY, Rorke LB, et al. Germ-line and acquired nutations of INI1 in atypical teratoid and rhabdoid tumors. Cancer Res. 1999; 59: 74-9.
4) Judkins AR, Mauger J, Rorke LB, et al. Immunohistochemical analysis of hSNF5/INI1 in pediatric CNS neoplasms. Am J Surg Pathol. 2004; 28: 644-50.
5) Schneppenheim R, Frühwald MC, Gesk S, et al. Germline nonsense mutation and somatic inactivation of SMARCA4/BRG1 in a family with rhabdoid tumor predisposition syndrome. Am J Hum Gen. 2010; 86: 279-84.
6) Hasselblatt M, Gesk S, Oyen F, et al. Nonsense mutation and inactivation of SMARCA4（BRG1）in an atypical teratoid/rhabdoid tumor showing retained SMARCB1（INI1）expression. Am J Surg Pathol. 2011; 35: 933-5.

［平戸純子］

Ⅱ. 脳腫瘍の組織型と病理

9 脳神経・脊髄神経腫瘍
Tumors of cranial and paraspinal nerves

　脳・脊髄神経に発生する腫瘍は大部分がシュワン細胞から発生するが，原因となる遺伝子異常，母細胞の発生段階，腫瘍部位の微小環境などが複雑に絡み合い，多彩な腫瘍群から構成されている（**Table 1**）．これらの腫瘍は臨床病理学的に類似点と相違点をもち，病理診断基準はおおむね確立されているとはいえ，いくつかの問題点も抱えている[1]．腫瘍発生についてはそれにかかわる遺伝子異常がつぎつぎと発見されるとともに，遺伝子改変モデルマウスを用いた巧みな実験的研究により[2]，本腫瘍群の精緻な病理発生があきらかにされつつある[3]．神経線維腫はシュワン細胞の他，線維芽細胞，神経周膜細胞，肥満細胞など複数の構成要素を含んでいるが，*NF1* 遺伝子が原因遺伝子として同定されることにより[4]，シュワン細胞のみが腫瘍細胞であることがあきらかにされた．また悪性神経鞘腫瘍ではシュワン細胞における *NF1* 不活化に加えて，他のドライバー遺伝子（*TP53*, *CDKN2A*, 他）の変異が加わることが腫瘍の進展に必須であることも示された．一方，シュワン細胞腫では *NF2* 遺伝子が関与しており[5]，その遺伝子産物 merlin が孤発性シュワン細胞腫で欠損していることがあきらかにされている[6]．

Table 1 Tumours of the cranial and paraspinal nerves　脳神経および脊髄神経腫瘍の分類表（WHO 分類改訂第 4 版，WHO2016）

Schwannoma　シュワン細胞腫
Cellular schwannoma　細胞性シュワン細胞腫
Plexiform schwannoma　蔓状シュワン細胞腫
Melanotic schwannoma　メラニン性シュワン細胞腫
Neurofibroma　神経線維腫
Atypical neurofibroma　異型神経線維腫
Plexiform neurofibroma　蔓状神経線維腫
Perineurioma　神経周膜腫
Hybrid nerve sheath tumours　雑種性神経鞘腫瘍
Malignant peripheral nerve sheath tumour　悪性末梢神経鞘腫（MPNST）
Epithelioid MPNST　類上皮性悪性末梢神経鞘腫
MPNST with perineurial differentiation　神経周膜分化性悪性末梢神経鞘腫

シュワン細胞腫　Schwannoma

▶ 定義

　よく分化したシュワン細胞が腫瘍性に増殖し，被膜に包まれた境界明瞭な腫瘤を形成したもので，生物学的には良性である．WHO grade I．

　腫瘍抑制遺伝子である NF2 の変異がシュワン細胞の腫瘍化にかかわっており，腫瘍細胞では NF2 遺伝子産物である merlin（schwannomin）の発現が抑制されている[7]．シュワン細胞腫の好発部位は脳神経および脊髄神経根部にある中枢・末梢神経接合部の末梢側であり，ここは髄鞘形成細胞が中枢側の oligodendroglia から末梢側のシュワン細胞に切り替わった部位である．第Ⅷ脳神経ではこの中枢・末梢神経接合部は脳幹から 10～13 mm の部位にあるといわれている．好発神経は頭蓋内では第Ⅷ脳神経の前庭神経であり，三叉神経や顔面神経などからも発生するがその頻度は低い．ごくまれには大脳，小脳，脳幹，脊髄など中枢神経実質内にシュワン細胞腫の発生が報告されている[8,9]．従来「神経鞘腫」（neurinoma，neurilemmoma）の名称も使われていたが，神経鞘とは本来は髄鞘 myelin をさす言葉である．本腫瘍はシュワン細胞の腫瘍であるので「シュワン細胞腫」のほうが適切であり，WHO2016 分類では「神経鞘腫」の名称が使用されなくなった．

▶ 臨床的事項

　脳腫瘍全国集計（2001～2004 年）での発生頻度は全脳腫瘍の 10.1％である．中年成人に好発し（中央値 51.9 歳），30 歳代から 60 歳代までの症例が全体の 82％を占めている．15 歳未満の小児例は 0.97％とごくまれである．女性に多い腫瘍である（男女比＝1：1.36）．

　症状は発生部位により異なり，第Ⅷ脳神経腫瘍では難聴と耳鳴で初発し，進行すると付近の脳神経麻痺症状や小脳症状が出現する．三叉神経腫瘍では顔面痛と知覚鈍麻が，顔面神経腫瘍では顔面神経麻痺，聴力低下，耳鳴などがみられる．

▶ 神経画像所見

　腫瘍は MRI T1WI で低信号，T2WI で高信号を呈し，ガドリニウムにて均一に造影される（**Fig. 1**）[10]．しばしば微小嚢胞を伴う．第Ⅷ脳神経腫瘍では CT で内耳孔の拡大がみられ，MRI では腫瘍が内耳孔から小脳橋角部に向かって広がり，朝顔形，扇形，アイスクリームコーン形などと表現される特徴的な形態を示す．脊髄神経腫瘍ではしばしば椎間孔をはさむ亜鈴形の腫瘍影がみられる．

▶ 腫瘍肉眼像

　境界の明瞭な球形の腫瘍を形成する（**Fig. 2a**）．Neurofibromatosis type 2（NF2）ではしばしば両側の第Ⅷ脳神経に腫瘍が形成される（**Fig. 2b**）．表面は滑らかで，桃色がかった灰黄色を示し，ゴム様の硬度をもつ．場合によっては表面に発生源の神経を観察できることもある．割面の実質部は淡褐色であり，しばし

II. 脳腫瘍の組織型と病理

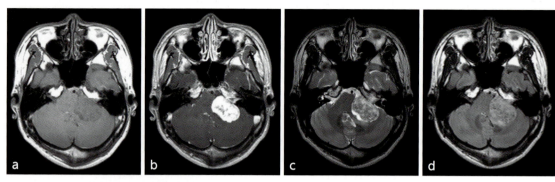

Fig. 1 シュワン細胞腫の MRI 像（関東脳神経外科病院清水庸夫先生提供）
a：左内耳孔から突出し小脳と橋を圧排する腫瘤．T1WI では脳実質より軽度低信号強度を示している．
b：ガドリニウムにより腫瘍は強く造影される．
c：T2WI では腫瘍は不均一な高信号を示す．
d：FLAIR では腫瘍は軽度の高信号である．

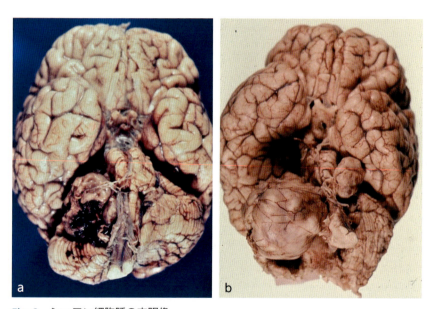

Fig. 2 シュワン細胞腫の肉眼像
a：右小脳橋角部に形成された腫瘍が橋，延髄，小脳を圧迫している．腫瘍の一部に出血がみられる．
b：Neurofibromatosis type 2 の症例で，左右の小脳橋角部に腫瘤が形成されている．

ば囊胞や出血を伴う．大きな腫瘍では壊死もみられる．

▶ **腫瘍組織像**

腫瘍は異型の弱いシュワン細胞から構成される（**Fig. 3**）．核は細長い楕円形で，両端は尖っている．核の形態はほぼ均一であり，クロマチンの増加は軽く，核分裂像はごく少ない．細胞質は弱好酸性であり，細胞の両端から細長い突起を伸ばしている．これらの細胞が線維束を作って密に並ぶところと，細胞間に豊富な水

9. 脳神経・脊髄神経腫瘍

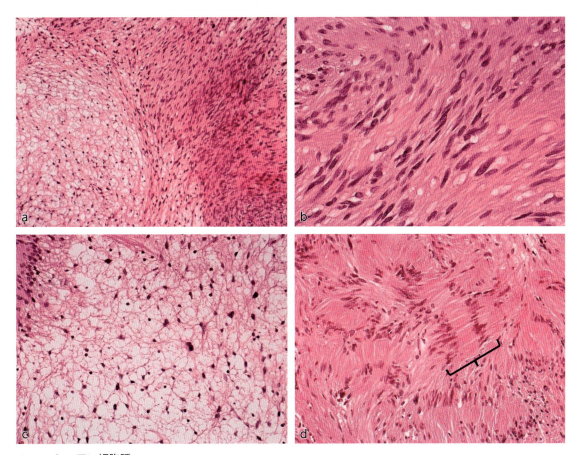

Fig. 3 シュワン細胞腫
a：細胞密度の疎密を示す腫瘍で，図右半は Antoni A 領域，図左半は Antoni B 領域である．
b：Antoni A 領域では細長い核と狭い好酸性細胞質をもち，双極性突起を伸ばす腫瘍細胞が束を作って錯綜している．
c：Antoni B 領域では細胞間に水腫性基質が豊富で，腫瘍細胞の細長い突起が際立ってみえる．
d：核の柵状配列がめだつ部分であり，中央部には Verocay 小体（ } 印）がみられる．

腫性基質が存在し細胞は低い密度で網目状に分布するところがみられる（**Fig. 3a**）．この二相性パターン biphasic pattern はしばしば認められ，前者の細胞が密に並ぶ部分は Antoni A pattern（**Fig. 3b**），後者の細胞が網目状に疎らに存在する部分は Antoni B pattern（**Fig. 3c**）とよばれている．

スウェーデンの神経学者 Nils Ragnar Eugene Antoni（1887～1968）は 1920 年に，Verocay が neurinoma と命名した神経鞘腫瘍 30 例を検索し，2 つの独特な組織構築があることを初めて記述した．この組織構築が現在，彼の名前を冠して Antoni A，Antoni B とよばれているものである．Antoni A pattern では細胞が密に接しているため細胞の境界は光顕的に不明瞭であり，合胞細胞のごとくみえる．この領域では核はとくに細長くなり，葉巻状あるいは桿状と表現される．特徴的な所見として核の柵状配列 nuclear palisading がみられる（**Fig. 3d**）．これは束状に並んだ細胞の核が横一列に柵を作るがごとく並ぶ所見であり，とくに脊髄神経発生のシュワン細胞腫でよく観察される．またこれに関連して，2 つ

II. 脳腫瘍の組織型と病理

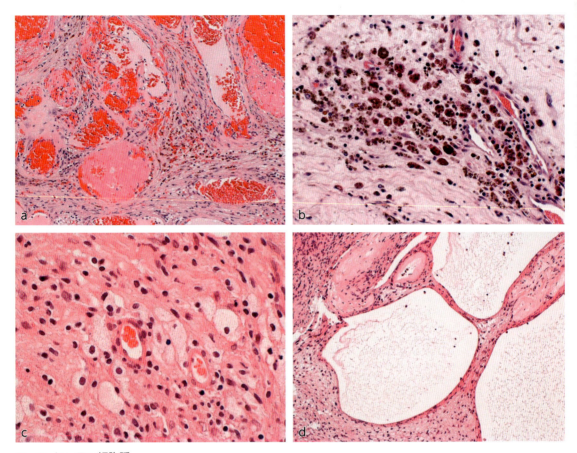

Fig. 4　シュワン細胞腫
a：血管の豊富な腫瘍で，血管腔の拡張，血栓形成，出血，ヘモジデリン沈着などがみられる．
b：ヘモジデリン沈着のめだつ領域で，多くのヘモジデリンは組織球に取り込まれている．
c：泡沫状の細胞質をもつマクロファージの浸潤がみられる．
d：多房性の嚢胞が形成されている．血管壁の硝子化もみられる．

の核の柵状配列が接近して存在し，両者の間に無核の細胞突起のみからなる帯状の領域が出現しているものがヴェロケイ小体 Verocay body である（**Fig. 3d**）．この構造はウルグアイの神経病理学者 Jose Juan Verocay（1876～1927）によって1910年に記載されたものである．鍍銀染色を行うと Antoni A pattern では腫瘍細胞間に繊細な好銀線維がよく発達している．一方，Antoni B pattern を構成する腫瘍細胞の核は楕円形ないし類円形で丸みがあり，細胞質はほとんどみえないが，双極性の長い突起をもつ様子がよくわかる（**Fig. 3c**）．間質には壁の硝子化した血管や内腔が拡張した壁の薄い血管がみられ，それらが海綿状血管腫様に集簇することもある（**Fig. 4a**）．ヘモジデリンの沈着（**Fig. 4b**），淡褐色の色素やヘモジデリンを取り込んだマクロファージの集簇（**Fig. 4c**），大小の嚢胞構造などがしばしば観察される（**Fig. 4d**）．

腫瘍細胞の核は一般に均一で異型は乏しいが，一部の症例においては顕著な多態性が現れる（**Fig. 5a, b**）．これは変性による核異型であり，悪性腫瘍と誤診しないよう注意する必要がある．すなわち，核形態は大小さまざまとなり，クロマ

9. 脳神経・脊髄神経腫瘍

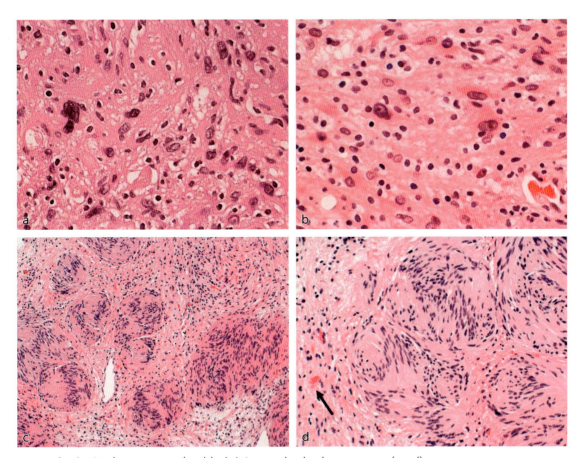

Fig. 5 Ancient schwannoma（a, b）と intracerebral schwannoma（c, d）
a：腫瘍細胞には核の大小不同，形の不整など多態性がみられる．
b：核の大小不同はあるが，核小体の腫大や核分裂像はみられない．
c：脳内にシュワン細胞の集塊が島状に形成されている．
d：Antoni A パターンを示すシュワン細胞腫であり核の柵状配列がみられる．矢印は脳内の Rosenthal fiber.

チンは増加し，巨核や多核がみられる．このような腫瘍は ancient schwannoma とよばれている．

脳や脊髄内にシュワン細胞腫が形成されることがある．この場合，シュワン細胞からなる細胞胞巣が中枢神経組織内に島状に散在し（**Fig. 5c**），胞巣間の脳組織にはグリオーシスや Rosenthal 線維の形成が認められる（**Fig. 5d**）．

NF2 では，両側の第Ⅷ脳神経にシュワン細胞腫が発生するほか，脊髄神経や馬尾にも多発性にシュワン細胞腫が発生する．シュワン細胞腫と髄膜腫が同一部位に衝突腫瘍として発生した例や[11]，前記 2 腫瘍に加え上衣腫が合併した例もある[12]．

▶ 亜型

1. 細胞性シュワン細胞腫　Cellular schwannoma

細胞密度の高いシュワン細胞性腫瘍であり，核のクロマチン増加や異型を伴うため悪性腫瘍（MPNST）との鑑別を要するものである（**Fig. 6**）．おもに Antoni

Ⅱ. 脳腫瘍の組織型と病理

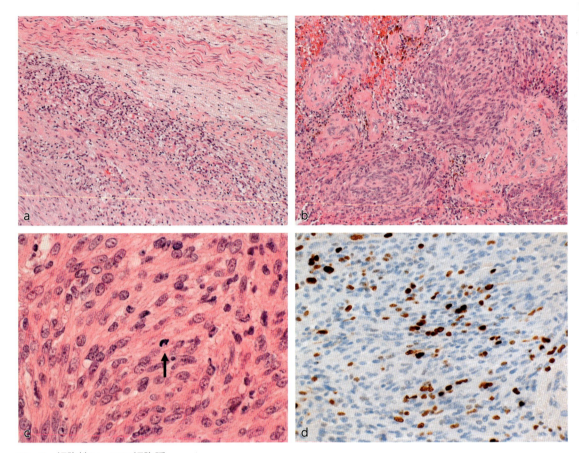

Fig. 6 細胞性シュワン細胞腫
a：線維性被膜で包まれた腫瘍で，被膜下にはリンパ球浸潤がみられる．
b：紡錘形の腫瘍細胞が錯綜しており，渦巻き状配列も認められる．出血とヘモジデリン沈着がみられる．
c：核は腫大し，クロマチンの増加と核分裂像（矢印）がみられる．
d：Ki-67（MIB-1）陽性率は高い値を示す．

A pattern を示しながら紡錘形細胞が増殖し，核の柵状配列や Verocay body はめだたず，増殖能が高く核分裂像がみられる（**Fig. 6c**）[13,14]．MPNST との鑑別点として細胞性シュワン細胞腫ではシュワン細胞の渦巻き状配列（**Fig. 6b**），腫瘍被膜の存在（**Fig. 6a**），被膜下のリンパ球浸潤，マクロファージの浸潤などがみられ，免疫組織化学的には SOX10，neurofibromin，p16 の発現が保たれている[15]．Ki-67 陽性率は 20％以下の例が多い（**Fig. 6d**）．再発例はあるが，転移や腫瘍死はみられない．

2. 蔓状シュワン細胞腫　Plexiform schwannoma

小児の四肢，体幹の皮膚・皮下組織に，多中心性に発生したシュワン細胞腫によってあたかもツタが絡まるがごとき腫瘤が形成されたものである[16]．NF-2 などで末梢神経系にてみられ，頭蓋内・脊柱管内のものはほとんどない[17]．

3. メラニン性シュワン細胞腫　Melanotic schwannoma

メラニン色素を含むシュワン細胞からなる腫瘍で，境界の明瞭な黒色の腫瘤を形成する．多くは脊髄神経に発生し，紡錘形ないし類上皮様の腫瘍細胞が線維束

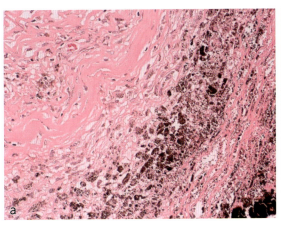 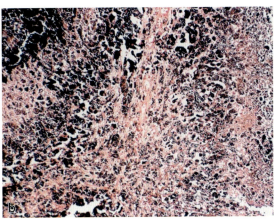

Fig. 7　メラニン性シュワン細胞腫
a：多くの腫瘍細胞は細胞質に黒褐色の色素顆粒をもっている．
b：色素顆粒はFontana-Masson染色で黒色に染まり，メラニン顆粒であることがわかる．

を作って増殖し，核には明瞭な核小体がみられ，細胞質にメラニン顆粒が含まれている（**Fig. 7**）．砂粒体を伴う腫瘍と伴わない腫瘍が区別され，前者は内臓自律神経系に発生し，約半数がCarney complex（皮膚色素沈着，心臓粘液腫，内分泌腫瘍の合併を特徴とする常染色体優性遺伝疾患）を合併する[18]．10〜15%は悪性性格をもつといわれている．なお，通常のシュワン細胞腫で細胞質にリポフスチン顆粒を多量に含む例があるので，これを本腫瘍と誤らぬよう注意が必要である．

▶ 免疫組織化学的所見・電顕所見

免疫組織化学的にはS-100蛋白（**Fig. 8a**），vimentin，Leu7，SOX10，calretininが常に陽性となる．GFAPはおおむね陰性であるが，少数例では局所的に陽性所見が出ることがある（**Fig. 8b**）．有髄性シュワン細胞に対する抗体（Schwann/2E）では7割程度の細胞に部分的陽性像がみられる（**Fig. 8c**）[19]．Ki-67陽性率は一般に低値を示し，58例を計測した平均値は1.7%と報告されている[20]．しかしシュワン細胞腫では，限局的に高いKi-67陽性率を呈することがあるので，計測に際しては注意が必要である（**Fig. 8d**）．

電子顕微鏡的には腫瘍細胞の全周が基底膜で取り囲まれていることが特徴である（**Fig. 9**）．細胞間には長い周期的横紋をもつ膠原線維 long spacing collagen（Luse body）がしばしば観察される（**Fig. 10**）．

▶ 遺伝子異常

*NF2*遺伝子の変異が孤発性シュワン細胞腫の約6割で認められる[7,21]．この異常によるmerlinの機能喪失がシュワン細胞腫の発生にかかわっていると考えられている．

II. 脳腫瘍の組織型と病理

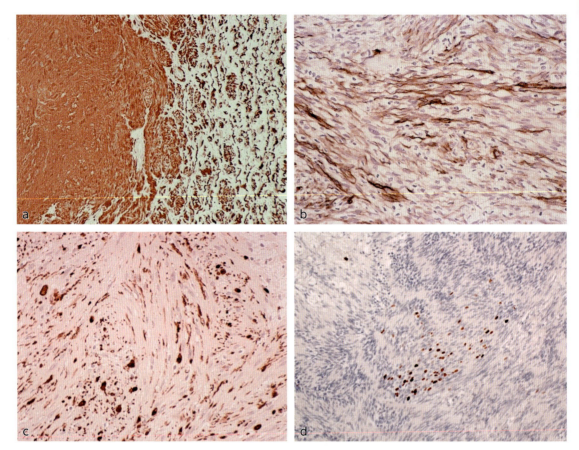

Fig. 8 シュワン細胞腫の免疫組織化学
a：腫瘍細胞は S-100 蛋白を強く発現している．図左が Antoni A 領域，図右が Antoni B 領域である．
b：GFAP は一般には陰性であるが，ごく一部の症例で部分的に発現されることがある．
c：約 7 割の症例で有髄性シュワン細胞のマーカー（Schwann/2E）が発現される．
d：Ki-67 陽性率は低値を示すが，一部の腫瘍で局所的に高い陽性率を示すことがある．

▶ 鑑別診断

1. **髄膜腫** Meningioma

    腫瘍細胞は類円形の核と好酸性平板状の細胞質をもち，胞巣状，束状に配列する．渦紋状配列や砂粒体がみられる．EMA，D2-40 が高率に陽性であるが，S-100 蛋白の陽性率は低い．

2. **孤立性線維性腫瘍** Solitary fibrous tumor

    紡錘形細胞の束状配列がみられ，間質に膠原線維の形成がみられ，血管がよく発達している．免疫組織化学的に CD34 と STAT6 が陽性で，S-100 蛋白は陰性である．

memo 雑種性神経鞘腫瘍 Hybrid nerve sheath tumor

1 つの腫瘍内に 2 つの末梢神経腫瘍が混在する良性腫瘍である．シュワン細胞腫と神経周皮腫からなるもの[22]，シュワン細胞腫と神経線維腫からなるもの（**Fig. 11**）[23]，神経線維腫と神経周皮腫からなるもの[24]，などが報告されている．

9. 脳神経・脊髄神経腫瘍

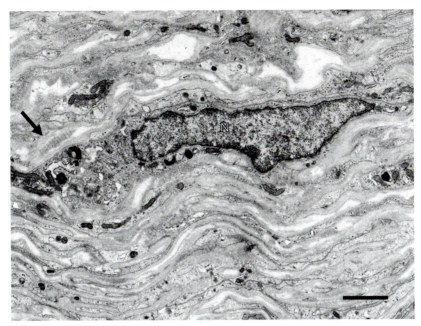

Fig. 9　シュワン細胞腫の電顕像
腫瘍細胞は細長い核をもち，細胞間には多数の突起がみられる．細胞と突起表面は基底膜で包まれている．間質には long spacing collagen（矢印）がみられる．N：核，bar＝2 μm．

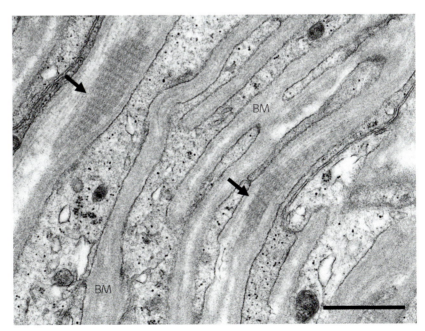

Fig. 10　シュワン細胞腫の電顕像
腫瘍細胞の細胞突起が並列して走り，それらの表面はよく発達した基底膜（BM）で被覆されている．細胞間隙には周期性横紋をもつ膠原線維 long spacing collagen（Luse body，矢印）が認められる．Bar＝1 μm．

341

Ⅱ．脳腫瘍の組織型と病理

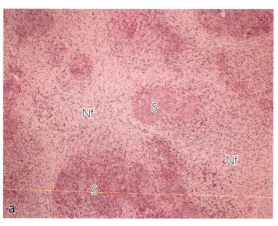 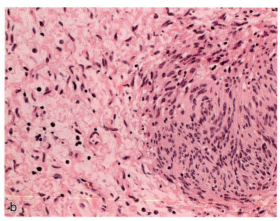

Fig. 11　Hybrid nerve sheath tumor
a：腫瘍内には Antoni A pattern を示すシュワン細胞腫（S）が島状に分布し，
　　その間に神経線維腫（Nf）の成分が認められる．
b：図左半の神経線維腫成分と図右半のシュワン細胞腫成分が混在している．

　多くは皮膚や皮下組織にみられ，ごくまれに脳神経や脊髄神経にも発生する[25,26]．このような腫瘍は神経線維腫症において発生する例が多いので，診断時には孤発例にみえても神経線維腫症の有無を検索する必要がある．

神経線維腫　Neurofibroma

▶ 定義

　よく分化したシュワン細胞の腫瘍であり，腫瘍内には非腫瘍性の線維芽細胞，神経周膜細胞，肥満細胞も同時に増生し，豊富な粘液様基質を伴って限局性の腫瘤を作るものである．WHO gradeⅠ．

▶ 臨床的事項

　Neurofibromatosis type 1（NF1）においては皮膚や四肢・躯幹の末梢神経組織に多発する．中枢神経組織ではシュワン細胞腫に比べて圧倒的に頻度は低い．脳腫瘍全国集計（2001〜2004年）では15例の登録があるのみである．脊髄神経などに発生する[27]．

▶ 腫瘍肉眼像

　末梢神経と連続した紡錘形の腫瘤を作る．やや軟らかい腫瘤で，割面は透明感のある灰褐色を呈する．

▶ 腫瘍組織像

　組織学的には紡錘形の腫瘍細胞が中等度またはやや低い細胞密度で増殖し，間質にはアルシアンブルー陽性の粘液様基質が認められる（**Fig. 12a**）．細胞は細長い桿状核をもち，双極性の長い突起を伸ばし，それらが束を作って増殖する（**Fig.**

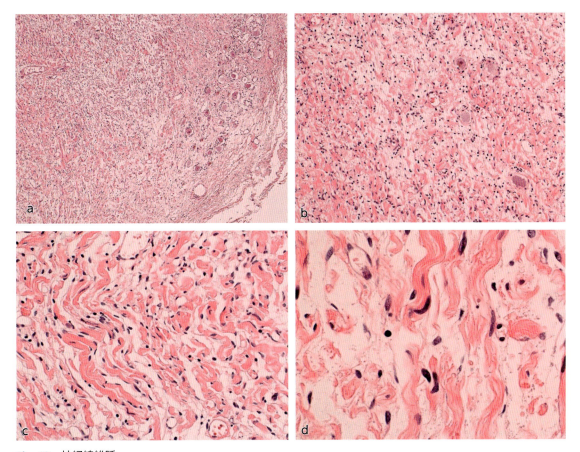

Fig. 12 神経線維腫
a：後根神経節の近傍に発生した神経線維腫．図左半が腫瘍，右半が神経節である．
b：腫瘍組織のなかに神経節細胞が巻き込まれている．
c：紡錘形の腫瘍細胞が波打つように配列している．間質には好塩基性の基質が豊富である．
d：緩やかにカーブした腫瘍細胞が特徴で，核も彎曲している．

12b）．細胞束は曲がりくねって波を打つように配列する所見が特徴である（**Fig. 12c, d**）．腫瘍細胞の核の柵状配列や Verocay body はみられない．腫瘍細胞間には線維芽細胞，膠原線維，好塩基性基質などが認められる．血管壁の硝子化はシュワン細胞腫に比べてめだたない．腫瘍組織内に離散した神経軸索や有髄神経線維が少数認められることがある．

▶ 亜型

1. 異型神経線維腫　Atypical neurofibroma

細胞密度の高い神経線維腫であり，腫瘍細胞は異型性を示し，核分裂像の増加や組織構造の単調化がみられるものである．MPNST との鑑別を要することがある．

2. 蔓状神経線維腫　Plexiform neurofibroma

1つの腫瘤内に多結節性に神経線維腫が形成されているものである．複数の神経線維束に同時に腫瘍化が起こったものとみなされ，NF1 にみられる．MPNST

Ⅱ. 脳腫瘍の組織型と病理

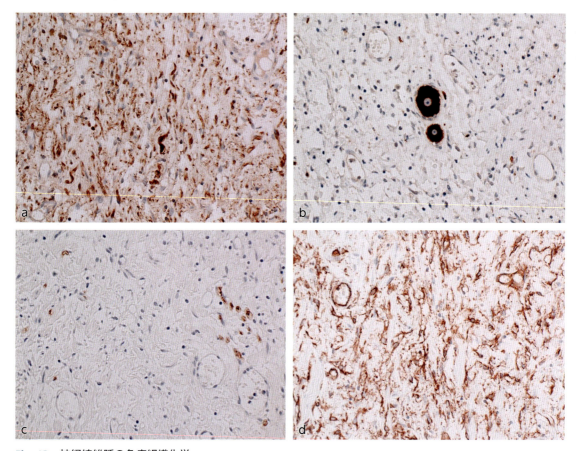

Fig. 13 神経線維腫の免疫組織化学
a：彎曲した腫瘍細胞の核と細胞質に S-100 蛋白が発現している．
b：後根神経節細胞と少数の軸索は NFP が陽性である．
c：腫瘍に巻き込まれた有髄神経線維は Schwann/2E を発現しているが，腫瘍細胞は陰性である．
d：血管内皮細胞と線維芽細胞には CD34 が発現している．

の前駆病変ともみなされている．

▶ 免疫組織化学的所見・電顕所見

　免疫組織化学的にはシュワン細胞は S-100 蛋白が陽性である（**Fig. 13a**）．シュワン細胞腫に比べて S-100 蛋白陽性細胞の比率は少ない．Vimentin 染色ではシュワン細胞と線維芽細胞の両者が陽性である．神経軸索や有髄神経線維の証明には，neurofilament 蛋白の染色（**Fig. 13b**）や Schwann/2E 染色（**Fig. 13c**）が有益である．腫瘍内に含まれる肥満細胞は c-kit 染色が陽性である．CD34 染色では腫瘍内の線維芽細胞に陽性所見がみられる（**Fig. 13d**）[28]．電顕的にはシュワン細胞と神経周膜細胞が観察される[29]．

▶ 遺伝子異常

　神経線維腫の発生には S-100 蛋白陽性シュワン細胞の *NF1* 遺伝子の不活化が関与している[30,31]．

▶ 鑑別診断

1. シュワン細胞腫　Schwannoma
Antoni A と Antoni B の二相性パターンがみられ，しばしば Verocay 小体が認められる．すべての腫瘍細胞が均一に S-100 蛋白陽性である．

2. 悪性末梢神経鞘腫　Malignant peripheral nerve sheath tumor
細胞密度の高い腫瘍であり，腫瘍細胞の核は腫大し，クロマチンの増加がみられる．核分裂像がみられることが多い．

memo　神経周膜腫　Perineurioma
腫瘍性の神経周膜細胞からなる良性腫瘍である．神経内に発生する intraneural perineurioma と軟部組織に発生する soft tissue perineurioma があり，いずれもまれである．頭蓋内では脳神経や側脳室内での報告例がある[32,33]．組織学的には紡錘形の腫瘍細胞が神経軸索を取り囲んで同心円状に配列する pseudoonion bulb が特徴である．腫瘍細胞には EMA, vimentin の発現がみられるが，S-100 蛋白は陰性である．また，Glut-1 や claudin-1 が多くの細胞に発現される[28]．

悪性末梢神経鞘腫　Malignant peripheral nerve sheath tumor（MPNST）

▶ 定義
末梢神経の構成細胞から発生する悪性腫瘍である．WHO grade Ⅲ, Ⅳ.

▶ 臨床的事項
半数以上は NF1 に合併して発生する．軟部組織の悪性腫瘍の 5％を占めるが，脳腫瘍としてはまれであり，全国脳腫瘍集計（2001～2004 年）では 1 例の登録があるのみである．30～60 歳台が好発年齢で，やや男性に多い．文献的には三叉神経，顔面神経，前庭神経や迷走神経などの頭蓋内脳神経からの発生が報告されている[34,35]．最近ではシュワン細胞腫へのγナイフ治療後に発生した MPNST の報告もある[36,37]．

▶ 腫瘍肉眼像
紡錘形や球形の腫瘤を作り，割面はクリーム色で壊死や出血を伴う．被膜は不完全で周囲組織への浸潤性増殖を示す．遠隔転移することもある．

▶ 腫瘍組織像
組織像は多彩である．短紡錘形細胞が線維束を作って密に増殖する．核は細長く波打った形でその両端は尖っている．核分裂像がしばしば認められる（**Fig. 14a**）．細胞質は好酸性で狭い．細胞はシート状，花むしろ状あるいはニシンの骨状（herringbone pattern）の配列を示す．腫瘍内には壊死巣を認めることが多い（**Fig. 14b**）．

腫瘍細胞が上皮性分化を示しあきらかな腺管構造を作るものは glandular

II. 脳腫瘍の組織型と病理

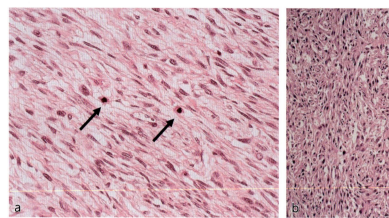
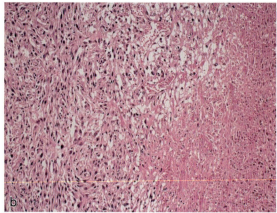

Fig. 14 Malignant peripheral nerve sheath tumor（MPNST）
a：紡錘形の腫瘍細胞が単調に増殖しており，核分裂像が認められる（矢印）．
b：細胞密度の高い腫瘍で図右半には壊死がみられる．

MPNSTとよばれる．腫瘍細胞が類上皮様の形態を示すものはepithelioid MPNSTとよばれ，シュワン細胞腫が悪性化したものに多い．また，さまざまな間葉系細胞への分化を示し，横紋筋細胞，軟骨細胞，骨芽細胞，メラニン細胞などが出現することもある．横紋筋肉腫の像が出現するMPNSTはmalignant Triton tumorともよばれる．

▶ 免疫組織化学的所見

S-100蛋白の発現は半数以上の例にみられるが，SOX10の発現低下・消失が多くの例でみられる．p53の陽性率は高い．Epithelioid MPNSTでは約半数でSMARKB1（INI1）の消失がみられる．特有な細胞分化を示す例では，上皮性（EMA，CEA，cytokeratin）あるいは，筋系（desmin，myogenin，muscle specific actin）などのマーカーが発現される．

▶ 遺伝子異常

MPNSTでは*NF1*遺伝子の不活化に加えて，*CDKN2A*，*SUZ12*，*EED*などの変異が認められる[38]．これは複数の遺伝子変異の累積がMPNSTの発生に関与していることを示している．

■文献
1) Rodriguez FJ, Folpe AL, Giannini C, et al. Pathology of peripheral nerve sheath tumors: diagnostic overview and update on selected diagnostic problems. Acta Neuropathol. 2012; 123: 295-319.
2) Brossier NM, Carroll SL. Genetically engineered mouse models shed new light on the pathogenesis of neurofibromatosis typeⅠ-related neoplasms of the peripheral nervous system. Brain Res Bull. 2012; 88: 58-71.
3) Carroll SL. Molecular mechanisms promoting the pathogenesis of Schwann cell neoplasms. Acta Neuropathol. 2012; 123: 321-48.
4) Wallace MR, Marchuk DA, Andersen LB, et al. Type 1 neurofibromatosis gene: identification of a large transcript disrupted in three NF1 patients.

Science. 1990; 249: 181-6.
5) Rouleau GA, Merel P, Lutchman M, et al. Alteration in a new gene encoding a putative membrane-organizing protein causes neuro-fibromatosis type 2. Nature. 1993; 363: 515-21.
6) Stemmer-Rachamimov AO, Xu L, Gonzalez-Agosti C, et al. Universal absence of merlin, but not other ERM family members, in schwannomas. Am J Pathol. 1997; 151: 1649-54.
7) Jacoby LB, MacCollin M, Barone R, et al. Frequency and distribution of NF2 mutations in schwannomas. Genes Chromosomes Cancer. 1996; 17: 45-55.
8) Ishihara M, Miyagawa-Hayashino A, Nakashima Y, et al. Intracerebral schwannoma in a child with infiltration along perivascular spaces resembling meningioangiomatosis. Pathol Int. 2009; 59: 583-7.
9) Nayak R, Chaudhuri A, Chattopadhyay A, et al. Thoracic intramedullary schwannoma: A case report and review of literature. Asian J Neurosurg. 2015; 10: 126-8.
10) Mulkens TH, Parizel PM, Martin JJ, et al. Acoustic schwannoma: MR findings in 84 tumors. AJR Am J Roentgenol. 1993; 160: 395-8.
11) Ghosal N, Kumaran SP, Furtado SV, et al. Mixed schwannoma with meningioma- report on 2 cases of unusual tumor with review of literature. Clin Neuropathol. 2012; 31: 374-8.
12) Rasheed F, Fatima S, Ahmad Z. Triad of Intraspinal Meningioma, Schwannoma, and Ependymoma: Report of an Extremely Rare Case. Int J Surg Pathol. 2016; 24: 55-8.
13) Woodruff JM, Godwin TA, Erlandson RA, et al. Cellular schwannoma: a variety of schwannoma sometimes mistaken for a malignant tumor. Am J Surg Pathol. 1981; 5: 733-44.
14) Casadei GP, Scheithauer BW, Hirose T, et al. Cellular schwannoma. A clinicopathologic, DNA flow cytometric, and proliferation marker study of 70 patients. Cancer. 1995; 75: 1109-19.
15) Pekmezci M, Reuss DE, Hirbe AC, et al. Morphologic and immunohistochemical features of malignant peripheral nerve sheath tumors and cellular schwannomas. Mod Pathol. 2015; 28: 187-200.
16) Woodruff JM, Scheithauer BW, Kurtkaya-Yapicier O, et al. Congenital and childhood plexiform (multinodular) cellular schwannoma: a troublesome mimic of malignant peripheral nerve sheath tumor. Am J Surg Pathol. 2003; 27: 1321-9.
17) Iwashita T, Enjoji M. Plexiform neurilemmoma: a clinicopathological and immunohistochemical analysis of 23 tumours from 20 patients. Virchows Arch A Pathol Anat Histopathol. 1987; 411: 305-9.
18) Carney JA, Gordon H, Carpenter PC, et al. The complex of myxomas, spotty pigmentation, and endocrine overactivity. Medicine (Baltimore). 1985; 64: 270-83.
19) Arai H, Hirato J, Nakazato Y. A novel marker of Schwann cells and myelin of the peripheral nervous system. Pathol Int. 1998; 48: 206-14.
20) Yokoyama M, Matsuda M, Nakasu S, et al. Clinical significance of Ki-67 staining index in acoustic neurinoma. Neurol Med Chir (Tokyo). 1996; 36: 698-702; discussion 702-3.
21) Sainz J, Huynh DP, Figueroa K, et al. Mutations of the neurofibromatosis type 2 gene and lack of the gene product in vestibular schwannomas. Hum Mol Genet. 1994; 3: 885-91.
22) Hornick JL, Bundock EA, Fletcher CD. Hybrid schwannoma/perineurioma:

clinicopathologic analysis of 42 distinctive benign nerve sheath tumors. Am J Surg Pathol. 2009; 33: 1554-61.
23) Harder A, Wesemann M, Hagel C, et al. Hybrid neurofibroma/schwannoma is overrepresented among schwannomatosis and neurofibromatosis patients. Am J Surg Pathol. 2012; 36: 702-9.
24) Inatomi Y, Ito T, Nagae K, et al. Hybrid perineurioma-neurofibroma in a patient with neurofibromatosis type 1, clinically mimicking malignant peripheral nerve sheath tumor. Eur J Dermatol. 2014; 24: 412-3.
25) Las Heras F, Martuza R, Caruso P, et al. 24-year-old woman with an internal auditory canal mass. Hybrid peripheral nerve sheath tumor with schwannoma/perineurioma components. Brain Pathol. 2013; 23: 361-2.
26) Hayashi T, Hirose T, Nishimura Y, et al. Hybrid schwannoma/perineurioma of the spinal nerve: multifocal occurrence, and recurrence as an intraneural perineurioma. Pathol Int. 2013; 63: 368-73.
27) Safaee MM, Lyon R, Barbaro NM, et al. Neurological outcomes and surgical complications in 221 spinal nerve sheath tumors. J Neurosurg Spine. 2017; 26: 103-11.
28) Hirose T, Tani T, Shimada T, et al. Immunohistochemical demonstration of EMA/Glut1-positive perineurial cells and CD34-positive fibroblastic cells in peripheral nerve sheath tumors. Mod Pathol. 2003; 16: 293-8.
29) Erlandson RA, Woodruff JM. Peripheral nerve sheath tumors: an electron microscopic study of 43 cases. Cancer. 1982; 49: 273-87.
30) Perry A, Roth KA, Banerjee R, et al. NF1 deletions in S-100 protein-positive and negative cells of sporadic and neurofibromatosis 1 (NF1)-associated plexiform neurofibromas and malignant peripheral nerve sheath tumors. Am J Pathol. 2001; 159: 57-61.
31) Beert E, Brems H, Renard M, et al. Biallelic inactivation of NF1 in a sporadic plexiform neurofibroma. Genes Chromosomes Cancer. 2012; 51: 852-7.
32) Almefty R, Webber BL, Arnautovic KI. Intraneural perineurioma of the third cranial nerve: occurrence and identification. Case report. J Neurosurg. 2006; 104: 824-7.
33) Giannini C, Scheithauer BW, Steinberg J, et al. Intraventricular perineurioma: case report. Neurosurgery. 1998; 43: 1478-81; discussion 81-2.
34) Scheithauer BW, Erdogan S, Rodriguez FJ, et al. Malignant peripheral nerve sheath tumors of cranial nerves and intracranial contents: a clinicopathologic study of 17 cases. Am J Surg Pathol. 2009; 33: 325-38.
35) Carlson ML, Jacob JT, Habermann EB, et al. Malignant peripheral nerve sheath tumors of the eighth cranial nerve arising without prior irradiation. J Neurosurg. 2016; 125: 1120-9.
36) Akamatsu Y, Murakami K, Watanabe M, et al. Malignant peripheral nerve sheath tumor arising from benign vestibular schwannoma treated by gamma knife radiosurgery after two previous surgeries: a case report with surgical and pathological observations. World Neurosurg. 2010; 73: 751-4.
37) Maducdoc MM, Ghavami Y, Linskey ME, et al. Evaluation of Reported Malignant Transformation of Vestibular Schwannoma: De Novo and After Stereotactic Radiosurgery or Surgery. Otol Neurotol. 2015; 36: 1301-8.
38) Lee W, Teckie S, Wiesner T, et al. PRC2 is recurrently inactivated through EED or SUZ12 loss in malignant peripheral nerve sheath tumors. Nat Genet. 2014; 46: 1227-32.

［中里洋一］

シュワン細胞腫と酸化ストレス傷害

　シュワン細胞腫は脳神経，脊髄神経，軟部組織など，全身に広く発生するありふれた腫瘍であり，核の柵状配列，Verocay 小体，Antoni A/B パターンの形成，血管壁の硝子化など，特徴的な組織像を形成することから，病理診断は比較的容易である．Antoni A/B パターンはどの教科書にも必ず記載されている組織学的所見であるが，今日の教科書にその出典を明記しているものはみあたらない．調べてみるとスウェーデンの神経学者である Nils Ragnar Eugene Antoni が 1920 年にドイツ語で著した文献にたどり着く[1,2]．Antoni B 領域は腫瘍径の大きい，経過の長い例にみられることが多いので，腫瘍が変性に陥った結果として生じるものだろうという共通認識はこれまでもあったが，具体的にどのような機序でこのような組織像が形成されるのかについて，それ以上の深い考察を試みた論文はほとんどなかったと思われる．

　2003 年に Yokoo ら[3]はシュワン細胞腫には好酸性硝子滴が出現することを記載し，それらは内耳神経発生例に頻度が高く，Antoni B 領域の辺縁部に出現しやすく，好酸性硝子滴を有する細胞の核は MIB-1 陰性だが細胞死にも陥っていない静止状態にあることなどを報告した．Antoni B 領域が内耳神経のシュワン細胞腫に出現しやすいことは以前より知られており，その周辺部に硝子滴がみられやすいことから，当初はシュワン細胞腫に現れる種々の変性構造物の 1 つとして好酸性硝子滴を位置づけた．2007 年の第二報[4]では，酸化ストレス傷害が Antoni B 領域やその周辺部に位置する硝子滴細胞に強く現れていることを酸化ストレスマーカーによる免疫染色によってあきらかにした．酸化ストレス傷害が Antoni B 領域の形成に関与するとなれば，その発生源が問題となる．Yokoo らはその論文の中で一連の機序を以下のように考察している[4]．頭蓋内に発生するシュワン細胞腫は内耳神経に好発するが，そこは頭蓋骨に囲まれた狭い空間であり，腫瘍が発生すると腫瘍は早い段階から自らを圧迫するようになり，虚血が生じるとともに，おそらくは虚血再灌流を繰り返し，その結果として局所に酸化ストレスが発生する．この虚血と酸化ストレスが腫瘍細胞の細胞死や細胞周期の停止をもたらし，シュワン細胞腫における細胞密度の低下領域，すなわち Antoni B 領域の形成に関与している，というものである．血管壁の硝子化にも同じ機序が働いていると考えられ，血管壁の傷害は腫瘍変性の増悪因子となることも考えられる．

　この考えを一歩進めて，内在性の酸化ストレス傷害が腫瘍の増大に抑制的に働くのであれば，この現象を治療に応用するという考え方も成り立つかもしれない．

■文献
1) Antoni NR. Uber Ruckenmarksteumoren und Neurofibrome. Munich: J. F. Bergmann; 1920.
2) Joshi R. Learning from eponyms: Jose Verocay and Verocay bodies, Antoni A and B areas, Nils Antoni and Schwannomas. Indian Dermatol Online J. 2012; 3: 215-9.
3) Yokoo H, Arai H, Isoda K, et al. Characterization of eosinophilic hyaline droplets in schwannoma. Acta Neuropathol. 2003; 105: 170-6.
4) Yokoo H, Oishi T, Isoda K, et al. Oxidative stress is related to the formation of Antoni B patterns and eosinophilic hyaline droplets in schwannomas. Neuropathology. 2007; 27: 237-44.

〔横尾英明〕

Ⅱ. 脳腫瘍の組織型と病理

10 髄膜腫
Meningioma

▶ 定義

　髄膜皮細胞 meningothelial cell（くも膜細胞 arachnoid cell）から発生する腫瘍である．発生頻度は高く，組織像は多彩であり，その大部分は良性型であるが悪性型もある．

　髄膜を構成する硬膜，くも膜，軟膜のうちくも膜は硬膜に密着する薄い膜とそこから軟膜に伸びる柱状の結合線維束構造からなっている．髄膜皮細胞は体腔を覆う中皮細胞に類似の扁平な細胞であり，くも膜の薄膜の内外両面と柱状構造の外側を被覆している．この細胞は所々で小集簇を作ることがあり，その組織像は小さな髄膜腫によく似ている（**Fig. 1**）．軟膜の表面も同様の扁平な細胞で被われている．髄膜の構成細胞には髄膜皮細胞の他，線維芽細胞や組織球がある．

　髄膜腫の発生に関与する因子には放射線照射やホルモンがあげられる．脳腫瘍治療のための照射後はもとより，小児がんに対する頭部照射後[1]，頭部白癬治療のための照射後[2]，歯科のX線撮影後[3]などでも髄膜腫発生のリスクが上昇することが知られている．女性に発生頻度が高いことより，髄膜腫の発生にはホルモンが関与することも示唆されている．事実，髄膜腫の6割程度には腫瘍細胞核にプロゲステロン受容体が発現されている[4]．また，閉経後の性ホルモン補充療法により髄膜腫のリスクが高まることも報告されている[5]．

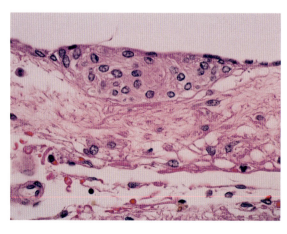

Fig. 1 くも膜細胞の正常像
くも膜表面を被うくも膜細胞（髄膜皮細胞）の小集団．髄膜皮性髄膜腫はこの組織像に類似している．

Table 1 髄膜腫の分類表

1. 低異型度髄膜腫 Low grade meningioma
    a. 髄膜皮性髄膜腫 Meningothelial meningioma
    b. 線維性髄膜腫 Fibrous meningioma
    c. 移行性髄膜腫 Transitional meningioma
    d. 砂粒腫性髄膜腫 Psammomatous meningioma
    e. 血管腫性髄膜腫 Angiomatous meningioma
    f. 微小囊胞性髄膜腫 Microcystic meningioma
    g. 分泌性髄膜腫 Secretory meningioma
    h. リンパ球・形質細胞に富む髄膜腫 Lymphoplasmacyte-rich meningioma
    i. 化生性髄膜腫 Metaplastic meningioma
2. 中間異型度髄膜腫 Intermediate grade meningioma
    a. 異型性髄膜腫 Atypical meningioma
    b. 脊索腫様髄膜腫 Chordoid meningioma
    c. 明細胞髄膜腫 Clear cell meningioma
    d. 脳浸潤性髄膜腫 Brain-invasive meningioma
3. 高異型度髄膜腫 High grade meningioma
    a. 退形成性髄膜腫 Anaplastic meningioma
    b. 乳頭状髄膜腫 Papillary meningioma
    c. ラブドイド髄膜腫 Rhabdoid meningioma

▶ 分類

髄膜腫は病理組織学的所見と悪性度に基づいて3群に分類される（**Table 1**）．

1. 低異型度髄膜腫 Low grade meningioma
よく分化した髄膜皮細胞からなる腫瘍であり，もっとも頻度が高く，組織像は多彩であり，術後の予後良好な腫瘍群である．WHO grade Ⅰ．

2. 中間異型度髄膜腫 Intermediate grade meningioma
いくつかの退形成所見や独特な組織像を示すものであり，術後の再発率がやや高い髄膜腫群である．WHO grade Ⅱ．

3. 高異型度髄膜腫 High grade meningioma
病理組織学的に悪性腫瘍の特徴をもつものであり，浸潤能や再発率が高い髄膜腫群である．WHO grade Ⅲ．

▶ 臨床的事項

日本の脳腫瘍全国集計では原発性脳腫瘍の26.4%（米国では36%[6]）を占めている．このうち80〜90%が低異型度髄膜腫であり，中間異型度および高異型度髄膜腫の頻度はそれぞれ7〜15%，2〜4%程度である[7,8]．好発年齢は30歳代から70歳代であり，女性に多い（男性の2.7倍）．女性では閉経前に頻度が高く，閉経後は低下する．また，中間異型度および高異型度髄膜腫は男性に多い[9]．

無症候性の例もあるが，脳や脳神経などを圧迫することによる症状がみられる．大脳の圧迫では頭痛，運動麻痺，けいれん発作，記銘力障害などが多い．

▶ 神経画像所見

MRI T1WIでは等信号強度で，ガドリニウムにより均一に強く増強される

II. 脳腫瘍の組織型と病理

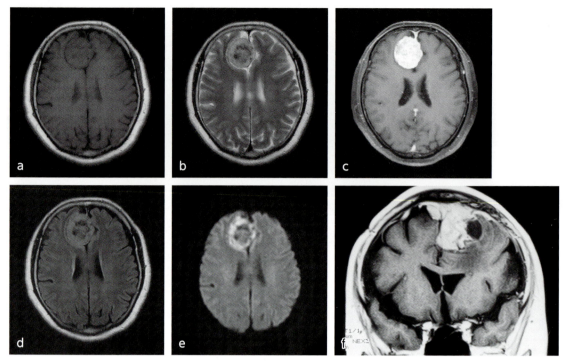

Fig. 2 移行性髄膜腫とラブドイド髄膜腫の MRI 所見
a〜e：移行性髄膜腫（a: T1WI, b: T2WI, c: T1-Gd, d: FLAIR, e: DWI），
f：ラブドイド髄膜腫（T1-Gd）．

（**Fig. 2**）．近接する硬膜が同時に造影される"dural tail sign"が特徴的である．T2WI も等信号が多い．石灰沈着をしばしば伴い，CT により高密度像を示す．囊胞形成は一部の例でみられる．周囲脳組織の水腫は高異型度髄膜腫のほか血管性髄膜腫，微小囊胞性髄膜腫，分泌性髄膜腫，リンパ球・形質細胞に富む髄膜腫でしばしばみられる[10]．

▶ 腫瘍肉眼像

髄膜腫は髄膜皮細胞の存在するところからはどこからでも発生しうるが，より頻度の高い好発部位が存在する．大脳半球円蓋部，傍矢状洞部，大脳鎌，嗅窩，蝶形骨縁，小脳テント，鞍結節，小脳橋角部などに多い．まれに肺や縦隔にも発生する．中間異型度および高異型度髄膜腫では頭蓋底以外の発生例が多い[9]．

髄膜腫は硬膜の内側に広い付着面をもつ境界明瞭な腫瘤を形成する（**Fig. 3**）．丸みをもった充実性腫瘤であり，弾力のあるゴム様の硬度をもち，薄紅から洗柿色である．脳表との境界は明瞭である．硬膜内や静脈洞内にはしばしば浸潤し，骨内に浸潤することもある．浸潤を受けた骨はしばしば骨硬化性反応を示す．蝶形骨縁などの髄膜腫では硬膜に厚い絨毯を敷いたような平板状の腫瘤が形成され，これは meningioma en plaque とよばれる．まれに囊胞を伴う髄膜腫もある．

異型性髄膜腫では脳表の軟膜や脳実質に癒着していることがあり，脳からの剝離に困難を覚えることがある．高異型度髄膜腫は一般に大きな腫瘤を形成し[7]，

10. 髄膜腫

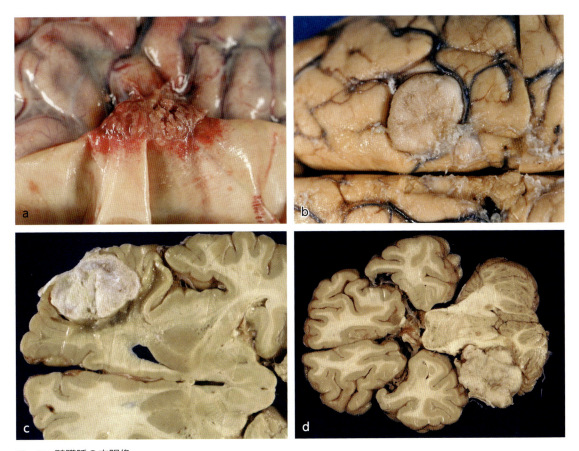

Fig. 3 髄膜腫の肉眼像
a： 剖検時未固定の肉眼所見．硬膜を反転するとその内面に付着した広基性の腫瘤があり，くも膜と軽度に癒着している．
b： 傍矢状洞円蓋部の境界明瞭な腫瘤．
c： 前頭葉外側面の灰白色充実性腫瘤．
d： 小脳橋角部腫瘤が脳幹を圧迫している．

辺縁は凹凸に富み，八頭状となる．脳実質内や周囲の組織内への浸潤が高頻度で，内部には壊死や出血がみられる．

▶ 腫瘍組織像

髄膜腫の組織像は多彩であるため多数の亜型が存在する．個々の亜型は純粋な形で出現するとともに，他の亜型との混在を示すこともあるので，後者の場合には優位な組織像またはより高い異型度の成分にしたがって腫瘍診断名が付与される．

頻度の高い髄膜腫は髄膜皮性髄膜腫と線維性髄膜腫および移行性髄膜腫であり，これらは WHO grade I である．これらの亜型には退形成所見が加わることがあり，その退形成の程度に基づいて異型性髄膜腫 WHO grade II と退形成性髄膜腫 WHO grade III が分類される．脊索腫様髄膜腫と明細胞髄膜腫は再発の頻度が高い腫瘍であり WHO grade II である．乳頭状髄膜腫とラブドイド髄膜腫は増

II. 脳腫瘍の組織型と病理

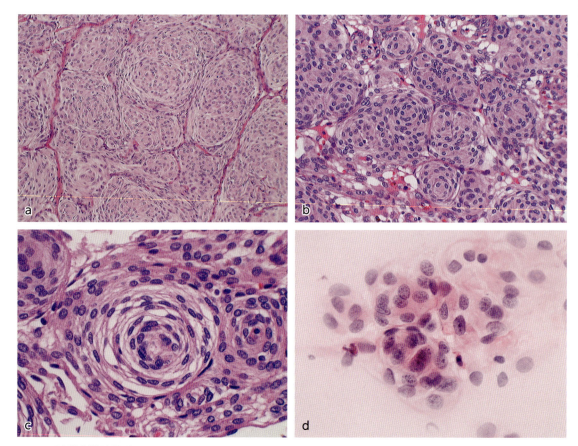

Fig. 4 髄膜皮性髄膜腫
a：均一な腫瘍細胞が胞巣状に増殖．
b：胞巣内で細胞が渦巻き状に配列．
c：渦紋状構造の強拡大．
d：腫瘍のスタンプ標本でみた細胞像．渦紋状配列がみられる．

殖能や浸潤能の点から悪性腫瘍の特徴をもつため WHO gradeⅢに分類される．「脳浸潤性髄膜腫」は組織像が低異型度髄膜腫であるが，脳実質内にあきらかな浸潤を認めるものである．中間異型度髄膜腫や高異型度髄膜腫で脳浸潤が認められても「脳浸潤性髄膜腫」とはしないので注意を要する．

1-a. 髄膜皮性髄膜腫　Meningothelial meningioma

髄膜皮細胞の集団に似た胞巣状の構造を作る腫瘍である（**Fig. 4, Fig. 5**）．類円形〜楕円形の核と淡好酸性の細胞質をもつ類上皮様の腫瘍細胞がコンパクトな集団を作って配列する．核は均一で，クロマチン増加はめだたない．核小体は小さく，核分裂像は少ない．しばしば核内に空胞あるいは細胞質封入体がみられる．細胞境界は不鮮明であるため合胞細胞のようにみえる．所々に小さな渦紋状配列 whorled arrangement が認められる．胞巣の間には線維性結合織と血管が認められる．砂粒体は少ない．

1-b. 線維性髄膜腫　Fibrous meningioma

線維芽細胞に類似の短紡錘形細胞が束をなして増生する腫瘍である．細胞間に

10. 髄膜腫

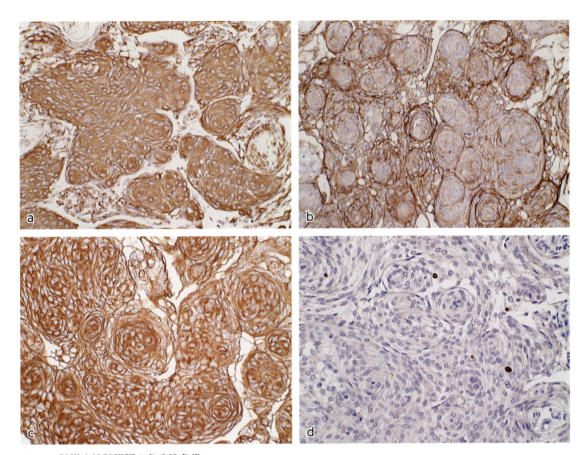

Fig. 5 髄膜皮性髄膜腫の免疫染色像
a： Vimentin はほぼすべての腫瘍細胞に強く発現される．
b： EMA は腫瘍細胞膜に軽度から中等度に発現される．
c： まれに CD34 の発現がみられる．
d： Ki-67 陽性率は数％以下の例が多い．

はさまざまな量の膠原線維が形成される（**Fig. 6**）．核は細長い楕円形であり，異型性は乏しい．好酸性の細胞質からは双極性の細胞突起を伸ばしている．細胞は束をなして錯綜し，花むしろ状に配列することもある．渦紋状配列や砂粒体 psammoma body は少ない．細胞間にはさまざまな量の膠原線維が認められる．間質の線維束あるいは血管周囲などに石灰沈着がしばしばみられる．間質に膠原線維の増加と硝子化を認め，腫瘍細胞成分が減少した腫瘍は硬化性髄膜腫 sclerosing meningioma とよばれている（**Fig. 6d**）[11,12]．

1-c. 移行性髄膜腫　Transitional meningioma

類円形の核と薄く広い細胞質をもつ平板状の細胞を特徴とする髄膜腫である（**Fig. 7**）．平板状の細胞は層板状に積み重なりながら錯綜し，あるいは渦巻き様に配列する．このため細胞の形態は観察の方向によって異なってみえる．細胞の層板が水平に切れたところでは，楕円形の大きな核と境界の不明な細胞質をもった合胞細胞様の形態を示す一方，細胞層板が垂直に切れたところでは細長い核と双極性細胞突起をもつ細胞が線維束を作って配列しているようにみえる（**Fig. 7b**）．

II. 脳腫瘍の組織型と病理

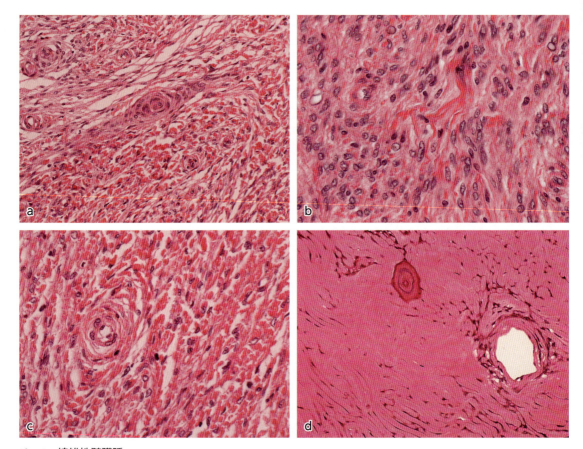

Fig. 6　線維性髄膜腫
a：線維芽細胞様の腫瘍細胞が線維束を作って錯綜，中央に渦紋状構造がみられる．
b：腫瘍細胞は線維芽細胞に類似している．
c：細胞間に多量の膠原線維が形成されている．
d：間質の線維化と硝子化の顕著な硬化性髄膜腫．

細胞は物を包み込む性格が強く，細胞自身あるいは細血管などの周囲を玉葱の皮のごとく幾重にもくるむので，大小の渦紋 whorl が形成される（**Fig. 7d**）．

一部の渦紋は石灰沈着をきたして砂粒体となる．もっとも頻度の高い亜型である．

1-d. 砂粒腫性髄膜腫　Psammomatous meningioma

きわめて多数の砂粒体が認められる髄膜腫である．移行性髄膜腫と近縁の腫瘍と考えられている．（**Fig. 8**）．砂粒体の間には腫瘍細胞がみられるが，細胞成分がむしろ少なくなっている例もある．頭蓋内での頻度は低いが，脊髄にはしばしばみられる[13]．

1-e. 血管腫性髄膜腫　Angiomatous meningioma

血管が豊富なため弱拡大では血管腫のごとくにみえる髄膜腫である（**Fig. 9**）．髄膜腫は元来血管に富む腫瘍であるが，組織学的に腫瘍細胞の占める面積よりも血管の占める面積のほうが大きいものは本腫瘍に入れてよい[14]．血管は細動脈，小静脈，毛細血管などが主体で，口径は大小さまざまであり，血管壁が硝子化することもある．腫瘍細胞は血管の間に分布し，髄膜皮細胞の特徴をもっている．

10. 髄膜腫

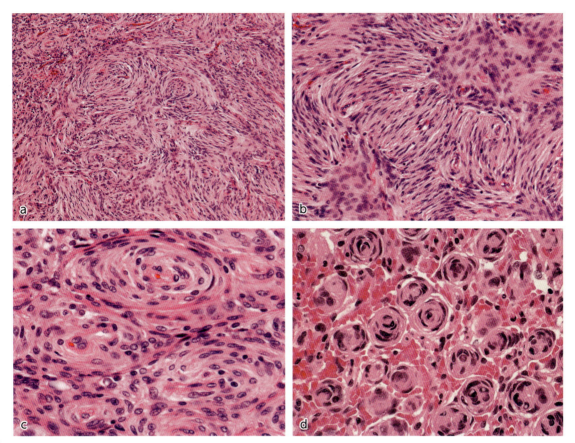

Fig. 7 移行性髄膜腫
a：腫瘍細胞が錯綜して配列している．
b：細胞は切れ方により紡錘形（中央）ないし平板状（右上，左下）にみえる．
c：毛細血管を取り囲む渦紋状構造．
d：多数の渦紋が形成された症例．

核にはしばしば著明な大小不同，クロマチン増加，巨核，多核などが現れる．しかし，核分裂像はほとんどみられない．一部の細胞では細胞質が空胞状，レース状を呈することがあり，血管芽腫との鑑別が問題となる．しばしば細胞間隙が開大し，微小囊胞変性を示す．この場合には微小囊胞性髄膜腫との鑑別が必要となる．

1-f. 微小囊胞性髄膜腫　Microcystic meningioma

髄膜腫組織の細胞間隙が開き，細胞の間に大小の腔がみえる亜型である（**Fig. 10**）．腫瘍細胞は互いに細い突起を伸ばしてクモの巣状の網目構造を作っている．細胞間隙が細かく開大し，レース状を呈する例もある[15]．核異形は乏しく核分裂像はほとんどみられないが，ときに核の多態性が顕著で，大小不同や巨核がみられる．囊胞腔は電顕的には細胞間隙が開大したものであり（**Fig. 11**），内部には水様の組織液を容れている[16]．好酸性の硝子滴がみられることもある．間質には硝子化を伴う血管がよく発達しており，血管性髄膜腫との間には移行がある．開大した細胞間隙も含めて腫瘍の占める領域が血管の占める領域よりも広い場合には，本腫瘍型と診断してよい．

Ⅱ. 脳腫瘍の組織型と病理

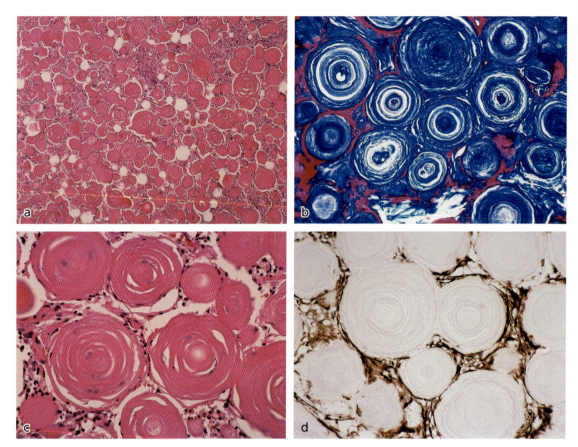

Fig. 8 砂粒腫性髄膜腫
a：腫瘍内に多数の砂粒体が形成されている．
b：Masson-trichrome 染色により砂粒体の年輪模様が強調されてみえる．
c：砂粒体の間に髄膜腫細胞が認められる．
d：Vimentin 免疫染色により腫瘍細胞の存在がよりあきらかになる．

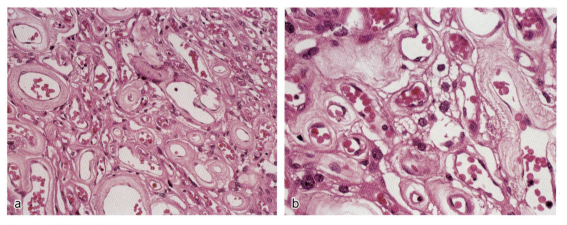

Fig. 9 血管腫性髄膜腫
a：腫瘍内に多数の血管が形成されており，血管腫のようにみえる．
b：血管の間に髄膜腫細胞が認められる．細胞質がレース状を呈する細胞もある．

10. 髄膜腫

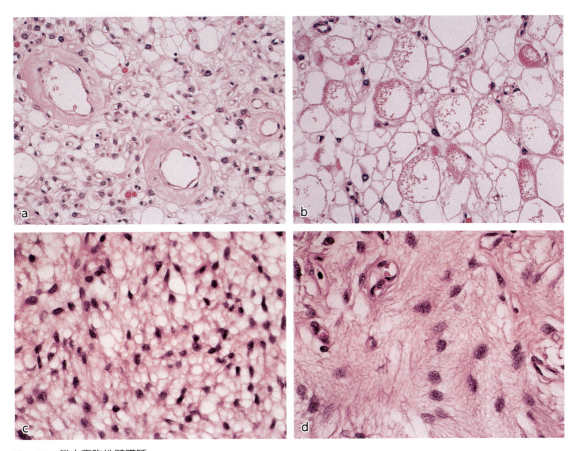

Fig. 10 微小囊胞性髄膜腫
a: 細胞間隙の開大した腫瘍で,間質には壁の硝子化を示す血管が豊富である.
b: 細胞間隙には好酸性絮状物質がみられるところもある.
c: 細胞間隙の軽度開大を示す例.
d: 微細な細胞間隙開大を示す亜型もある.

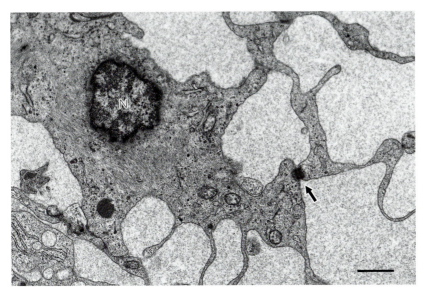

Fig. 11 微小囊胞性髄膜腫の電顕像
細胞間隙が開大し,そこに低電子密度物質が含まれている.細胞突起は desmosome(矢印)で結合している. N: 核, bar=1 μm.

Ⅱ. 脳腫瘍の組織型と病理

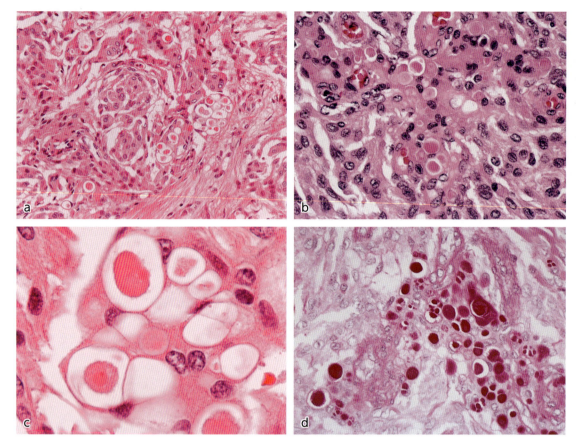

Fig. 12　分泌性髄膜腫
a： 髄膜腫の一部に偽砂粒体が出現している．
b： 偽砂粒体をもつ細胞は集簇してみられる．
c： 偽砂粒体は類円形で強い好酸性を示す．
d： 偽砂粒体は PAS 染色陽性である．

1-g. 分泌性髄膜腫　Secretory meningioma

　髄膜腫細胞の細胞質に腔が形成され，腔内に偽砂粒体 pseudopsammoma body とよばれる好酸性の分泌物を容れる腫瘍である[17]．偽砂粒体は一部の細胞にのみ出現するので，それ以外の組織像は髄膜腫性あるいは移行性髄膜腫に類似している（**Fig. 12**）．女性に多く，周囲に脳浮腫を伴いやすい．前頭葉や蝶形骨縁に好発する．偽砂粒体は細胞質内に1ないし数個認められる PAS 陽性の円形構造物である．これは糖蛋白を含み，電顕的には微絨毛で裏打ちされた細胞内腔に顆粒状・線維状の物質が凝集した構造である（**Fig. 13**）[18]．間質には肥満細胞の浸潤がみられる．

1-h. リンパ球・形質細胞に富む髄膜腫
　　　　Lymphoplasmacyte-rich meningioma

　組織内にリンパ球と形質細胞が高度に浸潤する髄膜腫である（**Fig. 14**）．まれな亜型である．リンパ濾胞の形成がみられ，形質細胞には Russell 小体が認められる．形質細胞が少なく組織球がおもに浸潤することもある（**Fig. 14c, d**）[19]．慢

10. 髄膜腫

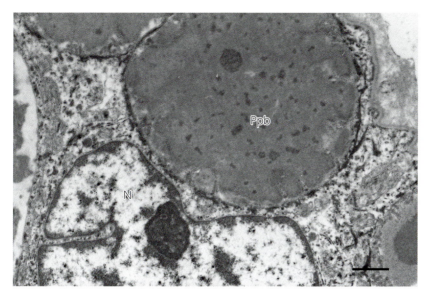

Fig. 13 分泌性髄膜腫の電顕像
細胞質内に形成された偽砂粒体（Ppb）は濃淡のある高電子密度物質で構成されている．N：核，bar＝1 μm．

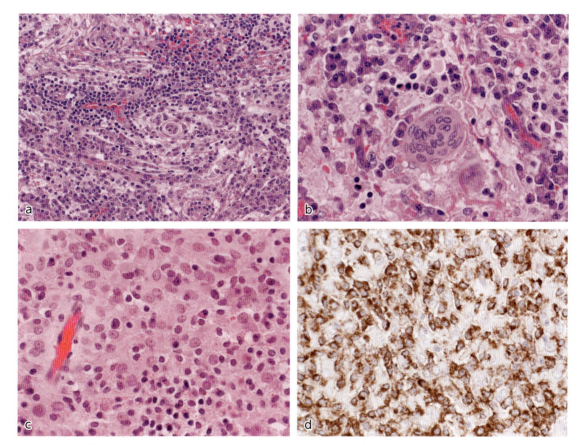

Fig. 14 リンパ球・形質細胞に富む髄膜腫
a：リンパ球と形質細胞の強い浸潤があり，髄膜腫細胞はめだたない．
b：渦紋状配列を示す髄膜腫細胞．
c：組織球の強い浸潤を認める症例．
d：cと同一例であり浸潤組織球はCD68免疫染色が陽性である．

II. 脳腫瘍の組織型と病理

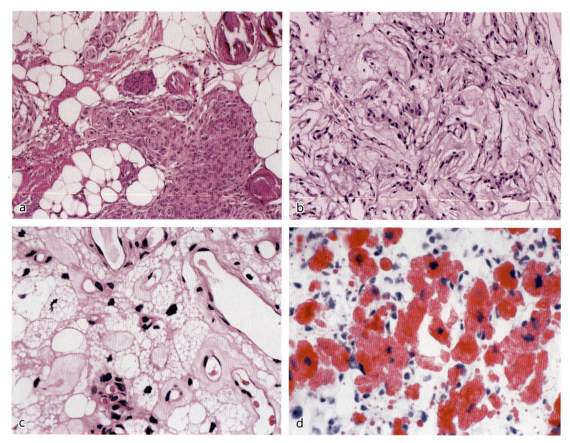

Fig. 15 化生性髄膜腫
a：脂肪腫性髄膜腫．髄膜腫の中に脂肪細胞が出現している．
b：類粘液性髄膜腫．細胞間に多量の粘液が貯留している．
c：黄色腫性髄膜腫．レース状の細胞質をもつ腫瘍細胞からなる髄膜腫．
d：cと同一例でありOil red O脂肪染色で細胞質が陽性である．

性炎症性細胞浸潤のため腫瘍細胞がむしろめだたないことが多い[20]．肥厚性硬膜炎や炎症性偽腫瘍との鑑別が問題となるが，IgG4の過剰発現はみられない[19]．

1-i. 化生性髄膜腫　Metaplastic meningioma

　髄膜腫組織の中に骨，軟骨，脂肪，類粘液などが形成される亜型である（**Fig. 15**）．それぞれ骨形成性髄膜腫　osseous meningioma，軟骨形成性髄膜腫　cartilaginous meningioma，脂肪腫性髄膜腫　lipomatous meningioma，類粘液性髄膜腫　myxoid meningioma とよばれる．黄色腫細胞が出現する黄色腫性髄膜腫　xanthomatous meningioma もこの一群に含められる（**Fig. 15c, d**）．

1-j. その他　Others

　まれな亜型として膨大細胞性髄膜腫　oncocytic meningioma[21]，顆粒線維状封入体を持つ髄膜腫　meningioma with granulofilamentous inclusion（**Fig. 16**）[22]，偽腺管構造を伴う髄膜腫　meningioma with pseudoglandular pattern[23]，周皮細胞増生を伴う髄膜腫　meningioma with pericytosis[24]などがある．

10. 髄膜腫

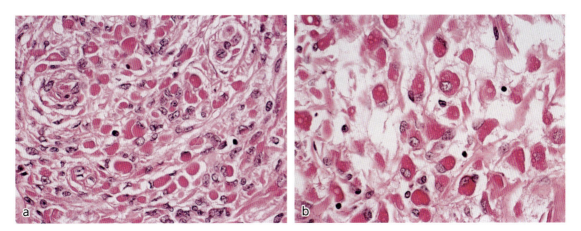

Fig. 16. 顆粒線維状封入体を持つ髄膜腫
a： 多くの腫瘍細胞内に好酸性の封入体が形成されている．
b： 封入体のため核は偏在している．

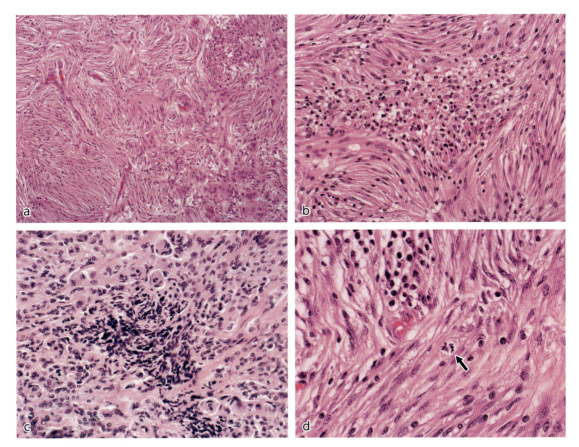

Fig. 17 異型性髄膜腫
a： 移行性髄膜腫に類似の腫瘍であるが，右上には壊死巣が認められる．
b： 小壊死巣．
c： 細胞密度の増加を示す腫瘍で，図中央には核・細胞質比の高い小型細胞巣がみられる．
d： 核分裂像（矢印）．

Ⅱ. 脳腫瘍の組織型と病理

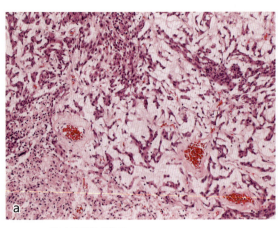 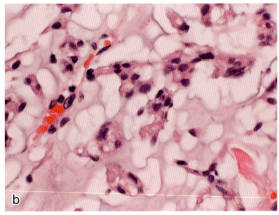

Fig. 18　脊索腫様髄膜腫
a：粘液様基質の中に腫瘍細胞が索状に配列している．左下は壊死に陥っている．
b：腫瘍細胞は類上皮様に配列し，細胞質には空胞が認められる．

2-a. 異型性髄膜腫　Atypical meningioma

　増殖能の亢進やいくつかの退形成所見を示す髄膜腫で，術後再発率が高い亜型である．理論的にはいずれの低異型度髄膜腫からも発生しうるが，実際は髄膜皮性髄膜腫，線維性髄膜腫および移行性髄膜腫にみられることが多い（**Fig. 17**）．WHO分類2016では3種類の診断基準をあげている．その1つめは「核分裂活性の亢進」，2つめは「組織学的な脳浸潤」である．3つめの基準は，「次の5つの組織所見，（1）細胞密度の増加，（2）核・細胞質比の高い小型細胞巣，（3）明瞭な核小体，（4）組織パターンの消失やシート状細胞増殖，（5）塞栓術などによらずに形成された壊死巣，のうち3個以上を認めること」である．この3つの基準のいずれかを満たした腫瘍が異型性髄膜腫と定義されている．なお，「核分裂活性の亢進」とは高倍率10視野中に4個ないし5個以上の核分裂像が存在することで判定する．この腫瘍は肉眼的全摘後でも再発率が高く[25]，5年再発率は41％と報告されている．Ki-67陽性率は8～10％程度である．

2-b. 脊索腫様髄膜腫　Chordoid meningioma

　脊索腫に類似の組織像を髄膜腫内に優位に認める亜型である（**Fig. 18**）．純粋型はまれである．組織学的には豊富な好塩基性粘液様基質を背景として，空胞を含む好酸性細胞質をもった類上皮様の細胞が索状あるいは胞巣状に並ぶことが特徴である[26,27]．脊索腫様の組織像を示すところでは砂粒体や渦紋などは認めがたい．間質には慢性炎症性細胞浸潤を伴うことがある．亜全摘後の再発率は高い[27]．

2-c. 明細胞髄膜腫　Clear cell meningioma

　細胞質が淡明な髄膜腫細胞からなる亜型である（**Fig. 19**）．若年者にもみられ，小脳橋角部や脊髄に多い特徴がある．腫瘍細胞の細胞質にはPAS染色陽性のグリコーゲンが豊富であり，これが組織標本作成過程で失われるため淡明にみえる[28]．砂粒体や渦紋状配列はみえないことが多い．間質には球状あるいは柱状の膠原線維束が豊富である．この膠原線維には石綿状線維　amianthoid fiberが含まれている（**Fig. 20**）[29]．また膠原線維の上に松毬状の類結晶構造が出現するこ

10. 髄膜腫

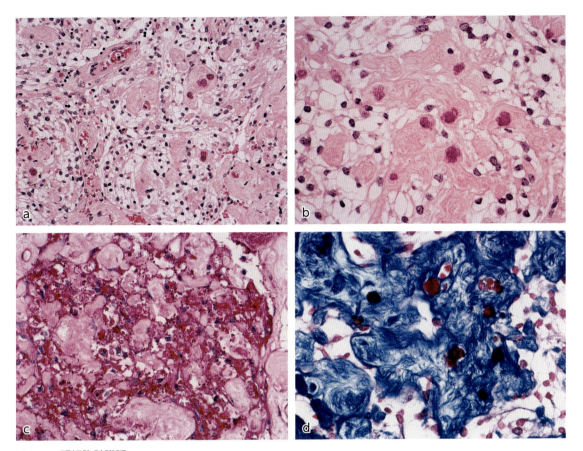

Fig. 19 明細胞髄膜腫
a: 明るい細胞質をもつ腫瘍細胞が増殖し，間質には柱状・塊状の膠原線維がみられる．
b: 腫瘍細胞の核は小型で，細胞質は淡明．間質の膠原線維には松毬状の小体がみられる．
c: PAS染色では細胞質にグリコーゲンが証明される．
d: Masson trichrome染色では膠原線維が青染し，松毬状小体は深紅に染まる．

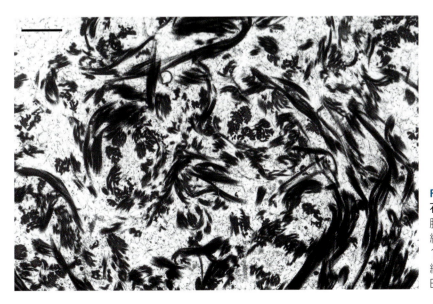

Fig. 20 明細胞髄膜腫の石綿状膠原線維
腫瘍間質には通常の膠原線維とともに，それより5〜10倍の太さをもつ石綿状線維の束が認められる．Bar=1μm．

II. 脳腫瘍の組織型と病理

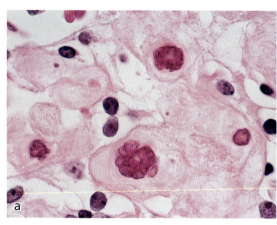
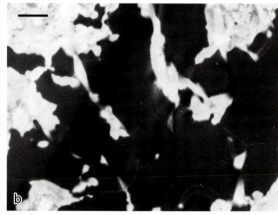

Fig. 21 明細胞髄膜腫の松毬状小体
a：松毬状小体は膠原線維束のなかにみられ，鱗片状物質が集簇した構造である．
b：電顕的に鱗片状物質は高い電子密度をもつ結晶様の構造である．Bar＝1 μm．

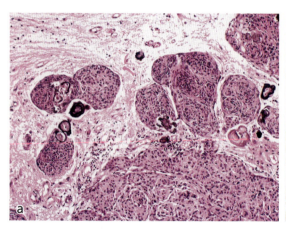
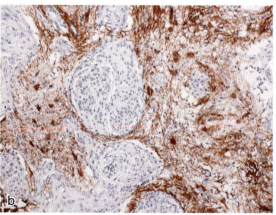

Fig. 22 脳浸潤性髄膜腫
a：腫瘍から左上の脳組織に向かって腫瘍細胞の集塊が舌状に侵入している．
b：浸潤部の脳組織にはGFAP染色陽性の反応性星細胞が出現し，グリオーシスを伴っている．

とがある（**Fig. 21**）．術後の再発率が高い亜型である[29,30]．

2-d．脳浸潤性髄膜腫　Brain-invasive meningioma

　髄膜腫が脳に接する面において，腫瘍組織が軟膜を貫通し脳実質内に浸潤している腫瘍である（**Fig. 22**）．再発率や死亡率は異型性髄膜腫と同様であり[31]，WHO grade II として取り扱われる．腫瘍は脳に舌を伸ばすように，あるいはフォークを突き刺すような形で浸潤している．浸潤を受けた脳組織にはGFAP陽性の星細胞の反応性腫大やグリオーシスなどなんらかの組織反応がみられるので，脳浸潤の判定にはGFAP染色がきわめて有用である（**Fig. 22b**）．また，腫瘍と脳の境界面付近で脳組織が腫瘍内に取り込まれている場合も脳浸潤と判定する．脳浸潤を認める髄膜腫の腫瘍型については良性型23％，異型性61％，退形成性17％と報告されている[31]．なお，WHO2016では髄膜腫の組織学的脳浸潤を異型性髄膜腫の判定基準の1つとしている．

10. 髄膜腫

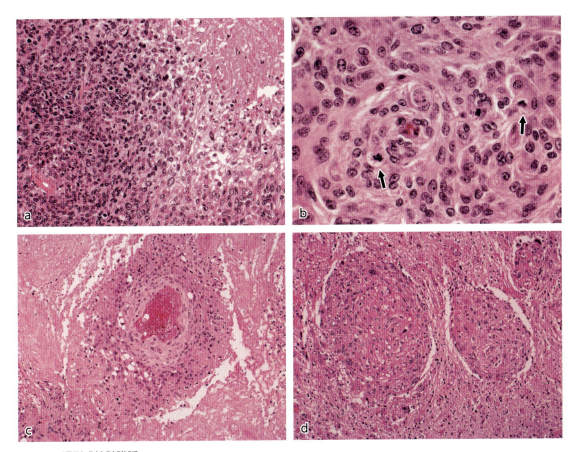

Fig. 23 退形成性髄膜腫
a: 異型の強い細胞が高密度で増殖し，右上には壊死巣がみられる．一見して悪性腫瘍が考えられる組織像である．
b: 渦紋状配列のある髄膜腫であるが，核異型が強く，核分裂像（矢印）が散見される．
c: 血管周囲を除いて広範な凝固壊死（地図状壊死）がみられる．
d: 脳実質内に腫瘍が浸潤している．

3-a. 退形成性髄膜腫　Anaplastic meningioma

　一見して悪性腫瘍の形態を示す腫瘍であるが，髄膜腫の組織学的特徴を部分的にであれ認めるものである．細胞密度は高く，細胞異形があきらかで，広範な壊死巣を伴うことが多い（**Fig. 23**）．WHO分類2016では，「癌や悪性黒色腫や高異型度肉腫を想起させる明らかな悪性細胞像を示す腫瘍」または「高倍率10視野中20個以上の核分裂像を持つ腫瘍」と2つの診断基準が提示されている．組織像は髄膜皮性，線維性ないし移行性の髄膜腫との類似性が認められ，どこかに渦紋状配列がみられることが多い．壊死は広範であり，血管の周囲に生き残った組織を認め，血管から離れた領域は融合性の壊死となる「地図状壊死」がみられる．低異型度および中間異型度髄膜腫が再発時には本腫瘍に悪性進展していることもある[32]．

3-b. 乳頭状髄膜腫　Papillary meningioma

　まれな亜型で，血管周囲性の偽乳頭状配列が腫瘍の大部分にみられる髄膜腫で

Ⅱ. 脳腫瘍の組織型と病理

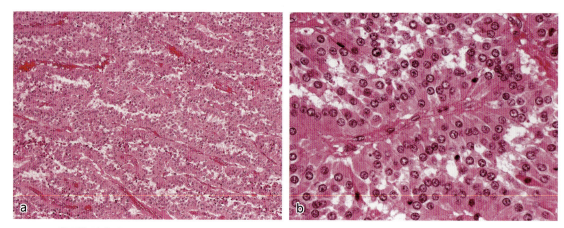

Fig. 24　乳頭状髄膜腫
a：腫瘍細胞が血管に沿って配列し，偽乳頭状構造を作っている．
b：腫瘍細胞は類円形核と好酸性細胞質をもち，血管周囲に配列している．

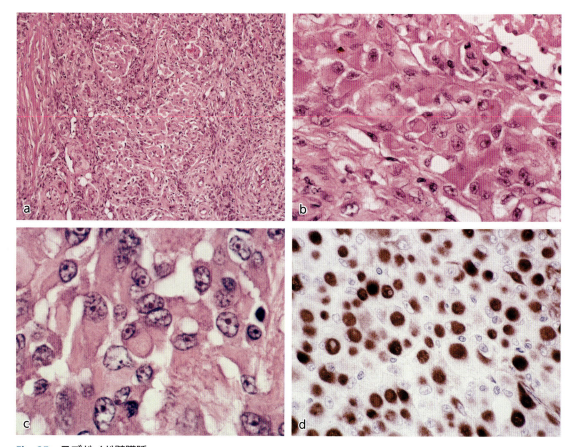

Fig. 25　ラブドイド髄膜腫
a：退形成を示す髄膜腫の中にラブドイド細胞が出現している．
b：ラブドイド細胞は偏在する異型核と好酸性細胞質をもっている．
c：核が偏在し細胞質に封入体がみられるラブドイド細胞．
d：ラブドイド細胞の封入体は vimentin 染色陽性である．

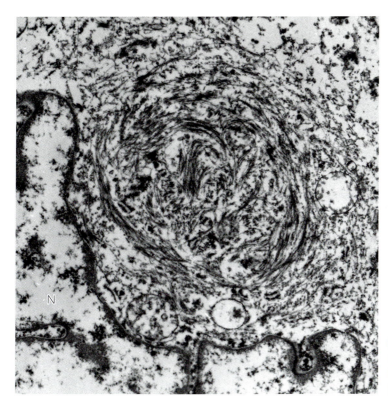

Fig. 26 ラブドイド細胞の電顕像
核（N）は偏在し（左下），細胞質には中間径細線維が毛糸玉状に配列した封入体が認められる．

ある（**Fig. 24**）．小児・若年者に多く，高率に再発し，遠隔転移を示すなど侵襲性の性格をもつ腫瘍である[33]．腫瘍細胞は丸みのある異形核をもち，核分裂像が多い．血管に沿って偽乳頭状に配列し，しばしば壊死巣がみられる．囊胞を伴うことや，ラブドイド細胞を認めることもある．

3-c. ラブドイド髄膜腫　Rhabdoid meningioma

　高異型度髄膜腫の中にラブドイド細胞が主体となって出現した腫瘍である（**Fig. 25**）．本腫瘍は再発率が高く，遠隔転移を起こし，半数は腫瘍死する[34,35]．ラブドイド細胞とは「横紋筋肉腫の腫瘍細胞に似た細胞」を意味する用語であり，具体的には，明瞭な核小体を含む偏在性の異形核と好酸性硝子様ないし細線維球状の封入体を細胞質内にもつ細胞を指している．細胞密度の高い腫瘍で，しばしば壊死巣がみられる．核はクロマチンに富み，核小体が明瞭で，核分裂像が多い．Ki-67 陽性率は高値を示す[36]．封入体は vimentin 強陽性であり，電顕的には中間径細線維の塊である（**Fig. 26**）．類似の細胞からなる髄膜腫であるが，核異形などの悪性所見を欠き，vimentin 染色では封入体の部分がむしろ抜けてしまう細胞はラブドイド細胞とは異なるので，このような髄膜腫をラブドイド髄膜腫に含めないよう注意が必要である[37,38]．

▶ 免疫組織化学的所見・電顕所見

　腫瘍細胞は抗原の発現や超微形態でも髄膜皮細胞の特徴をよく表している．免疫組織化学的に vimentin はすべての髄膜腫につねに発現しているが，髄膜腫以

Ⅱ. 脳腫瘍の組織型と病理

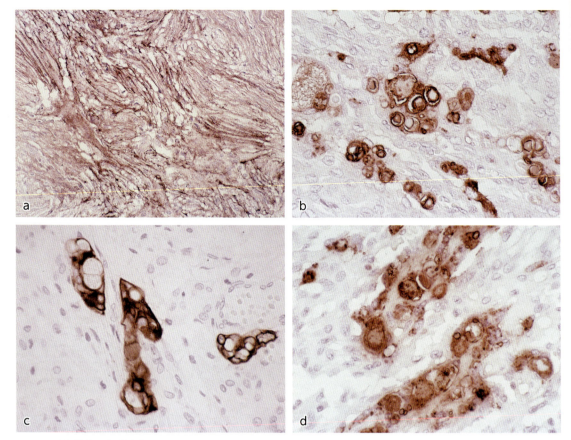

Fig. 27　髄膜腫の免疫染色
a：移行性髄膜腫の EMA 染色像．EMA の発現は細胞膜に局在．
b：分泌性髄膜腫の EMA 染色像．偽砂粒体をもつ上皮性分化を示す細胞に強陽性．
c：分泌性髄膜腫の cytokeratin 染色像．
d：分泌性髄膜腫の CEA 染色像．

外の多くの腫瘍でもこの抗原の発現はみられるため特異性は低い（**Fig. 5**）．Epithelial membrane antigen（EMA）は髄膜腫細胞の膜に局在しているので，診断的に有益である（**Fig. 27a, b**）．ただし，亜型によっては微弱であったり，局所的であったりする．多くの髄膜腫細胞には podoplanin も発現される[39,40]．S-100 蛋白は約半数程度の腫瘍で発現がみられ，とくに線維性髄膜腫での発現率が高い[41]．Cytokeratin や CEA は一部の亜型，とくに分泌性髄膜腫では上皮性分化を示す部分に発現される（**Fig. 27c, d**）[42]．GFAP についてはほとんどの腫瘍で陰性であり，腫瘍表面における脳浸潤を検出するために有益である[43]．ただし例外的に GFAP 陽性の例もある[44]．Claudin-1 は髄膜腫と他の腫瘍の鑑別に有益である[45]．Ki-67 抗原の発現は腫瘍増殖能と grading に相関しており，陽性率平均値は grade Ⅰ，Ⅱ，Ⅲで各々 3％，8％，17％であるが[46]，grade 間のカットオフ値についてはコンセンサスが得られていない[47]．

髄膜腫の電顕的特徴には，細胞質内の豊富な中間径細線維，細胞突起の指状篏合 interdigitation，デスモソーム様細胞接着装置などがあげられる（**Fig. 28,**

10. 髄膜腫

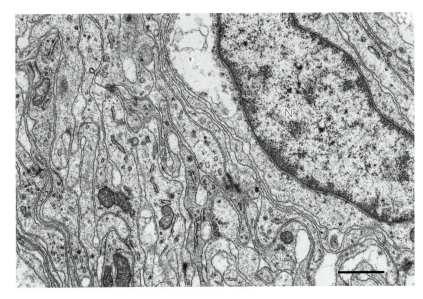

Fig. 28 髄膜皮性髄膜腫の電顕像
細胞間には多数の細胞突起が密に配列している．N：核，bar＝1 μm．

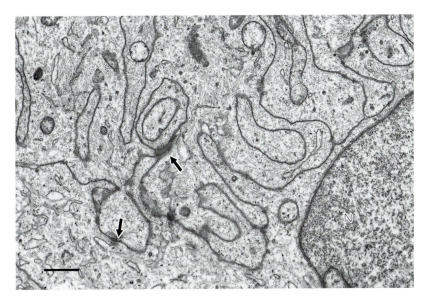

Fig. 29 細胞突起の指状篏合の電顕像
細胞質には中間径細線維がよく発達している．細胞突起は指状篏合を示し，突起は desmosome（矢印）により結合している．N：核，bar＝1 μm．

Fig. 29）．分泌性髄膜腫では細胞内腔の形成と分泌物の貯留 pseudopsammoma body，明細胞性髄膜腫では石綿様膠原線維の形成，微小囊胞髄膜腫では細胞間隙の開大と突起間のデスモゾーム接着などがみられる．

▶ 遺伝子異常

　髄膜腫にしばしばみられる染色体異常として 22 番染色体モノソミーがあり，さらに 1p，6q，9p，10，14q，18q などの染色体欠失もみられる[48]．血管腫性髄膜腫では 5 番・13 番・20 番のポリソミーなどの異常が報告されている[49]．遺伝子異常としては NF2 の変異が高頻度に認められ[50]，とくに線維性髄膜腫と移行性髄膜腫に頻度が高い[51]．分泌性髄膜腫には KLF4 遺伝子の K409Q 変異と

TRAF7 の変異が特徴的にみいだされる[52]．明細胞髄膜腫の家族内発生例では *SMARKE1* 遺伝子の生殖細胞変異が報告されている[53]．

▶ 鑑別診断

シュワン細胞腫との鑑別では，シュワン細胞腫における繊細な好銀線維の形成，免疫染色における S-100P 染色陽性，EMA 染色陰性が役立つ．孤在性線維性腫瘍との鑑別では，渦紋状配列がみられないことと，CD34 および STAT6 染色陽性，EMA 染色陰性が指標となる．

■文献

1) Felicetti F, Fortunati N, Garbossa D, et al. Meningiomas after cranial radiotherapy for childhood cancer: a single institution experience. J Cancer Res Clin Oncol. 2015; 141: 1277-82.
2) Sadetzki S, Flint-Richter P, Ben-Tal T, et al. Radiation-induced meningioma: a descriptive study of 253 cases. J Neurosurg. 2002; 97: 1078-82.
3) Claus EB, Calvocoressi L, Bondy ML, et al. Dental x-rays and risk of meningioma. Cancer. 2012; 118: 4530-7.
4) Roser F, Nakamura M, Ritz R, et al. Proliferation and progesterone receptor status in benign meningiomas are not age dependent. Cancer. 2005; 104: 598-601.
5) Andersen L, Friis S, Hallas J, et al. Hormone replacement therapy increases the risk of cranial meningioma. Eur J Cancer. 2013; 49: 3303-10.
6) Dolecek TA, Propp JM, Stroup NE, et al. CBTRUS statistical report: primary brain and central nervous system tumors diagnosed in the United States in 2005-2009. Neuro Oncol. 2012; 14 Suppl 5: v1-49.
7) Maier H, Ofner D, Hittmair A, et al. Classic, atypical, and anaplastic meningioma: three histopathological subtypes of clinical relevance. J Neurosurg. 1992; 77: 616-23.
8) Perry A, Stafford SL, Scheithauer BW, et al. Meningioma grading: an analysis of histologic parameters. Am J Surg Pathol. 1997; 21: 1455-65.
9) Kane AJ, Sughrue ME, Rutkowski MJ, et al. Anatomic location is a risk factor for atypical and malignant meningiomas. Cancer. 2011; 117: 1272-8.
10) Osawa T, Tosaka M, Nagaishi M, et al. Factors affecting peritumoral brain edema in meningioma: special histological subtypes with prominently extensive edema. J Neurooncol. 2013; 111: 49-57.
11) Kim NR, Im SH, Chung CK, et al. Sclerosing meningioma: immunohistochemical analysis of five cases. Neuropathol Appl Neurobiol. 2004; 30: 126-35.
12) Im SH, Chung CK, Cho BK, et al. Sclerosing meningioma: clinicopathological study of four cases. J Neurooncol. 2004; 68: 169-75.
13) Schaller B. Spinal meningioma: relationship between histological subtypes and surgical outcome? J Neurooncol. 2005; 75: 157-61.
14) Hasselblatt M, Nolte KW, Paulus W. Angiomatous meningioma: a clinicopathologic study of 38 cases. Am J Surg Pathol. 2004; 28: 390-3.
15) Yamanouchi H, Yokoo H, Yoshida T, et al. Meshy meningioma: a potential novel variant. Neuropathology. 2001; 21: 236-40.
16) Yamazaki K, Eyden B. An ultrastructural and immunohistochemical study of microcystic meningioma with emphasis on matrix proteins and connexin 26 type gap junctions. Ultrastruct Pathol. 2004; 28: 247-53.
17) Alguacil-Garcia A, Pettigrew NM, Sima AA. Secretory meningioma. A dis-

tinct subtype of meningioma. Am J Surg Pathol. 1986; 10: 102-11.
18) Nishio S, Morioka T, Suzuki S, et al. Secretory meningioma: clinicopathologic features of eight cases. J Clin Neurosci. 2001; 8: 335-9.
19) Lal A, Dahiya S, Gonzales M, et al. IgG4 overexpression is rare in meningiomas with a prominent inflammatory component: a review of 16 cases. Brain Pathol. 2014; 24: 352-9.
20) Nakayama Y, Watanabe M, Suzuki K, et al. Lymphoplasmacyte-rich meningioma: A convexity mass with regional enhancement in the adjacent brain parenchyma. Neuropathology. 2012; 32: 174-9.
21) Roncaroli F, Riccioni L, Cerati M, et al. Oncocytic meningioma. Am J Surg Pathol. 1997; 21: 375-82.
22) Goldman JE, Horoupian DS, Johnson AB. Granulofilamentous inclusions in a meningioma. Cancer. 1980; 46: 156-61.
23) Kepes JJ, Goldware S, Leoni R. Meningioma with pseudoglandular pattern. A case report. J Neuropathol Exp Neurol. 1983; 42: 61-8.
24) Robinson JC, Challa VR, Jones DS, et al. Pericytosis and edema generation: a unique clinicopathological variant of meningioma. Neurosurgery. 1996; 39: 700-6; discussion 6-7.
25) Aghi MK, Carter BS, Cosgrove GR, et al. Long-term recurrence rates of atypical meningiomas after gross total resection with or without postoperative adjuvant radiation. Neurosurgery. 2009; 64: 56-60; discussion 60.
26) Kepes JJ, Chen WY, Connors MH, et al."Chordoid" meningeal tumors in young individuals with peritumoral lymphoplasmacellular infiltrates causing systemic manifestations of the Castleman syndrome. A report of seven cases. Cancer. 1988; 62: 391-406.
27) Couce ME, Aker FV, Scheithauer BW. Chordoid meningioma: a clinicopathologic study of 42 cases. Am J Surg Pathol. 2000; 24: 899-905.
28) Zorludemir S, Scheithauer BW, Hirose T, et al. Clear cell meningioma. A clinicopathologic study of a potentially aggressive variant of meningioma. Am J Surg Pathol. 1995; 19: 493-505.
29) Pimentel J, Fernandes A, Pinto AE, et al. Clear cell meningioma variant and clinical aggressiveness. Clin Neuropathol. 1998; 17: 141-6.
30) Chen H, Li XM, Chen YC, et al. Intracranial clear cell meningioma: a clinicopathologic study of 15 cases. Acta Neurochir (Wien). 2011; 153: 1769-80.
31) Perry A, Scheithauer BW, Stafford SL, et al."Malignancy" in meningiomas: a clinicopathologic study of 116 patients, with grading implications. Cancer. 1999; 85: 2046-56.
32) Bollag RJ, Vender JR, Sharma S. Anaplastic meningioma: progression from atypical and chordoid morphotype with morphologic spectral variation at recurrence. Neuropathology. 2010; 30: 279-87.
33) Ludwin SK, Rubinstein LJ, Russell DS. Papillary meningioma: a malignant variant of meningioma. Cancer. 1975; 36: 1363-73.
34) Perry A, Scheithauer BW, Stafford SL, et al."Rhabdoid" meningioma: an aggressive variant. Am J Surg Pathol. 1998; 22: 1482-90.
35) Kepes JJ, Moral LA, Wilkinson SB, et al. Rhabdoid transformation of tumor cells in meningiomas: a histologic indication of increased proliferative activity: report of four cases. Am J Surg Pathol. 1998; 22: 231-8.
36) Wu YT, Lin JW, Wang HC, et al. Clinicopathologic analysis of rhabdoid meningioma. J Clin Neurosci. 2010; 17: 1271-5.
37) Cooper WA, Shingde M, Lee VK, et al."Rhabdoid meningioma" lacking

malignant features. Report of two cases. Clin Neuropathol. 2004; 23: 16-20.
38) Giannini C, Fratkin JD, Wyatt-Ashmead J, et al. Rhabdoid-like meningioma with inclusions consisting of accumulations of complex interdigitating cell processes rather than intermediate filaments. Acta Neuropathol. 2014; 127: 937-9.
39) Shibahara J, Kashima T, Kikuchi Y, et al. Podoplanin is expressed in subsets of tumors of the central nervous system. Virchows Arch. 2006; 448: 493-9.
40) Shintaku M, Honda T, Sakai T. Expression of podoplanin and calretinin in meningioma: an immunohistochemical study. Brain Tumor Pathol. 2010; 27: 23-7.
41) Perry A, Scheithauer BW, Nascimento AG. The immunophenotypic spectrum of meningeal hemangiopericytoma: a comparison with fibrous meningioma and solitary fibrous tumor of meninges. Am J Surg Pathol. 1997; 21: 1354-60.
42) Tirakotai W, Mennel HD, Celik I, et al. Secretory meningioma: immunohistochemical findings and evaluation of mast cell infiltration. Neurosurg Rev. 2006; 29: 41-8.
43) Backer-Grøndahl T, Moen BH, Arnli MB, et al. Immunohistochemical characterization of brain-invasive meningiomas. Int J Clin Exp Pathol. 2014; 7: 7206-19.
44) Perven G, Entezami P, Gaudin D. A rare case of intramedullary 'whorling-sclerosing' variant meningioma. Springerplus. 2015; 4: 318.
45) Hahn HP, Bundock EA, Hornick JL. Immunohistochemical staining for claudin-1 can help distinguish meningiomas from histologic mimics. Am J Clin Pathol. 2006; 125: 203-8.
46) Abry E, Thomassen IO, Salvesen OO, et al. The significance of Ki-67/MIB-1 labeling index in human meningiomas: a literature study. Pathol Res Pract. 2010; 206: 810-5.
47) Torp SH, Lindboe CF, Gronberg BH, et al. Prognostic significance of Ki-67/MIB-1 proliferation index in meningiomas. Clin Neuropathol. 2005; 24: 170-4.
48) Mawrin C, Perry A. Pathological classification and molecular genetics of meningiomas. J Neurooncol. 2010; 99: 379-91.
49) Abedalthagafi MS, Merrill PH, Bi WL, et al. Angiomatous meningiomas have a distinct genetic profile with multiple chromosomal polysomies including polysomy of chromosome 5. Oncotarget. 2014; 5: 10596-606.
50) Lekanne Deprez RH, Bianchi AB, Groen NA, et al. Frequent NF2 gene transcript mutations in sporadic meningiomas and vestibular schwannomas. Am J Hum Genet. 1994; 54: 1022-9.
51) Wellenreuther R, Kraus JA, Lenartz D, et al. Analysis of the neurofibromatosis 2 gene reveals molecular variants of meningioma. Am J Pathol. 1995; 146: 827-32.
52) Reuss DE, Piro RM, Jones DT, et al. Secretory meningiomas are defined by combined KLF4 K409Q and TRAF7 mutations. Acta Neuropathol. 2013; 125: 351-8.
53) Smith MJ, Wallace AJ, Bennett C, et al. Germline SMARCE1 mutations predispose to both spinal and cranial clear cell meningiomas. J Pathol. 2014; 234: 436-40.

［中里洋一］

髄膜腫の遺伝子異常

　髄膜腫 meningioma の分子遺伝学的異常として，以前より22番染色体の欠失または *NF2* 遺伝子変異が知られていたが，大規模な網羅的な解析を含む近年の報告から，meningioma の多くは NF2 型と non-NF2 型に分けられることがわかってきた[1,2]．22番染色体の欠失，および *NF2* 遺伝子変異は meningioma のそれぞれ約50%，40%の症例にみられ，両者のほとんどは重複して認められる[1]．*NF2* 遺伝子異常のない meningioma には，アポトーシス関連の E3 ubiquitin ligase である *TRAF7* 遺伝子の変異（約25%），PI3K 経路を活性化する *AKT1* 遺伝子の変異（7〜13%），多能性獲得に関連する *KLF4* 遺伝子の変異（約10%），Hedgehog 経路に関連する *SMO* 遺伝子の変異（3〜5%）が認められる[1-3]．*TRAF7* 変異は *AKT1* 変異，または *KLF4* 変異とともにみられることが多いという特徴がある[1,4]．また，*AKT1* 変異はすべてコドン17のグルタミン酸がリシンに置換する E17K で，*KLF4* 変異はすべてコドン409のリシンがグルタミンに置換する K409Q である[1-4]．興味深いことに，*KLF4* K409Q は secretory meningioma に特異的で，他の組織型には認められていない[4]．22番染色体の欠失または *NF2* 遺伝子変異を有する meningioma（NF2型）と *TRAF7* 変異，*AKT1* 変異，*KLF4* 変異，*SMO* 変異を伴う meningioma（non-NF2型）を比較すると，non-NF2型のほとんどは WHO grade I に相当し，atypical meningioma WHO grade II は NF2型に多い傾向がみられる[1]．また，NF2型には22番染色体の欠失以外にも多くの染色体異常がみられ，non-NF2型には染色体異常がほとんどみられないという違いもある[1]．発生部位にも違いが認められ，NF2型は大脳・小脳半球に多く，non-NF2型は頭蓋底内側からの発生が多い[1]．

■文献
1) Clark VE, Erson-Omay EZ, Serin A, et al. Genomic analysis of non-NF2 meningiomas reveals mutations in TRAF7, KLF4, AKT1, and SMO. Science. 2013; 339: 1077-80.
2) Brastianos PK, Horowitz PM, Santagata S, et al. Genomic sequencing of meningiomas identifies oncogenic SMO and AKT1 mutations. Nat Genet. 2013; 45: 285-9.
3) Sahm F, Bissel J, Koelsche C, et al. AKT1E17K mutations cluster with meningothelial and transitional meningiomas and can be detected by SFRP1 immunohistochemistry. Acta Neuropathol. 2013; 126: 757-62.
4) Reuss DE, Piro RM, Jones DT, et al. Secretory meningiomas are defined by combined KLF4 K409Q and TRAF7 mutations. Acta Neuropathol. 2013; 125: 351-8.

〔信澤純人〕

Ⅱ. 脳腫瘍の組織型と病理

11 間葉系腫瘍
Mesenchymal tumors

　頭蓋内に発生する間葉系腫瘍には良性のものから悪性型まで多彩な腫瘍型が含まれている．WHO分類（WHO2016）では間葉系腫瘍として26腫瘍型が分類されている（**Table 1**）．これらの多くは髄膜に関連して発生する脳実質外腫瘍であるが，血管芽腫のように中枢神経実質から発生するものもある．なお脊索腫は

Table 1 Mesenchymal, non-meningothelial tumours　間葉系非髄膜皮性腫瘍の分類表
（WHO分類改訂第4版，WHO2016）

Solitary fibrous tumour/hemangiopericytoma　孤立性線維性腫瘍・血管周皮腫
Grade 1　グレード1
Grade 2　グレード2
Grade 3　グレード3
Hemangioblastoma　血管芽腫
Hemangioma　血管腫
Epithelioid hemangioendothelioma　類上皮血管腫
Angiosarcoma　血管肉腫
Kaposi sarcoma　カポジ肉腫
Ewing sarcoma/peripheral primitive neuroectodermal tumour
ユーイング肉腫・末梢性原始神経外胚葉腫瘍
Lipoma　脂肪腫
Angiolipoma　血管脂肪腫
Hibernoma　褐色脂肪腫
Liposarcoma　脂肪肉腫
Desmoid-type fibromatosis　デスモイド型線維腫症
Myofibroblastoma　筋線維芽細胞腫
Inflammatory myofibroblastic tumour　炎症性筋線維芽細胞腫瘍
Benign fibrous histiocytoma　良性線維性組織球腫
Fibrosarcoma　線維肉腫
Undifferentiated pleomorphic sarcoma (UPS)/malignant fibrous histiocytoma (MFH)
未分化多形性肉腫・悪性線維性組織球腫
Leiomyoma　平滑筋腫
Leiomyosarcoma　平滑筋肉腫
Rhabdomyoma　横紋筋腫
Rhabdomyosarcoma　横紋筋肉腫
Chondroma　軟骨腫
Chondrosarcoma　軟骨肉腫
Osteoma　骨腫
Osteochondroma　骨軟骨腫
Osteosarcoma　骨肉腫

11. 間葉系腫瘍

Table 2 脳腫瘍全国集計（2001〜2004年）に登録された間葉系腫瘍

Hemangioblastoma	187	(36.7%)
Hemangioma, capillary, cavernous	160	(31.4%)
Chordoma	58	(11.4%)
SFT/hemangiopericytoma	30	(5.9%)
Osteoma	22	(4.3%)
Chondrosarcoma	17	(3.3%)
Lipoma	7	(1.4%)
Rhabdomyosarcoma	6	(1.2%)
Oteosarcoma	5	(1.0%)
Chondroma	4	(0.8%)
Ewing sarcoma/PNET	4	(0.8%)
Angiosarcoma	3	(0.6%)
Fibrosarcoma	2	(0.4%)
Liposarcoma	1	(0.2%)
Malignant fibrous histiocytoma	1	(0.2%)
Osteochondroma	1	(0.2%)
Epithelioid hemangioendothelioma	1	(0.2%)

登録症例13,431例中，血管芽腫を含めて間葉系腫瘍は509例（3.8%）である．

組織発生が脊索遺残と推定されるため中枢神経腫瘍の間葉系腫瘍分類表（Table 1）には含まれておらず，骨軟部腫瘍のWHO分類で取り扱われている．本邦における脳腫瘍全国集計（2001〜2004年）に登録された間葉系腫瘍は脊索腫と血管芽腫を含めて3.8%の頻度である（Table 2）．腫瘍型の多さに比べて発生頻度は低いことがわかる．多くの頭蓋内間葉系腫瘍は骨軟部に発生する同名の腫瘍と類似の臨床像，病理組織像，遺伝子異常をもっている．また血管腫の中には真性腫瘍ではなく組織奇形として分類すべきものが多く含まれている．そこで本項では孤立性線維性腫瘍・血管周皮腫，血管芽腫および脊索腫を取り上げることとする．

孤立性線維性腫瘍・血管周皮腫 Solitary fibrous tumor/hemangiopericytoma

▶ 定義

卵円形ないし短紡錘形細胞がさまざまな密度で増殖する腫瘍であり，間質には分岐を示す壁の薄い血管と膠原線維，細網線維が認められる．WHO grade Ⅰ，Ⅱ，Ⅲ．

孤立性線維性腫瘍 solitary fibrous tumor（SFT）は当初，胸膜に原発する線維性腫瘍に対して命名された腫瘍名であるが，その後，頭蓋内，脊柱管内を含めさまざまな臓器での発生があきらかにされてきた．血管周皮腫 hemangiopericytoma（HPC）はかつて髄膜腫の亜型（angioblastic meningioma, hemangiopericytic type）とみなされていたが，その後の研究で髄膜腫との相違点があきらかにされ独立した腫瘍型とみなされるに至った．ところが，2013年に12番染色体長腕（12q13 locus）の遺伝子逆位のために形成されるNAB2遺伝子とSTAT6遺伝子の融合遺伝子が腫瘍に特徴的な異常として発見され[1,2]，これら2つの腫瘍型の遺伝的同一性が確認された[3,4]．そのため軟部組織腫瘍の領域では

Ⅱ. 脳腫瘍の組織型と病理

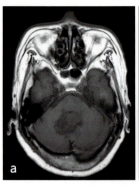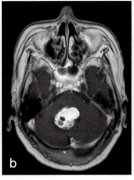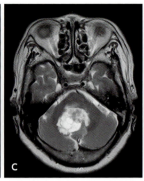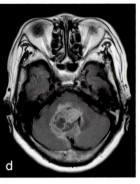

Fig. 1　孤立性線維性腫瘍・血管周皮腫の MRI 像（関東脳神経外科病院清水庸夫先生提供）
a： 第四脳室内に T1WI で脳実質より軽度低信号強度を示す腫瘤がみられる．
b： ガドリニウムにより腫瘤は強く造影されている．
c： T2WI では腫瘤は囊胞を伴い不均一な信号強度を示す．周囲には軽度の浮腫を伴っている．
d： FLAIR では腫瘤は軽度の高信号である．

単に「孤立性線維性腫瘍」とよばれているが，中枢神経系腫瘍の分野では「血管周皮腫」をめぐる長い歴史を踏まえて，2 つの腫瘍名を並列した「孤立性線維性腫瘍・血管周皮腫」が使用されることとなった．また，通常は細胞質に局在する STAT6 蛋白が腫瘍細胞では *NAB2-STAT6* 融合遺伝子のために核に移行することがあきらかにされ，免疫組織化学的に STAT6 蛋白の核内局在を検索することが腫瘍の診断に重要であることが示された[3]．

本腫瘍の組織由来については，細胞形態と間葉系基質産生能の点から線維芽細胞系の母細胞が推定されてきた．さらに腫瘍細胞は CD34 抗原を発現すること[5]，および硬膜線維芽細胞が CD34 を発現すること[6]，から本腫瘍の発生母地が硬膜線維芽細胞である可能性が指摘されている．なお，CD34 陽性の線維芽細胞は硬膜内層の髄膜部に存在し，外層の骨膜部には認められない．また，くも膜や軟膜には CD34 陽性細胞は認められない．

▶ **臨床的事項**

まれな腫瘍であり，脳腫瘍全国集計における頻度は 0.2% である．中高年の成人に多い．SFT は女性に多く，HPC は男性に多いが，両者を合わせると性差はめだたない．症状は発生部位によって異なるが，髄膜腫と同様に脳実質や脳神経の圧迫による症状が主体である[7]．WHO grade Ⅰの孤立性線維性腫瘍型の症例は術後の予後は良好であるが，WHO grade Ⅱ，Ⅲの血管周皮腫型腫瘍の症例は再発を繰り返しやすく，肺，肝，骨，腎などに遠隔転移をすることもある．

▶ **神経画像所見**

MRI T1WI で腫瘍は等信号強度を示し，ガドリニウムにより強く造影される（**Fig. 1**）．T2WI では不均一な高信号強度がみられる．

11. 間葉系腫瘍

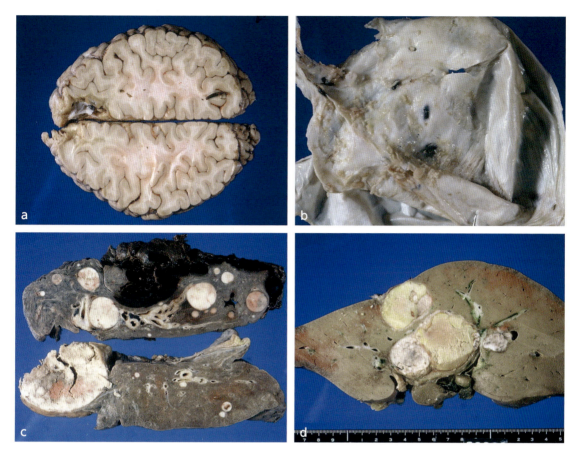

Fig. 2 孤立性線維性腫瘍・血管周皮腫の頭蓋外転移
a： 右前頭葉内側に術後の瘢痕病巣がみられる．
b： 硬膜内面には腫瘍の播種性再発がみられる．
c： 両側肺には大小の転移結節と血腫が形成されている．
d： 肝門部を中心に直径 4.5 cm に達する腫瘍転移巣が 4 個認められる．

▶ **腫瘍肉眼像**

　髄膜腫に類似し，硬膜に付着した境界明瞭，充実性の腫瘍を形成する．ゴム様の弾力性をもつ硬い腫瘍で，色は灰褐色ないし赤褐色である．テント上，テント下，脊髄のいずれにも発生し，側脳室内発生例もある[8]．肺，肝などへの転移巣では類円形灰白色の境界明瞭な腫瘤が形成される（**Fig. 2**）．

▶ **腫瘍組織像**

　孤立性線維性腫瘍と血管周皮腫はこれまで別の腫瘍として記述されてきたごとく，それぞれを特徴づける病理組織像には違いがある．WHO2016 ではそれらを solitary fibrous tumor phenotype および hemangiopericytoma phenotype とよんでいる．ただし，腫瘍によっては両者の中間的なあるいは両者が混在した組織像を示すことも事実であり，この 2 つの表現型の間には連続的なスペクトラムが存在すると考えてよい．
　孤立性線維性腫瘍に特徴的な組織像は，細長い核と双極性細胞突起をもつ紡錘

Ⅱ. 脳腫瘍の組織型と病理

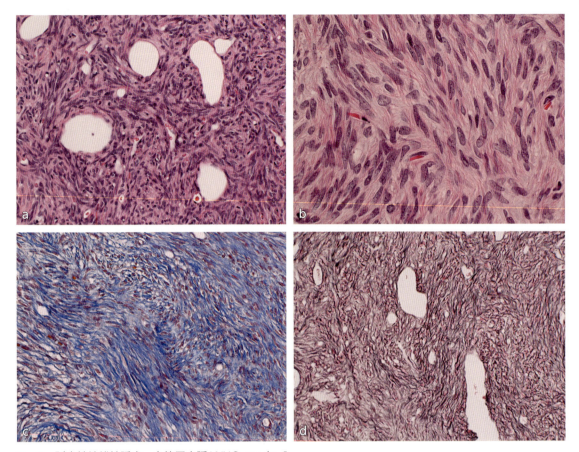

Fig. 3 孤立性線維性腫瘍・血管周皮腫 WHO grade Ⅰ
a：高い細胞密度を示す領域では紡錘形の腫瘍細胞が流れるように配列し，間質には壁の薄い拡張した血管がみられる．
b：腫瘍細胞は細長い楕円形核と淡好酸性の細胞質をもっている．核異型は乏しく核分裂像はみられない．細胞間に繊細な膠原線維が認められる．
c：膠原線維が豊富な部分では Masson trichrome 染色で青染する膠原線維が束をなして流れている．
d：この例では細胞間に多量の好銀線維が認められる．鍍銀染色．

形細胞が束をなして流れるように配列する（Fig. 3）．細胞密度は腫瘍により，あるいは腫瘍内の部位によりかなりの幅がある．細胞密度の高いところでは細胞境界は不明瞭で，細胞間の膠原線維は少ないが，細胞密度の低いところでは，細胞間に豊富な膠原線維束が形成されている（Fig. 3c）．核クロマチンは繊細で，核小体はめだたない．核分裂像は少ない．鍍銀染色における好銀線維の量はさまざまである（Fig. 3d）．

一方，血管周皮腫に特徴的な組織像では，腫瘍は高い細胞密度をもつためHE染色標本のセミマクロ像で腫瘍全体が青みがかってみえる（Fig. 5a）．腫瘍細胞は卵円形ないし多角形で，楕円形の核と狭い細胞質をもっている（Fig. 5b）．核はクロマチンが豊富で，核分裂像がみられる（Fig. 7b）．腫瘍細胞は一様に増殖し，間質には毛細血管がよく発達している．特徴的な所見は広い内腔をもつ壁の薄い血管が雄鹿の角のように分岐している像　staghorn pattern である（Fig. 5a, Fig.

11. 間葉系腫瘍

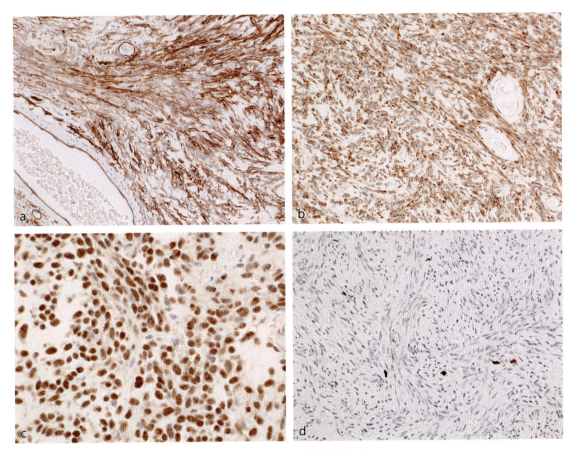

Fig. 4 孤立性線維性腫瘍・血管周皮腫 WHO grade Ⅰの免疫組織化学
a: 腫瘍細胞と血管内皮細胞に CD34 が発現されている.
b: 大部分の腫瘍細胞に Bcl-2 の発現がみられる.
c: STAT6 蛋白は腫瘍細胞の核内に発現されている.
d: Ki-67 の陽性率は低い.

7a). 鍍銀染色では好銀線維が腫瘍内によく発達しており, 個々の細胞あるいは細胞の小集団を線維が取り巻いている (**Fig. 5d, Fig. 7c**).

　本腫瘍の grading については, 細胞密度が低く膠原線維に富む孤立性線維性腫瘍型の腫瘍は WHO grade Ⅰとみなしてよい. 細胞密度の高い血管周皮腫型の腫瘍は核分裂像によってさらに 2 つに分けられ, 高倍率 10 視野中核分裂像 5 個未満を WHO grade Ⅱ, 5 個以上を WHO grade Ⅲとしている[7]. いずれも術後の放射線照射が予後を改善する効果がある[9,10]. 術後の予後をよく反映する 4 段階の grading system も提唱されているが[11], 今後の検討が注目される.

▶ 免疫組織化学的所見・電顕所見

　免疫組織化学的に腫瘍細胞は, CD34, vimentin, Bcl-2, CD99 などを発現するが (**Fig. 4, Fig. 6, Fig. 8**), EMA, GFAP, S-100 蛋白は陰性である[5,12]. STAT6 は生理的には細胞質に局在する蛋白であるが, 本腫瘍では *NAB2-STAT6* 融合遺伝子が存在するため STAT6 蛋白の核内局在が認められる (**Fig.**

II. 脳腫瘍の組織型と病理

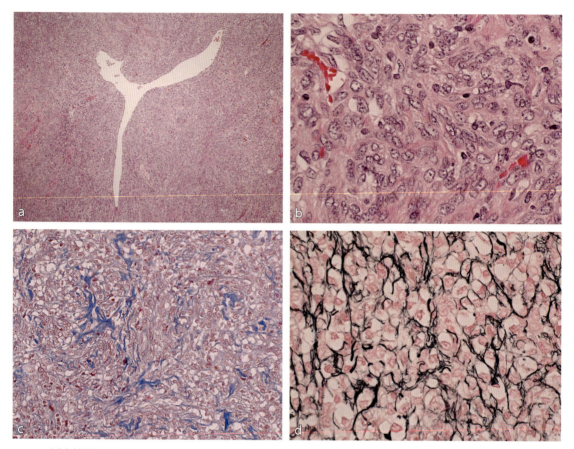

Fig. 5 孤立性線維性腫瘍・血管周皮腫 WHO grade Ⅱ
a：高い細胞密度を示す腫瘍で，卵円形から紡錘形の腫瘍細胞が一様に増殖し，間質には牡鹿の角様に分岐する血管がみられる．
b：腫瘍細胞は楕円形核と両染性の狭い細胞質をもっている．核質は明るく，核小体は小型で，核分裂像は少ない．
c：間質には Masson trichrome 染色で青く染まる膠原線維が少量みられる．
d：鍍銀染色では細胞間に中等量の好銀線維が認められる．

Fig. 4c, Fig. 6c, Fig. 8c)[3]．これは NAB2 蛋白が本来もっている核内移行シグナルが NAB2-STAT6 融合蛋白でも保存されているので，このシグナルの働きにより NAB2-STAT6 融合蛋白は核内に局在するためであると説明されている[3]．いずれにしても免疫組織化学的に STAT6 蛋白の核内局在を証明することが，本腫瘍の確定診断のために重要である．また本腫瘍と髄膜腫との鑑別には EMA，CD99，Bcl-2，claudin-1 の免疫染色なども利用することができる[12]．

電顕的に，孤立性線維性腫瘍型の腫瘍では線維芽細胞に類似の腫瘍細胞が増殖し，細胞間に豊富な膠原線維が観察されるが[13]，血管周皮腫型の腫瘍細胞では平滑筋細胞分化を認め，細胞間に基底膜様物質がみられる（Fig. 9)[14,15]．

▶ 遺伝子異常

12番染色体長腕 12q13 座位の遺伝子逆位によって *NAB2* 遺伝子と *STAT6* 遺

11. 間葉系腫瘍

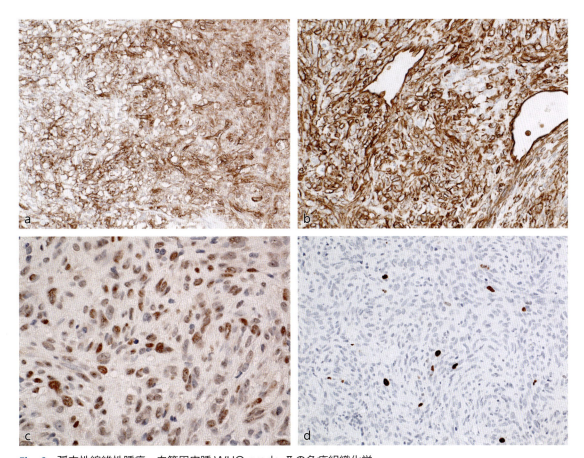

Fig. 6 孤立性線維性腫瘍・血管周皮腫 WHO grade Ⅱの免疫組織化学
a： 腫瘍細胞と血管内皮細胞に CD34 が発現している．
b： すべての腫瘍細胞に vimentin の強い発現がみられる．
c： 腫瘍細胞の核には STAT6 の発現がみられる．
d： Ki-67 の陽性率は比較的低い．

伝子の融合遺伝子が形成されることが本腫瘍に特異的な異常である[1,2]．

▶ 鑑別診断

1. **線維性髄膜腫** Fibrous meningioma

紡錘形細胞が線維束を作って増殖し間質に膠原線維を形成するので孤立性線維性腫瘍型の腫瘍に類似がみられる．しかし EMA の発現，STAT6 の細胞質局在，CD34 陰性などの点で鑑別することができる．

2. **間葉系軟骨肉腫** Mesenchymal chondrosarcoma

小型の未分化な細胞が増殖する細胞密度の高い腫瘍で間質に staghorn vascular pattern がみられるなど，血管周皮腫型の腫瘍に類似している．しかし，軟骨細胞への分化がみられることと，S-100 蛋白の発現，STAT6 の細胞質局在，CD34 陰性などの点で鑑別することができる．

Ⅱ．脳腫瘍の組織型と病理

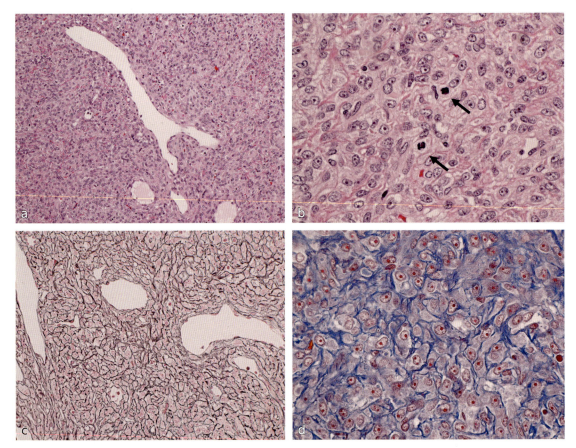

Fig. 7　孤立性線維性腫瘍・血管周皮腫 WHO grade Ⅲ
a：細胞密度の高い腫瘍で，卵円形の腫瘍細胞が充実性一様に増殖し，間質には staghorn vessels がみられる．
b：腫瘍細胞の核には明瞭な核小体がみられ，核分裂像（矢印）が散見される．細胞質は両染性ないし弱好塩基性を示す．
c：個々の腫瘍細胞を取り囲むように好銀線維がよく発達している．鍍銀染色．
d：細胞間には Masson trichrome 染色で青染する間葉系基質が形成されている．

血管芽腫　Hemangioblastoma

▶ 定義

　小脳，延髄，脊髄などに発生し，豊富な毛細血管網を背景に脂肪に富む腫瘍細胞が増殖する腫瘍である．WHO grade Ⅰ．

　本腫瘍では毛細血管の間に存在するいわゆる「間質細胞」"stromal cell" が腫瘍細胞であり，豊富な毛細血管網を構成する内皮細胞や周皮細胞は腫瘍細胞の産生する VEGF などの因子により反応性に増生していると考えられている[16,17]．症例の 7 割は孤発例であるが，3 割は von Hippel-Lindau 病患者が占めている．*VHL* 腫瘍抑制遺伝子の不活化が腫瘍発生と関係しているといわれている．腫瘍細胞の組織由来については諸説あり，いまだ未解決である．血管原性間葉系細胞由来説[18]，血管周皮細胞由来説[19]，血管形成能をもつ間葉系細胞由来説[20]，血管芽細胞由来説[21,22]，分化異常をきたした間葉系細胞からの由来説[23]，神経外胚葉

11. 間葉系腫瘍

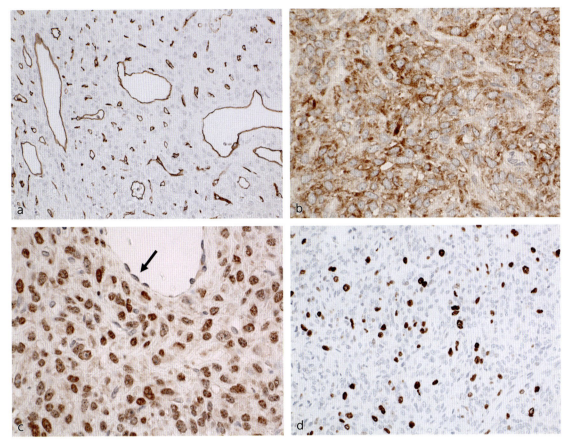

Fig. 8 孤立性線維性腫瘍・血管周皮腫 WHO grade Ⅲの免疫組織化学
a： 血管内皮細胞は CD34 を発現しているが，腫瘍細胞は陰性である．腫瘍内には血管がよく発達している．
b： 腫瘍細胞には Bcl-2 の発現がみられる．
c： STAT6 は腫瘍細胞の核内に発現している．血管内皮細胞の核は陰性である（矢印）．
d： Ki-67 の陽性率は高値を示す．

由来説[24-26]，血管関連幹細胞由来説[27]等々があり，現在でも議論が続いている．

▶ 臨床的事項

脳腫瘍全国集計（2001～2004 年）では 187 例の症例登録があり，原発性脳腫瘍内で 1.4％の頻度である．男女比は 1.1：1 で性差はめだたない．発生部位は孤発例では小脳半球に多いが，von Hippel-Lindau 病では多発例も多く，小脳のほか脊髄，脳幹，神経根，網膜などにもみられる．症状は頭蓋内圧亢進症状，小脳失調，脊髄圧迫症状などであり，まれに多血症がみられる．

▶ 神経画像所見

腫瘤は MRI T1WI で低信号，T2WI で高信号を示し，ガドリニウムによって強く造影される（**Fig. 10**）．囊胞成分では囊胞壁と壁在結節が強い造影を受ける．血管造影では腫瘍部に遷延する vascular stain がみられる．

Ⅱ. 脳腫瘍の組織型と病理

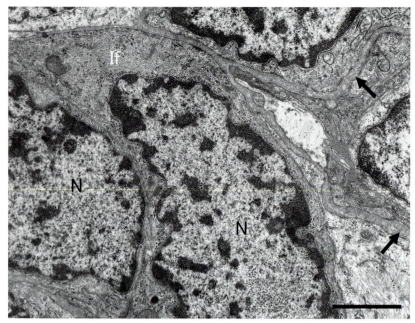

Fig. 9　孤立性線維性腫瘍・血管周皮腫の電顕像
腫瘍細胞はヘテロクロマチンに富む核（N）と中間径細線維（If）を含む暗調な細胞質をもち，細胞の周囲はよく発達した基底膜（矢印）で取り囲まれている．Bar＝2 μm．

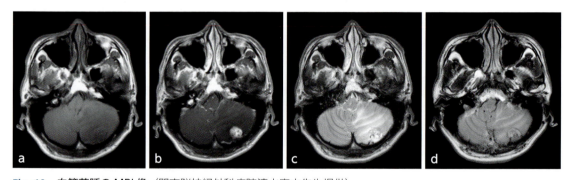

Fig. 10　血管芽腫の MRI 像（関東脳神経外科病院清水庸夫先生提供）
a：左小脳半球に T1WI で小脳実質より低信号強度を示す腫瘍がみられる．
b：ガドリニウムにより腫瘍は強く造影されている．
c：T2WI では腫瘍は不均一な高信号を示し，左小脳半球白質に浮腫を伴っている．
d：FLAIR で腫瘤は小脳実質と等信号である．

▶ 腫瘍肉眼像

　　　血管がよく発達した境界鮮明な腫瘍が形成され（Fig. 11），多くは囊胞を伴いその壁に腫瘍結節がみられる．

▶ 腫瘍組織像

　　　毛細血管がよく発達した腫瘍であり，血管の間に間質細胞とよばれる腫瘍細胞がみられる（Fig. 12）．これは類円形の核と広い細胞質をもつ単核細胞であり，敷

11. 間葉系腫瘍

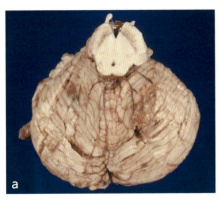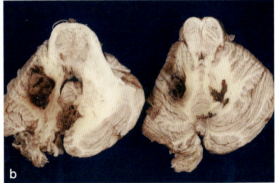

Fig. 11 多発性血管芽腫の肉眼像
a：左右小脳半球の表面に茶褐色の腫瘍がみられる．
b：小脳割面では小脳虫部の腫瘍（術後）の他，左右小脳半球に茶褐色ないし暗褐色の腫瘍がみられる．（bの初出文献：飯島宗一，石川栄世，景山圭三，他編．現代病理学大系 23c 神経疾患 III．東京：中山書店；1993. p.172.）

石状に配列している（**Fig. 12b**）．核の異型は乏しいが，ときに核の大小不同，巨核などが出現する．核分裂像はごく少ない．細胞質は淡好酸性で均一なもの（**Fig. 13a**），微細空胞を多数含みレース状を呈するもの（**Fig. 13b**），少数の大型空胞を含むものなどがある（**Fig. 13c**）．空胞内には脂肪成分が含まれていて脂肪染色で陽性となる．組織パターンとして，腫瘍細胞が豊富で大きな胞巣を作るものを cellular variant（**Fig. 12b**），血管の網目状構造がめだち腫瘍細胞は少ないものを reticular variant とよんでいる（**Fig. 12c**）．後者は血管周囲に reticulin fiber がよく発達しているためにこの名前がつけられた（**Fig. 12d**）．まれに腫瘍内に赤芽球の少集簇からなる造血巣が観察される（**Fig. 13d**）．これは腫瘍内で産生される erythropoietin に起因する組織反応と考えられている[28]．腫瘍の辺縁部には被膜の形成はないが，周囲脳組織との境界は比較的鮮明である．

▶ 免疫組織化学的所見・電顕所見

免疫組織化学的に間質細胞には vimentin, inhibin alpha, neuron-specific enolase などが局在している（**Fig. 14**）．S-100蛋白は一部の例で陽性となる（**Fig. 14c**）．GFAP は少数の細胞で発現されることはあるが（**Fig. 14d**），一般的には陰性である．また，腫瘍細胞による brachyury 蛋白の発現が組織由来や鑑別診断の観点から注目されている[21,29]．血管内皮細胞には CD34, CD31, vimentin, nestin などが発現され（**Fig. 15a**），血管周皮細胞には alpha-smooth muscle actin が発現される（**Fig. 15b**）．

電顕的に間質細胞には脂肪滴が観察されるとともに（**Fig. 16**），血管内皮細胞，周皮細胞，平滑筋細胞などへの分化を示唆する微細構造が観察されている[20,30]．

▶ 遺伝子異常

von Hippel-Lindau 病では *VHL* 遺伝子の両方のアレルが不活性化している．

Ⅱ. 脳腫瘍の組織型と病理

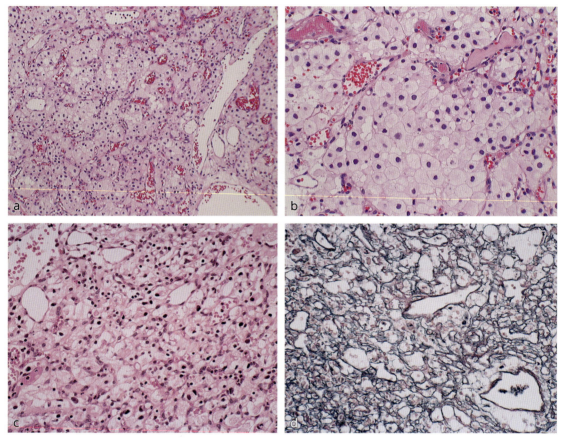

Fig. 12 血管芽腫
a：血管の豊富な腫瘍で，血管網の間に間質細胞とよばれる腫瘍細胞が増殖している．
b：腫瘍細胞が多い症例 cellular variant では，類上皮様の間質細胞が敷石状に配列して血管の間に充満している．
c：毛細血管網がめだち腫瘍細胞が少ない症例 reticular variant は弱拡大では毛細血管腫のごとくみえる．
d：Reticular variant では好銀線維が網目状構造を作っている．鍍銀染色．

また，孤発例においても高頻度にこの遺伝子の欠失ないし不活化が観察される．このような VHL 遺伝子の機能喪失が本腫瘍の発生に深くかかわっていると考えられている[31]．

▶ 鑑別診断

1. 淡明細胞型腎細胞癌 Clear cell renal cell carcinoma
　淡明な細胞質をもつ異型細胞が小胞巣状，腺管状に増殖する．Cytokeratin などの上皮細胞マーカーが陽性であり，PAX8 や CD10 など腎細胞癌マーカーは血管芽腫には発現されないので，これらの検索が鑑別に役立つ[32]．

2. 明細胞上衣腫 Clear cell ependymoma
　腫瘍細胞の細胞質は淡明化するが，泡沫状・レース状となることはまれである．血管周囲や細胞間に細線維性基質がみられることがある．GFAP 陽性であり，inhibin alpha は陰性である．

11. 間葉系腫瘍

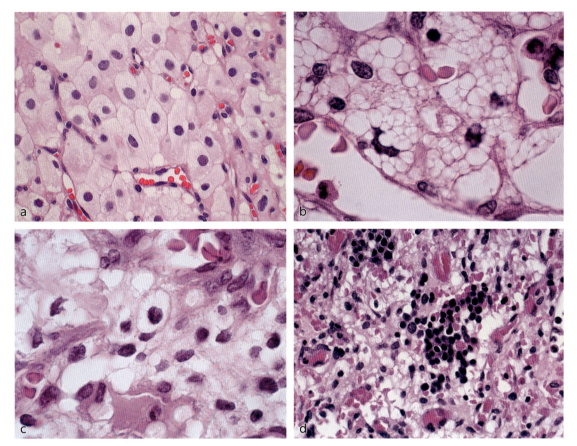

Fig. 13 血管芽腫
a：中心性の核と淡好酸性の均一な細胞質をもつ類上皮様細胞からなる腫瘍である．
b：この腫瘍は細胞質に微小空胞が充満し，レース状を呈する細胞から構成されている．
c：細胞質全体が淡明化した細胞からなる腫瘍である．
d：腫瘍の一部に赤芽球などの造血細胞が集簇した髄外造血巣が形成されている．

脊索腫　Chordoma

▶ 定義

脊索の遺残組織から発生する悪性腫瘍である．

胎生期脊索 notochord の遺残組織はトルコ鞍部から仙骨部まで分布しており，そのいずれからも脊索腫が発生しうる．斜台部ではエコルドーシスフィザリフォラ ecchordosis physaliphora が剖検時の偶発所見としてみられるが，これは脊索遺残組織であるといわれている．斜台背側面から硬膜を貫いてくも膜下腔に突出する，透明感のある小さな豆粒状の組織で，その組織像は脊索腫に類似している．また，giant notochordal hamartoma あるいは benign notochordal cell tumor（BNCT）とよばれる病変が chordoma の発生母地であるとする説もある[33-35]．BNCT は 100 例の剖検例の検索で 26 病変認められ，斜台部に 11.5％，頸椎に 5.0％，腰椎に 2.0％，仙尾椎に 12.0％の頻度であった[34]．BNCT と incipient chordoma の共存ないし移行を示す例もあり，BNCT から incipient

II. 脳腫瘍の組織型と病理

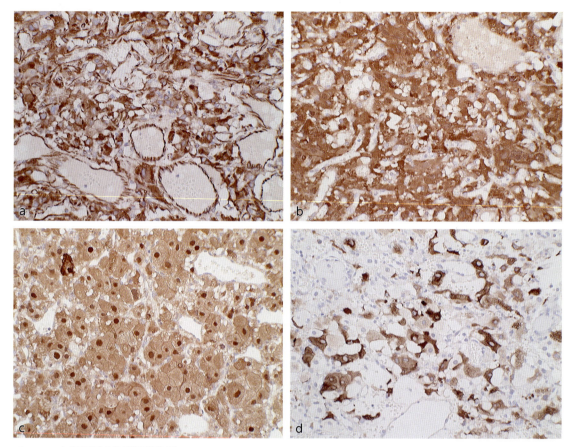

Fig. 14　血管芽腫の免疫組織化学
a： 腫瘍細胞と血管内皮細胞は vimentin を発現している．
b： 腫瘍細胞の細胞質に neuron specific enolase の発現がみられる．
c： S-100 蛋白は腫瘍細胞の核と細胞質に陽性である．
d： 一部の腫瘍細胞には GFAP の発現も認められる．

chordoma を経て chordoma へと進展することが推定されている[35)]．

▶ 臨床的事項

　脳腫瘍全国集計（2001〜2004年）では58例の登録があり（原発性脳腫瘍の0.43％），成人に多く（平均年齢46.9歳），男性に多い（男女比＝3：2）．好発部位は頭蓋内の斜台部と脊椎仙骨部である．斜台部の腫瘍では片側または両側の外転神経麻痺で初発することが多く，さらに多発脳神経麻痺，頭痛，視力視野障害などが認められる．

▶ 神経画像所見

　頭部X線やCTにより斜台部およびその周囲の骨破壊像がみられる．腫瘍はMRI T1WIで低信号，T2WIで高信号を示し，ガドリニウムにより著明に造影される．

11. 間葉系腫瘍

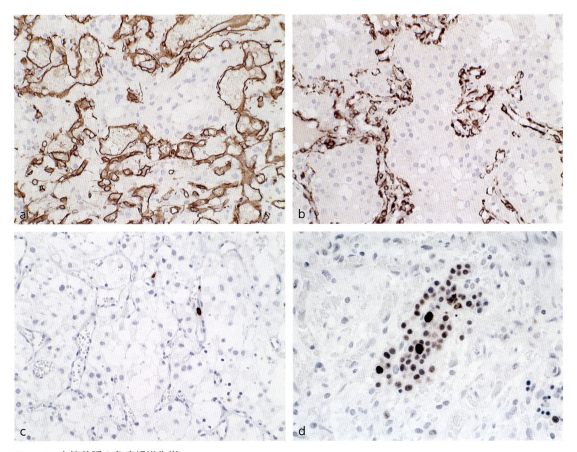

Fig. 15　血管芽腫の免疫組織化学
a：血管内皮細胞にCD34が発現されている．血管が網目状に発達している様子がわかる．
b：血管周皮細胞にはalpha-smooth muscle actinの発現がみられる．
c：腫瘍細胞のKi-67陽性率は低値である．
d：腫瘍内の髄外造血巣では高いKi-67陽性率がみられる．

▶ 腫瘍肉眼像

　　約半数は仙骨部に発生し，ついで1/3程度が斜台部にみられる[36]．肉眼的には分葉状，粘液性の腫瘤であり，骨組織を破壊しながら浸潤する．

▶ 腫瘍組織像

　　血管結合織により区画された分葉状の腫瘍であり，腫瘍細胞は類円形核と淡好酸性の細胞質をもつ上皮様の細胞である(**Fig. 17**)．細胞は互いに結合性を示し，索状にあるいは胞巣状に配列する．腫瘍細胞の細胞質には大小の空胞がみられることが多く(**Fig. 17b，c**)，担空胞細胞 physaliphorous cell とよばれる．核の異型は軽度であり，核分裂像はほとんどみられない．仙骨部腫瘍ではときに壊死巣がみられる．間質には好塩基性を示す粘液様基質が豊富に認められる（**Fig. 17d**）．ときに軟骨性の基質が部分的にあるいは全体に出現することがあり，このような腫瘍は軟骨様脊索腫 chondroid chordoma とよばれる．

Ⅱ. 脳腫瘍の組織型と病理

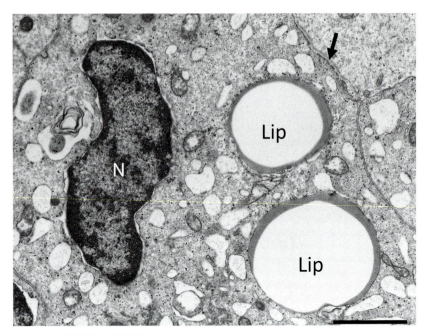

Fig. 16 血管芽腫の電顕像
腫瘍細胞（間質細胞）は小胞体と脂肪滴（Lip）の発達した広い細胞質をもっている．血管周囲腔（右上）との間には基底膜（矢印）が認められる．N：核，bar＝2 μm．

▶ 免疫組織化学的所見

　免疫組織化学的に腫瘍細胞は上皮性抗原である，EMA および cytokeratin（CK8, CK18, CK19）を発現する（**Fig. 18a**）．S-100 蛋白も高率に陽性である（**Fig. 18b**）．また，脊索腫の腫瘍細胞は核に brachyury が 9 割以上に陽性であり，他の腫瘍との鑑別に有益である[37]．一部の低分化型脊索腫では INI1 蛋白の発現が失われている[38]．

▶ 遺伝子異常

　低分化型脊索腫では 22 番染色体長腕の *SMARKB1/INI1* 座位の欠失が FISH 法で検出される[38]．高分化型の定型的脊索腫にはこの異常は認められない．頭蓋底に発生する軟骨肉腫には *IDH1* R132C と *IDH2* R172S の変異がみられるが，同部位の脊索腫には *IDH1/2* の変異は認められない[39]．

▶ 鑑別診断

1. 軟骨肉腫 Chondrosarcoma
　軟骨性基質が豊富であり，腫瘍細胞は上皮様の結合性を示さない．免疫組織化学的に EMA, cytokeratin などの上皮性マーカーを発現せず，brachyury も陰性である．

2. 脊索腫様髄膜腫 Chordoid meningioma
　髄膜に付着した腫瘍で，渦紋状配列がみられる．免疫組織化学的には D2-40 が

11. 間葉系腫瘍

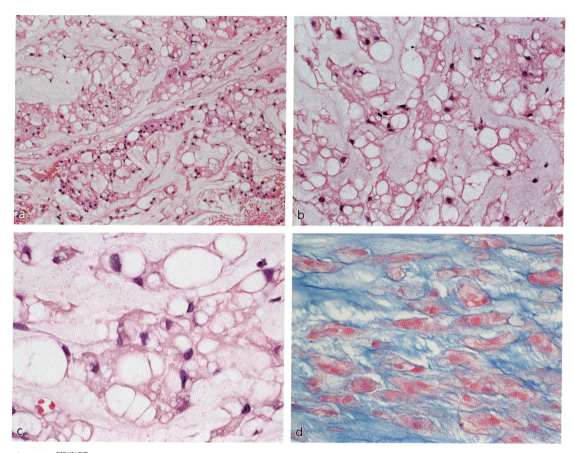

Fig. 17 脊索腫
a: 細胞密度の低い腫瘍で，間質には好塩基性の粘液様基質が豊富である．
b: 腫瘍細胞は上皮様の結合性を示し，索状・網状に配列している．
c: 腫瘍細胞の細胞質には大小の空胞がみられ，担空胞細胞 physaliphorous cells とよばれる．
d: 間質にみられる好塩基性基質はアルシアンブルー染色陽性である．Alcian blue-PAS 染色．

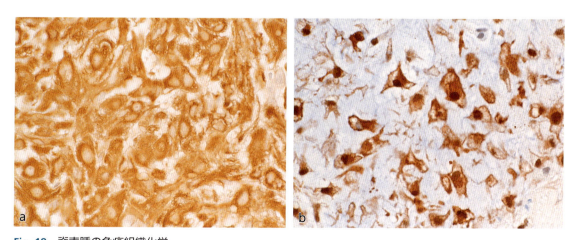

Fig. 18 脊索腫の免疫組織化学
a: 腫瘍細胞の細胞質には cytokeratin（AE1/AE3）の発現が認められる．
b: 腫瘍細胞の核と細胞質には S-100 蛋白の発現が認められる．

陽性で brachyury は陰性である．

3. 第三脳室脊索腫様膠腫　Chordoid glioma of the third ventricle
第三脳室の前半部に発生する腫瘍で，GFAP が陽性である．腫瘍間質に形質細胞とリンパ球の浸潤が認められる．

■文献

1) Chmielecki J, Crago AM, Rosenberg M, et al. Whole-exome sequencing identifies a recurrent NAB2-STAT6 fusion in solitary fibrous tumors. Nat Genet. 2013; 45: 131-2.
2) Robinson DR, Wu YM, Kalyana-Sundaram S, et al. Identification of recurrent NAB2-STAT6 gene fusions in solitary fibrous tumor by integrative sequencing. Nat Genet. 2013; 45: 180-5.
3) Schweizer L, Koelsche C, Sahm F, et al. Meningeal hemangiopericytoma and solitary fibrous tumors carry the NAB2-STAT6 fusion and can be diagnosed by nuclear expression of STAT6 protein. Acta Neuropathol. 2013; 125: 651-8.
4) Fritchie KJ, Jin L, Rubin BP, et al. NAB2-STAT6 Gene Fusion in Meningeal Hemangiopericytoma and Solitary Fibrous Tumor. J Neuropathol Exp Neurol. 2016; 75: 263-71.
5) Perry A, Scheithauer BW, Nascimento AG. The immunophenotypic spectrum of meningeal hemangiopericytoma: a comparison with fibrous meningioma and solitary fibrous tumor of meninges. Am J Surg Pathol. 1997; 21: 1354-60.
6) Cummings TJ, Burchette JL, McLendon RE. CD34 and dural fibroblasts: the relationship to solitary fibrous tumor and meningioma. Acta Neuropathol. 2001; 102: 349-54.
7) Mena H, Ribas JL, Pezeshkpour GH, et al. Hemangiopericytoma of the central nervous system: a review of 94 cases. Hum Pathol. 1991; 22: 84-91.
8) Tihan T, Viglione M, Rosenblum MK, et al. Solitary fibrous tumors in the central nervous system. A clinicopathologic review of 18 cases and comparison to meningeal hemangiopericytomas. Arch Pathol Lab Med. 2003; 127: 432-9.
9) Ghia AJ, Allen PK, Mahajan A, et al. Intracranial hemangiopericytoma and the role of radiation therapy: a population based analysis. Neurosurgery. 2013; 72: 203-9.
10) Ghia AJ, Chang EL, Allen PK, et al. Intracranial hemangiopericytoma: patterns of failure and the role of radiation therapy. Neurosurgery. 2013; 73: 624-30; discussion 30-1.
11) Bouvier C, Métellus P, de Paula AM, et al. Solitary fibrous tumors and hemangiopericytomas of the meninges: overlapping pathological features and common prognostic factors suggest the same spectrum of tumors. Brain Pathol. 2012; 22: 511-21.
12) Rajaram V, Brat DJ, Perry A. Anaplastic meningioma versus meningeal hemangiopericytoma: immunohistochemical and genetic markers. Hum Pathol. 2004; 35: 1413-8.
13) Prayson RA, McMahon JT, Barnett GH. Solitary fibrous tumor of the meninges. Case report and review of the literature. J Neurosurg. 1997; 86: 1049-52.
14) Nakamura M, Inoue HK, Ono N, et al. Analysis of hemangiopericytic meningiomas by immunohistochemistry, electron microscopy and cell culture. J Neuropathol Exp Neurol. 1987; 46: 57-71.

15) Pena CE. Meningioma and intracranial hemangiopericytoma. A comparative electron microscopic study. Acta Neuropathol. 1977; 39: 69-74.
16) Vortmeyer AO, Gnarra JR, Emmert-Buck MR, et al. von Hippel-Lindau gene deletion detected in the stromal cell component of a cerebellar hemangioblastoma associated with von Hippel-Lindau disease. Hum Pathol. 1997; 28: 540-3.
17) Bohling T, Hatva E, Kujala M, et al. Expression of growth factors and growth factor receptors in capillary hemangioblastoma. J Neuropathol Exp Neurol. 1996; 55: 522-7.
18) Ho KL. Ultrastructure of cerebellar capillary hemangioblastoma. I. Weibel-Palade bodies and stromal cell histogenesis. J Neuropathol Exp Neurol. 1984; 43: 592-608.
19) Kamitani H, Masuzawa H, Sato J, et al. Capillary hemangioblastoma: histogenesis of stromal cells. Acta Neuropathol. 1987; 73: 370-8.
20) Lach B, Gregor A, Rippstein P, et al. Angiogenic histogenesis of stromal cells in hemangioblastoma: ultrastructural and immunohistochemical study. Ultrastruct Pathol. 1999; 23: 299-310.
21) Glasker S, Li J, Xia JB, et al. Hemangioblastomas share protein expression with embryonal hemangioblast progenitor cell. Cancer Res. 2006; 66: 4167-72.
22) Park DM, Zhuang Z, Chen L, et al. von Hippel-Lindau disease-associated hemangioblastomas are derived from embryologic multipotent cells. PLoS Med. 2007; 4: e60.
23) Ding XH, Zhou LF, Tan YZ, et al. Histologic and histogenetic investigations of intracranial hemangioblastomas. Surg Neurol. 2007; 67: 239-45; discussion 45.
24) Theunissen PH, Debets-Te Baerts M, Blaauw G. Histogenesis of intracranial haemangiopericytoma and haemangioblastoma. An immunohistochemical study. Acta Neuropathol. 1990; 80: 68-71.
25) Ishizawa K, Komori T, Hirose T. Stromal cells in hemangioblastoma: neuroectodermal differentiation and morphological similarities to ependymoma. Pathol Int. 2005; 55: 377-85.
26) Wang J, Lin XY, Qiu XS, et al. Cerebellar hemangioblastoma with perivascular pseudorosette formation and glial differentiation: A case report. Neuropathology. 2017; 37: 105-9.
27) Welten CM, Keats EC, Ang LC, et al. Hemangioblastoma stromal cells show committed stem cell phenotype. Can J Neurol Sci. 2012; 39: 821-7.
28) Bohling T, Haltia M, Rosenlof K, et al. Erythropoietin in capillary hemangioblastoma. An immunohistochemical study. Acta Neuropathol. 1987; 74: 324-8.
29) Barresi V, Vitarelli E, Branca G, et al. Expression of brachyury in hemangioblastoma: potential use in differential diagnosis. Am J Surg Pathol. 2012; 36: 1052-7.
30) Chaudhry AP, Montes M, Cohn GA. Ultrastructure of cerebellar hemangioblastoma. Cancer. 1978; 42: 1834-50.
31) Shankar GM, Taylor-Weiner A, Lelic N, et al. Sporadic hemangioblastomas are characterized by cryptic VHL inactivation. Acta Neuropathol Commun. 2014; 2: 167.
32) Carney EM, Banerjee P, Ellis CL, et al. PAX2(−)/PAX8(−)/inhibin A(+) immunoprofile in hemangioblastoma: A helpful combination in the differential diagnosis with metastatic clear cell renal cell carcinoma to the central

nervous system. Am J Surg Pathol. 2011; 35: 262-7.
33) Yamaguchi T, Suzuki S, Ishiiwa H, et al. Benign notochordal cell tumors: A comparative histological study of benign notochordal cell tumors, classic chordomas, and notochordal vestiges of fetal intervertebral discs. Am J Surg Pathol. 2004; 28: 756-61.
34) Yamaguchi T, Suzuki S, Ishiiwa H, et al. Intraosseous benign notochordal cell tumours: overlooked precursors of classic chordomas? Histopathology. 2004; 44: 597-602.
35) Yamaguchi T, Watanabe-Ishiiwa H, Suzuki S, et al. Incipient chordoma: a report of two cases of early-stage chordoma arising from benign notochordal cell tumors. Mod Pathol. 2005; 18: 1005-10.
36) Forsyth PA, Cascino TL, Shaw EG, et al. Intracranial chordomas: a clinicopathological and prognostic study of 51 cases. J Neurosurg. 1993; 78: 741-7.
37) Jambhekar NA, Rekhi B, Thorat K, et al. Revisiting chordoma with brachyury, a "new age" marker: analysis of a validation study on 51 cases. Arch Pathol Lab Med. 2010; 134: 1181-7.
38) Mobley BC, McKenney JK, Bangs CD, et al. Loss of SMARCB1/INI1 expression in poorly differentiated chordomas. Acta Neuropathol. 2010; 120: 745-53.
39) Arai M, Nobusawa S, Ikota H, et al. Frequent IDH1/2 mutations in intracranial chondrosarcoma: a possible diagnostic clue for its differentiation from chordoma. Brain Tumor Pathol. 2012; 29: 201-6.

［中里洋一］

column 20 コラム　STAT6 と孤立性線維性腫瘍　solitary fibrous tumor (SFT)/血管周皮腫　hemangiopericytoma (HPC)

　孤立性線維性腫瘍　solitary fibrous tumor（SFT）と血管周皮腫　hemangiopericytoma（HPC）は比較的まれな髄膜腫瘍で，軟部腫瘍の領域ではすでに単一の疾患として扱われ，HPC という診断名はほぼ消失している．しかしながら，髄膜腫瘍では定型的な SFT よりも HPC の形態を示すものが以前から多く経験されており，実際 HPC は初期の脳腫瘍 WHO 分類では髄膜腫の 1 つに分類されていた．そして，脳腫瘍 WHO 分類 2007 においてはそれぞれ間葉系腫瘍のなかでまったく別の項目に記載されていた．また，SFT と HPC は膠原および好銀線維の発達にある程度の相違があり，免疫染色では CD34，bcl-2，CD99 などが陽性となるが，SFT のほとんどで陽性となる CD34 の HPC での陽性率は高くない．よって，胸膜や軟部組織発生と異なり，髄膜腫瘍では両疾患概念を統一することが実際の病理診断の現場ではむずかしく，それぞれの診断名，とくに HPC と診断することが多かったものと思われる．しかしながら，最近 SFT/HPC の両者に共通する遺伝子異常として NAB2/STAT6 の融合遺伝子が高率かつ特異的に出現することがみいだされ，髄膜発生においても同様の結果が報告されている．また，この遺伝子異常によって生じた STAT6 の過剰発現が腫瘍発生にかかわり，核内に異常に蓄積した STAT6 を免疫染色で認識することが可能となり（**Fig. 1**），その特異性の高さゆえに各種の髄膜腫や軟部腫瘍などとの鑑別診断における有用性が報告されている[1]（**Fig. 2**）．以上より，髄膜腫瘍においても遺伝子異常の面からは SFT と HPC は同一のスペクトラムの疾患であることが確認され，組織形態，線維増生，免疫染色などの相違は SFT/HPC のなかでの variation とされている．実際，最近改訂された脳腫瘍 WHO 分類 2016 では間葉系腫瘍のなかで SFT/HPC という連名の形で記載され，単一の疾患として統合された．

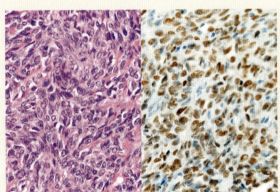

Fig. 1　SFT/HPC の STAT6 免疫染色
腫瘍細胞の核に陽性を示す．

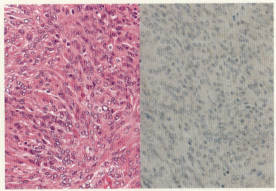

Fig. 2　線維性髄膜腫の STAT6 免疫染色
腫瘍細胞は陰性を示す．

■文献　1) Schweizer L, Koelsche C, Sahm F, et al. Meningeal hemangiopericytoma and solitary fibrous tumors carry the NAB2-STAT6 fusion and can be diagnosed by nuclear expression of STAT6 protein. Acta Neuropathol. 2013; 125: 651-8.

［安倍雅人］

孤立性線維性腫瘍 solitary fibrous tumor (SFT)/血管周皮腫 hemangiopericytoma (HPC) の新しい grading

　コラム20（397頁）で述べたように脳神経外科領域における髄膜腫瘍としての孤立性線維性腫瘍 solitary fibrous tumor (SFT) および血管周皮腫 hemangiopericytoma (HPC) の疾患概念は NAB2/STAT6 の融合遺伝子の発見によって同一のスペクトラムとみなされ，最近改訂された脳腫瘍 WHO 分類 2016 では SFT/HPC という連名の形で統合された．そして，STAT6 を用いた免疫染色によって診断の確定および髄膜腫などとの鑑別診断が容易となった．しかしながら，臨床的な後治療の選択や予後の推定にとって有用な情報をもたらす悪性度や grade 判定に関しては議論が残っている．

　脳腫瘍 WHO 分類 2016 で統合された SFT/HPC は grade Ⅰ～Ⅲ の 3 段階に分けられた．そのうち grade Ⅰ は細胞密度が低く，豊富な膠原線維増生を伴う形態を示すもので，元来の通常の SFT に相当し，摘出術のみで良好な予後が得られる良性の腫瘍である．それに対し，grade Ⅱ と Ⅲ は細胞密度が高い悪性性格を示す形態で，元来の HPC に相当し，術後に放射線照射などの追加治療を必要とし，局所再発や遠隔転移をきたす臨床的にも悪性な性格を呈する．そして，強拡大 10 視野での核分裂像数が 4 個までを grade Ⅱ，5 個以上を grade Ⅲ とし，前者が元来の HPC，後者が anaplastic HPC に相当し，分裂像数は以前の WHO 分類の診断基準に準拠している．以上より，SFT/HPC の grade Ⅰ，Ⅱ，Ⅲ はそれぞれ元来の SFT，HPC，anaplastic HPC に相当するものとなる．しかしながら，この基準に従えば，たとえば組織パターンは元来の SFT の定型像を呈しているが，核分裂像が強拡大 10 視野に 5 個以上みられる症例，すなわち軟部組織の malignant SFT に相当する場合の grade 判定に難渋することとなる．このように髄膜腫瘍の領域で元来別々であった SFT と HPC が統合され，免疫染色で容易に診断できるようになったことは歓迎すべきことではあるが，統合された結果として grade 判定に矛盾点が生じる結果となった．

　そこで，元来の SFT と HPC の組織パターンに左右されることなく，臨床的な予後の改善にとって有用な grade 判定が求められる．2012 年に Bouvier らは SFT と HPC それぞれの腫瘍を分けることなく組織所見から検討し，新しい grading を提唱した[1]．その内容は 89 例，105 検体の SFT/HPC を調査して，臨床経過の追跡可能な 72 例（SFT 29 例，HPC 43 例）について組織標本と臨床経過を retrospective に検討したものである．そして，①高細胞密度，②核分裂像が強拡 10 視野に 6 個以上，③壊死巣，の 3 つの組織学的評価項目の有無に基づいて，grade Ⅰ：いずれの項目もないもの，grade Ⅱa：①のみあるもの，grade Ⅱb：②があり，①はありまたはなし，③はないもの，grade Ⅲ：すべての項目があるもの，以上の 4 段階に分けた．結果としては grade Ⅰ の大部分は SFT，grade Ⅲ はすべて HPC，grade Ⅱ は両者が含まれ，grade と予後（PFS および OS）との間に相関がみられ，手術の摘出率も予後に相関した．以上より，組織学的な grading と摘出率から後治療の計画を立てるべきであると結論している．

　これは髄膜腫瘍の SFT と HPC が統合されることを前提とした grading で，それぞれの組織パターンに左右されることなく，比較的シンプルな項目のため評価しやすく，前述の問題点を解決できる可能性が高いものと考えられる．今後の諸家の応用による有用性の評価が期待される．

■文献　1) Bouvier C, Metellus P, Maues A, et al. Solitary fibrous tumors and hemangiopericytomas of the meninges: overlapping pathological features and common prognostic factors suggest the same spectrum of tumors. Brain Pathol. 2012; 22: 511-21.

〔安倍雅人〕

12 メラノサイト系腫瘍
Tumors of melanocytes

　メラノサイトの由来は胎生期の神経堤であり，神経堤細胞からメラノブラストを経て成熟したメラノサイトへと分化すると考えられている．この分化成熟過程には FoxD3, Sox10, Pax3, Mitf などの転写因子が作用している[1]．発生過程において細胞は全身のさまざまな臓器・組織に向かって遊走し分布するが，頭蓋内ではおもに軟膜とくも膜に定着し，これらは軟膜メラノサイト leptomeningeal melanocytes とよばれている（**Fig. 1**）．軟膜の中でも上部頸髄，延髄腹側部，前頭葉眼窩面などに多く認められる．この細胞から発生する腫瘍が原発性メラノサイト腫瘍である．

　軟膜メラノサイトから発生する腫瘍には，肉眼的に髄膜に限局した腫瘤を形成するものと，くも膜下腔を中心に脳脊髄内に広く広がるものとがある．また組織学的には細胞異型が弱く増殖能の低い細胞から構成される良性腫瘍と，強い異型と高い増殖能をもつ細胞からなる悪性腫瘍が認められる．これらの組み合わせにより，異型の弱い細胞が限局性の腫瘤を形成したメラノサイトーマ melanocytoma，異型の弱い細胞が髄膜にびまん性に増殖したメラノサイトーシス melanocytosis，異型の強い細胞が腫瘤を作って増殖するメラノーマ melanoma，異型の強い細胞が髄膜に広範に浸潤しながら増殖するメラノマトーシス melano-

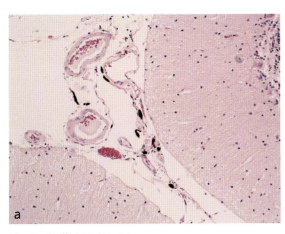 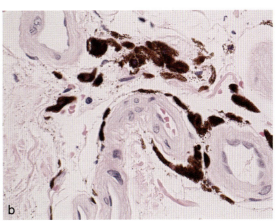

Fig. 1 軟膜メラノサイト
a：小脳の軟膜にみられたメラノサイト．
b：延髄のくも膜下腔に集簇して出現したメラノサイト．

II. 脳腫瘍の組織型と病理

Table 1 Melanocytic tumours　メラノサイト腫瘍の分類表
（WHO 分類改訂第 4 版，WHO2016）

Meningeal melanocytosis　髄膜メラノサイトーシス
Meningeal melanocytoma　髄膜メラノサイトーマ
Meningeal melanoma　髄膜メラノーマ
Meningeal melanomatosis　髄膜メラノマトーシス

matosis に区別することができる[2,3]．なお，メラノーマ melanoma はしばしば悪性メラノーマ malignant melanoma ともよばれるがこれらは同義である．中枢神経系腫瘍 WHO 分類（WHO2016）では腫瘍名に「髄膜」"meningeal" の形容詞を付けることにしている（**Table 1**）．

皮膚の先天性巨大有毛性母斑と軟膜メラノサイトーシスを合併するまれな母斑症は神経皮膚メラノーシス neurocutaneous melanosis として知られている．

メラノサイト腫瘍　Melanocytic tumors

▶ 定義

軟膜のメラノサイトから発生すると考えられる原発性腫瘍で，腫瘍化したメラノサイトが髄膜にびまん性に進展しあるいは限局性の腫瘤を形成するものである．

▶ 臨床的事項

脳腫瘍全国集計（2001〜2004 年）では 5 例が登録されており，原発性脳腫瘍の 0.04％の頻度である．英語文献に報告された 388 例のメタアナリシスでは[3]，メラノサイトーシスは 67 例で 10 歳以下の男児に多い．頭蓋内圧亢進症状，水頭症，けいれん，運動失調，脊髄空洞症，脳神経麻痺などを呈する．メラノサイトーマは 112 例で，頭蓋内から脊髄にかけて広く発生する．やや女性に多く，年齢は 9 歳から 73 歳までみられ，40 歳台にもっとも多い．局所の圧迫による神経症状がみられる．メラノーマは 209 例にみられ，わずかに女性に多く，15 歳から 71 歳までみられ，40 歳台に多い．頭蓋内圧亢進症状，水頭症，局所圧迫による神経症状などを呈する．

▶ 神経画像所見

腫瘍は MRI T1WI では高信号，T2WI では低信号領域を呈する[4]．FLAIR では高信号を示し，ガドリニウムにより均一に造影される（**Fig. 2**）．CT では脳実質と等密度ないし高密度の病変として描画され，造影剤で均一に増強される．

▶ 腫瘍肉眼像

メラノーシスでは脳・脊髄表面の軟膜に黒色・黒褐色・暗緑色調の着色がびまん性に認められる．軟膜の肥厚はめだたない．割面では脳溝深部から皮質表層部にも着色が及んでいる．メラノサイトーマとメラノーマでは脳・脊髄実質外に腫瘤が形成され，その 7 割には黒色から褐色などの着色がみられるが，色素沈着を

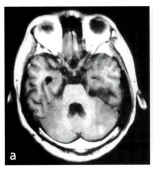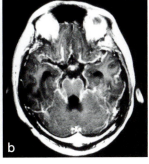

Fig. 2　メラノマトーシスの MRI 像
a： T1WI では腫瘍の存在は不明確である.
b： ガドリニウム投与によりくも膜下腔に広範に進展する腫瘍が強く造影されている.

認めない症例もある．メラノマトーシスでは軟膜のびまん性肥厚と着色がみられ，部分的には軟膜が 1 cm を超える肥厚を示すこともある（**Fig. 3**）．

▶ 腫瘍組織像

メラノサイトーマでは紡錘形ないし類上皮様の細胞が充実性胞巣状に増殖して限局性の腫瘤を形成する．髄膜腫に類似の渦紋状配列を示すこともある．腫瘍細胞の核は卵円形，均一で小さな核小体をもち，核分裂像はほとんどみられない（高倍率 10 視野中で 1 個以下）．Ki-67 陽性率は 2％以下である．細胞質にはさまざまな量のメラニン顆粒が認められる．腫瘍の間質には多量のメラニン顆粒を貪食したマクロファージ（メラノファージ melanophages）が観察される．壊死巣はまれである．

メラノーマでは周囲への浸潤傾向を示す腫瘤が形成され，腫瘍細胞は異型の強いメラノサイトからなる．細胞は類上皮様あるいは短紡錘形の形態をもち，高い密度で充実性，索状，胞巣状に増殖する（**Fig. 4**）．核はクロマチンに富み，明瞭な核小体をもっている．核分裂像はしばしば認められる（高倍率 10 視野中で平均 6 個程度）．Ki-67 陽性率は平均 7.8％である．細胞質はやや狭く，さまざまな量のメラニン顆粒が含まれている．メラニン顆粒のほとんどみられない例もあり，これは amelanotic melanoma とよばれる（**Fig. 5a, b**）．核形不整，巨核，多核巨細胞の出現など細胞の多態性もみられる．凝固壊死や出血を伴い，しばしば脳実質内に浸潤する．間質にはさまざまな数のメラノファージが認められる（**Fig. 4d**）．

メラノサイトーマとメラノーマとの中間的な異型度，増殖能を示す腫瘍細胞からなる例もあり，"melanocytic neoplasm of intermediate differentiation" とよばれている[2]．

びまん性の増殖パターンを示す腫瘍でも，異型の弱い母斑細胞様の細胞（メラノサイトーシス），中間的な異型度を示す細胞，強い異型を示す細胞（メラノマトーシス，**Fig. 5c, d**）がくも膜下腔や脳実質内の血管周囲腔などで増殖し，さま

II. 脳腫瘍の組織型と病理

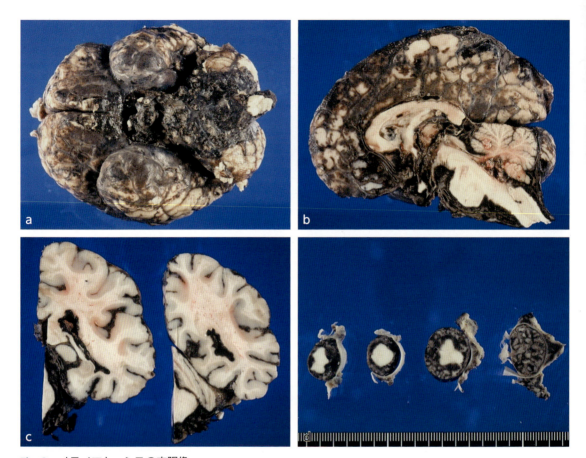

Fig. 3 メラノマトーシスの肉眼像
a：脳幹前面のくも膜は腫瘍性に強く肥厚し黒色を呈している．腫瘍の播種は脳全体のくも膜下腔に及んでいる．
b：矢状断割面では脳幹小脳を取り巻くくも膜の腫瘍性肥厚が顕著である．
c：左半球の冠状断割面．黒色腫の播種がくも膜と側脳室壁に認められる．
d：脊髄と馬尾を取り囲む腫瘍播種がみられる．
（bの初出文献：河本圭司，吉田 純，中里洋一，編．脳腫瘍臨床病理カラーアトラス．2版．東京：医学書院；1999. p.121.）

ざまな量のメラノファージを伴っている．

▶ 免疫組織化学的所見・電顕所見

免疫組織化学的には腫瘍細胞に S-100 蛋白，HMB-45，melan-A（MART-1），MITF[5] が発現される（**Fig. 6**）．GFAP，EMA，cytokeratin などは陰性である．電顕的には腫瘍細胞の細胞質にさまざまな成熟段階の melanosomes が観察される（**Fig. 7，Fig. 8**）．

▶ 遺伝子異常

メラノサイトーマでは *GNAQ* と *GNA11* 遺伝子の変異がしばしば観察される[6]．この変異はメラノーマにも観察されるが，その頻度はメラノサイトーマより低い．また，小児のメラノーマでは *NRAS* とまれに *BRAF* V600E 変異もみら

12. メラノサイト系腫瘍

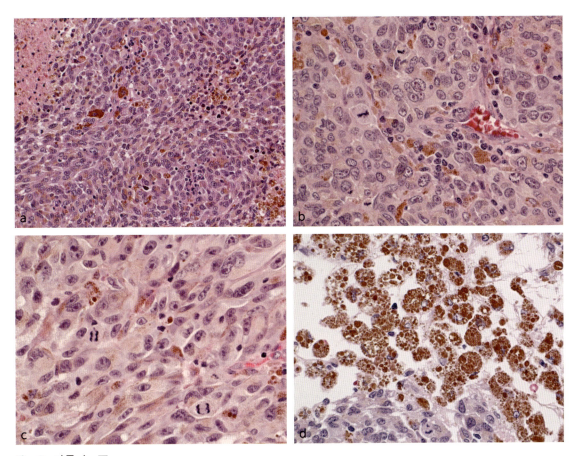

Fig. 4 メラノーマ
a：細胞密度の高い腫瘍で，異型メラノサイトが充実性に増殖している．図左上には壊死巣がみられる．
b：腫瘍細胞の核異型がめだち，大型の核小体と核分裂像がみられる．
c：異型メラノサイトは紡錘形ないし類上皮様であり，細胞質にはさまざまな量のメラニン顆粒が含まれている．
d：腫瘍間質には多量のメラニンを貪食したメラノファージが出現している．

れる[7,8]．成人例では皮膚メラノーマに多い *TERT* promoter, *NRAS*, *BRAF*, *KIT* などの変異は頭蓋内にはまれなので，もしこれらがみられれば転移性メラノーマを疑う必要がある．

▶ 鑑別診断

1. **髄膜腫** Meningioma
   硬膜に付着した腫瘤を作り，腫瘍細胞の渦紋状配列がみられる．免疫組織化学的には EMA が陽性であり，HMB-45, melan A などは陰性である．

2. **メラニン性シュワン細胞腫** Melanotic schwannoma
   腫瘍細胞は基底膜に取り囲まれているので，鍍銀染色で細胞間や細胞周囲に繊細な嗜銀線維が認められる．免疫組織化学的には laminin や type Ⅳ collagen が陽性である．

Ⅱ. 脳腫瘍の組織型と病理

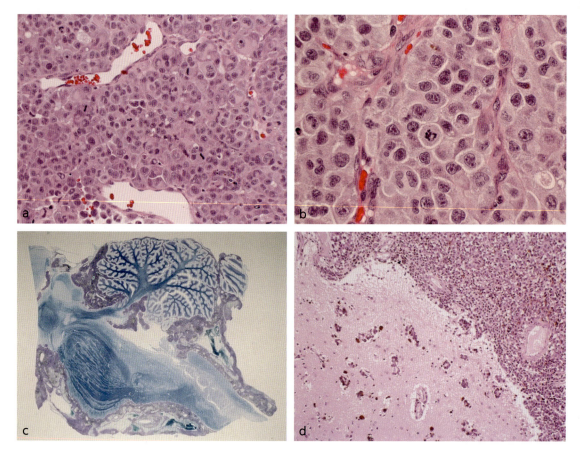

Fig. 5 Amelanotic melanoma（a, b）とメラノマトーシス（c, d）
a： メラニン産生の乏しい腫瘍細胞が敷石状に増殖している．
b： 類上皮様の腫瘍細胞には核小体の腫大と核分裂像がみられる．
c： 脳幹と小脳のK.B. 染色標本セミマクロ像であり，紫色に染まるメラノーマ細胞がくも膜下腔と第四脳室内にびまん性に浸潤している．
d： メラノーマ細胞がくも膜下腔で増殖するとともに脳実質内にも浸潤している．

神経皮膚メラノーシス　Neurocutaneous melanosis

▶ 定義

　中枢神経系のびまん性軟膜メラノーシスと躯幹の皮膚に先天性有毛性巨大・多発母斑を合併するまれな母斑症である．

▶ 臨床的事項

　多くは生後2年以内の小児期に発症し，男女差はない[9]．皮膚の有毛性色素性母斑は多発性あるいは巨大で，躯幹の背部から臀部にかけてみられる巨大なものは"bathing trunk nevus"「海水着型母斑」とよばれる．皮膚または中枢神経系のメラノーマを合併しやすい．水頭症による頭蓋内圧亢進症状や腫瘍による局所の圧迫症状がみられる．有効な治療法がなく予後不良である[10]．

12. メラノサイト系腫瘍

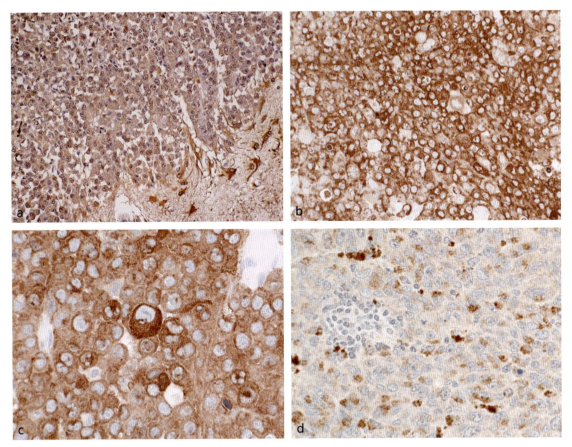

Fig. 6 メラノーマの免疫組織化学
a: 多くの腫瘍細胞が S-100 蛋白を発現している．図右下には脳実質の星細胞が認められる．
b: 大部分の腫瘍細胞では細胞質に HMB-45 の強い発現がみられる．
c: Melan-A は細胞質に発現がみられる．
d: メラニン顆粒が散見されるが，腫瘍細胞には BRAF V600E の発現は認められない．

▶ 神経画像所見

　　メラニンの沈着した軟膜，くも膜下腔と脳実質表層部には MRI T1WI で高信号，T2WI で低信号の異常信号がみられる．メラノーマを合併すると局所の軟膜の肥厚とガドリニウムによる造影効果が現れる．

▶ 腫瘍肉眼像

　　脳表を被う軟膜にびまん性の黒色，黒褐色着色がみられる（Fig. 9）．大脳の割面では黒色の着色が脳回から脳溝の深部まで及び，軟膜，くも膜下腔と大脳皮質がびまん性に変色している．メラノーマの発生部位には黒色の腫瘤が形成される．

▶ 腫瘍組織像

　　くも膜下腔を中心にメラノサイトのびまん性増生が認められる．メラノサイトの異型には幅があり，ほとんど異型を示さない小型の細胞から中等度の異型を示す細胞が主体となって増殖しているが（Fig. 10a, b），局所によってはメラノー

II. 脳腫瘍の組織型と病理

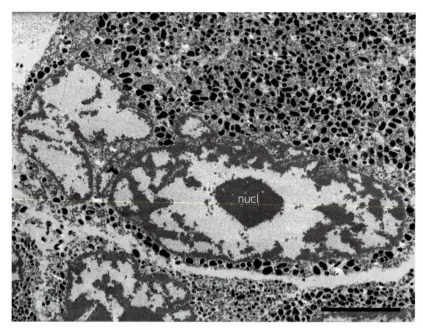

Fig. 7 メラノーマの電顕像
メラノーマ細胞は核内に大型の核小体（nucl）をもち，細胞質には多数のメラノソームを含んでいる．Bar＝5μm．

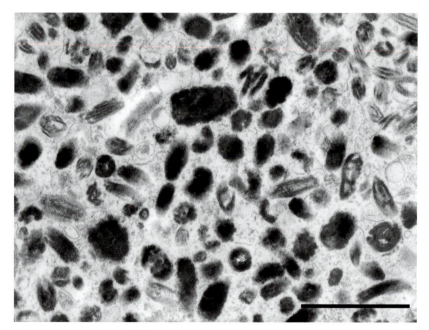

Fig. 8 メラノソームの電顕像
類円形，楕円形，卵円形などの形態をもつメラノソームがみられ，その内部構造と電子密度は多様であり，さまざまな成熟段階にあることを示している．Bar＝1μm．

12. メラノサイト系腫瘍

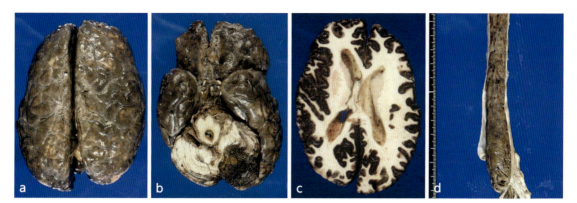

Fig. 9　Neurocutaneous melanosis の肉眼像
a： 大脳半球のくも膜はびまん性に肥厚し黒色を呈している．
b： 脳底部のくも膜もびまん性に肥厚しており，左小脳半球には鶏卵大の腫瘤形成がみられる．
c： 大脳水平断割面ではくも膜と大脳皮質がびまん性に黒色調を呈している．
d： 脊髄と馬尾のくも膜も腫瘍性に肥厚し黒色となっている．
（c の初出文献：Kleihues P, Cavenee WK, editors. Pathology and Genetics of Tumours of the Nervous System. Lyon: IARC; 1997. p.149.）

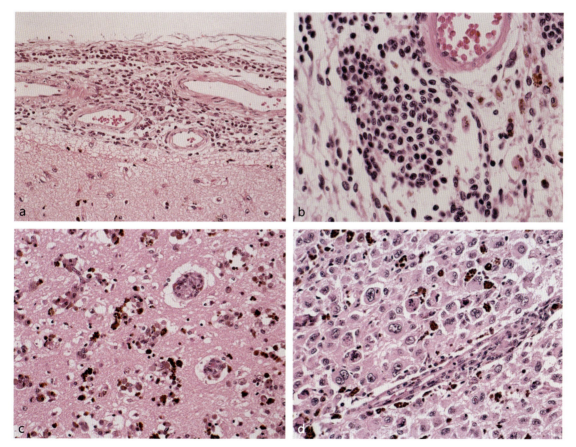

Fig. 10　Neurocutaneous melanosis
a： くも膜下腔に異型の乏しいメラノサイトがびまん性に増生している．
b： メラノサイトは小型で類円形の核と狭い細胞質をもっている．周囲にメラノファージが出現している．
c： 肉眼的に黒色調を呈した大脳皮質には血管周囲などに多量のメラニン顆粒をもつ細胞が出現している．
d： メラノーマへの悪性転化を示した部分には強い異型を示す腫瘍細胞が増殖している．

II. 脳腫瘍の組織型と病理

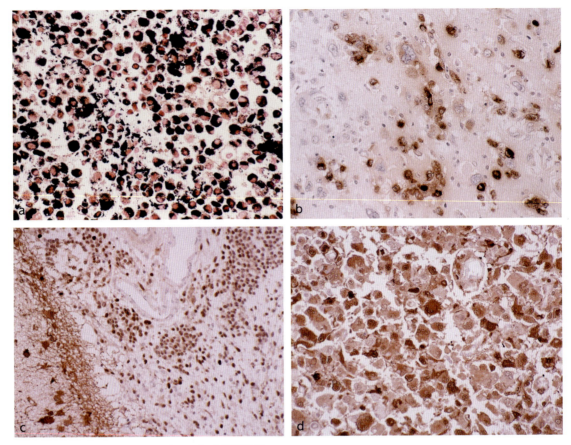

Fig. 11　Neurocutaneous melanosis の組織化学
a：腫瘍細胞とメラノファージの顆粒は Fontana-Masson 染色陽性であり，メラニンであることが証明される．
b：HMB-45 免疫染色では腫瘍細胞の細胞質に陽性像がみられる．
c：S-100 蛋白は小型のメラノサイトと脳表の星細胞（図左下）に発現されている．
d：メラノーマ細胞は S-100 蛋白染色で強陽性である．

マに類似のあきらかな異型を示す細胞までみられることもある．これらの細胞は脳実質内では Virchow-Robin 血管周囲腔にも認められる（**Fig. 10c**）．さらに腫瘍を形成し，大脳皮質をはじめ脳実質内に浸潤を認める部位もある（**Fig. 10d**）．このように本症ではメラノサイトの異型性や増殖の部位・浸潤性の観点から，メラノーシス，メラノサイトーシス，メラノマトーシスにまたがる多彩な増殖性病変がみられると考えることができる．また，病変内にはメラノサイトとともに多数のメラノファージが出現している．

▶ 免疫組織化学的所見

　増生するメラノサイトには S-100 蛋白，HMB-45，melan A などが発現される（**Fig. 11**）．

▶ 遺伝子異常

　本症には *NRAS* 遺伝子コドン 61 の変異が高率に認められる[7,8,11]．また皮膚母

斑では *BRAF* V600E の変異が検出されている.

■文献
1) Sommer L. Generation of melanocytes from neural crest cells. Pigment Cell Melanoma Res. 2011; 24: 411-21.
2) Brat DJ, Giannini C, Scheithauer BW, et al. Primary melanocytic neoplasms of the central nervous systems. Am J Surg Pathol. 1999; 23: 745-54.
3) Liubinas SV, Maartens N, Drummond KJ. Primary melanocytic neoplasms of the central nervous system. J Clin Neurosci. 2010; 17: 1227-32.
4) Smith AB, Rushing EJ, Smirniotopoulos JG. Pigmented lesions of the central nervous system: radiologic-pathologic correlation. Radiographics. 2009; 29: 1503-24.
5) O'Reilly FM, Brat DJ, McAlpine BE, et al. Microphthalmia transcription factor immunohistochemistry: a useful diagnostic marker in the diagnosis and detection of cutaneous melanoma, sentinel lymph node metastases, and extracutaneous melanocytic neoplasms. J Am Acad Dermatol. 2001; 45: 414-9.
6) Koelsche C, Hovestadt V, Jones DT, et al. Melanotic tumors of the nervous system are characterized by distinct mutational, chromosomal and epigenomic profiles. Brain Pathol. 2015; 25: 202-8.
7) Pedersen M, Kusters-Vandevelde HV, Viros A, et al. Primary melanoma of the CNS in children is driven by congenital expression of oncogenic NRAS in melanocytes. Cancer Discov. 2013; 3: 458-69.
8) Salgado CM, Basu D, Nikiforova M, et al. BRAF mutations are also associated with neurocutaneous melanocytosis and large/giant congenital melanocytic nevi. Pediatr Dev Pathol. 2015; 18: 1-9.
9) Pavlidou E, Hagel C, Papavasilliou A, et al. Neurocutaneous melanosis: report of three cases and up-to-date review. J Child Neurol. 2008; 23: 1382-91.
10) Kadonaga JN, Frieden IJ. Neurocutaneous melanosis: definition and review of the literature. J Am Acad Dermatol. 1991; 24: 747-55.
11) Salgado CM, Basu D, Nikiforova M, et al. Amplification of mutated NRAS leading to congenital melanoma in neurocutaneous melanocytosis. Melanoma Res. 2015; 25: 453-60.

[中里洋一]

II. 脳腫瘍の組織型と病理

13 リンパ腫と組織球性腫瘍
Lymphoma and histiocytic tumors

　リンパ・造血器系組織に由来する脳腫瘍として頻度が高いものは，原発性中枢神経系リンパ腫 primary central nervous system lymphoma（PCNSL）である．これは節外性リンパ腫の1つであり，発生頻度が近年増加しているといわれている．一般臓器に発生したリンパ腫が二次的に頭蓋内に進展したものとは区別する必要がある．PCNSLの大部分（80～90％）はびまん性大細胞型B細胞リンパ腫 diffuse large B-cell lymphoma（DLBCL）である．まれなものとしては，免疫不全症随伴性中枢神経系リンパ腫，血管内大細胞型B細胞リンパ腫，中枢神経系低異型度B細胞リンパ腫，中枢神経系T細胞・NK/T細胞リンパ腫，硬膜MALTリンパ腫などがある[1]（**Table 1**）．組織球由来の腫瘍ないし腫瘍様病変はいずれもまれであるが，ランゲルハンス細胞組織球症，エルドハイム・チェスター病，ロザイ・ドルフマン病などが脳腫瘍として発生することがある．
　かねてより疑問となっていたリンパ組織を欠く中枢神経系にリンパ腫が発生す

Table 1 Lymphoma and histiocytic tumours　リンパ腫と組織球性腫瘍の分類表
（WHO分類改訂第4版，WHO2016）

```
Lymphomas　リンパ腫
    Diffuse large B-cell lymphoma of the CNS　中枢神経系びまん性大細胞型B細胞リンパ腫
    Immunodeficiency-associated CNS lymphomas　免疫不全症随伴性中枢神経系リンパ腫
        AIDS-related diffuse large B-cell lymphoma
            エイズ関連びまん性大細胞型B細胞リンパ腫
        EBV-positive diffuse large B-cell lymphoma, NOS
            EBウイルス陽性びまん性大細胞型B細胞リンパ腫NOS
        Lymphomatoid granulomatosis　リンパ腫様肉芽腫症
    Intravascular large B-cell lymphoma　血管内大細胞型B細胞リンパ腫
    Low-grade B-cell lymphomas of the CNS　中枢神経系低異型度B細胞リンパ腫
    T-cell and NK/T-cell lymphomas of the CNS　中枢神経系T細胞・NK/T細胞リンパ腫
    Anaplastic large cell lymphoma, ALK-positive　ALK陽性退形成性大細胞リンパ腫
    Anaplastic large cell lymphoma, ALK-negative　ALK陰性退形成性大細胞リンパ腫
    MALT lymphoma of the dura　硬膜MALTリンパ腫
Histiocytic tumours　組織球性腫瘍
    Langerhans cell histiocytosis　ランゲルハンス細胞組織球症
    Erdheim-Chester disease　エルドハイム・チェスター病
    Rosai-Dorfman disease　ロザイ・ドルフマン病
    Juvenile xanthogranuloma　若年性黄色肉芽腫
    Histiocytic sarcoma　組織球性肉腫
```

る理由については精緻な解析により多くの事実があきらかにされつつある[2]．仮説としては，①脳炎時に脳に浸潤したB細胞がモノクローナルに増殖したもの，②全身の免疫系監視下では淘汰された潜在性リンパ腫が脳でのみ生き残ったもの，③脳血管に特異性を示す homing receptors をもったリンパ腫，などがあげられてきた[3]．PCNSL における抗原発現や遺伝子変異の解析から，DLBCL は胚中心における B 細胞の分化成熟段階後期の細胞（late germinal center exit B cell）から由来するものが主体であることが指摘されている[2,4,5]．また B 細胞の脳への進入を促進する因子があきらかにされており[6]，PCNSL には他臓器の DLBCL に比べ中枢神経系親和性 CNS tropism を示す分子の遺伝子・蛋白発現がみられることが示されている[7,8]．これらから推測すると，PCNSL は末梢リンパ組織で胚中心 B 細胞が活性化・腫瘍化する過程で中枢神経系親和性を獲得し，脳に到達した腫瘍細胞は血管を通過してその周囲で生存し増殖するが，末梢リンパ組織などの腫瘍細胞は免疫監視機構に捕捉され死滅した可能性が浮かんでくる．

中枢神経系びまん性大細胞型 B 細胞リンパ腫
Diffuse large B-cell lymphoma of the CNS

▶ 定義

脳脊髄実質にのみ限定して発症するびまん性大細胞型 B 細胞リンパ腫である．
DLBCL の遺伝子発現プロファイリングの結果，DLBCL には胚中心 B 細胞と類似の分子発現をする腫瘍群（GCB 群）と活性化された末梢 B 細胞に類似の分子発現をする腫瘍群（ACB 群）および第3の DLBCL（第3群）があることがあきらかになり[9,10]，GCB 群がその他の群より予後良好であることがあきらかにされた．免疫組織化学には CD10, Bcl-6, MUM-1/IRF-4 の発現パターンによる DLBCL の亜群分類が試みられ，予後予測への有用性が示されている[11,12]．PCNSL は ACB 群の DLBCL が大部分であり，これが PCNSL 患者の予後不良と関連していることが示唆されている[4]．しかしこの亜型分類と予後との相関を認めないとの報告もある[13]．次世代シークエンサーを用いた解析では DLBCL がより複雑な遺伝子異常を示すヘテロな腫瘍群であることが示唆されている[14]．

▶ 臨床的事項

本邦の脳腫瘍全国集計によれば，PCNSL は 50 歳代から 70 歳代の高齢者に多く（平均 64.4 歳），男女比は 1.4：1 と男性に多い．近年発生頻度が増加する傾向にあるといわれ，全国脳腫瘍集計（1984～1990年）では原発性脳腫瘍の 2.4％ であったものが同集計（2001～2004年）では 3.5％ を占めている．
腫瘍局所の巣症状，精神症状，認知機能障害，頭蓋内圧亢進症状などがみられる．

▶ 神経画像所見

腫瘍は MRI T1WI で低信号，T2WI で等信号から高信号を示し，ガドリニウ

II. 脳腫瘍の組織型と病理

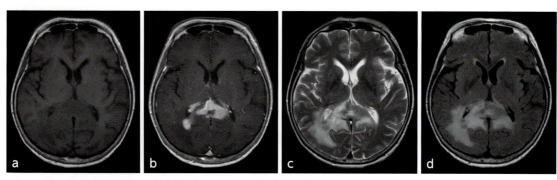

Fig. 1 リンパ腫の MRI 像（1）（関東脳神経外科病院清水庸夫先生提供）
a： 脳梁膨大部から右側脳室後角にかけて T1WI 低信号域がみられる．
b： 病変はガドリニウムにより強く造影されている．
c： T2WI で病変は低信号で周囲に浮腫による高信号域を伴っている．
d： FLAIR では病変は低信号，浮腫は軽度高信号として描画される．

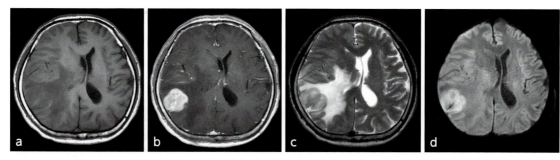

Fig. 2 リンパ腫の MRI 像（2）（関東脳神経外科病院清水庸夫先生提供）
a： 右頭頂葉に T1WI で低信号強度を示す腫瘤がみられる．
b： 腫瘤はガドリニウムによって強く造影されている．
c： T2WI で腫瘤は等～低信号，周囲の浮腫は高信号となっている．
d： 拡散強調画像では腫瘤が高信号を示している．

ムにより強く増強される（**Fig. 1**）．拡散強調画像では高信号を示し，ADC map は低信号となる（**Fig. 2**）．

▶ 腫瘍肉眼像

　PCNSL はテント上に好発し，しばしば多発性の病巣を形成する（**Fig. 3**）．多発例を含む部位別頻度は前頭葉（40％），側頭葉（19％），頭頂葉（14％），後頭葉（9％），基底核（17％），視床・視床下部（7％），脳梁（11％），小脳・脳幹（13％），脳室系（10％）である．また部位ごとの脳腫瘍における PCNSL の占める割合は，前頭葉（8％），基底核・脳室壁（11％），側頭葉（6％），頭頂葉（8％），後頭葉（12％），小脳・第四脳室（4％）となっている．大脳半球に好発するとともに，脳室付近の深部にも病巣を作る．腫瘍は灰褐色や黄色でややもろい顆粒状の割面像を示す．腫瘍の境界は明瞭な例と不明瞭な例がある．髄膜に浸潤し，髄膜炎や髄膜腫のごとき肉眼像を呈することもある．

13. リンパ腫と組織球性腫瘍

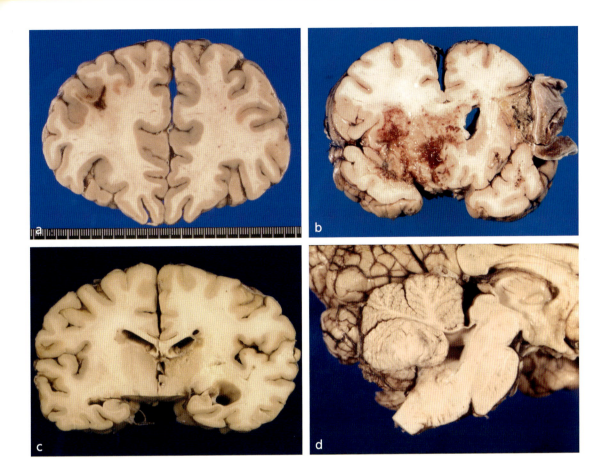

Fig. 3　リンパ腫の肉眼像
a：右前頭葉白質に壊死の強い病巣がみられる．AIDS 例．
b：術後再発例で，出血と壊死を伴う腫瘍が右前頭葉，尾状核，側脳室，脳梁などにみられる．
c：左視床と側脳室壁に粗糙な腫瘍がみられる．
d：小脳と延髄に浸潤する腫瘍がみられる．

▶ 腫瘍組織像

　　DLBCL の腫瘍細胞は脳内の血管周囲に高密度に集簇するとともに，周囲の脳実質内にさまざまな密度で浸潤する（**Fig. 4**）．細胞が充実性髄様に密集する腫瘍中心部には地図状壊死巣がしばしば形成される（**Fig. 5a, b, c**）．腫瘍細胞の核は血管内皮細胞やマクロファージの核よりも大きく，粗大顆粒状のクロマチンが豊富で，核小体が明瞭である（**Fig. 6**）．細胞質はほとんどみえないほど狭い．核分裂像とアポトーシス像が多数認められる．細胞が壊死に陥ってちぎれた小さな構造物 lymphoglandular body がみられる（**Fig. 6c, d**）．この構造物は迅速診断時の細胞診標本でよく観察され，リンパ腫とグリオーマの鑑別に有益である．血管周囲では腫瘍細胞が血管を軸として同心円状に配列し，細胞間には好銀線維が形成されるため，その部の横断面では年輪状の模様がみえる（**Fig. 4d**）．腫瘍浸潤部には反応性星細胞，マクロファージ，リンパ球などが認められる（**Fig. 5d**）．腫瘍細胞があきらかな腫瘤や集簇巣を作らず脳内にびまん性に浸潤することもあり，大脳リンパ腫症 lymphomatosis cerebri とよばれる（**Fig. 7**）．

II. 脳腫瘍の組織型と病理

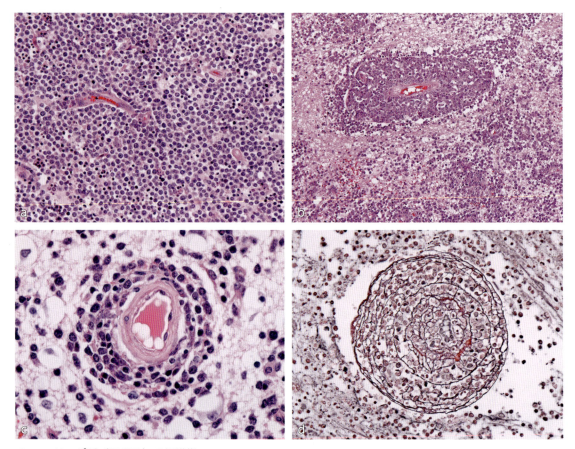

Fig. 4 リンパ腫（DLBCL）の組織像
a： 腫瘍の中心部では大型の異型リンパ球が密に増殖している．
b： 腫瘍細胞は血管を取り囲んで密に増殖するとともに，周囲の脳実質にも浸潤している．
c： 小動脈の周囲を異型リンパ球が取り囲んでいる．
d： 鍍銀染色では血管の周囲に同心円状に好銀線維網が形成されている．渡辺鍍銀法．

　　　　　　　　　生検前や手術前にステロイド投与を受けた症例ではリンパ腫細胞が激減し，多数のマクロファージや反応性星細胞が出現するので，多発性硬化症や脳梗塞との鑑別が困難になることがある[15-17]．

▶ **免疫組織化学的所見・電顕所見**

　免疫組織化学的に腫瘍細胞にはB細胞マーカー（CD20，CD79a）が陽性で，T細胞マーカー（CD3，CD4，CD5，CD8）は陰性である[18]（**Fig. 8**）．またCD19，CD22，PAX5，MUM-1，Bcl-2，Bcl-6も陽性になる例が多い．Bcl-6，CD10およびMUM-1の発現によりDLBCLをGCB群と非GCB群に亜型分類すると中枢神経系のDLBCLは非GCB群が95％以上と大多数を占めている[18,19]．Ki-67の陽性率は70〜90％の高値を示す．一方，TdT，CD30，CD138，EBERsは陰性の例が多い．なおCD3陽性のT細胞はB細胞リンパ腫でもかなりの数が腫瘍内に浸潤しているので，診断時には注意する必要がある．
　電顕的に腫瘍細胞は類円形の核と電子密度の高い狭い細胞質をもっている

13. リンパ腫と組織球性腫瘍

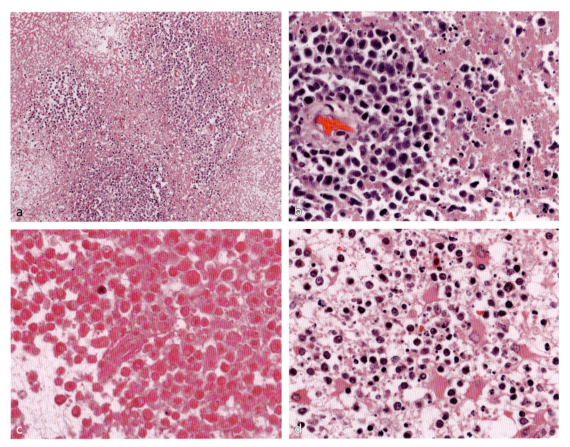

Fig. 5 リンパ腫の組織像
a：腫瘍の中心部にみられた地図状の壊死巣．血管の周囲では腫瘍細胞が生き残る傾向にある．
b：腫瘍細胞は血管近傍では生き残っているが，図右の血管から離れたところでは壊死に陥っている．
c：壊死に陥ったリンパ腫細胞が陰影状にみえることもある．AIDS 症例．
d：腫瘍浸潤部には反応性に腫大した星細胞が認められる．

（**Fig. 9**）．核には核膜陥凹，nuclear bleb 形成，豊富なヘテロクロマチン，大型の核小体がみられる（**Fig. 10**）．細胞小器官は少なくリボゾームとミトコンドリアがわずかにみられる．

▶ 遺伝子異常

B 細胞の腫瘍として免疫グロブリン遺伝子の再構成と変異が認められる．さらに somatic hypermutation は *BCL6*，*BCL2*，*RHOH*，*KLHL14*，*OSBPL10*，*SUSD2* などにも広く及んでいる．これらの結果 Bcl-6，Bcl-2，MYC 蛋白などが高発現されることが PCNSL の特徴であり，腫瘍の増殖能の高さや予後不良と関係していると推定されている[20]．

▶ 鑑別診断

1. 膠芽腫　Glioblastoma
細胞突起を伸ばす大小さまざまな細胞からなり，核は多態性を示す．血管周囲

Ⅱ. 脳腫瘍の組織型と病理

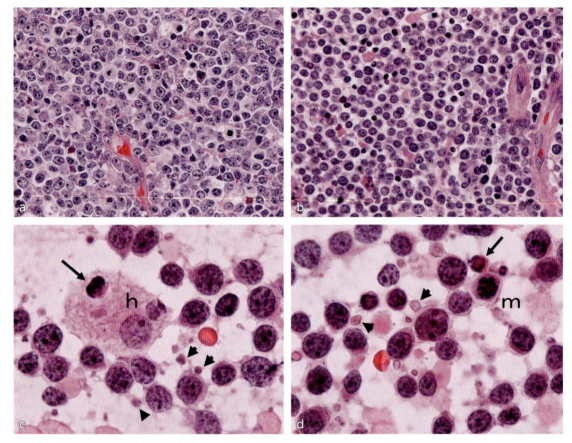

Fig. 6 リンパ腫（DLBCL）の細胞像
a：リンパ腫細胞は腫大した核小体をもつ大型核と好塩基性の狭い細胞質から構成されている．核分裂像が多数みられる．
b：結合性の乏しい大型のリンパ腫細胞が高い密度で増殖している．
c, d：腫瘍スタンプ標本のHE染色．腫瘍細胞は狭い細胞質をもっていることがわかる．矢印はアポトーシス小体，矢頭はlymphoglandular bodyを示している．組織球（h）がアポトーシス小体を貪食している．
m：核分裂像．

に集まる傾向は乏しく，血管には微小血管増殖像がしばしばみられる．壊死巣の周囲には柵状配列がみられる．GFAP，Olig2，nestin が陽性である．

2. 退形成性乏突起膠腫　Anaplastic oligodendroglioma

細胞の形態は比較的均一で，核周囲に明量を認めることがある．Olig2，S-100P，GFAP，IDH1 R132H が陽性である．血管には微小血管増殖像を認める．

3. 癌転移　Metastatic carcinoma

細胞は上皮性の結合性を示す．脳組織との境界が鮮明である．EMA，cytokeratin が陽性である．

13. リンパ腫と組織球性腫瘍

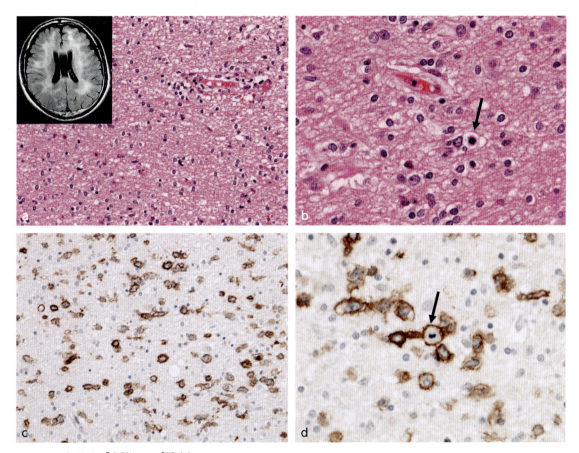

Fig. 7　いわゆる「大脳リンパ腫症」
a： わずかに細胞密度の高くなった大脳白質組織であるが腫瘍であるか否か HE 染色では診断がむずかしい．左上挿入図は本例の MRI-FLAIR 画像で，両側半卵円中心に高信号域がみえる．
b： 類円形核をもつ細胞がみられるが腫瘍細胞の同定が困難．矢印は核分裂像．
c： CD20 免疫染色では腫瘍細胞がびまん性に浸潤する様子があきらかになる．
d： CD20 陽性細胞は類円形ないし紡錘形を呈する．核分裂像を示す CD20 陽性細胞もある（矢印）．

その他のリンパ腫　Other lymphomas

1．免疫不全症随伴性中枢神経系リンパ腫
Immunodeficiency-associated CNS lymphomas

　先天性および後天性免疫不全症に随伴して発生するリンパ腫である．先天性免疫不全症としては，血管拡張性失調症，Wiskott-Aldrich 症候群，IgA 欠損症などでの PCNSL 発症が知られている．また，後天性としてはエイズ，自己免疫疾患，臓器移植などに合併するリンパ腫がある．免疫不全に関連して発症するリンパ腫には EB ウイルスが関与することが多い．臓器移植後に発生するものは primary central nervous system post-transplantation lymphoproliferative disorder（PCNS-PTLD）とよばれ，移植後平均 4.4 年で発症し，多くが EB ウイルス関連の B 細胞性疾患である（**Fig. 11**）[21]．病理組織学的には"early lesion"，"polymorphic lesion"，"monomorphic lesion" の 3 型に分類され，なかでは

II. 脳腫瘍の組織型と病理

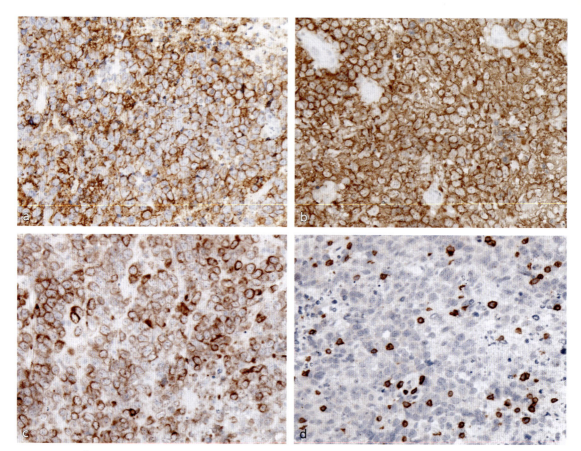

Fig. 8 リンパ腫（DLBCL）の免疫組織化学
a, b, c：多くのリンパ腫細胞が CD20（a），CD79a（b），bcl-2（c）を発現している．
d：腫瘍内には CD3 陽性の T 細胞が浸潤しているが，大型のリンパ腫細胞は CD3 陰性である．

monomorphic lesion が多い．

2. 血管内大細胞型 B 細胞リンパ腫　Intravascular large B-cell lymphoma

大型の B 細胞性リンパ腫細胞が血管腔内に限局して増殖するもので，中枢神経系の血管がおもな罹患部位である（**Fig. 12**）．脳血管内で腫瘍が増殖するため脳の虚血性病変をきたし，認知症，脳梗塞や脳炎様の臨床症状を呈し，診断の困難な疾患である[22]．リンパ球が血管壁を通過するために重要な beta-1-integrin（CD29）や ICAM1（CD54）などの接着因子をこのリンパ腫細胞は発現していないため血管外に浸潤できないと考えられている[23]．

3. 中枢神経系低異型度 B 細胞リンパ腫

Low-grade B-cell lymphomas of the CNS

硬膜または脳実質の血管周囲に CD20 陽性の小型リンパ球が増殖する腫瘍で，成人にみられる[24]．腫瘍細胞の増殖能は低い[25]．

4. 中枢神経系 T 細胞・NK/T 細胞リンパ腫

T-cell and NK/T-cell lymphomas of the CNS

脳腫瘍全国集計（2001～2004 年）では 475 例の PCNSL 中 11 例が T 細胞性

13. リンパ腫と組織球性腫瘍

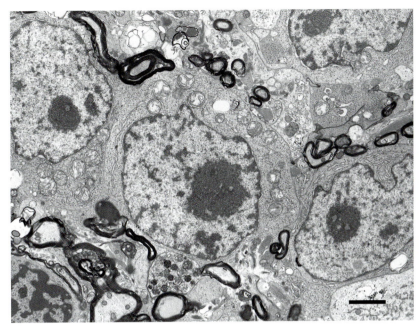

Fig. 9 リンパ腫（DLBCL）の電顕像
有髄神経線維の間に浸潤した腫瘍細胞．核は類円形で大型の核小体をもっている．細胞質には少数のミトコンドリアと粗面小胞体がみられる．Bar＝2μm.

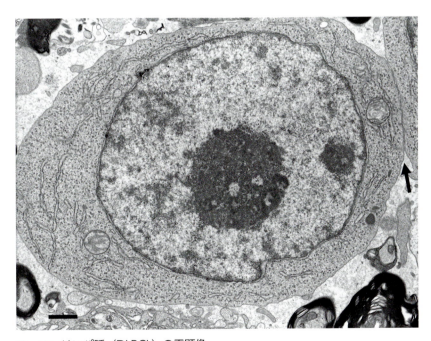

Fig. 10 リンパ腫（DLBCL）の電顕像
リンパ腫細胞は輪郭の滑らかな類円形核をもち核小体がよく発達している．細胞質はリボゾームが豊富で暗調にみえる．少数のミトコンドリアと粗面小胞体などがみられる．隣接細胞間に接着構造はない（矢印）．Bar＝1μm.

II. 脳腫瘍の組織型と病理

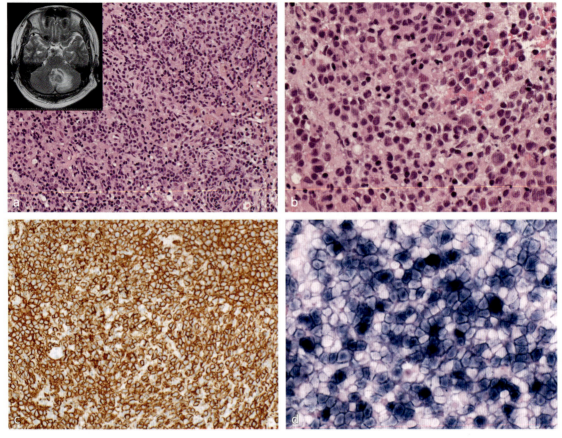

Fig. 11 臓器移植後リンパ球増殖性疾患（PCNS-PTLD）
a：中型から大型の異型リンパ球が高い細胞密度で増殖している．左上挿入図は本例の MRI T2 画像で，小脳虫部から左小脳半球にかけて不均一な信号強度を示す腫瘤が形成されており，左小脳半球に浮腫を随伴している．
b：大型の異型リンパ球が多い領域で，異型細胞は多態性を示している．
c：CD20 免疫染色では大部分の異型リンパ球が陽性である．
d：およそ半数程度の細胞が EBER の in situ hybridyzation で陽性を示している．

リンパ腫として集計されている．大脳半球などに単発または多発性の腫瘤を作り，腫瘍細胞には CD3, CD4, CD8 などの T 細胞マーカーが発現される．CD56 を発現する節外性 NK/T 細胞リンパ腫もあり，予後不良である[26]．

5. ALK 陽性退形成性大細胞リンパ腫
Anaplastic large cell lymphoma, ALK-positive
小児から若年成人に発生するまれなリンパ腫で，予後不良である[27]．大型の異型細胞は CD30, ALK, TIA1 などを発現する[28]．

6. ALK 陰性退形成性大細胞リンパ腫
Anaplastic large cell lymphoma, ALK-negative
まれなリンパ腫で，成人に多い．免疫組織化学的に ALK は陰性である．

7. 硬膜 MALT リンパ腫　MALT lymphoma of the dura
MALT リンパ腫はまれな腫瘍型であり，成人女性に多い[29]．硬膜に付着した腫

13. リンパ腫と組織球性腫瘍

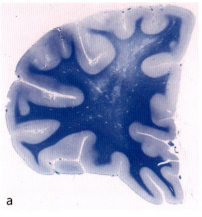
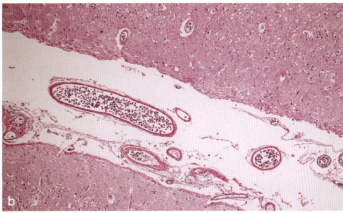
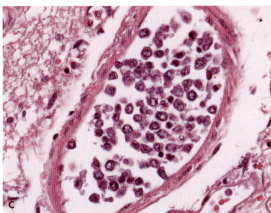
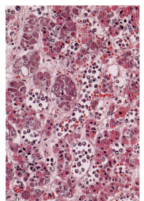
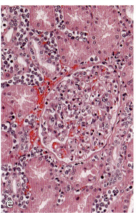

Fig. 12 血管内大細胞型 B 細胞リンパ腫
a： 両下肢麻痺で発症した 46 歳の女性．前頭葉白質に不規則斑状の髄鞘淡明巣が多発している．KB 染色．
b： くも膜下腔と脳実質内の血管内で異型リンパ球が増殖している．
c： 大型の異型リンパ球は血管内に留まり，周囲への浸潤がみられない．
d： 脳下垂体前葉では類洞内に異型リンパ球が増殖．
e： 腎臓では糸球体係蹄内や毛細血管内に異型リンパ球がみられる．

瘤を形成する[30]．腫瘍細胞は中型であり，細胞異型は軽い．

ランゲルハンス細胞組織球症　Langerhans cell histiocytosis

▶ 定義

ランゲルハンス細胞の特徴をもつ組織球が単クローン性に増殖し，腫瘤を形成したものである．

1868 年に Paul Langerhans によって発見されたランゲルハンス細胞は表皮内などに多く存在する抗原提示細胞で，細胞質にはバーベック顆粒 Birbeck granule という特徴的な細胞小器官をもっている．ランゲルハンス細胞組織球症（LCH）は従来 histiocytosis X とよばれ，Letterer-Siwe 病，Hand-Schuller-Christian 病，eosinophilic granuloma の 3 病型に分類されていた．現在これらはいずれもランゲルハンス細胞の増殖性疾患であることがあきらかとなり，LCH

とよばれている．全身の臓器を侵しうる疾患で，臨床的には単一臓器型と多臓器型に分けて取り扱われている．LCH が腫瘍か反応性病変かの議論もあったが，単クローン性が証明され[31]，BRAF V600E 変異が高率に認められることより腫瘍性疾患であることが証明されている[32]．

▶ 臨床的事項

小児に多く，年間発生頻度は人口 10 万人あたり 0.5 例である．頭部では頭蓋骨と視床下部，ロート部が好発部位であり，髄膜や脳実質内を侵す例もある[33]．尿崩症が多くみられるが，視床下部機能障害や精神神経症状をきたすこともある[34]．

▶ 神経画像所見

CT では骨融解性，破壊性病変がみられる[35]．尿崩症例では造影後の MRI T1WI で下垂体柄の肥厚や鞍上部の腫瘤がみられ（**Fig. 13a**），T1WI による後葉の高輝度が消失する[36]．

▶ 腫瘍肉眼像

硬膜に付着した黄白色調の結節が形成される．実質内では顆粒状の浸潤病巣を作る．

▶ 腫瘍組織像

病巣内にはランゲルハンス細胞の増生のほか，リンパ球，好酸球，形質細胞，xanthoma 細胞などが浸潤している（**Fig. 13a**）．ランゲルハンス細胞は核膜のくびれを示す楕円形核と淡明な広い細胞質をもっている（**Fig. 13b**）．間質には線維化を伴い，小脳・脳幹の実質内では炎症細胞の浸潤とグリオーシスがみられる．

▶ 免疫組織化学的所見・電顕所見

免疫組織化学的にランゲルハンス細胞は，S-100 蛋白，CD1a，vimentin，CD207（langerin）が陽性である（**Fig. 13c, d, e**）[37]．BRAF V600E 変異蛋白が検出される例もある．

電顕的にランゲルハンス細胞の核は核膜の複雑な嵌入を示し，細胞質には棍棒状あるいはテニスラケットに似た構造を示すバーベック顆粒が認められる．

▶ 遺伝子異常

LCH には高率に BRAF V600E 変異が認められる[32,38]．BRAF 変異陰性の LCH には MAP2K1 遺伝子の変異を示すものがある[39]．これらの遺伝子変異による MAPK 経路の活性化が LCH の腫瘍化に関連すると考えられている．

▶ 鑑別診断

以下に述べるその他の組織球症とは，臨床像，組織像，免疫組織化学的所見の

13. リンパ腫と組織球性腫瘍

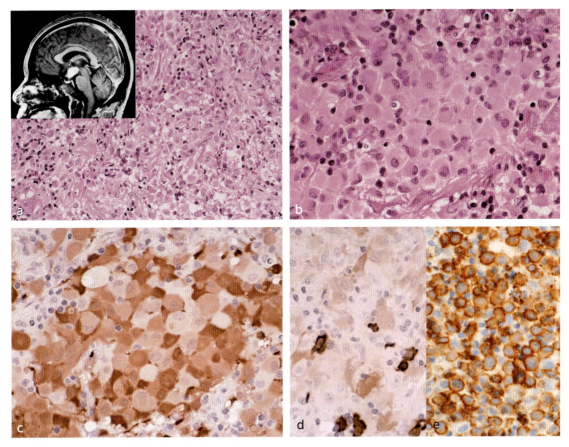

Fig. 13 Langerhans cell histiocytosis
a：リンパ球，形質細胞，好酸球とともにランゲルハンス細胞が増生している．左上挿入図は本例のGd造影MRI T1画像で，鞍上部に強く造影される腫瘤が形成されている（藤井脳神経外科病院藤井卓先生提供）．
b：ランゲルハンス細胞は偏在する腎形の核と好酸性の広い細胞質をもっている．
c：S-100蛋白免疫染色ではランゲルハンス細胞がさまざまな程度の陽性所見を示している．
d：ランゲルハンス細胞におけるMAC387の発現は陰性ないし弱陽性である．
e：CD-1aは細胞膜に発現されている．

違いなどから鑑別することができる．

その他の組織球症　Other histiocytosis

1. エルドハイム・チェスター病　Erdheim-Chester disease

中枢神経系では脳・脊髄，髄膜，下垂体などにエルドハイム・チェスター病の病変が形成される．成人にみられ，小脳症状，錐体路症状，尿崩症などを呈する[40]．病変内には脂質をもつ組織球が増殖し，Touton型多核巨細胞やリンパ球などを伴う．免疫組織化学的に組織球はCD68陽性であるが，CD1aとS-100蛋白は陰性である．約半数例に *BRAF* V600E 変異が検出される[41]．

2. ロザイ・ドルフマン病　Rosai-Dorfman disease

硬膜に単発または多発性の結節を形成し，髄膜腫に類似の臨床像を呈する組織

II. 脳腫瘍の組織型と病理

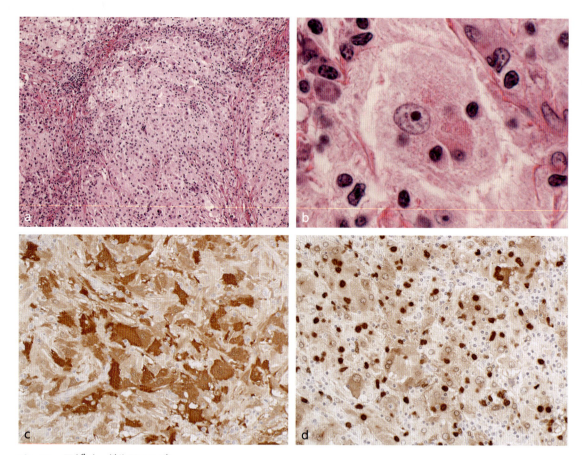

Fig. 14 ロザイ・ドルフマン病
a：硬膜に形成された腫瘍内には大小の組織球，形質細胞，リンパ球などが浸潤し，線維化を伴っている．
b：大型の組織球の細胞質内には数個の炎症細胞が含まれており，emperiporesis の所見である．
c：大型の組織球は S-100 蛋白をさまざまな程度に発現している．
d：MAC387 は小型の組織球には発現されているが，大型組織球での発現は微弱ないし陰性である．

球増殖症である[42]．増殖する組織球の単クローン性はまだ証明されておらず，特有な遺伝子異常も不明である．硬膜に付着した黄白色の硬い腫瘍を作り，組織学的には大型の組織球，リンパ球，形質細胞などが密に浸潤している（**Fig. 14a**）．浸潤した炎症細胞を細胞質内に取り込んだ大型組織球の出現は emperiporesis とよばれ，本疾患に特徴的な所見である（**Fig. 14b**）．組織球は免疫組織化学的に CD68 と S-100 蛋白が陽性であるが，CD1a と langerin は陰性である（**Fig. 14c, d**）[43]．

3. 若年性黄色肉芽腫　Juvenile xanthogranuloma

皮膚に発生する若年性黄色肉芽腫と同様の病変が脳・脊髄実質，神経根，髄膜などに形成されるものである．泡沫状ないし淡好酸性の細胞質を持つ組織球が炎症性細胞とともに増生し，しばしば Touton 型多核巨細胞が出現する[44]．組織球は CD68 と factor XIIIa が陽性，CD1a と S-100 蛋白は陰性である．

4. 組織球性肉腫　Histiocytic sarcoma

あきらかな異型を示す組織球性腫瘍細胞が高い密度で増殖する悪性腫瘍であ

り，脳実質や髄膜に腫瘍を形成する[45]．腫瘍細胞は多形性を示し，核分裂像がみられる．多核巨細胞も出現する．免疫組織化学的には CD68，CD163 などの組織球マーカーが陽性である．

■文献
1) Giannini C, Dogan A, Salomao DR. CNS lymphoma: a practical diagnostic approach. J Neuropathol Exp Neurol. 2014; 73: 478-94.
2) Deckert M, Montesinos-Rongen M, Brunn A, et al. Systems biology of primary CNS lymphoma: from genetic aberrations to modeling in mice. Acta Neuropathol. 2014; 127: 175-88.
3) Sierra del Rio M, Rousseau A, Soussain C, et al. Primary CNS lymphoma in immunocompetent patients. Oncologist. 2009; 14: 526-39.
4) Camilleri-Broet S, Criniere E, Broet P, et al. A uniform activated B-cell-like immunophenotype might explain the poor prognosis of primary central nervous system lymphomas: analysis of 83 cases. Blood. 2006; 107: 190-6.
5) Hattab EM, Martin SE, Al-Khatib SM, et al. Most primary central nervous system diffuse large B-cell lymphomas occurring in immunocompetent individuals belong to the nongerminal center subtype: a retrospective analysis of 31 cases. Mod Pathol. 2010; 23: 235-43.
6) Alter A, Duddy M, Hebert S, et al. Determinants of human B cell migration across brain endothelial cells. J Immunol. 2003; 170: 4497-505.
7) Smith JR, Braziel RM, Paoletti S, et al. Expression of B-cell-attracting chemokine 1 (CXCL13) by malignant lymphocytes and vascular endothelium in primary central nervous system lymphoma. Blood. 2003; 101: 815-21.
8) Tun HW, Personett D, Baskerville KA, et al. Pathway analysis of primary central nervous system lymphoma. Blood. 2008; 111: 3200-10.
9) Alizadeh AA, Eisen MB, Davis RE, et al. Distinct types of diffuse large B-cell lymphoma identified by gene expression profiling. Nature. 2000; 403: 503-11.
10) Rosenwald A, Wright G, Chan WC, et al. The use of molecular profiling to predict survival after chemotherapy for diffuse large-B-cell lymphoma. N Engl J Med. 2002; 346: 1937-47.
11) Hans CP, Weisenburger DD, Greiner TC, et al. Confirmation of the molecular classification of diffuse large B-cell lymphoma by immunohistochemistry using a tissue microarray. Blood. 2004; 103: 275-82.
12) Berglund M, Thunberg U, Amini RM, et al. Evaluation of immunophenotype in diffuse large B-cell lymphoma and its impact on prognosis. Mod Pathol. 2005; 18: 1113-20.
13) Raoux D, Duband S, Forest F, et al. Primary central nervous system lymphoma: immunohistochemical profile and prognostic significance. Neuropathology. 2010; 30: 232-40.
14) Dobashi A. Molecular Pathogenesis of Diffuse Large B-Cell Lymphoma. J Clin Exp Hematop. 2016; 56: 71-8.
15) Geppert M, Ostertag CB, Seitz G, et al. Glucocorticoid therapy obscures the diagnosis of cerebral lymphoma. Acta Neuropathol. 1990; 80: 629-34.
16) Manoj N, Arivazhagan A, Mahadevan A, et al. Central nervous system lymphoma: patterns of incidence in Indian population and effect of steroids on stereotactic biopsy yield. Neurol India. 2014; 62: 19-25.
17) Barrantes-Freer A, Engel AS, Rodriguez-Villagra OA, et al. Diagnostic red flags: steroid-treated malignant CNS lymphoma mimicking autoimmune inflammatory demyelination. Brain Pathol. 2017 Feb 18. [Epub ahead of

print]
18) Preusser M, Woehrer A, Koperek O, et al. Primary central nervous system lymphoma: a clinicopathological study of 75 cases. Pathology. 2010; 42: 547-52.
19) Momota H, Narita Y, Maeshima AM, et al. Prognostic value of immunohistochemical profile and response to high-dose methotrexate therapy in primary CNS lymphoma. J Neurooncol. 2010; 98: 341-8.
20) Brunn A, Nagel I, Montesinos-Rongen M, et al. Frequent triple-hit expression of MYC, BCL2, and BCL6 in primary lymphoma of the central nervous system and absence of a favorable MYC (low) BCL2 (low) subgroup may underlie the inferior prognosis as compared to systemic diffuse large B cell lymphomas. Acta Neuropathol. 2013; 126: 603-5.
21) Cavaliere R, Petroni G, Lopes MB, et al. Primary central nervous system post-transplantation lymphoproliferative disorder: an International Primary Central Nervous System Lymphoma Collaborative Group Report. Cancer. 2010; 116: 863-70.
22) Fonkem E, Dayawansa S, Stroberg E, et al. Neurological presentations of intravascular lymphoma(IVL): meta-analysis of 654 patients. BMC Neurol. 2016; 16: 9.
23) Ponzoni M, Arrigoni G, Gould VE, et al. Lack of CD 29 (beta1 integrin) and CD 54 (ICAM-1) adhesion molecules in intravascular lymphomatosis. Hum Pathol. 2000; 31: 220-6.
24) Jahnke K, Korfel A, O'Neill BP, et al. International study on low-grade primary central nervous system lymphoma. Ann Neurol. 2006; 59: 755-62.
25) Papanicolau-Sengos A, Wang-Rodriguez J, Wang HY, et al. Rare case of a primary non-dural central nervous system low grade B-cell lymphoma and literature review. Int J Clin Exp Pathol. 2012; 5: 89-95.
26) Shimatani Y, Nakano Y, Tsuyama N, et al. Extranodal NK/T-cell lymphoma, nasal type, manifesting as rapidly progressive dementia without any mass or enhancing brain lesion. Neuropathology. 2016; 36: 456-63.
27) Williams D, Mori T, Reiter A, et al. Central nervous system involvement in anaplastic large cell lymphoma in childhood: results from a multicentre European and Japanese study. Pediatr Blood Cancer. 2013; 60: E118-21.
28) Dong X, Li J, Huo N, et al. Primary central nervous system ALK-positive anaplastic large cell lymphoma in an adult: A rare case report. Medicine(Baltimore). 2016; 95: e5534.
29) Choi JY, Chung JH, Park YJ, et al. Extranodal Marginal Zone B-Cell Lymphoma of Mucosa-Associated Tissue Type Involving the Dura. Cancer Res Treat. 2016; 48: 859-63.
30) Bayraktar S, Stefanovic A, Montague N, et al. Central nervous system manifestations of marginal zone B-cell lymphoma. Ann Hematol. 2010; 89: 1003-9.
31) Yu RC, Chu C, Buluwela L, et al. Clonal proliferation of Langerhans cells in Langerhans cell histiocytosis. Lancet. 1994; 343: 767-8.
32) Badalian-Very G, Vergilio JA, Degar BA, et al. Recurrent BRAF mutations in Langerhans cell histiocytosis. Blood. 2010; 116: 1919-23.
33) Prayer D, Grois N, Prosch H, et al. MR imaging presentation of intracranial disease associated with Langerhans cell histiocytosis. AJNR Am J Neuroradiol. 2004; 25: 880-91.
34) Allen CE, Flores R, Rauch R, et al. Neurodegenerative central nervous system Langerhans cell histiocytosis and coincident hydrocephalus treated

with vincristine/cytosine arabinoside. Pediatr Blood Cancer. 2010; 54: 416-23.
35) Demaerel P, Van Gool S. Paediatric neuroradiological aspects of Langerhans cell histiocytosis. Neuroradiology. 2008; 50: 85-92.
36) D'Ambrosio N, Soohoo S, Warshall C, et al. Craniofacial and intracranial manifestations of langerhans cell histiocytosis: report of findings in 100 patients. AJR Am J Roentgenol. 2008; 191: 589-97.
37) Huo Z, Lu T, Liang Z, et al. Clinicopathological features and BRAFV600E mutations in patients with isolated hypothalamic-pituitary Langerhans cell histiocytosis. Diagn Pathol. 2016; 11: 100.
38) Sahm F, Capper D, Preusser M, et al. BRAFV600E mutant protein is expressed in cells of variable maturation in Langerhans cell histiocytosis. Blood. 2012; 120: e28-34.
39) Brown NA, Furtado LV, Betz BL, et al. High prevalence of somatic MAP2K1 mutations in BRAF V600E-negative Langerhans cell histiocytosis. Blood. 2014; 124: 1655-8.
40) Lachenal F, Cotton F, Desmurs-Clavel H, et al. Neurological manifestations and neuroradiological presentation of Erdheim-Chester disease: report of 6 cases and systematic review of the literature. J Neurol. 2006; 253: 1267-77.
41) Haroche J, Charlotte F, Arnaud L, et al. High prevalence of BRAF V600E mutations in Erdheim-Chester disease but not in other non-Langerhans cell histiocytoses. Blood. 2012; 120: 2700-3.
42) Tian Y, Wang J, Li M, et al. Rosai-Dorfman disease involving the central nervous system: seven cases from one institute. Acta Neurochir (Wien). 2015; 157: 1565-71.
43) Andriko JA, Morrison A, Colegial CH, et al. Rosai-Dorfman disease isolated to the central nervous system: a report of 11 cases. Mod Pathol. 2001; 14: 172-8.
44) Deisch JK, Patel R, Koral K, et al. Juvenile xanthogranulomas of the nervous system: A report of two cases and review of the literature. Neuropathology. 2013; 33: 39-46.
45) Zanelli M, Ragazzi M, Marchetti G, et al. Primary histiocytic sarcoma presenting as diffuse leptomeningeal disease: Case description and review of the literature. Neuropathology. 2017 May 26. [Epub ahead of print]

［中里洋一］

Ⅱ. 脳腫瘍の組織型と病理

14 胚細胞腫瘍
Germ cell tumors

▶ 概要

性腺には原始胚細胞 primordial germ cell に由来すると考えられる一群の腫瘍が存在する．これらと同様の臨床病理像を示す腫瘍で脳内に発生したものが中枢神経系胚細胞腫瘍 CNS germ cell tumors である[1]．脳の正中部である松果体，視床下部，脳室壁などに好発し，若年者に多い特徴をもつ．欧米よりも日本を始め東アジアに頻度が高い．

組織発生については，胎生初期に卵黄嚢内胚葉に発生した原始胚細胞が性腺原基へと遊走する過程において「誤遊走」が起こり，脳の正中部にも到達して，これから中枢神経系胚細胞腫が発生したとする Teilum の「胚細胞仮説」が有力視されてきた[2,3]．一方，体細胞から多能性幹細胞が誘発可能であることが示され[4]，さらに神経幹細胞からは Oct4 遺伝子単独の過剰発現で iPS 細胞が誘発できることが証明され[5]，中枢神経系胚細胞腫の「神経幹細胞仮説」がクローズアップされている[6]．

▶ 臨床的事項

本邦の原発性頭蓋内腫瘍の 2.7％を占める[7]．小児脳腫瘍に限れば 15.3％と高頻度で，25 歳以下の若年者に好発する．男女比は 2.7：1 で，有意に男性に多い．8 割以上が第三脳室近辺の脳正中部に発生し，とくに松果体が好発部位である．またトルコ鞍上部，脳室内，基底核，視床，大脳半球，小脳などにもみられる．多発することもある．松果体部の腫瘍では中脳水道圧迫による水頭症と頭蓋内圧亢進症状，四丘体圧迫による Parinaud 症候群など，トルコ鞍上部腫瘍では視野障害，尿崩症などが発症する[8]．性早熟も本腫瘍でときにみられる特異な症状である．

▶ 神経画像所見

腫瘍組織型により異なる．胚腫の MRI T1WI は低信号または等信号，T2WI, FLAIR 像では高信号を示し，均一に強い造影効果を示す．奇形腫では嚢胞，脂肪組織，石灰化などが存在するため不均一で複雑な信号強度が特徴である．出血を伴う絨毛癌は CT で高吸収域を呈する．

14. 胚細胞腫瘍

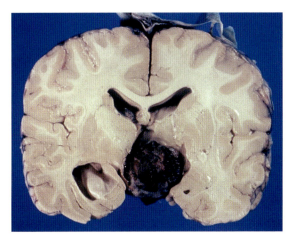

Fig. 1 胚腫
鞍上部に発生した壊死と出血を伴う腫瘍.

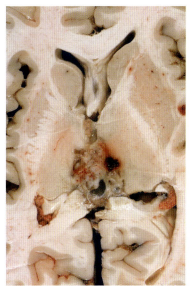

Fig. 2 成熟奇形腫
松果体部から第三脳室に進展した奇形腫の肉眼像.

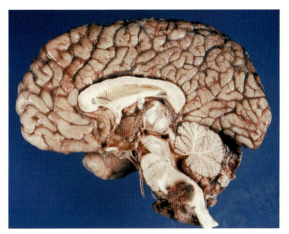

Fig. 3 混合胚細胞腫瘍
松果体部発生の腫瘍で, 松果体部は奇形腫成分が主体であるが, 胎児性癌成分は第三脳室に進展し, 延髄に転移している.

▶ 腫瘍肉眼像

　胚腫は松果体部や視床下部に充実性灰褐色の腫瘤を作り, 出血を伴うこともある（**Fig. 1**）. 奇形腫は松果体が好発部位で多房性囊胞を伴いやすい. 悪性成分を伴うものでは壊死や出血がみられる.（**Fig. 2**）. 卵黄囊癌, 胎児性癌, 絨毛癌は壊死がめだつ腫瘤を作り, とくに絨毛癌は強い出血を伴う（**Fig. 3**）.

▶ 腫瘍組織像

1. 胚腫　Germinoma

　原始胚細胞に類似の大型腫瘍細胞が高い密度で増殖する腫瘍である（**Fig. 4**）. 類円形の大型核とやや淡明な細胞質をもつ腫瘍細胞がシート状あるは敷石状に配列し, 大小の胞巣構造を作る. 核は細胞の中心にあり, 核膜は輪郭が滑らかで鮮

II. 脳腫瘍の組織型と病理

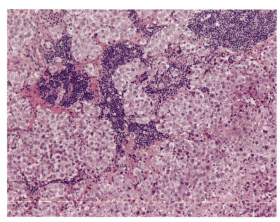

Fig. 4 胚腫
大型の腫瘍細胞が胞巣状に増殖し，間質には小型リンパ球の浸潤がみられる（two cell pattern）．

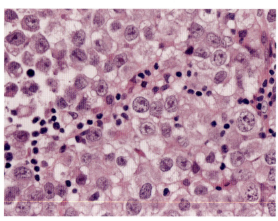

Fig. 5 胚腫
腫瘍細胞は大きな核と淡明な細胞質をもつ．核は類円形で，核小体の腫大がめだっている．

明である（**Fig. 5**）．クロマチンは豊富で細網状または粗顆粒状を呈する．大型で明瞭な核小体が1ないし数個認められる．核分裂像とアポトーシス像がしばしばみられる．明るい細胞質にはグリコーゲンが含まれておりPAS染色で陽性を呈する．腫瘍胞巣は血管結合組織によって周囲を取り囲まれており，そこにはリンパ球を主体とする強い炎症性細胞浸潤が認められる．リンパ球はときには腫瘍胞巣の内部にも浸潤することがある．胚腫の腫瘍組織を弱拡大で観察すると，大型の腫瘍細胞と小型のリンパ球が好対照をなしており，この組織像を"two cell pattern"とよんでいる（**Fig. 4**）．およそ5〜10％程度の頻度で多核の合胞体性栄養膜細胞 syncytiotrophoblastic giant cell（STGC）が認められる（**Fig. 6**）．ときに組織球の浸潤や線維化がみられる．組織球は集簇してサルコイド様肉芽腫を形成することもある．多数の炎症性細胞や強い線維化によって腫瘍細胞の存在がマスクされてしまうこともある．

　免疫組織化学的に腫瘍細胞は4種類のマーカーを高率に発現する．細胞膜にはplacental alkaline phosphatase（PLAP）とc-kit（CD117）が陽性であり，D2-40は細胞膜と細胞質が陽性である（**Fig. 7〜Fig. 9**）．Oct4は核に発現される（**Fig. 10**）．一部の症例では細胞質にβHCGの弱い発現がある．少数の細胞にはcytokeratin CAM5.2の発現がみられる．Ki-67はつねに50％以上の高い陽性率を示す．STGCはβHCGとcytokeratinが強陽性である．

2．奇形腫 Teratoma

　三胚葉性の組織成分が無秩序に混在する腫瘍である．構成組織がよく分化し成人の組織に類似する成熟奇形腫 mature teratoma，構成組織のなかに胎児の組織に似た未熟成分を含む未熟奇形腫 immature teratoma，および癌や肉腫などの悪性腫瘍成分を含む悪性転化を伴う奇形腫 teratoma with malignant transformation に分類される．松果体が好発部位であり，他の胚細胞腫瘍よりさらに若年者に発生する傾向がある．

　成熟奇形腫は囊胞を伴う腫瘍であり，成分はよく分化しているため個々の組織

14. 胚細胞腫瘍

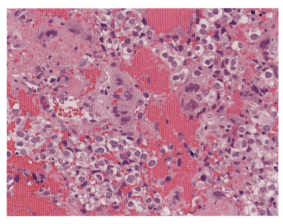

Fig. 6　胚腫の syncytiotrophoblastic giant cell
多核の合胞体性巨細胞がみられる．

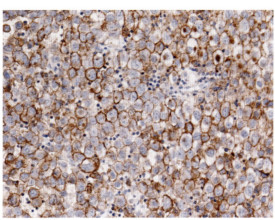

Fig. 7　胚腫の PLAP 染色像
腫瘍細胞の細胞膜が PLAP 陽性である．免疫染色．

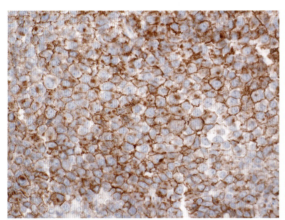

Fig. 8　胚腫の c-kit 染色像
細胞膜と細胞質に c-kit が発現している．免疫染色．

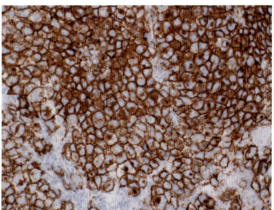

Fig. 9　胚腫の D2-40 染色像
細胞膜と細胞質が強い陽性反応を示している．
免疫染色．

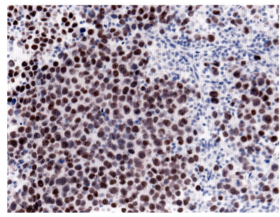

Fig. 10　胚腫の Oct4 染色像
腫瘍細胞の核に Oct4 が発現している．免疫染色．

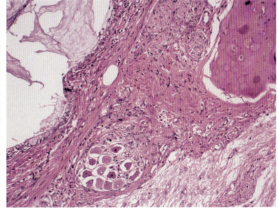

Fig. 11　成熟奇形腫
末梢神経節，軟骨，嚢胞状腺管などがみられる．

II. 脳腫瘍の組織型と病理

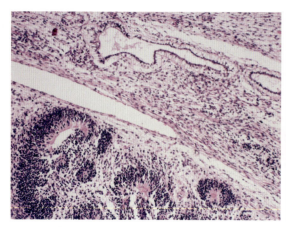

Fig. 12 未熟奇形腫
神経管構造と未熟な腺管構造がみられる．間質の間葉系組織にも未熟性があらわれている．

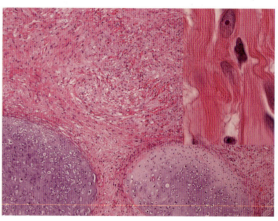

Fig. 13 悪性転化を伴う奇形腫
奇形腫の軟骨組織と横紋筋肉腫の成分がみられる．右上挿入図は横紋筋芽細胞の拡大像．

名を同定することは容易である（**Fig. 11**）．具体的には，表皮，皮膚付属器，神経細胞とグリア，脈絡叢，脳室上衣，網膜色素上皮，腸管，気管支，軟骨，骨，脂肪，平滑筋などの組織がみられる．

未熟奇形腫では胎生組織に似た未熟な成分が含まれる（**Fig. 12**）．短紡錘形細胞と豊富な基質からなる未熟間葉系組織がもっとも高頻度にみられる．軟骨や横紋筋などにも未熟な形態が現れる．内胚葉成分としては，明るい円柱上皮からなる腺管で，核の基底側に空胞をもつものが特徴的である．未熟な中枢神経系組織としては神経管構造がよく認められる．

悪性転化を伴う奇形腫はまれな組織型であり，奇形腫のなかに悪性腫瘍成分が含まれるものである．悪性成分としては扁平上皮癌，腺癌，横紋筋肉腫などが知られている（**Fig. 13**）．

3. 卵黄嚢腫瘍 Yolk sac tumor

内胚葉洞腫瘍 endodermal sinus tumor ともよばれる．純粋型はまれで，多くは混合性胚細胞腫瘍の部分像としてみられる．未熟な上皮様腫瘍細胞が豊富な粘液性基質を伴って網目状，シート状，索状，乳頭状に配列する．中心の乳頭状構造をさらに未熟上皮が取り囲む構造は Schiller-Duval body とよばれ，本腫瘍の診断に有益である（**Fig. 14**）．腫瘍細胞の細胞質には PAS 染色陽性の好酸性硝子滴がみられることがある．免疫染色では alpha-fetoprotein（AFP）と cytokeratin の発現がある．

4. 胎児性癌 Embryonal carcinoma

混合胚細胞腫瘍の一部にみられるが，純粋型はまれである．未熟な細胞が上皮性配列を示して増殖する（**Fig. 15**）．充実性，腺管状，乳頭状などの構造を作る．免疫染色では cytokeratin，CD30，Oct4 が陽性である．

5. 絨毛癌 Choriocarcinoma

栄養膜細胞に類似の異型細胞が増殖する腫瘍であるが，頭蓋内にはまれである（**Fig. 16**）．出血と壊死を伴いやすい．多核の巨細胞である合胞体性栄養膜細胞

14. 胚細胞腫瘍

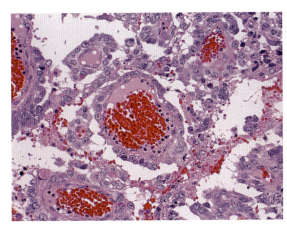

Fig. 14 卵黄嚢腫瘍
上皮様の細胞が乳頭状の構造 Schiller-Duval body を作っている.

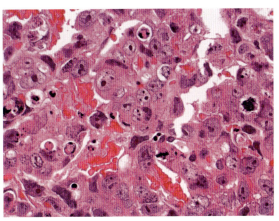

Fig. 15 胎児性癌
退形成所見の強い細胞が上皮性に配列している.

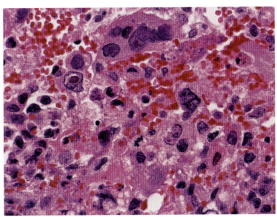

Fig. 16 絨毛癌
出血を伴う腫瘍で異型の強い単核および多核の trophoblast がみられる.

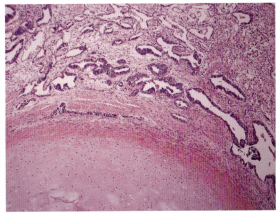

Fig. 17 混合胚細胞腫瘍
図下に未熟奇形腫, 上中央と左に胎児性癌, 上右に胚腫の組織がみられる.

syncytiotrophoblast と単核で好塩基性細胞質をもつ細胞性栄養膜細胞 cytotrophoblast の 2 種類が区別できることもある. 栄養膜細胞は免疫染色で β-HCG, cytokeratin, PLAP が陽性である.

6. 混合胚細胞腫瘍 Mixed germ cell tumor

腫瘍内に複数の胚細胞性腫瘍が混在しているものである(**Fig. 17**). 胚腫と奇形腫 (41％), 胚腫と卵黄嚢癌 (18％), 胚腫と絨毛癌 (5％) など, さまざまな組み合わせが存在する. 頻度の高い腫瘍型では, 胚腫 (95％), 奇形腫 (67％), 卵黄嚢癌 (35％), 胎児性癌 (19％), 絨毛癌 (14％) の順となる. 個々の組織成分を識別する上で免疫染色が役立つ (**Table 1**).

▶ 遺伝子異常

胚腫では c-kit 遺伝子の機能獲得型変異が認められる[9,10]. また c-kit とは相互

Table 1 胚細胞腫瘍の免疫組織化学　免疫染色は胚細胞腫瘍の診断，組織成分の識別に役立つ．

腫瘍型	AFP	β-HCG	PLAP	EMA	cyto-keratin	podo-planin	CD30	c-kit	Oct4	NANOG
ジャーミノーマ	−	−	++	−	+/−	+++	−	+++	+++	++
胎児性癌	+/−	−	+	+/−	++	+/−	+++	+/−	++	++
卵黄嚢腫瘍	+++	−	+/−	−	++	−	−	+/−	−	−
絨毛癌	−	+++	+/−	++	++	−	−	−	−	−
成熟奇形腫	+/−	−	+/−	++	++	−	−	−	−	−
未熟奇形腫	−	+/−	−	−	−	−	−	+/−	−	−

排他的に RAS 遺伝子の変異が認められる[11]．KIT/RAS 変異は胚腫では 60％にみられるが胚腫以外の胚細胞腫瘍では 8.6％と低い．胚腫の KIT/RAS 変異は染色体不安定性とも関連している[11]．胚腫以外の胚細胞腫瘍の遺伝子異常に関してはまだ不明の点が多い．

▶ **鑑別診断**

　松果体部腫瘍では松果体実質腫瘍との鑑別が必要である．松果体実質腫瘍は一般にリンパ球浸潤が軽微である．免疫組織化学的には synaptophysin が陽性で c-kit は陰性である．肉芽腫性疾患と胚腫では前者には腫瘍細胞が認められないことが鑑別点になる．鞍上部腫瘍の頭蓋咽頭腫では，上皮基底層の円柱上皮様配列，網目状の上皮配列，wet keratin などが奇形腫との鑑別点となる．

■ **文献**

1) Rosenblum MK, Nakazato Y, Matsutani M, et al. Germ cell tumours. In: Louis DN, et al, editors. WHO Classification of Tumours of the Central Nervous System. Revised 4th ed. Lyon: IARC; 2016. p.286-91.
2) Teilum G. Classification of endodermal sinus tumour (mesoblatoma vitellinum) and so-called "embryonal carcinoma" of the ovary. Acta Pathol Microbiol Scand. 1965; 64: 407-29.
3) Oosterhuis JW, Stoop H, Honecker F, et al. Why human extragonadal germ cell tumours occur in the midline of the body: old concepts, new perspectives. Int J Androl. 2007; 30: 256-63; discussion 63-4.
4) Takahashi K, Yamanaka S. Induction of pluripotent stem cells from mouse embryonic and adult fibroblast cultures by defined factors. Cell. 2006; 126: 663-76.
5) Kim JB, Greber B, Arauzo-Bravo MJ, et al. Direct reprogramming of human neural stem cells by OCT4. Nature. 2009; 461: 649-53.
6) Tan C, Scotting PJ. Stem cell research points the way to the cell of origin for intracranial germ cell tumours. J Pathol. 2013; 229: 4-11.
7) Report of Brain Tumor Registry of Japan (1984-2000). Neurol Med Chir (Tokyo). 2009; 49 Suppl: PS1-96.
8) Matsutani M, Sano K, Takakura K, et al. Primary intracranial germ cell tumors: a clinical analysis of 153 histologically verified cases. J Neurosurg. 1997; 86: 446-55.
9) Sakuma Y, Sakurai S, Oguni S, et al. c-kit gene mutations in intracranial germinomas. Cancer Sci. 2004; 95: 716-20.

10) Kamakura Y, Hasegawa M, Minamoto T, et al. C-kit gene mutation: common and widely distributed in intracranial germinomas. J Neurosurg. 2006; 104(3 Suppl): 173-80.
11) Fukushima S, Otsuka A, Suzuki T, et al. Mutually exclusive mutations of KIT and RAS are associated with KIT mRNA expression and chromosomal instability in primary intracranial pure germinomas. Acta Neuropathol. 2014; 127: 911-25.

［中里洋一］

Ⅱ. 脳腫瘍の組織型と病理

15 トルコ鞍部腫瘍
Tumors of the sellar region

　　トルコ鞍部に発生する腫瘍は原発性脳腫瘍の約22％を占めている．その大部分は腺性下垂体から発生する下垂体腺腫である．ごくまれな下垂体癌も腺性下垂体由来である．神経下垂体からは比較的まれな下垂体細胞腫，トルコ鞍部顆粒細胞腫，紡錘形細胞オンコサイトーマが発生する．下垂体原基の遺残から発生すると考えられるものには頭蓋咽頭腫と非腫瘍性のラトケ嚢胞がある．WHO分類では下垂体前葉腫瘍を内分泌臓器腫瘍として分類し（**Table 1**），その他の腫瘍は中枢神経系腫瘍分類のなかで取り扱っている（**Table 2**）．下垂体腺腫は従来，電子顕微鏡所見に基づく腫瘍名が使われており，電顕を利用できない施設においては分類や病理診断に困難が伴った．最新のWHO分類では前葉細胞の分化を規定する転写因子と前葉ホルモンの免疫染色を行うことにより診断が可能となるよう工夫されている．神経下垂体から発生する3腫瘍型については転写因子TTF-1の

Table 1 Tumours of the pituitary gland　下垂体腫瘍の分類表（抜粋）
（内分泌臓器腫瘍WHO分類第4版，WHO2017）

Pituitary adenomas　下垂体腺腫
Somatotroph adenoma　成長ホルモン性腺腫
Lactotroph adenoma　乳腺刺激ホルモン性腺腫
Thyrotroph adenoma　甲状腺刺激ホルモン性腺腫
Corticotroph adenoma　副腎皮質刺激ホルモン性腺腫
Gonadotroph adenoma　性腺刺激ホルモン性腺腫
Null cell adenoma　ホルモン陰性腺腫
Plurihormonal and double adenomas　複数ホルモンおよび二重ホルモン性腺腫
Pituitary carcinoma　下垂体癌
Pituitary blastoma　下垂体芽腫

Table 2 Tumours of the sellar region　トルコ鞍部腫瘍の分類表
（中枢神経系腫瘍WHO分類改訂第4版，WHO2016）

Craniopharyngioma　頭蓋咽頭腫
Adamantinomatous craniopharyngioma　エナメル上皮腫性頭蓋咽頭腫
Papillary craniopharyngioma　乳頭状頭蓋咽頭腫
Granular cell tumour of the sellar region　トルコ鞍部顆粒細胞腫
Pituicytoma　下垂体細胞腫
Spindle cell oncocytoma　紡錘形細胞オンコサイトーマ

共発現が証明され，三者が発生母細胞を共有する可能性が示唆されている．頭蓋咽頭腫についてはエナメル上皮腫性頭蓋咽頭腫と乳頭状頭蓋咽頭腫で異なるシグナル伝達系の活性化が示唆されており，両者は臨床病理像のみならず腫瘍化のメカニズムにおいても異なることがあきらかになってきた．

頭蓋咽頭腫　Craniopharyngioma

▶ 定義

　胎生期のラトケ嚢上皮遺残から発生すると考えられるトルコ鞍部の上皮性嚢胞性腫瘍である．エナメル上皮腫型と乳頭型の2型があり特有な遺伝子異常があるがいずれも良性である．WHO grade I．

　神経下垂体の原基は間脳・中脳間の神経管壁が腹側に突出する infundibulum であり，これは胎生8～9週までに外胚葉性の原始口腔壁の背側への突起であるラトケ嚢と癒合し，管状の構造「頭蓋咽頭管」（正確には頭蓋原始口腔管）を形成する[1]．ラトケ嚢の前壁からは腺性下垂体が発生し，後壁は中間葉に分化して嚢の内腔はやがて閉鎖されるが，裂隙状に残った腔（ラトケ裂）からは Rathke's cleft cyst が発生することがある．ラトケ嚢上皮の遺残は咽頭壁と第三脳室壁の間に存在し，とくに infundibulum の前面と上部腺性下垂体の被膜下に多い．Erdheim らが記載した扁平上皮巣"Plattenepithelhaufen"はラトケ嚢上皮遺残から由来すると考えられている．ラトケ嚢上皮遺残の元である原始口腔上皮は歯芽原基への分化能と口腔粘膜重層扁平上皮への分化能をもっており，それぞれの分化能がエナメル上皮腫型と乳頭型頭蓋咽頭腫の組織像に反映されていると考えることができる[2]．遺伝子異常ではエナメル上皮腫型では β カテニン遺伝子（*CTNNB1*）の変異による WNT シグナル伝達系の活性化が高頻度にみられる[3,4]．また乳頭腫型では *BRAF* 遺伝子の V600E 変異が高率に検出される[5,6]．このように頭蓋咽頭腫については WNT シグナル伝達系または Ras/Raf/MEK/ERK 経路のいずれが活性化されるかが亜型の病理発生に強くかかわっていることが示唆される．

▶ 臨床的事項

　脳腫瘍全国集計（2001～2004年）によれば頭蓋咽頭腫は頭蓋内腫瘍の2.5%の頻度である．このうち24%が15歳未満の小児例であり，小児期脳腫瘍の8.3%を占めている．エナメル上皮腫性頭蓋咽頭腫は小児と成人に二峰性の分布を示すが，乳頭状頭蓋咽頭腫は成人に多い．性差は男性にやや多い．症状は視力・視野障害，発育遅延，無月経，認知機能低下，性格変化，尿崩症，頭蓋内圧亢進症状などがみられる．下垂体前葉ホルモンの分泌低下がみられる．

▶ 神経画像所見

　エナメル上皮腫性頭蓋咽頭腫は CT で石灰化を伴う多房性嚢胞性腫瘤として描画され，トルコ鞍の拡大や破壊を伴う．実質部や嚢胞壁は強く造影される．MRI

Ⅱ. 脳腫瘍の組織型と病理

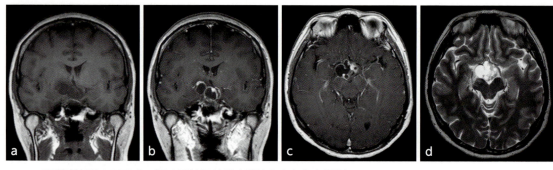

Fig. 1 頭蓋咽頭腫のMRI像（関東脳神経外科病院清水庸夫先生提供）
冠状断（a, b）および水平断（c, d）にてトルコ鞍部から右上方に進展する囊胞性腫瘍が認められる。
囊胞壁はガドリニウムにより強く造影されている．a: T1WI, b, c: Gd強調T1WI, d: T2WI.

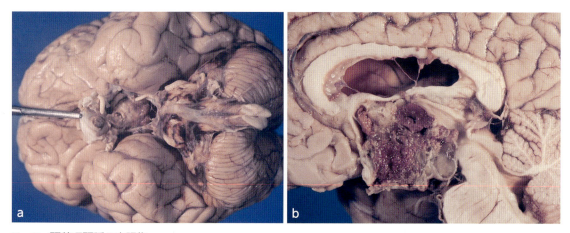

Fig. 2 頭蓋咽頭腫の肉眼像
a：トルコ鞍から鞍上部に大きく発育した褐色の腫瘍．
b：腫瘍の矢状断割面．暗赤色，黄褐色などを示す腫瘍が鞍上部から第三脳室まで発育している．

T1WIでは実質部が等信号，囊胞部が低〜高信号を示し，T2WIでは実質部が低信号，囊胞部が高信号となる（**Fig. 1**）．実質部と囊胞壁はガドリニウムにより強く造影される．

乳頭状頭蓋咽頭腫はCT，MRIとも強く造影される実質部からなり，単房性囊胞を認めることもある．

▶ **腫瘍肉眼像**

エナメル上皮腫性頭蓋咽頭腫は分葉傾向を示す実質性腫瘍であり，割面には「機械油様」と表現される緑褐色の液体を含む囊胞がみられる．実質部には石灰化や白色の角化物をみることが多い．乳頭状頭蓋咽頭腫は概ね実質性の腫瘍を作り，石灰化や囊胞形成は乏しい（**Fig. 2**）．

15. トルコ鞍部腫瘍

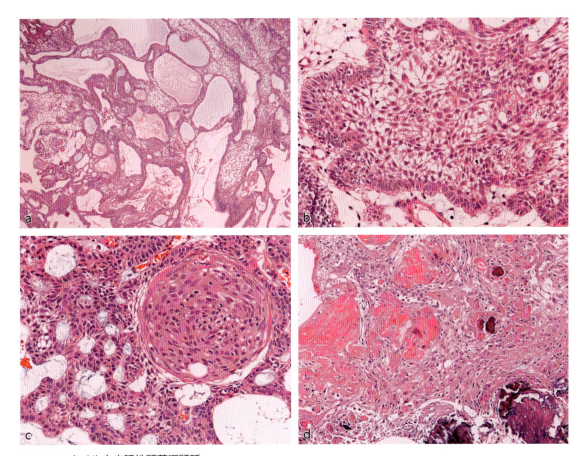

Fig. 3 エナメル上皮腫性頭蓋咽頭腫
a: 大小の嚢胞をもつ腫瘍で，上皮細胞は索状，胞巣状に増殖している．
b: 上皮胞巣の辺縁には円柱状の上皮細胞が一列に並んでおり，中心部は細胞間隙の開いた上皮細胞が網目状に増殖している．
c: 一部の上皮細胞は渦巻き状の塊を作っている．
d: 好酸性の陰影状細胞が集まってwet keratinを作っている．図右下には石灰沈着がみられる．

▶ 腫瘍組織像

トルコ鞍部の嚢胞を伴う上皮性腫瘍であるが，組織学的な特徴により2型に分類される．

エナメル上皮腫性頭蓋咽頭腫 Adamantinomatous craniopharyngioma ではよく分化した上皮細胞が胞巣状，索状，渦巻き状に配列し，上皮胞巣の辺縁は1層の柵状に並ぶ円柱上皮で取り囲まれている（**Fig. 3**）．内部の上皮細胞は重層扁平上皮の有棘細胞に類似しているが，細胞間には空隙がめだち，そのため上皮細胞同士が網目状に連結しているようにみえる．この組織像をstellate reticulumとよんでいる（**Fig. 4a**）．上皮層内には魚鱗状の角化物が出現する．角化物は核が染色性を失い細胞質が好酸性化した陰影状上皮細胞の塊であり，wet keratinとよばれる（**Fig. 3d, Fig. 4a, c**）．真性角化とは異なり周囲に顆粒細胞層の出現はない．上皮細胞巣とwet keratinにはしばしば石灰沈着が認められる（**Fig. 3d**）．嚢胞壁は扁平化した上皮細胞によって被覆され，角化物が内腔に露出して

II. 脳腫瘍の組織型と病理

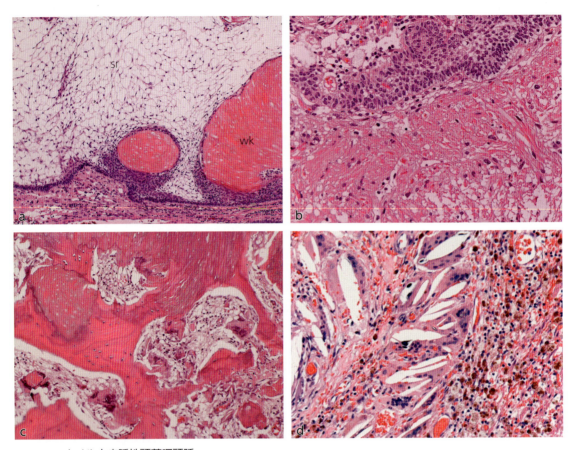

Fig. 4 エナメル上皮腫性頭蓋咽頭腫
a：腫瘍胞巣内部では細胞間隙が開き腫瘍細胞が特有な網目状構造 stellate reticulum (sr) を作っている．wk: wet keratin.
b：図上の腫瘍に接する脳組織には Rosenthal 線維を伴うグリオーシス piloid gliosis が認められる．
c：再発例であり，腫瘍の大部分は石灰化，骨化，異物肉芽反応を伴う wet keratin から構成されていた．
d：コレステリン結晶を囲む異物型巨細胞，組織球，リンパ球などからなる xanthogranulomatous reaction であり，ヘモジデリン沈着もみられる．

いるが，小さな囊胞では 1 列に並ぶ円柱上皮によって被覆されている．間質は水腫性の疎な結合組織からなり，リンパ球浸潤を伴う．コレステロール結晶，異物型巨細胞，泡沫組織球などが炎症細胞とともに出現する xanthogranulomatous reaction がときにみられる（**Fig. 4d**）．腫瘍が脳と接する部分ではグリア線維の増加と Rosenthal fiber の出現を伴うグリオーシスがみられ，これは piloid gliosis とよばれる（**Fig. 4b**）．

<u>乳頭状頭蓋咽頭腫</u>　Papillary craniopharyngioma では非角化型重層扁平上皮が狭い線維性間質を伴って乳頭状に増殖する（**Fig. 5**）．上皮の基底層には高円柱状細胞の柵状配列はみられない．有棘層内には細胞間隙の開大による stellate reticulum の形成はない．Wet keratin も認められず，石灰沈着は通常みられない．まれに繊毛円柱上皮や粘液をもつ杯細胞が含まれ，ラトケ裂囊胞との近似性を示唆する例がある[7,8]．

15. トルコ鞍部腫瘍

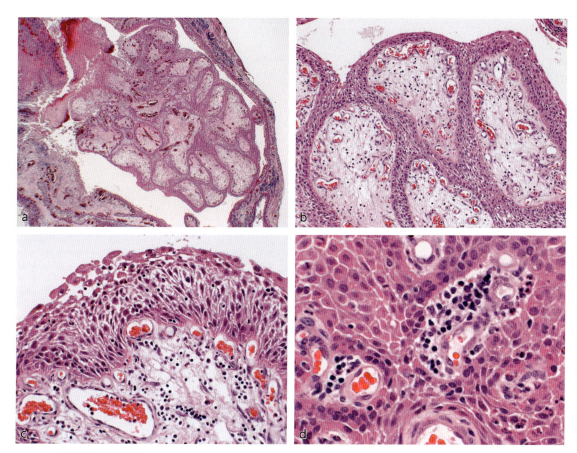

Fig. 5　乳頭状頭蓋咽頭腫
a：扁平上皮で被覆された囊胞腔の中にカリフラワー状構造を作って上皮が増殖している．
b：血管結合組織の周囲に重層扁平上皮が取り囲んで乳頭状に増殖している．
c：上皮基底層に円柱上皮様の柵状配列はみられない．表層から有核の上皮細胞が囊胞腔内へ剝離脱落している．
d：上皮細胞は好酸性を示しているが，wet keratin の形成はみられない．

▶ 免疫組織化学的所見

　腫瘍性の上皮細胞は EMA と cytokeratin（CK5/6，CK7，CK14）が陽性である（**Fig. 6～Fig. 8**）．エナメル上皮腫性頭蓋咽頭腫では β カテニンの核への局在が認められるが（**Fig. 8d**），乳頭状頭蓋咽頭腫では細胞膜にのみ陽性像がみられる[3]．乳頭状頭蓋咽頭腫は BRAF V600E の免疫染色で陽性所見が認められる[5]（**Fig. 8g**）．

▶ 遺伝子異常

　エナメル上皮腫性頭蓋咽頭腫では 95％にも及ぶ頻度で β カテニンをコードしている *CTNNB1* 遺伝子の第 3 エクソンに変異があることが証明され，腫瘍の発生には WNT シグナル経路の活性化が関与していることがあきらかになった[3,9-11]．一方，乳頭状頭蓋咽頭腫には *BRAF* 遺伝子の V600E 変異が 95％もの頻度で認められる[5,12]．そしてこれらの遺伝子異常は 2 つの亜型の間で相互排他的に検出されることがあきらかになっている[6]．これらの遺伝子変異は免疫組織

441

II. 脳腫瘍の組織型と病理

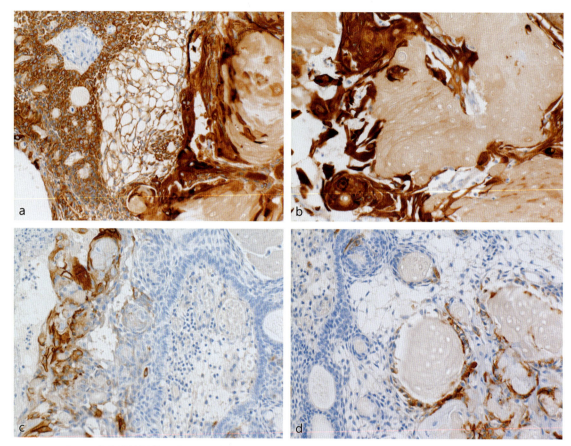

Fig. 6　エナメル上皮腫性頭蓋咽頭腫の免疫組織化学
a： Cytokeratin（34βE12）の発現は図左の基底層には中等度に，図中央の stellate reticulum の部分には軽度に，図右の表層側の細胞には高度にみられる．
b： 上皮の表層に cytokeratin の発現が強いが wet keratin は陰性である．
c： EMA の発現は基底層と中層の細胞にはみられないが表層の細胞には強い．
d： Wet keratin は EMA 陰性であるが，その周囲の表層側細胞には EMA が陽性である．

化学的な検索でその異常を推定することが可能であり，鑑別診断や病変の解析上も有益である．

▶ 鑑別診断

1. 扁平上皮化生を伴うラトケ裂嚢胞
　　Rathke's cleft cyst with squamous metaplasia
　病変は鞍内に局在することが多い．扁平上皮とともに繊毛円柱上皮細胞や粘液を含む細胞が出現する．βカテニンの陽性反応は細胞膜にみられ，BRAF V600E 免疫染色は陰性である．Cytokeratin では CK8，CK20 が陽性となる．

2. 類表皮嚢胞　Epidermoid cyst
　単房性の嚢胞を形成し，壁を被覆する重層扁平上皮には完全角化がみられる．顆粒細胞層がみられ，stellate reticulum や wet keratin はみられない．

15. トルコ鞍部腫瘍

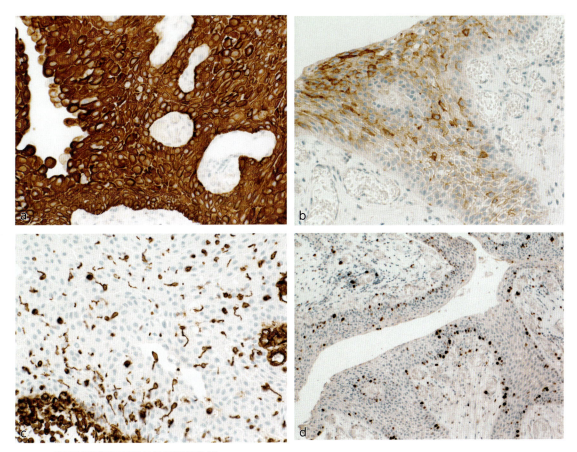

Fig. 7 乳頭状頭蓋咽頭腫の免疫組織化学
a：腫瘍細胞は cytokeratin（34βE12）を強く発現している．
b：EMA は上皮の中層と表層に弱く発現されている．
c：Vimentin 染色では上皮層内に存在する dendritic cell が陽性である．
d：Ki-67 は上皮の基底層の腫瘍細胞に陽性となっている．

3. トルコ鞍部黄色肉芽腫　Xanthogranuloma of the sellar region

おもにコレステロール結晶，組織球，多核巨細胞などが炎症性細胞浸潤を伴って出現し，ヘモジデリン沈着を認める．上皮成分は認められない．

トルコ鞍部顆粒細胞腫　Granular cell tumor of the sellar region

▶ 定義

漏斗部と神経下垂体に発生する境界鮮明な充実性腫瘍で，腫瘍細胞は大型で好酸性顆粒状の広い細胞質をもっている．WHO grade Ⅰ．

2009 年 Lee らによって，ヒトの pituicytes およびトルコ鞍部の 3 腫瘍型（pituicytoma, granular cell tumor, spindle cell oncocytoma）に thyroid transcription factor 1（TTF-1）が発現されることが免疫組織化学的に証明され，この 3 腫瘍型はいずれも pituicytes から由来することが示唆された[13]．その後の追試的研究でもこの所見は確認され，3 腫瘍型は共通起源をもつことが広く

II. 脳腫瘍の組織型と病理

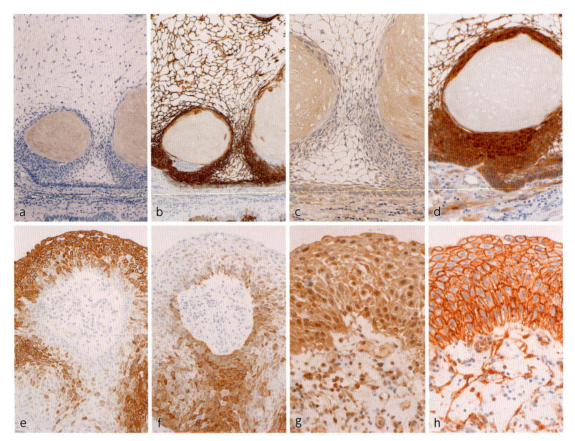

Fig. 8 頭蓋咽頭腫の免疫組織化学
a〜d: エナメル上皮腫性頭蓋咽頭腫 (ACP), e〜h: 乳頭状頭蓋咽頭腫 (PCP). a, e: CK13, b, f: CK17, c, g: BRAF V600E, d, h: β-catenin. ACPではCK13はほぼ陰性, CK17は基底層はほぼ陰性, それ以外は強陽性, PCPではCK13は上皮表層側が陽性, CK17では上皮基底層側が陽性. BRAF変異蛋白はACPでは陰性, PCPでは陽性. βカテニンはACPではwet keratin周囲の上皮細胞核に陽性, PCPでは核は陰性で細胞膜に陽性である.

認識されている[14-16]. Pituicytesは電顕的に数種類の形態を示しうることが報告されており[17], このなかで"granular pituicytes"がgranular cell tumorの正常カウンターパートとみなされている[14].

▶ **臨床的事項**

まれな腫瘍であり, 脳腫瘍全国集計 (2001〜2004年) には2例のみ登録されている. 成人に発生し, 女性に多い (男:女＝1:2). 剖検例では微小な病変がときに観察される[18]. 症状は視束交叉の圧迫による視野欠損・視力障害が多く, 前葉ホルモンの欠落症状もみられる[19].

▶ **神経画像所見**

MRI T1WIおよびT2WIで皮質と等信号を示すトルコ鞍上部の限局性腫瘍で, ガドリニウム投与により均一または不均一に強く造影される. 石灰化はまれ

15. トルコ鞍部腫瘍

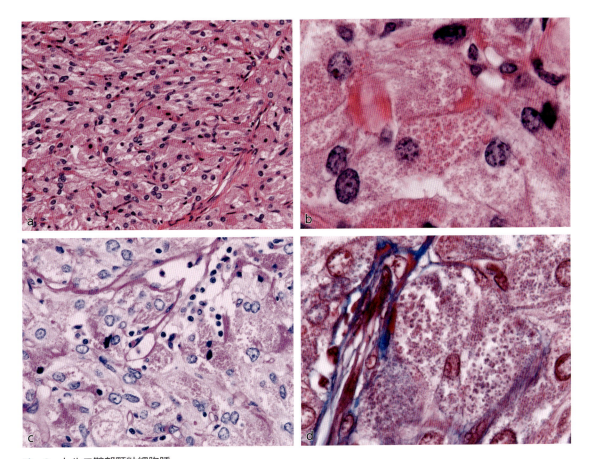

Fig. 9 トルコ鞍部顆粒細胞腫
a： 類円形の核と好酸性の広い細胞質をもつ多角形ないし紡錘形細胞がシート状に配列して増殖している．
b： 核はやや偏在し，細胞質には好酸性の強い微細顆粒が充満している．
c： 細胞質の顆粒はジアスターゼ消化後の PAS 染色でも陽性である．
d： Masson trichrome 染色では血管周囲に少量の膠原線維がみられる．腫瘍細胞の微細顆粒は茶褐色を呈している．

である．

▶ 腫瘍肉眼像

　　黄灰白色の充実性で軟らかい腫瘍で血管に富む．壊死や囊胞形成はまれである．

▶ 腫瘍組織像

　　小さな核と広い好酸性顆粒状の細胞質をもつ腫瘍細胞が充実性に増殖する[20]（**Fig. 9**）．細胞は多角形ないし紡錘形でありシート状に配列する．細胞質にはPAS 陽性の微細顆粒が充満しており，ジアスターゼ抵抗性を示す．核の異型は乏しく，核小体は小さく，核分裂像はほとんどみられない．

▶ 免疫組織化学的所見・電顕所見

　　腫瘍細胞は S-100 蛋白，vimentin，CD68，TTF-1 に陽性である[14]（**Fig. 10**）．

Ⅱ．脳腫瘍の組織型と病理

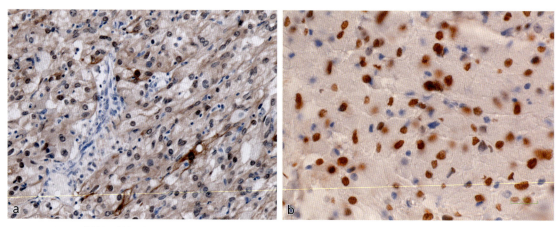

Fig. 10 トルコ鞍部顆粒細胞腫の免疫組織化学
a：腫瘍細胞の細胞質と核に S-100 蛋白が発現されている．
b：腫瘍細胞の核には TTF-1 の強い発現がみられる．

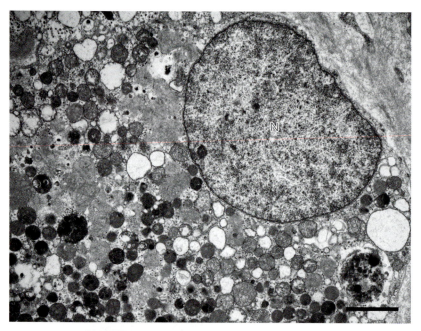

Fig. 11 トルコ鞍部顆粒細胞腫の電顕像
腫瘍細胞の核（N）は偏在しており，広い細胞質にはミトコンドリアと
多数の電子密度の高いライソゾーム様顆粒が認められる．Bar＝5 μm．

GFAP と EMA を発現する例もある．Synaptophysin, NFP, chromogranin, Olig2 は陰性である．

電顕的に腫瘍細胞の細胞質には不均一な電子密度を示す物質を入れた phagolysosome が多数認められる[14,21]（**Fig. 11**）．一部の症例ではミトコンドリアがよく発達した細胞も含まれている（**Fig. 12**）．

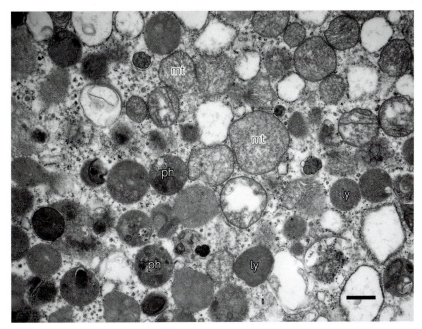

Fig. 12 顆粒細胞腫の電顕像
細胞質には多数のミトコンドリア（mt）とともに電子密度の高いライソゾーム（ly），ファゴゾーム（ph）が観察される．Bar＝1 μm．

▶ 遺伝子異常

特有な遺伝子異常はいまだ同定されていない．

下垂体細胞腫　Pituicytoma

▶ 定義

下垂体柄と神経下垂体に発生する境界鮮明な充実性腫瘍で，グリア様の紡錘形腫瘍細胞が束をなして錯綜する．WHO grade Ⅰ．

2009年Leeらによって，ヒトのpituicytesおよびトルコ鞍部の3腫瘍型（pituicytoma, granular cell tumor, spindle cell oncocytoma）にthyroid transcription factor 1（TTF-1）が発現されることが免疫組織化学的に証明され，この3腫瘍型はいずれもpituicytesから由来することが示唆された[13]．その後の追試的研究でもこの所見は確認され，3腫瘍型は共通起源をもつことが広く認識されている[14-16]．従来"pituicytoma"の腫瘍名は下垂体後葉，漏斗部に発生する毛様突起星細胞腫や顆粒細胞腫に対しても用いられており，概念に混乱がみられた．そこでBratらは概念の整理を行い，pituicytesに由来すると考えられる腫瘍のみを指す腫瘍名として下垂体細胞腫を再定義した[22]．

▶ 臨床的事項

まれな腫瘍である．脳腫瘍全国集計（2001～2004年）に収載された13,431例中13例がpituicytomaとして登録されている（頻度0.1％）．成人に発生する

Ⅱ. 脳腫瘍の組織型と病理

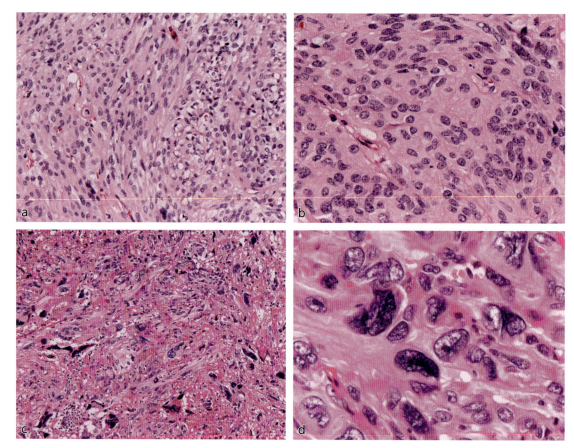

Fig. 13　下垂体細胞腫
a：楕円形核と淡好酸性細胞質をもつ短紡錘形の細胞が束をなして錯綜している．
b：核の異型は軽く，細胞質は淡好酸性で均質にみえる．核分裂像はほとんどみられない．
c：多形性の顕著な症例で，核の大小不同を示す異型紡錘形細胞が錯綜しながら増殖している．
d：核には形の不整やクロマチンの濃淡がめだつが核分裂像はみられない．細胞質は均質な好酸性である．

腫瘍であり，性差はない．症状は視力視野障害がもっとも多く，頭痛，易疲労感，性欲低下，下垂体機能低下などがみられる．

▶ 神経画像所見

　　MRI T1WI では等信号，T2WI で高信号の腫瘍として描画され，多くはガドリニウムにより均一に造影される[23]．

▶ 腫瘍肉眼像

　　神経下垂体（漏斗部，下垂体柄，下垂体後葉）に発生する境界鮮明な充実性腫瘍である．ゴム様の硬度をもち，付近の組織に強く付着している．

▶ 腫瘍組織像

　　腫瘍細胞は短紡錘形で，錯綜しながら増殖している（Fig. 13）．核は類円形から楕円形で，核小体はめだたず，核分裂像はごく少ない．一部の症例では核の多形

15. トルコ鞍部腫瘍

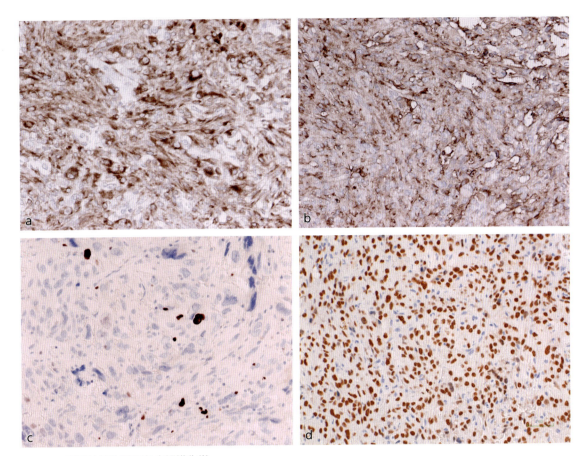

Fig. 14 下垂体細胞腫の免疫組織化学
a：腫瘍細胞の細胞質にGFAPの強い発現が認められる．
b：一部の腫瘍細胞の細胞膜と細胞質にEMAの陽性反応がみられる．
c：Fig. 13c，dと同一の多形性のめだつ症例であるが，Ki-67陽性率は低い．
d：腫瘍細胞の核にはTTF-1の発現が認められる．

性が出現する．細胞質は広く，淡好酸性を示す．細胞質は均一であり，好酸性顆粒や空胞はみられない．組織壊死や微小血管増殖像はみられない．好酸性顆粒小体やRosenthal線維も認められない．

▶ 免疫組織化学的所見・電顕所見

腫瘍細胞はS-100蛋白，vimentin，TTF-1を発現している（**Fig. 14**）．GFAPとEMAの発現はさまざまで，ときには強陽性を示す．NFP，synaptophysin，chromogranin，Olig2，cytokeratinは陰性である．

電顕的に腫瘍細胞にはときに中間径細線維がみられるが，分泌顆粒やミトコンドリアの集積はみられない．細胞間接着装置はわずかにみられるが，細胞膜の篏合は認められない[24]．

▶ 遺伝子異常

特徴的な遺伝子異常は認められていない．Array CGHによる検索では1p，

14q, 22q の欠失と 5p の増幅が報告されている[24].

▶ 鑑別診断

毛様細胞性星細胞腫 Pilocytic astrocytoma

繊細な双極性突起を伸ばす腫瘍細胞が粗密を示しながら増殖し，腫瘍細胞は GFAP，Olig2，nestin などを発現する．細胞間には Rosenthal 線維と好酸性顆粒小体がみられる．しばしば細血管の増生を伴っている．

紡錘形細胞オンコサイトーマ　Spindle cell oncocytoma

▶ 定義

トルコ鞍内と鞍上部に境界鮮明な充実性腫瘍を作り，腫瘍細胞は紡錘形，類上皮様，膨大細胞様の形態を示し，ホルモン産生能はない．WHO grade I．

2009 年 Lee らによって，ヒトの pituicytes およびトルコ鞍部の 3 腫瘍型（pituicytoma, granular cell tumor, spindle cell oncocytoma）に thyroid transcription factor 1（TTF-1）が発現されることが免疫組織化学的に証明され，この 3 腫瘍型はいずれも pituicytes から由来することが示唆された[13]．その後の追試的研究でもこの所見は確認され，3 腫瘍型は共通起源をもつことが広く認識されている[14-16]．本腫瘍の発見当初は下垂体前葉の腫瘍と考えられ "spindle cell oncocytoma of the adenohypophysis" の名称で報告されたが[25]，pituicytes からの由来説が有力となり 2016 年の WHO 分類改訂第 4 版では単に "spindle cell oncocytoma" の名称で分類表に記載されている．

▶ 臨床的事項

ごくまれな腫瘍であり，脳腫瘍全国集計（2001〜2004 年）には 0 例となっている．文献的報告では 25 例程度認められる[26]．成人に発生し，平均年齢 56 歳である．性差はない．症状は視力・視野障害が多く，下垂体機能低下，頭痛などもある．

▶ 神経画像所見

トルコ鞍内・鞍上部の腫瘤は MRI T1WI では大脳皮質と等信号強度であり，ガドリニウムにより不均一に増強される[23]．

▶ 腫瘍肉眼像

腫瘍の肉眼像は下垂体腺腫に似ている[27]．血管に富む大きな鞍内・鞍上部腫瘍であり，近隣の組織に癒着していることがある．

▶ 腫瘍組織像

紡錘形ないし多角形の腫瘍細胞が錯綜しながら増殖している（**Fig. 15**）．核には大小不同や多態性がみられるが核分裂像はごく少ない．細胞質は広く，oncocyte

15. トルコ鞍部腫瘍

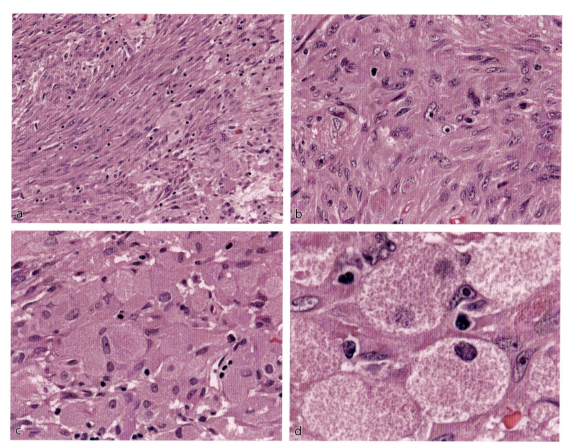

Fig. 15 紡錘形細胞オンコサイトーマ（埼玉医科大学病理学佐々木惇教授提供）
a：紡錘形細胞が束をなして錯綜し，一部の細胞には細胞質の膨化を認める．
b：腫瘍細胞の核は楕円形で，核小体の腫大を示すものもある．細胞質は好酸性微細顆粒状である．
c：偏在する核と好酸性の顆粒状細胞質をもつ膨大細胞が集まった領域である．
d：膨大細胞の核は偏在し，細胞質には好酸性の微細顆粒が充満している．

に類似しており微細顆粒状で強い好酸性を示す．このような oncocytic change は一般に腫瘍内に広範にみられるが，局所的に認められる例もある．

▶ 免疫組織化学的所見・電顕所見

腫瘍細胞は S-100 蛋白，vimentin，EMA，Bcl-2 を発現している．GFAP はごく一部が陽性である．細胞質には抗ミトコンドリア抗体で陽性像がみられる．核は TTF-1 が陽性である．

電顕的には腫瘍細胞の細胞質内に多数のミトコンドリアが認められる．分泌顆粒はみられない．細胞間に接着構造がみられることもある．

▶ 遺伝子異常

特有な遺伝子異常はいまだ同定されていない．

Ⅱ. 脳腫瘍の組織型と病理

▶ 鑑別診断

下垂体腺腫 Pituitary adenoma

下垂体前葉ホルモンが陰性の null cell adenoma との鑑別が問題となる．腺腫細胞は oncocytic change を示すものはまれであり，免疫組織化学的には synaptophysin が陽性，S-100 蛋白は陰性である．

下垂体腺腫　Pituitary adenoma

▶ 定義

腺性下垂体細胞から発生する良性腫瘍である．ICD-O code 827210.

胎生期のラトケ嚢前壁から腺性下垂体が発生するが，このときラトケ嚢幹細胞は分化成熟の過程で作用する転写因子に応じてさまざまな前葉細胞へと分化することが知られている[28]．すなわち，幹細胞は Tpit および NeuroD1/beta2 の作用により ACTH 産生細胞へと分化する．また性腺刺激ホルモン産生細胞は steroid factor-1（SF-1）などの作用によって分化が決定される．さらに転写因子 Pit-1 が作用すると，GH 産生細胞，PRL 産生細胞，TSH 産生細胞の共通の母細胞へと分化が誘導され，これにさらに estrogen receptor α（ERα）および thyrotroph embryonic factor（TEF）などが作用してそれぞれ PRL 産生細胞，TSH 産生細胞へと分化が誘導される（**Fig. 16**）．下垂体腺腫では従来は腺腫細胞の形態と産生するホルモンによって分類が行われてきた．ところが，腺腫細胞の微細構造を電子顕微鏡で観察することは多くの病理医にとって容易でなく，分類の普及において障害となっていた．転写因子を免疫組織化学的に検索することは腫瘍の細胞系譜を同定するうえで有益であり，とくに非機能性腺腫の分類にきわめて有

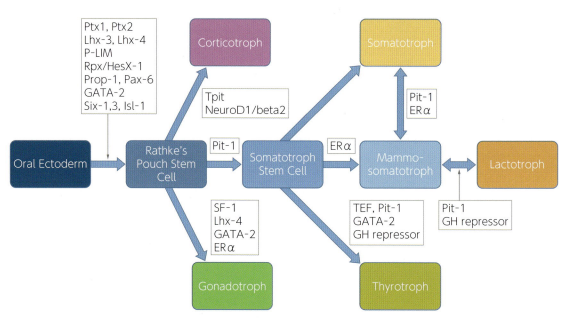

Fig. 16 腺性下垂体の細胞分化とその制御因子（文献 37 より改変）

Table 3 免疫組織化学的に発現されるマーカーからみた下垂体腺腫の分類（文献 38 より改変）

分類	免疫組織化学的マーカー
GH-PRL-TSH family	Pit-1
Somatotroph adenomas	Pit-1, GH
Densely granulated type	Pit-1, GH, ±α-subunit
Sparsely granulated type	Pit-1, GH, keratin（fibrous body）
Mammosomatotroph adenomas	Pit-1, GH, PRL, ER, ±α-subunit
Lactotroph adenomas	Pit-1, PRL, ER
Densely granulated type	Pit-1, PRL, ER
Sparsely granulated type	Pit-1, PRL, ER
Acidophil stem cell adenomas	Pit-1, PRL, ER, GH, keratin（fibrous body）
Thyrotroph adenomas	Pit-1, β-TSH, α-subunit
Plurihormonal adenomas	Pit-1, GH, PRL, ER, α-subunit, β-TSH
ACTH family	Tpit
Corticotroph adenomas	Tpit, ACTH, keratins
Densely granulated type	Tpit, ACTH, keratins
Sparsely granulated type	Tpit, ACTH, keratins
Gonadotropin family	SF-1, ER
Gonadotroph adenomas	SF-1, ER, β-FSH, β-LH, α-subunit
Unclassified adenomas	
Unusual plurihormonal adenomas	Multiple markers
Immunonegative adenomas	No immunohistochemical markers

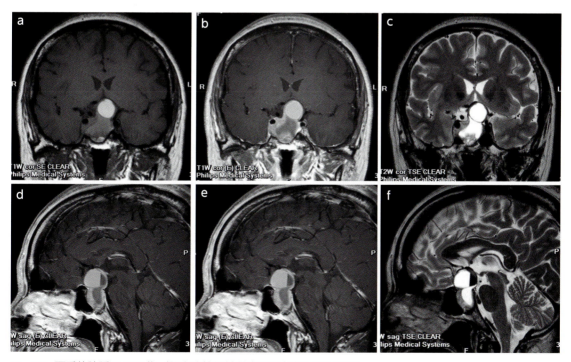

Fig. 17 下垂体腺腫の MRI 像（関東脳神経外科病院清水庸夫先生提供）
冠状断（a, b, c）および矢状断（d, e, f）にてトルコ鞍部を占拠し右海綿静脈洞に浸潤する腫瘍が認められる．a, d: T1WI, b, e: Gd 強調 T1WI, c, f: T2WI.

II. 脳腫瘍の組織型と病理

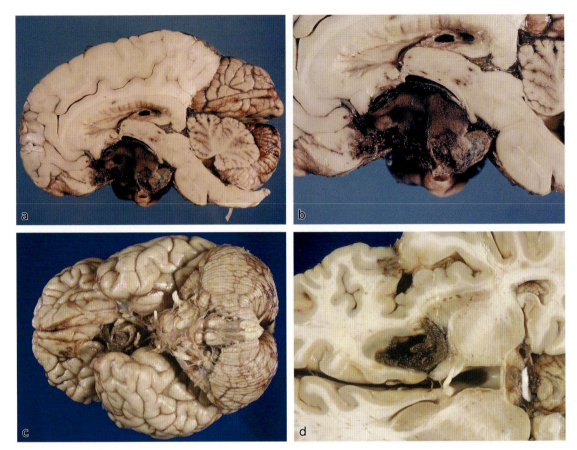

Fig. 18　下垂体腺腫の肉眼像
a：トルコ鞍上部に大きな腫瘤を形成し，脳底部を上方に圧迫している．
b：腫瘍の割面像で出血を伴う充実性腫瘤を形成し，脳実質への浸潤を認める．
c：漏斗部から上方に向かって暗褐色の腫瘤が形成されている．
d：図cと同一例の水平断割面であり，腫瘍は第三脳室を越えて右側脳室まで達している．

効であることが示されている[29]．新たな内分泌臓器腫瘍 WHO 分類（WHO 2017）では腺腫細胞において作動している転写因子とその産生するホルモンとを規範として腫瘍分類が構築されており，電子顕微鏡を用いることなく分類と病理診断を行うことが可能となっている（**Table 3**）．

▶ **臨床的事項**

　下垂体腺腫は頻度の高い脳腫瘍であり，脳腫瘍全国集計（2001〜2004 年）では原発性脳腫瘍の 19.2% の頻度を占めている．女性にやや多く，男女比は 1：1.3 である．症状は産生される過剰なホルモンによる症状と腫瘤としての症状に分けることができる．後者はおもに macroadenoma にみられるもので，頭痛，視力・視野症状，前葉ホルモン低下症などがある．

▶ **神経画像所見**

　神経画像によって計測された腫瘍径により，10 mm 以下の microadenoma と

15. トルコ鞍部腫瘍

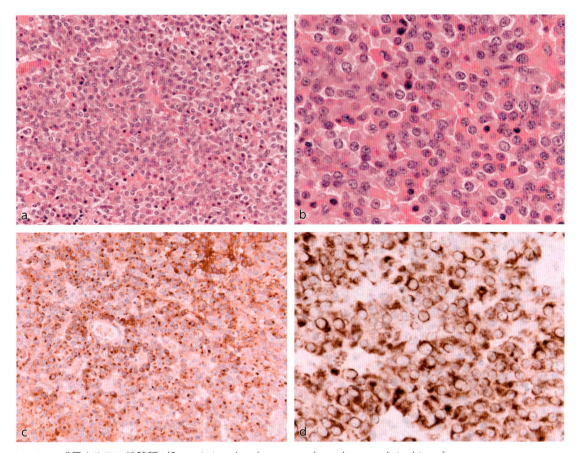

Fig. 19 成長ホルモン性腺腫（Somatotroph adenoma, densely granulated type）
a：均一な腺腫細胞がびまん性に増殖している．細胞質の好酸性の強い細胞が多い．
b：腫瘍細胞の核は類円形均一で異型は乏しい．細胞質は好酸性を示している．
c：GH 免疫染色では多くの細胞に強い陽性反応がみられる．
d：Cytokeratin CAM5.2 は核周囲の細胞質に強い発現が認められる．

それ以上の macroadenoma に分類される．これらはさらにトルコ鞍の拡大と破壊，周囲への浸潤に応じて grade 0 から grade Ⅳに細分類されている[30]．MRI T1WI で腺腫は軽度低信号，T2WI では軽度高信号強度を示し（Fig. 17），ガドリニウム投与後では強く造影される前葉に対して腺腫は遅れて造影される傾向を示すのでダイナミック MRI が診断に役立つ．

▶ 腫瘍肉眼像

肉眼的に腫瘍は周囲の下垂体前葉よりも軟らかく淡桃色から淡褐色の色調を示す（Fig. 18）．Microadenoma はトルコ鞍内に限局しているが，macroadenoma ではトルコ鞍の拡大と骨破壊，髄膜や海綿静脈洞への浸潤，上方では視交叉や視床下部を圧迫，下方では鞍底の破壊と蝶形骨洞内への浸潤などがみられる．大きな腫瘍では出血，囊胞形成，線維化などを伴うこともある．ときに循環障害性の出血・壊死（下垂体アポプレキシー）を認める．

II. 脳腫瘍の組織型と病理

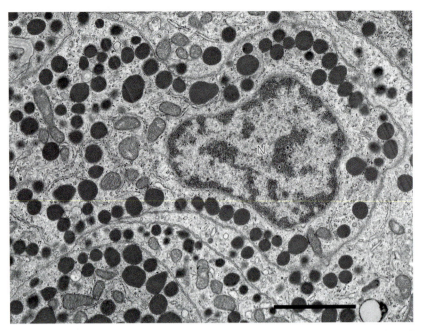

Fig. 20 成長ホルモン性腺腫（Somatotroph adenoma, densely granulated type）の電顕像
腫瘍細胞の細胞質には大型の分泌顆粒が多数含まれている．N: 核，bar＝2 μm．

▶ **腫瘍組織像・免疫組織化学的所見・電顕所見**

　下垂体腺腫の基本的な組織像は類円形核と中等量の細胞質をもつ均一な腺腫細胞が上皮性結合を示しながらシート状，柵状，胞巣状に配列しながら増殖するものである．核分裂像は乏しく，組織壊死はみられない．しかし，産生するホルモンによって腺腫を分類すると，それぞれの腺腫で特徴的な組織所見も認められる．

1. 成長ホルモン性腺腫 Somatotroph adenoma

　転写因子 Pit-1 がかかわる腺腫で男性に多い．臨床的には巨人症や先端巨大症を起こす．腺腫細胞の細胞質が好酸性顆粒状を示すもの（古典的な好酸性腺腫に相当）（**Fig. 19**）と色素嫌性を示すもの（**Fig. 21**）があり，電顕的に前者は大型分泌顆粒（直径 250～600 nm）が細胞質に豊富にみられるため densely granulated somatotroph adenoma（**Fig. 20**），後者は分泌顆粒が小型（直径 100～250 nm 程度）で数も少ないため sparsely granulated somatotroph adenoma と分類されていた（**Fig. 22**）．後者では腺腫細胞の細胞質に中間径細線維が糸玉状に凝集した構造 fibrous body が出現する特徴があり，これは cytokeratin の免疫染色で明瞭に検出することができる．Fibrous body は核近傍に存在し，直径 10 nm 前後の中間径細線維と滑面小胞体の膜成分がそのなかに含まれている（**Fig. 22** 矢印）．すなわち電子顕微鏡的な検索を行わなくても，somatotroph adenoma, densely granulated type は好酸性の細胞質をもち，GH 免疫染色で細胞質がびまん性に強陽性であり，cytokeratin CAM5.2 の免疫染色で核周囲の細胞質にびまん性の弱い反応が認められる腫瘍として，また somatotroph adenoma, sparsely granulated type は色素嫌性の細胞質をもち，GH 免疫染色で

15. トルコ鞍部腫瘍

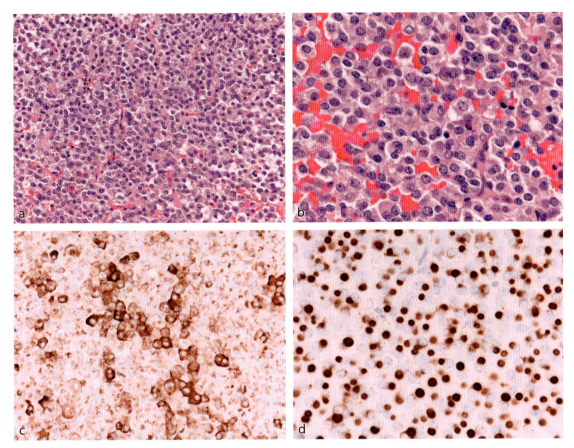

Fig. 21 成長ホルモン性腺腫（Somatotroph adenoma, sparsely granulated type）
a：類円形核をもつ均一な腺腫細胞がびまん性に増殖している．細胞質は淡好酸性ないし色素嫌性である．
b：腫瘍細胞の核はやや偏在し，細胞質は淡好酸性で封入体様構造を認めるものもある．
c：GH 免疫染色では一部の細胞に強い陽性反応があるが，弱陽性の細胞が多い．
d：Cytokeratin CAM5.2 では核周囲の細胞質に類円形の構造物（fibrous body）が認められる．

弱陽性ないし部分的陽性像を示し，cytokeratin CAM5.2 の免疫染色で細胞質に fibrous body が認められる腫瘍として，それぞれ診断することが可能である．Sparsely granulated type の腺腫は浸潤性格の強い macroadenoma が多いが，ソマトスタチンアナログ製剤による治療への反応性がよいといわれる．

2. 乳腺刺激ホルモン性腺腫　Lactotroph adenoma

　Pit-1 系腺腫であり，もっとも頻度が高く女性に多い．若年女性では乳汁漏出や無月経などのホルモン症状を示すことが多く，microadenoma が約半数である．男性や高年女性では大きな腫瘍を作る傾向があり，鞍上部や海綿静脈洞に浸潤性に発育することもある．組織学的に大部分は嫌色素性腺腫に分類されるが，好酸性腺腫の形態を示すものや細胞質がやや好塩基性にみえるものもある（**Fig. 23a，b**）．腺腫細胞はびまん性あるいは乳頭状に増殖し，間質の線維化，囊胞形成，石灰沈着を伴うことがある．Prolactin の免疫染色では核の近傍に大きなスポット状の陽性反応がみられ，これはホルモンがゴルジ装置に貯留している所見を捉えたものであるとされており，"Golgi pattern" とよばれこの腺腫に特有と

Ⅱ. 脳腫瘍の組織型と病理

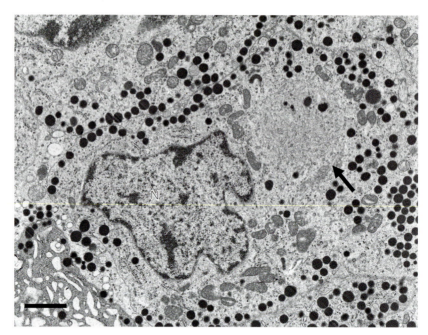

Fig. 22 成長ホルモン性腺腫（Somatotroph adenoma, sparsely granulated type）の電顕像
腫瘍細胞の核（N）はやや不整な輪郭をもち，細胞質には細線維の糸玉状塊 fibrous body（矢印）が認められる．Bar＝2 μm．

いわれている．電顕的には広い細胞質によく発達した層板状の粗面小胞体と大きなゴルジ装置をもち，小胞体が同心円状に配列する所見は"Nebenkern formation"とよばれる（**Fig. 24**）．分泌顆粒がまばらに存在し，その直径は125〜300 nmを示す sparsely granulated type が多いが，分化型である densely granulated type では 500〜600 nm 径の電子密度の高い分泌顆粒が多数認められる．血管周囲腔から離れた細胞間隙に分泌顆粒を分泌してしまう"misplaced exocytosis"がみられることもこの腺腫の特徴といわれている．

3. 甲状腺刺激ホルモン性腺腫　Thyrotroph adenoma

Pit-1 系のまれな腺腫で，女性に多い．甲状腺腫と甲状腺機能亢進症がみられる．嫌色素性細胞からなる腺腫であり，充実性ないし類洞状の発育を示す（**Fig. 23c, d**）．間質の線維化や砂粒体がみられることがある．TSH が陽性である．まれに GH，PRL などの陽性細胞もみられる．分泌顆粒は直径 150〜250 nm を示すものが多く，細胞膜直下に配列する傾向がある．

4. 副腎皮質刺激ホルモン性腺腫　Corticotroph adenoma

転写因子 Tpit が関連する腺腫で，女性に多い．腺腫の 15〜20％を占める．Cushing 症候群や Nelson 症候群を呈するが，無症状のものもある．ほとんどが微小腺腫であるが，まれにトルコ鞍外に浸潤性に増殖する．一般に ACTH が陽性であるが，ACTH 陰性で Tpit 陽性例もある．Densely type と sparsely type に分けられる．Densely granulated type は microadenoma で光顕的には好塩基性腺腫であり，細胞質が PAS 陽性を呈する点も特徴である（**Fig. 25**）．ACTH

15. トルコ鞍部腫瘍

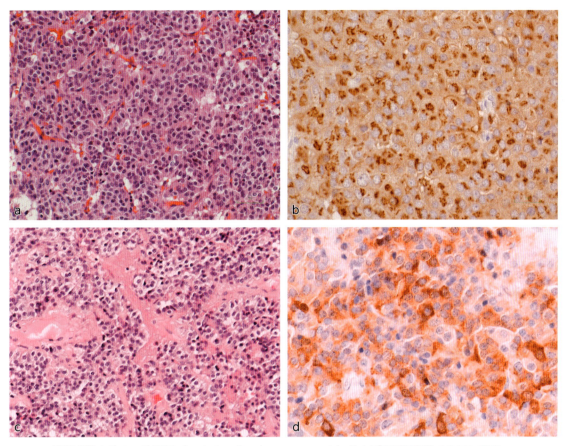

Fig. 23 乳腺刺激ホルモン性腺腫（Lactotroph adenoma, a, b）および甲状腺刺激ホルモン腺腫（Thyrotrophadenoma, c, d）
a：弱好酸性の細胞質をもつ腺腫細胞がびまん性あるいは血管周囲に偽乳頭状に増殖している．
b：Prolactin 免疫染色では腫瘍細胞の細胞質に凝集する陽性反応（Golgi pattern）がみられる．
c：嫌色素性の腺腫細胞が間質の線維化を伴って増殖している．
d：TSH 免疫染色では細胞質に陽性反応がみられる．

染色はびまん性に陽性で，cytokeratin CAM5.2 は核周囲性に強陽性である．Sparsely granulated type は macroadenoma が多く嫌色素性腺腫である．ACTH 染色は少数の細胞に弱陽性で，cytokeratin CAM5.2 では細胞質から突起にかけて弱陽性を示す．細胞が Crooke 変性を示す Crooke's cell adenoma では腺腫細胞の細胞質は硝子様淡好酸性となる（**Fig. 25d**）．ACTH 腺腫は血管に富む腫瘍であり，腺腫細胞は類洞様ないしびまん性の細胞配列を示すが，血管周囲性偽ロゼット様構造を作ることも特徴といわれている．電顕的に分泌顆粒は大きさ（250〜700 nm）と形が一様でない．細胞質には粗面小胞体がよく発達しており，直径が 7〜10 nm の中間径細線維がみられる．この細線維は核の近傍で束をなす傾向がある．

5. 性腺刺激ホルモン性腺腫　Gonadotroph adenoma

転写因子 SF-1 が関与する腺腫である．高齢男性に多く，非機能性である．腺腫細胞は嫌色素性であり，腫瘍内で充実性あるいは血管周囲性配列を示しながら

II. 脳腫瘍の組織型と病理

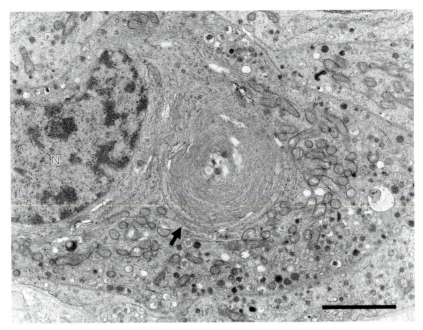

Fig. 24 乳腺刺激ホルモン性腺腫（Lactotroph adenoma）の電顕像
腫瘍細胞の核（N）近傍には同心円状に配列した小胞体（Nebenkern formation, 矢印）がみられる．細胞質にはミトコンドリアと分泌顆粒がみられる．Bar＝2 μm.

増殖する（**Fig. 26**）．免疫組織化学的には FSH と LH の両者，あるいはいずれかが陽性になるが，陽性細胞の数は少なく，陽性所見も微弱な例が多い．さらに 2 つのホルモンが陰性で SF-1 のみ陽性となる腺腫もある．電顕的には直径 100〜300 nm の小型の分泌顆粒をもつ．細胞質にミトコンドリアが豊富に含まれる例（oncocytoma）もある（**Fig. 27a, b, Fig. 28**）．

6．ホルモン陰性腺腫　Null cell adenoma

非機能性腺腫のなかには前葉ホルモンがすべて陰性で，しかも Tpit, Pit1, SF-1 もすべて陰性の例があり，null cell adenoma と分類される（**Fig. 27c, d**）．下垂体腺腫の 1％程度の頻度である．ホルモン症状を示さないので，腫瘍が大きくなってから発見されることが多い．光顕的には嫌色素性腺腫であり，免疫組織化学的にいずれのホルモンも転写因子も証明できない．

7．複数ホルモンおよび二重ホルモン性腺腫
Plurihormonal and double adenoma

複数のホルモンを分泌する腺腫であり，大部分は転写因子 Pit-1 系統のものである．混合性腺腫　mixed adenoma は 2 種類以上の細胞がモザイク状に組み合わされているもので，ホルモンの種類は GH＋PRL の組み合わせが多い．1 種類の腺腫細胞が PRL と GH を同時に産生するものは mammosomatotroph cell adenoma とよばれる．一方，好酸性幹細胞腺腫　acidophil stem cell adenoma でも腫瘍細胞が PRL と GH の両者に陽性を示すが，細胞質には fibrous body を認める．この腫瘍は比較的短い経過をとり，大きな浸潤性破壊性の腫瘤を作り，血中のホルモンレベルが低いなどの臨床的特徴をもっている．複数ホルモン性

15. トルコ鞍部腫瘍

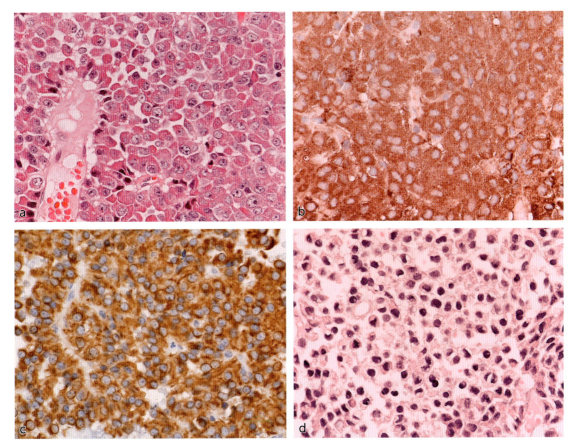

Fig. 25 副腎皮質刺激ホルモン性腺腫（Corticotroph adenoma）
a：核小体の明瞭な類円形核と好塩基性の細胞質をもつ腺腫細胞が敷石状に配列している．
b：ACTH 免疫染色では細胞質はびまん性に強陽性を示している．
c：Cytokeratin CAM5.2 は細胞質にびまん性に発現されている．
d：Crook cell adenoma であり，核の近傍は硝子様で明るく，細胞辺縁が好塩基性を呈している．

Pit-1 陽性腺腫　plurihormonal Pit-1 positive adenoma は従来 silent subtype 3 adenoma とよばれていたもので，侵襲性格の強い腺腫である．免疫組織化学的には GH, PRL, TSH が弱陽性で，cytokeratin CAM5.2 は陰性である．

8. 神経細胞分離腫随伴下垂体腺腫

Pituitary adenoma with neuronal choristoma（PANCH）

下垂体腺腫の成分とともに神経節細胞腫が混在するまれな腫瘍である（**Fig. 29a, b**）．腺腫では sparsely type の生長ホルモン性腺腫が多いが PRL 腺腫や ACTH 腺腫もある．

▶ 遺伝子異常

Cushing 病には脱ユビキチン化酵素　ubiquitin-specific protease 8 の遺伝子 USP8 の機能獲得型変異が認められる[31,32]．この変異のため EGFR シグナル伝達系が活性化され副腎皮質刺激ホルモン性腺腫が誘発されると考えられている．家族性下垂体腺腫の家系では約 15％に aryl hydrocarbon receptor interacting

II. 脳腫瘍の組織型と病理

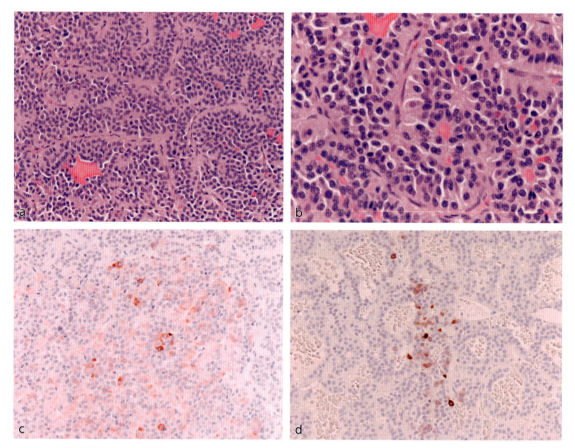

Fig. 26 性腺刺激ホルモン性腺腫（Gonadotroph adenoma）
a：色素嫌性の腺腫細胞が血管に沿って柵状に配列している．
b：腺腫細胞の核は類円形均一で細胞質は淡好酸性を示し，血管周囲性に偽乳頭状に配列している．
c：FSH 免疫染色では腺腫細胞に軽度から中等度の陽性所見を認める．
d：LH 免疫染色では少数の腺腫細胞が陽性である．

protein（AIP）遺伝子の生殖細胞変異がみられ，成長ホルモン性腺腫などが発生している[33]．

下垂体癌　Pituitary carcinoma

▶ **定義**

脳脊髄内あるいは全身臓器への遠隔転移を示す腺性下垂体由来の腫瘍である．

▶ **臨床的事項**

きわめてまれな腫瘍であり，脳腫瘍全国統計 2001～2004 年版ではこの腫瘍項目は設けられていない．同統計 1984～2000 年版では "malignant pituitary adenoma" の名称で 16 例の登録がある．登録総腫瘍数 66,491 例，下垂体腺腫数 12,056 例であるので，脳腫瘍の 0.02%，下垂体腺腫の 0.13% の頻度となる．初期の臨床症状は通常の下垂体腺腫と同様である．診断には困難を伴うが，画像

15. トルコ鞍部腫瘍

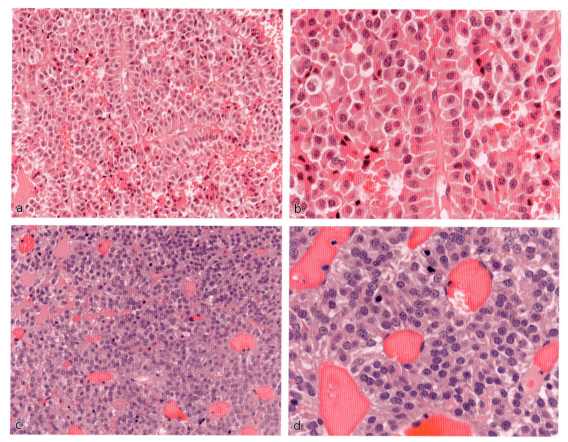

Fig. 27 オンコサイトーマ（Oncocytoma, a, b）とホルモン陰性腺腫（Null cell adenoma, c, d）
a：細胞質が好酸性で丸みのある腺腫細胞が血管に沿って柵状に配列している．
b：腺腫細胞の核は類円形で細胞質は好酸性・微細顆粒状を示している．
c：すべての前葉ホルモンが陰性であった腺腫．
d：類円形核と淡染性の細胞質をもつ腺腫細胞が血管周囲性に偽乳頭状に配列している．
注：c, d の症例は転写因子の検索によりいずれかの系統の腺腫として再分類される可能性がある．

所見などによる転移巣の証明が必須である[34]．転移巣は脳脊髄液を介した播種が多い．全身転移としては，肝，肺，骨，リンパ節などへの転移が報告されている．

▶ 神経画像所見

原発巣は浸潤性の腫瘍が多く，トルコ鞍外や脳実質への浸潤を示す造影病変を認めることが多い．遠隔部の髄膜や脳脊髄への転移病巣は，他臓器腫瘍からの転移病巣と同様の画像所見を示す．

▶ 腫瘍肉眼像

転移巣の肉眼像は原発腫瘍の肉眼像と同様である．転移巣は単発性のことも多発性のこともある．

Ⅱ．脳腫瘍の組織型と病理

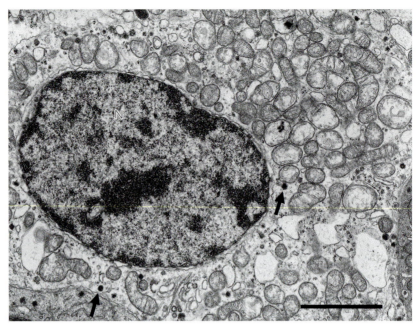

Fig. 28 オンコサイトーマの電顕像
腫瘍細胞は楕円形の核（N）とミトコンドリアが充満して膨化した細胞質をもっている．少数の小さな分泌顆粒（矢印）が認められる．Bar＝2μm．

▶ 腫瘍組織像

　下垂体癌の組織像は非転移性の下垂体腺腫と比べて特異的なものはない[35]．細胞に異型を認め，核分裂像が高い例もある（**Fig. 29c, d**）．Ki-67 陽性率は非浸潤性腺腫 1％，浸潤性腺腫 4.5％に比べ下垂体癌では 12％と高めである．

▶ 免疫組織化学的所見・電顕所見

　腫瘍は synaptophysin, chromogranin などの神経内分泌マーカーが陽性である．前葉ホルモンについては PRL と ACTH を産生するものが比較的多く，その他のホルモンを分泌する腫瘍はまれである．

▶ 遺伝子異常

　下垂体癌にのみ特有な遺伝子異常は知られていない．最近のメタアナリシスによれば発現亢進を認める遺伝子には，*CCND*, *VEGF*, *MMP9*, *microRNAs*, *CDKN1A*（p21^{Cip1}）などがあり，発現低下を示すものには *MGMT*, *CDKN2A*（P16^{Ink4A}），*CDKN1B*（P27^{Kip1}），*Bcl-2*, *Bax*, *Bcl-x*, *MT3* などあると報告されている[36]．

15. トルコ鞍部腫瘍

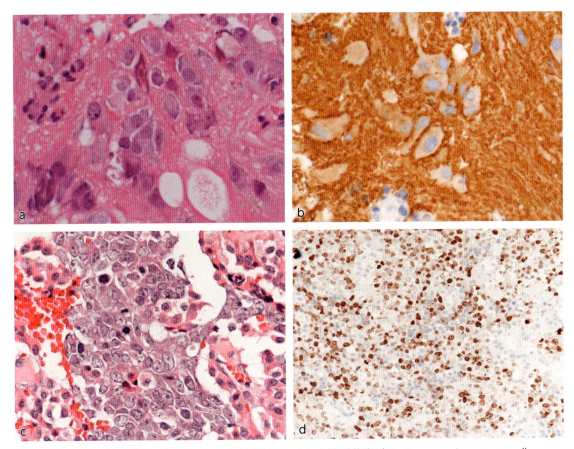

Fig. 29 神経節細胞腫（Gangliocytoma, PANCH, a, b）と下垂体癌（Pituitary carcinoma, c, d）
a：神経細胞様の大型細胞が豊富な線維性基質を伴って増生している．
b：Synaptophysin では細線維性基質が陽性で，腫瘍細胞を縁取るような陽性所見がみられる．
c：異型の強い上皮性細胞が増殖し，核分裂像がみられる．
d：Ki-67 陽性率は高値を示している．

■文献
1) Prabhu VC, Brown HG. The pathogenesis of craniopharyngiomas. Childs Nerv Syst. 2005; 21: 622-7.
2) Yamada H, Haratake J, Narasaki T, et al. Embryonal craniopharyngioma. Case report of the morphogenesis of a craniopharyngioma. Cancer. 1995; 75: 2971-7.
3) Sekine S, Shibata T, Kokubu A, et al. Craniopharyngiomas of adamantinomatous type harbor beta-catenin gene mutations. Am J Pathol. 2002; 161: 1997-2001.
4) Goschzik T, Gessi M, Dreschmann V, et al. Genomic Alterations of Adamantinomatous and Papillary Craniopharyngioma. J Neuropathol Exp Neurol. 2017; 76: 126-34.
5) Brastianos PK, Taylor-Weiner A, Manley PE, et al. Exome sequencing identifies BRAF mutations in papillary craniopharyngiomas. Nat Genet. 2014; 46: 161-5.
6) Holsken A, Sill M, Merkle J, et al. Adamantinomatous and papillary craniopharyngiomas are characterized by distinct epigenomic as well as mutational and transcriptomic profiles. Acta Neuropathol Commun. 2016; 4:

20.
7) Alomari AK, Kelley BJ, Damisah E, et al. Craniopharyngioma arising in a Rathke's cleft cyst: case report. J Neurosurg Pediatr. 2015; 15: 250-4.
8) Coy S, Du Z, Sheu SH, et al. Distinct patterns of primary and motile cilia in Rathke's cleft cysts and craniopharyngioma subtypes. Mod Pathol. 2016; 29: 1446-59.
9) Kato K, Nakatani Y, Kanno H, et al. Possible linkage between specific histological structures and aberrant reactivation of the Wnt pathway in adamantinomatous craniopharyngioma. J Pathol. 2004; 203: 814-21.
10) Buslei R, Nolde M, Hofmann B, et al. Common mutations of beta-catenin in adamantinomatous craniopharyngiomas but not in other tumours originating from the sellar region. Acta Neuropathol. 2005; 109: 589-97.
11) Campanini ML, Colli LM, Paixao BM, et al. CTNNB1 gene mutations, pituitary transcription factors, and MicroRNA expression involvement in the pathogenesis of adamantinomatous craniopharyngiomas. Horm Cancer. 2010; 1: 187-96.
12) Larkin SJ, Preda V, Karavitaki N, et al. BRAF V600E mutations are characteristic for papillary craniopharyngioma and may coexist with CTNNB1-mutated adamantinomatous craniopharyngioma. Acta Neuropathol. 2014; 127: 927-9.
13) Lee EB, Tihan T, Scheithauer BW, et al. Thyroid transcription factor 1 expression in sellar tumors: a histogenetic marker? J Neuropathol Exp Neurol. 2009; 68: 482-8.
14) Mete O, Lopes MB, Asa SL. Spindle cell oncocytomas and granular cell tumors of the pituitary are variants of pituicytoma. Am J Surg Pathol. 2013; 37: 1694-9.
15) Kleinschmidt-DeMasters BK, Lopes MB. Update on hypophysitis and TTF-1 expressing sellar region masses. Brain Pathol. 2013; 23: 495-514.
16) Wang J, Liu Z, Du J, et al. The clinicopathological features of pituicytoma and the differential diagnosis of sellar glioma. Neuropathology. 2016; 36: 432-40.
17) Takei Y, Seyama S, Pearl GS, et al. Ultrastructural study of the human neurohypophysis. II. Cellular elements of neural parenchyma, the pituicytes. Cell Tissue Res. 1980; 205: 273-87.
18) Tomita T, Gates E. Pituitary adenomas and granular cell tumors. Incidence, cell type, and location of tumor in 100 pituitary glands at autopsy. Am J Clin Pathol. 1999; 111: 817-25.
19) Cohen-Gadol AA, Pichelmann MA, Link MJ, et al. Granular cell tumor of the sellar and suprasellar region: clinicopathologic study of 11 cases and literature review. Mayo Clin Proceed. 2003; 78: 567-73.
20) Luse SA, Kernohan JW. Granular-cell tumors of the stalk and posterior lobe of the pituitary gland. Cancer. 1955; 8: 616-22.
21) Popovic V, Pekic S, Skender-Gazibara M, et al. A large sellar granular cell tumor in a 21-year-old woman. Endocr Pathol. 2007; 18: 91-4.
22) Brat DJ, Scheithauer BW, Staugaitis SM, et al. Pituicytoma: a distinctive low-grade glioma of the neurohypophysis. Am J Surg Pathol. 2000; 24: 362-8.
23) Covington MF, Chin SS, Osborn AG. Pituicytoma, spindle cell oncocytoma, and granular cell tumor: clarification and meta-analysis of the world literature since 1893. AJNR Am J Neuroradiol. 2011; 32: 2067-72.
24) Phillips JJ, Misra A, Feuerstein BG, et al. Pituicytoma: characterization of a

unique neoplasm by histology, immunohistochemistry, ultrastructure, and array-based comparative genomic hybridization. Arch Pathol Laboratory Med. 2010; 134: 1063-9.

25) Roncaroli F, Scheithauer BW, Cenacchi G, et al. 'Spindle cell oncocytoma' of the adenohypophysis: a tumor of folliculostellate cells? Am J Surg Pathol. 2002; 26: 1048-55.

26) Mu Q, Yu J, Qu L, et al. Spindle cell oncocytoma of the adenohypophysis: two case reports and a review of the literature. Mol Med Rep. 2015; 12: 871-6.

27) Dahiya S, Sarkar C, Hedley-Whyte ET, et al. Spindle cell oncocytoma of the adenohypophysis: report of two cases. Acta Neuropathol. 2005; 110: 97-9.

28) Asa SL, Ezzat S. Molecular determinants of pituitary cytodifferentiation. Pituitary. 1999; 1: 159-68.

29) Nishioka H, Inoshita N, Mete O, et al. The Complementary Role of Transcription Factors in the Accurate Diagnosis of Clinically Nonfunctioning Pituitary Adenomas. Endocr Pathol. 2015; 26: 349-55.

30) Hardy J, Vezina JL. Transsphenoidal neurosurgery of intracranial neoplasm. Adv Neurol. 1976; 15: 261-73.

31) Reincke M, Sbiera S, Hayakawa A, et al. Mutations in the deubiquitinase gene USP8 cause Cushing's disease. Nat Genet. 2015; 47: 31-8.

32) Ma ZY, Song ZJ, Chen JH, et al. Recurrent gain-of-function USP8 mutations in Cushing's disease. Cell Res. 2015; 25: 306-17.

33) Daly AF, Vanbellinghen JF, Khoo SK, et al. Aryl hydrocarbon receptor-interacting protein gene mutations in familial isolated pituitary adenomas: analysis in 73 families. J Clin Endocrinol Metab. 2007; 92: 1891-6.

34) Heaney AP. Clinical review: Pituitary carcinoma: difficult diagnosis and treatment. J Clin Endocrinol Metab. 2011; 96: 3649-60.

35) Thapar K, Kovacs K, Scheithauer BW, et al. Proliferative activity and invasiveness among pituitary adenomas and carcinomas: an analysis using the MIB-1 antibody. Neurosurgery. 1996; 38: 99-106; discussion-7.

36) Yang Z, Zhang T, Gao H. Genetic aspects of pituitary carcinoma: A systematic review. Medicine (Baltimore). 2016; 95: e5268.

37) Asa SL. Tumors of the Pituitary Gland. In: Silverberg SG, editor. AFIP Atlas of Tumor Pathology. 4th series. Fascicle 15. Washington, DC: American Registry of Pathology; 2011. p.283.

38) Asa SL. Pituitary and suprasellar tumours. In: Love S, et al, editors. Greenfield's Neuropathology. Vol. 2. 9th ed. Boca Raton: CRC Press; 2015. p.1870-907.

［中里洋一］

Ⅱ. 脳腫瘍の組織型と病理

16 転移性腫瘍
Metastatic tumors

転移性脳腫瘍の頻度は増加傾向にあるといわれている[1]．その背景には高齢者人口の増加，癌治療の進歩に伴う患者生存期間延長と担癌患者数の増加，画像診断の精度向上による転移病巣の発見率上昇などの要因が考えられる．悪性腫瘍患者における脳転移発生率は9.6％（4〜25％）と推定されている[2-5]．我が国の最新のがん統計では悪性腫瘍の罹患全国推計値は86.5万人（2012年）であるので，約7.8万人に転移性脳腫瘍の発生が予測される．一方，同年の脳・中枢神経系悪性腫瘍罹患数推計値は4,832人であるので，原発性に対して約16倍の転移性脳腫瘍が発生していることになる．ところが脳神経外科クリニックで診療を受けた患者をもとにした脳腫瘍全国集計（2001〜2004年）によると，この4年間における転移性脳腫瘍症例数は2,907であり，同時期の原発性脳腫瘍症例数が13,431であるので全脳腫瘍の17.8％が転移症例となる．脳神経外科で治療の対象となる転移性脳腫瘍は全体のごく一部に限られているということができる．病理医が転移性脳腫瘍の生検・手術検体の診断にかかわる際には，類似の画像・臨床像を呈する脳疾患との鑑別，および原発不明の転移例における原発臓器の推定が求められている．この病理診断結果は患者の治療と予後に大きな影響を与えるので，全身臓器の悪性腫瘍に関する病理学的知識を動員して正確な診断を心がける必要がある．

▶ 定義

頭蓋外で発生した悪性腫瘍が血行性または直接浸潤の経路で頭蓋内に進展し腫瘍病巣を形成したものである．

悪性腫瘍の脳転移はおもに上皮性悪性腫瘍（癌腫）においてみられ，肉腫の転移はまれである．脳循環を介した血行性転移が主体であるが，転移巣の大脳内局在と脳循環血流との関係については，前・中および後大脳動脈灌流域の境界部，いわゆる分水嶺領域 watershed areas に転移が発生しやすいといわれている[6]．脊髄実質への転移および髄膜やくも膜下腔への転移は癌の末期にときにみられる[7,8]．髄膜癌腫症 meningeal carcinomatosis とは癌細胞がくも膜下腔を通じて広範囲に播種した状態であり[9,10]，癌細胞が脳軟膜に到達する経路については，脊椎・傍脊椎転移巣からの進展（肺癌，乳癌），神経周囲腔を伝った侵入（消化管癌），脳実質深部に転移がある場合には動脈経由による軟膜転移，などが

16. 転移性腫瘍

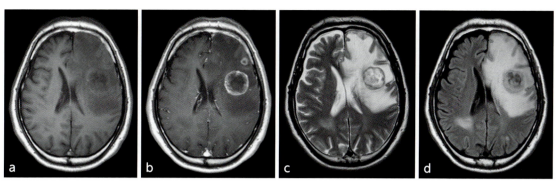

Fig. 1 肺原発腺癌脳転移の MRI 像（関東脳神経外科病院清水庸夫先生提供）
a：左前頭葉に T1WI で低信号の腫瘍があり，周囲の白質は広範囲に低信号となっている．
b：ガドリニウム造影により輪状に造影される腫瘍が 2 個認められる．
c：T2WI では腫瘍は不均一な高信号を示し，白質には浮腫による広範な高信号がみられる．
d：FLAIR では腫瘍は等～低信号で，浮腫は高信号を示す．右後頭葉白質にも浮腫による高信号があり，近傍における転移巣の存在が推測される．

推定されている[11]．大脳の転移では皮髄境界領域が好発部位である．この部位においては小動脈が独特な構築を示すことが秋間道夫らによりあきらかにされており[12]，このような解剖学的特異性が転移好発に関与している可能性が高い．独特な構築とはすなわち，皮質動脈中層枝，深層枝，皮質下動脈皮質内分枝は急速に二股状分枝を繰り返して噴水状に分枝していること，加齢により噴水状分枝が時計方向に巻絡し縄状構造を作ること，皮質下動脈が髄質に達するととぐろを巻いて蛇行すること，である．皮質中・深層と皮質下白質において小動脈は急速に口径を狭めるとともに屈曲，捻転，蛇行しており，これらに伴う複雑な血行動態がこの部位を腫瘍転移，膿瘍形成，塞栓形成の好発部位にしていると推測される．

▶ **臨床的事項**

　脳転移はがん年齢といわれる高齢者に好発し，50 歳以上の症例が 85％ を占めている．男性が 58％ で女性より多い．転移巣は単発例と多発例がほぼ 1：1 であり，がんの末期では多発例が多い．転移の部位はテント上 73％，テント下 22％，頭蓋底 3％，髄膜播種 2％ となっている．症状としては転移巣局所の症状と頭蓋内圧亢進症状がみられる．

▶ **神経画像所見**

　転移病巣は MRI T1WI では軽度低信号，T2WI では高信号を示し，ガドリニウムによりびまん性またはリング状に強く造影される（**Fig. 1**）．病巣周囲にはしばしば浮腫を伴う．メラニンを含むメラノーマの転移巣や，出血に富む絨毛癌の転移巣は T1WI で高信号を呈することがある（**Fig. 2**）．

▶ **腫瘍肉眼像**

　日本病理剖検輯報（2010～2014 年）によると，5 年間の総剖検数 61,016 例中の悪性腫瘍数（重複癌などを含む）は 34,136 個であり，転移巣総数は 87,234

II. 脳腫瘍の組織型と病理

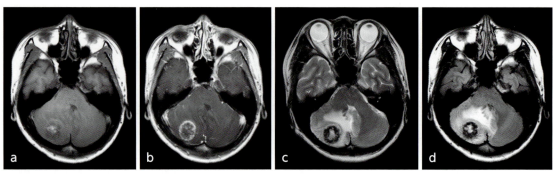

Fig. 2 子宮原発絨毛癌脳転移のMRI像（関東脳神経外科病院清水庸夫先生提供）
a：右小脳半球にT1WIで中心が高信号，辺縁が等信号の腫瘤がみられる．
b：腫瘤はガドリニウムにより輪状に造影される．
c：T2WIでは腫瘤の中心が軽度高信号，辺縁は低信号を示し，小脳白質に高信号がみられる．
d：FLAIR像では腫瘤中心が高信号，辺縁が低信号を示している．

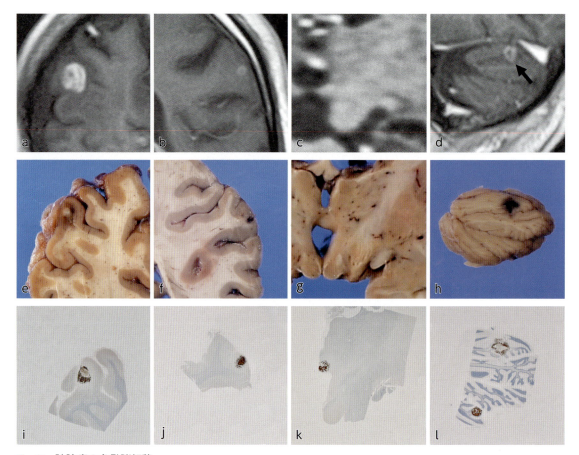

Fig. 3 肺腺癌の多発脳転移
a〜d：ガドリニウム造影MRI T1WI．転移巣はリング状（矢印）ないし均一に強く造影されている．
e〜h：肉眼像．小さな転移巣でも出血による黒色や壊死による黄白色などの色調変化がみられる．
i〜l：CK7免疫染色．本例の腺癌細胞はCK7を強く発現しているため，腫瘍の部位がセミマクロ像でも鮮明に可視化されている．

16. 転移性腫瘍

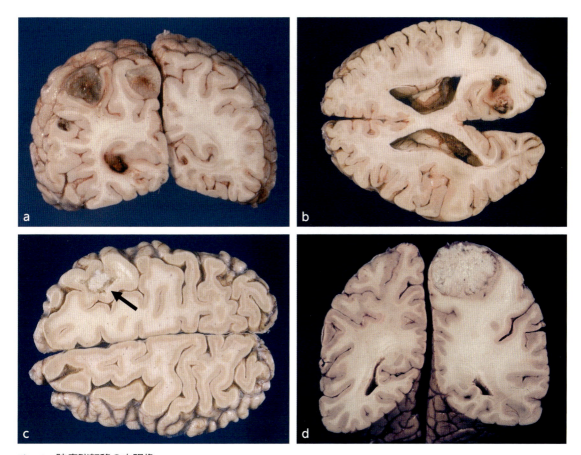

Fig. 4 肺癌脳転移の肉眼像
a： 左後頭葉に4個の腺癌転移巣がみられる．出血や壊死を伴うものもある．
b： 腺癌が右後頭葉内側部に転移し，周囲の白質が水腫性に拡大している．
c： 右前頭葉脳表に転移巣が形成されている（矢印）．
d： 扁平上皮癌が左頭頂葉に充実性の転移巣を形成している．左半卵円中心は水腫により拡大している．

個である．このうち脳・脊髄への転移は1,673個，髄膜への転移は666個認められている．これは100例の剖検例中に56個の悪性腫瘍が発生しており，転移病巣は143個認められ，そのうちの4個程度が頭蓋脊柱管内に存在することを意味している．ただし，剖検例の中には頭蓋腔と脊柱管腔を開検していない例が含まれていると推定されるので，実際の頭蓋脊柱管内転移数はもっと多いものと考えられる．

脳腫瘍全国集計（2001〜2004年）によると原発巣は肺が45.6％で最多を占め，ついで乳腺（12.8％），結腸（5.7％），腎（5.2％），直腸肛門（3.9％），胃（3.3％），頭頸部（2.1％），食道（2.1％），肝（2.0％）の順であり，以下甲状腺，卵巣，子宮，皮膚，膀胱などが続いている．原発不明癌は4.7％となっている．圧倒的に肺癌からの転移が多いことがわかる．

脳実質への転移は境界鮮明な丸みを帯びた腫瘍として大脳皮質・髄質境界部に好発し（**Fig. 3**），やがて腫瘍の膨張性拡大とともに中心部が壊死に陥る（**Fig. 4, Fig. 5**）．腫瘍は灰白色ないし淡褐色で，メラノーマの転移巣は黒色を呈する．絨

Ⅱ．脳腫瘍の組織型と病理

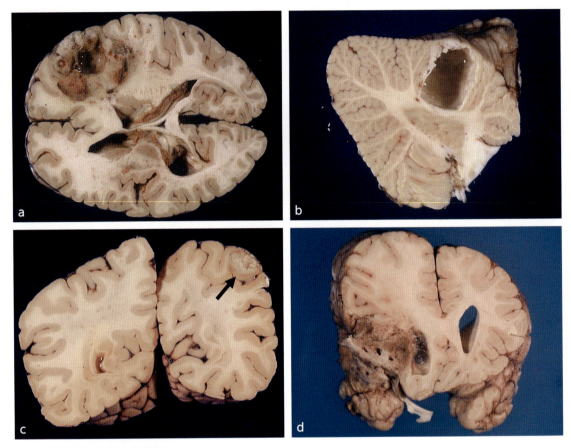

Fig. 5　転移性脳腫瘍の肉眼像
a：直腸癌の右前頭葉転移．出血，壊死，囊胞形成など多彩な形態を示している．
b：直腸癌の小脳転移巣．粘液に富む囊胞を形成し，癌は囊胞壁にわずかにみられる．
c：左頭頂葉に転移した膵原発腺癌（矢印）．
d：胞巣状軟部肉腫の脳転移．右前頭葉下部から髄膜に褐色調の腫瘍がみられ，側脳室壁に達している．

毛癌やメラノーマでは腫瘍内出血がみられる．粘液産生癌の転移巣はぬるぬるとした粘性の割面像を示し，囊胞を伴うこともある（**Fig. 5b**）．病巣周囲にはしばしば強い水腫を伴う．髄膜癌腫症では脳軟膜の白濁と肥厚がみられる．ごくまれには髄膜腫の中にがん転移がみられる．

▶ 腫瘍組織像

微小転移巣は転移の初期像を観察する上で好個の材料となる（**Fig. 3**）．大脳の転移巣は皮質深部から皮髄境界部に発生することが多い．直径5 mm以下の微少な転移巣でも，造影MRIにてring-like enhancementを認めることがあり，その場合，病巣中心部は出血を伴う壊死巣となっており，ガドリニウムで高信号を呈するリングの部分は血管が豊富な生きている腫瘍組織であることがわかる（**Fig. 6a，b**）．

脳転移巣は組織学的にも境界明瞭であり，グリオーマのような周囲脳実質へのびまん性浸潤はリンパ腫や小細胞癌を除けばまれである（**Fig. 7b**）．壊死は一般

16. 転移性腫瘍

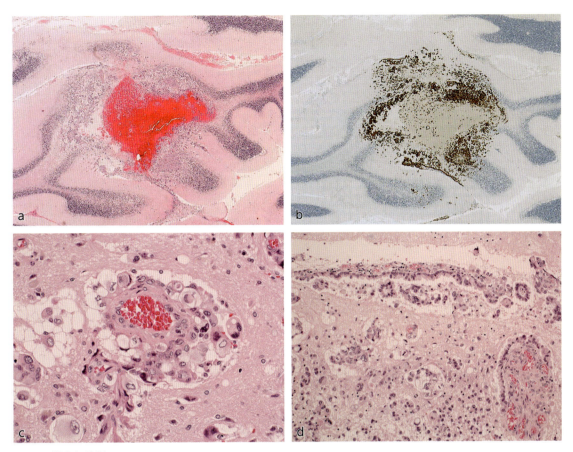

Fig. 6 微小転移巣
a, b: MRIにて ring enhancement を示した微小病巣（Fig. 3d 矢印）は中心に出血と壊死がみられ、造影されていた辺縁部では CK7 陽性の腫瘍細胞が増殖している. a: HE 染色, b: CK7 免疫染色.
c: 転移巣の周囲では血管周囲腔（Virchow-Robin）を伝って腫瘍が脳実質内に浸潤している.
d: 脳表まで達した腫瘍はくも膜に沿って浸潤しながら増殖している.

に広範であり、血管周囲や辺縁部を残して腫瘍の中心部が完全に壊死となっていることもある. 髄膜への転移巣は、くも膜下腔に播種性に広がる傾向が強い. くも膜下腔から Virchow-Robin 血管周囲腔を伝って脳内に癌細胞が侵入する所見もしばしばみられる.

転移性脳腫瘍の組織型別頻度は、腺癌（47.9％）、扁平上皮癌（8.7％）、小細胞癌（5.0％）、大細胞癌（1.9％）、明細胞癌（1.8％）の順であり、肺癌の組織型が上位を占めている. 原発巣の腫瘍組織像はそのまま転移巣にも反映されていることが原則であり、原発と転移巣で組織型や分化度が乖離することは例外中の例外である（**Fig. 7〜9**）.

▶ 免疫組織化学的所見

免疫組織化学的には原発巣の抗原発現がそのまま転移巣でもみられることが原則である. 癌転移では EMA と cytokeratin の陽性率が高い. Cytokeratin では CK7 と CK20 の発現の組み合わせから、原発巣を推定できることがある[13,14].

II. 脳腫瘍の組織型と病理

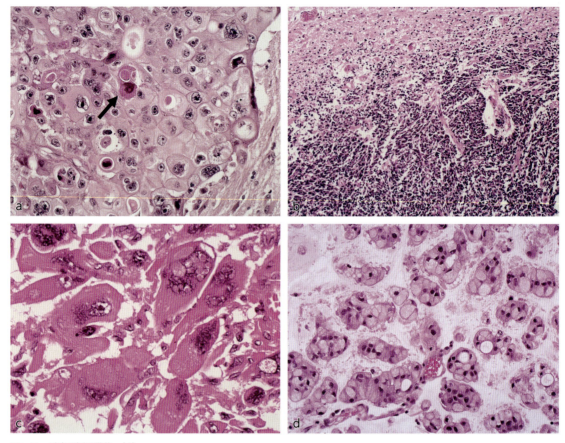

Fig. 7 脳転移組織像（1）
a：肺原発扁平上皮癌．異型上皮細胞が敷石状に配列し，一部に単一細胞角化（矢印）がみられる．
b：肺原発小細胞癌．小型の異型細胞が高い密度で増殖している．図左上には脳実質内への異型細胞浸潤がみられる．
c：肺原発大細胞癌．奇怪な形態の異型細胞が転移している．巨細胞膠芽腫に類似の組織像である．
d：胃原発印環細胞癌．細胞質に粘液をもつ異型細胞が，小集塊を作って増殖し，間質には粘液が貯留している．

これは腺癌と脈絡叢腫瘍の鑑別にも役立つ[15]．臓器特異性抗原は原発巣の確定に有用である．Thyroid transcription factor-1（TTF-1），napsin，CK7 は肺腺癌に[16]，TTF-1 と thyroglobulin は甲状腺癌に，p63 と p40 は扁平上皮癌に[17]，CD10，renal cell carcinoma marker，PAX-2，PAX-8 は腎細胞癌に[18-21]，GCDFP15 と GATA3 は乳癌に[22,23]，alpha-fetoprotein（AFP），arginase-1，glypican-3，Hep Par 1 は肝細胞癌に[24,25]，S-100，HMB-45，Melan-A，SOX10，BRAF V600E はメラノーマに[26,27]，prostate specific antigen（PSA）と NKX3.3 は前立腺癌に[28,29]，それぞれ特異性が高い．これらを組み合わせた原発巣推定のアルゴリズムが工夫されている[30-32]．

▶ 鑑別診断

1. 膠芽腫 Glioblastoma

星細胞への分化を示す異型グリアが脳実質内にびまん性に浸潤し，腫瘍境界は

16. 転移性腫瘍

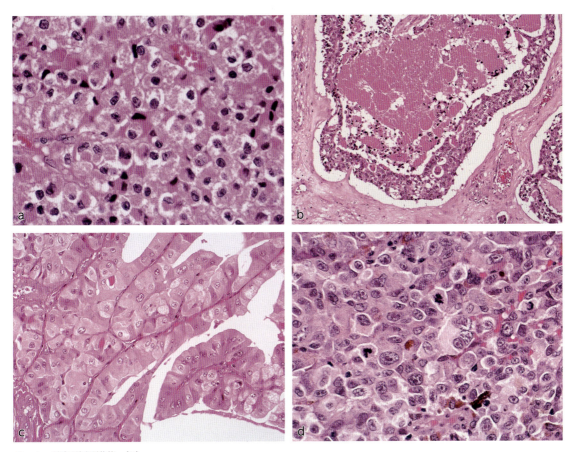

Fig. 8 脳転移組織像（2）
a：腎細胞癌．顆粒状で淡明な細胞質をもつ異型細胞が増殖している．
b：乳癌（乳頭腺管癌）．大きな癌胞巣の中心がコメドー壊死に陥っている．
c：甲状腺癌（好酸性細胞型乳頭癌）．好酸性で顆粒状の広い細胞質をもつ異型細胞が乳頭状に増殖している．
d：悪性黒色腫．クロマチンに富む大型の核と両染性の細胞質をもつ異型細胞が充実性に増殖しており，間質にはメラノファージが認められる．

不鮮明である．壊死巣の周囲に腫瘍細胞が柵状に並ぶ傾向を示す．腫瘍細胞はGFAP陽性であり，上皮性マーカーは陰性である．間質の血管には微小血管増殖像がみられる．類上皮性膠芽腫も浸潤性発育を示し，部分的にGFAP陽性である．上皮性化生を示す膠芽腫では上皮性マーカーが陽性になることがあるが，GFAPも陽性である．

2. 血管芽腫 Hemangioblastoma

淡明細胞亜型の腎細胞癌との鑑別が問題となる．血管芽腫の腫瘍細胞は上皮性の配列傾向を示さず，免疫組織化学的にはinhibin-αが陽性，CD10，PAX-2，PAX-8が陰性である．Ki-67陽性率は低い．

3. 脈絡叢癌 Choroid plexus carcinoma

おもに小児の脳室内，脳室近傍に発生する．EMA，BerEP4は陰性でsynaptophysinが陽性となることがある．

II. 脳腫瘍の組織型と病理

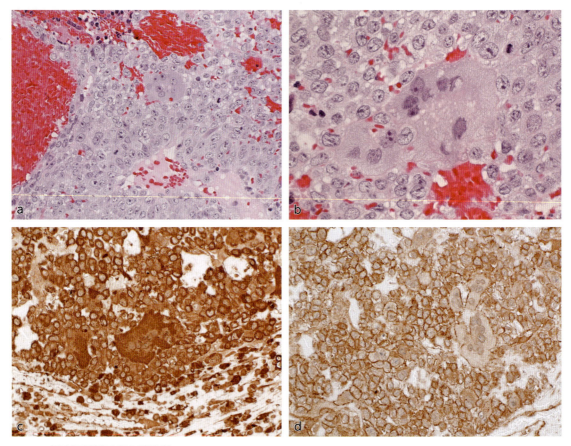

Fig. 9 子宮原発絨毛癌の転移巣
a：出血と壊死に富む腫瘍であり，単核と多核の異型栄養膜細胞が敷石状に増殖している．
b：図中央に合胞体性栄養膜細胞があり，その周囲には単核の細胞性栄養膜細胞がみられる．
c：栄養膜細胞は β-HCG を強く発現している．
d：異型栄養膜細胞の細胞膜に c-kit 蛋白の発現がみられる．

■文献
1) Tabouret E, Chinot O, Metellus P, et al. Recent trends in epidemiology of brain metastases: an overview. Anticancer Res. 2012; 32: 4655-62.
2) Barnholtz-Sloan JS, Sloan AE, Davis FG, et al. Incidence proportions of brain metastases in patients diagnosed (1973 to 2001) in the Metropolitan Detroit Cancer Surveillance System. J Clin Oncol. 2004; 22: 2865-72.
3) Gavrilovic IT, Posner JB. Brain metastases: epidemiology and pathophysiology. J Neurooncol. 2005; 75: 5-14.
4) Taillibert S, Laigle-Donadey F, Chodkiewicz C, et al. Leptomeningeal metastases from solid malignancy: a review. J Neurooncol. 2005; 75: 85-99.
5) Laigle-Donadey F, Taillibert S, Mokhtari K, et al. Dural metastases. J Neurooncol. 2005; 75: 57-61.
6) Delattre JY, Krol G, Thaler HT, et al. Distribution of brain metastases. Arch Neurol. 1988; 45: 741-4.
7) Wasserstrom WR, Glass JP, Posner JB. Diagnosis and treatment of leptomeningeal metastases from solid tumors: experience with 90 patients. Cancer. 1982; 49: 759-72.
8) Chamberlain MC. Leptomeningeal metastasis. Semin Neurol. 2010; 30:

236-44.
9) Gonzalez-Vitale JC, Garcia-Bunuel R. Meningeal carcinomatosis. Cancer. 1976; 37: 2906-11.
10) Chamberlain MC. Neoplastic meningitis. Oncologist. 2008; 13: 967-77.
11) Kokkoris CP. Leptomeningeal carcinomatosis. How does cancer reach the pia-arachnoid? Cancer. 1983; 51: 154-60.
12) Akima M, Nonaka H, Kagesawa M, et al. A study on the microvasculature of the cerebral cortex. Fundamental architecture and its senile change in the frontal cortex. Lab Invest. 1986; 55: 482-9.
13) Chu PG, Weiss LM. Keratin expression in human tissues and neoplasms. Histopathology. 2002; 40: 403-39.
14) Moll R, Divo M, Langbein L. The human keratins: biology and pathology. Histochem Cell Biol. 2008; 129: 705-33.
15) Ikota H, Tanaka Y, Yokoo H, et al. Clinicopathological and immunohistochemical study of 20 choroid plexus tumors: their histological diversity and the expression of markers useful for differentiation from metastatic cancer. Brain Tumor Pathol. 2011; 28: 215-21.
16) Montezuma D, Azevedo R, Lopes P, et al. A panel of four immunohistochemical markers (CK7, CK20, TTF-1, and p63) allows accurate diagnosis of primary and metastatic lung carcinoma on biopsy specimens. Virchows Arch. 2013; 463: 749-54.
17) Tatsumori T, Tsuta K, Masai K, et al. p40 is the best marker for diagnosing pulmonary squamous cell carcinoma: comparison with p63, cytokeratin 5/6, desmocollin-3, and sox2. Appl Immunohistochem Mol Morphol. 2014; 22: 377-82.
18) Ingold B, Wild PJ, Nocito A, et al. Renal cell carcinoma marker reliably discriminates central nervous system haemangioblastoma from brain metastases of renal cell carcinoma. Histopathology. 2008; 52: 674-81.
19) Gokden N, Gokden M, Phan DC, et al. The utility of PAX-2 in distinguishing metastatic clear cell renal cell carcinoma from its morphologic mimics: an immunohistochemical study with comparison to renal cell carcinoma marker. Am J Surg Pathol. 2008; 32: 1462-7.
20) Mentrikoski MJ, Wendroth SM, Wick MR. Immunohistochemical distinction of renal cell carcinoma from other carcinomas with clear-cell histomorphology: utility of CD10 and CA-125 in addition to PAX-2, PAX-8, RCCma, and adipophilin. Appl Immunohistochem Mol Morphol. 2014; 22: 635-41.
21) Sangoi AR, Karamchandani J, Kim J, et al. The use of immunohistochemistry in the diagnosis of metastatic clear cell renal cell carcinoma: a review of PAX-8, PAX-2, hKIM-1, RCCma, and CD10. Adv Anat Pathol. 2010; 17: 377-93.
22) Sangoi AR, Shrestha B, Yang G, et al. The Novel Marker GATA3 is Significantly More Sensitive Than Traditional Markers Mammaglobin and GCDFP15 for Identifying Breast Cancer in Surgical and Cytology Specimens of Metastatic and Matched Primary Tumors. Appl Immunohistochem Mol Morphol. 2016; 24: 229-37.
23) Yang Y, Lu S, Zeng W, et al. GATA3 expression in clinically useful groups of breast carcinoma: a comparison with GCDFP15 and mammaglobin for identifying paired primary and metastatic tumors. Ann Diagn Pathol. 2017; 26: 1-5.
24) Nguyen T, Phillips D, Jain D, et al. Comparison of 5 Immunohistochemical

Markers of Hepatocellular Differentiation for the Diagnosis of Hepatocellular Carcinoma. Arch Pathol Lab Med. 2015; 139: 1028-34.
25) Krings G, Ramachandran R, Jain D, et al. Immunohistochemical pitfalls and the importance of glypican 3 and arginase in the diagnosis of scirrhous hepatocellular carcinoma. Mod Pathol. 2013; 26: 782-91.
26) Kakavand H, Walker E, Lum T, et al. BRAF (V600E) and NRAS (Q61L/Q61R) mutation analysis in metastatic melanoma using immunohistochemistry: a study of 754 cases highlighting potential pitfalls and guidelines for interpretation and reporting. Histopathology. 2016; 69: 680-6.
27) Willis BC, Johnson G, Wang J, et al. SOX10: a useful marker for identifying metastatic melanoma in sentinel lymph nodes. Appl Immunohistochem Mol Morphol. 2015; 23: 109-12.
28) Epstein JI, Egevad L, Humphrey PA, et al. Best practices recommendations in the application of immunohistochemistry in the prostate: report from the International Society of Urologic Pathology consensus conference. Am J Surg Pathol. 2014; 38: e6-19.
29) Gurel B, Ali TZ, Montgomery EA, et al. NKX3.1 as a marker of prostatic origin in metastatic tumors. Am J Surg Pathol. 2010; 34: 1097-105.
30) Oien KA, Dennis JL. Diagnostic work-up of carcinoma of unknown primary: from immunohistochemistry to molecular profiling. Ann Oncol. 2012; 23 Suppl 10: x271-7.
31) Becher MW, Abel TW, Thompson RC, et al. Immunohistochemical analysis of metastatic neoplasms of the central nervous system. J Neuropathol Exp Neurol. 2006; 65: 935-44.
32) Dennis JL, Hvidsten TR, Wit EC, et al. Markers of adenocarcinoma characteristic of the site of origin: development of a diagnostic algorithm. Clin Cancer Res. 2005; 11: 3766-72.

［中里洋一］

CHAPTER Ⅲ

参考資料

Ⅲ. 参考資料

1 脳腫瘍病理に有用な抗体一覧表

腫瘍型	強陽性，高率に陽性	弱陽性，一部に陽性
Astrocytic tumors		
Pilocytic astrocytoma	GFAP, S-100P, Olig2	
Pilomyxoid astrocytoma	GFAP, S-100P, Olig2	
Subependymal giant cell astrocytoma	GFAP, S-100P, NSE, NeuN, nestin, NCAM	NFP, synaptophysin, classⅢ β-tubulin
Pleomorphic xanthoastrocytoma	GFAP, S-100P, CD34	NFP, synaptophysin, BRAF V600E
Diffuse astrocytoma	GFAP, S-100P, mIDH1, ATRX (negative)	Olig2, nestin
Anaplastic astrocytoma	GFAP, S-100P	Olig2, nestin
Glioblastoma	S-100P, vimentin, nestin	GFAP, Olig2
Giant cell glioblastoma	S-100P, vimentin, nestin, p53	GFAP, Olig2
Gliosarcoma	S-100P, vimentin, nestin	GFAP, Olig2
Gliomatosis cerebri		GFAP
Oligodendroglial and oligoastrocytic tumors		
Oligodendroglioma	Olig2, S-100P, mIDH1	GFAP
Anaplastic oligodendroglioma	Olig2, S-100P, mIDH1	GFAP
Oligoastrocytoma	Olig2, S-100P, GFAP, nestin	mIDH1
Anaplastic oligoastrocytoma	Olig2, S-100P, GFAP, nestin	mIDH1
Ependymal and choroid plexus tumors		
Subependymoma	GFAP, S-100P, vimentin	EMA
Myxopapillary ependymoma	GFAP, S-100P, vimentin	EMA
Ependymoma	GFAP, S-100P, vimentin, podoplanin	EMA, CD99
Anaplastic ependymoma	GFAP, S-100P, vimentin, podoplanin	EMA, CD99
Choroid plexus papilloma	S-100P, transthyretin, cytokeratin, vimentin, podoplanin	GFAP
Atypical choroid plexus papilloma	S-100P, transthyretin, cytokeratin, vimentin, podoplanin	GFAP
Choroid plexus carcinoma	S-100P, transthyretin, cytokeratin, vimentin, podoplanin	GFAP

1. 脳腫瘍病理に有用な抗体一覧表

腫瘍型	強陽性，高率に陽性	弱陽性，一部に陽性
Other neuroepithelial tumors		
Astroblastoma	GFAP, S-100P, vimentin	EMA, cytokeratin, NSE
Chordoid glioma of the third ventricle	GFAP, S-100P, CD34	S-100P, cytokeratin, EMA, TTF-1
Angiocentric glioma	GFAP, S-100P, vimentin	EMA
Neuronal and mixed neuronal-glial tumors		
Dysplastic gangliocytoma of cerebellum	NeuN, synaptophysin, NFP	Leu4, L7, PEP19, calbindin
Desmoplastic infantile astrocytoma/ganglioglioma	GFAP, vimentin	αSMA, NFP, synaptophysin, classⅢ β-tubulin
Dysembryoplastic neuroepithelial tumor	Olig2, S-100P	
Gangliocytoma	synaptophysin, MAP2, NFP, NeuN	CD34
Ganglioglioma	synaptophysin, MAP2, NFP, NeuN, GFAP, S-100P	CD34, BRAF V600E
Anaplastic ganglioglioma	synaptophysin, MAP2, NFP, NeuN, GFAP, S-100P	
Central neurocytoma	synaptophysin, classⅢ β-tubulin, NeuN, MAP2, calcineurin	NFP
Extraventricular neurocytoma	synaptophysin, classⅢ β-tubulin, NeuN, MAP2, calcineurin	NFP
Papillary glioneuronal tumor	GFAP, Olig2, S-100P, synaptophysin, classⅢ β-tubulin, NeuN	NFP, chromogranin A
Rosette-forming glioneuronal tumor	synaptophysin, classⅢ β-tubulin, MAP2	GFAP, Olig2, S-100P
Paraganglioma	synaptophysin, chromogranin A, NFP	S-100P, cytoleratin, serotonin
Tumors of the pineal region		
Pineocytoma	synaptophysin, NFP	chromogranin A, classⅢ β-tubulin, tau, PGP9.5, serotonin, retinal S-antigen
Pineal parenchymal tumor of the intermediate diffentiation	synaptophysin	NFP, chromogranin A, retinal S-antigen
Pineoblastoma	synaptophysin	NFP, retinal S-antigen
Papillary tumor of the pineal region	cytokeratin, vimentin, S-100P, NSE	MAP2, NCAM, transthyretin, synaptophysin, chromogranin A, EMA

III. 参考資料

腫瘍型	強陽性，高率に陽性	弱陽性，一部に陽性
Embryonal tumors		
Medulloblastoma	synaptophysin	NFP, NeuN, MAP2, classⅢ β-tubulin, GFAP
CNS primitive neuroectodermal tumor	synaptophysin, NFP, MAP2, classⅢ β-tubulin	GFAP
Atypical teratoid/rhabdoid tumor	vimentin, EMA, αSMA, INI1 (negative)	GFAP, cytokeratin, NFP
Tumors of cranial and paraspinal nerves		
Schwannoma	S-100P, laminin, Leu-7, SOX10	Schwann/2E, GFAP
Neurofibroma	S-100P	
Perineurioma	EMA, claudin-1, glut-1	
Malignant peripheral nerve sheath tumor	S-100P, Leu-7	
Tumors of the meninges		
Meningioma (meningothelial, fibrous, transitional, psammomatous, angiomatous, microcystic, secretory, lymphoplasmacyte-rich, metaplastic	EMA, vimentin, podoplanin, somatostatin receptor 2a	CEA, cytokeratin, S-100P, E-cadherin, progesterone receptor
Chordoid meningioma	EMA, vimentin	
Clear cell meningioma	EMA, vimentin	
Atypical meningioma	EMA, vimentin	
Papillary meningioma	EMA, vimentin	GFAP
Rhabdoid meningioma	EMA, vimentin	cytokeratin
Anaplastic meningioma	EMA, vimentin	cytokeratin
Solitary fibrous tumor/hemangiopericytoma	STAT6, CD34, vimentin	CD99, desmin, αSMA, cytokeratin, EMA
Diffuse melanocytosis	S-100P, HMB-45, melan-A	vimentin
Melanocytoma	S-100P, HMB-45, melan-A	vimentin
Maligant melanoma	S-100P, HMB-45, melan-A	vimentin
Meningeal melanomatosis	S-100P, HMB-45, melan-A	vimentin
Hemangioblastoma	vimentin	VEGF, inhibin A, brachyury
Mesenchymal tumors		
Lipoma/Liposarcoma	S-100P	
Leiomyoma/Leiomyosarcoma	αSMA, desmin	
Chondroma/Chondrosarcoma	S-100P	
Hemangioma/Hemangiosarcoma	CD31, CD34	
Chordoma	cytokeratin, EMA, brachyury, S-100P	
Ewing sarcoma/peripheral PNET	CD99, synaptophysin	

1. 脳腫瘍病理に有用な抗体一覧表

腫瘍型	強陽性，高率に陽性	弱陽性，一部に陽性
Lymphoma and hematopoietic neoplasm		
Malignant lymphoma	CD20, CD10, CD79α	
Plasmacytoma	CD38, VS38c, CD79α, EMA, CD138	CD56
Langerhans' cell histiocytosis	CD1a, S-100P, HLA-DR	
Granulocytic sarcoma	elastase	
Germ cell tumors		
Germinoma	PLAP, c-kit, Oct-3/4, podoplanin, SALL-4	HCG
Embryonal carcinoma	EMA, cytokeratin, CD30	PLAP
Yolk sac tumor	AFP	PLAP
Choriocarcinoma	HCG	PLAP
Teratoma	cytokeratin, EMA	AFP
Tumor of the sellar region		
Pituitary adenoma	synaptophysin, chromogranin A, pituitary hormones, cytokeratin	PIT1, SF1, TPIT
Craniopharyngioma	cytokeratin, β-catenin (adamantinomatous type), BRAF V600E (papillary type)	
Granular cell tumor	S-100P, CD68, cathepsin B	TTF-1
Pituicytoma	S-100P, vimentin	GFAP, EMA, TTF-1
Spindle cell oncytoma	vimentin, S-100P, EMA, galectin-3, anti-mitochondria	GFAP, bcl-2, TTF-1
Others		
Metastatic carcinoma	cytokeratin	CEA

〔横尾英明〕

Ⅲ. 参考資料

2　Gunma-LI を用いた Ki-67（MIB-1）LI の測定

　脳腫瘍の病理診断や病理組織学的解析では MIB-1 抗体を用いた Ki-67 labeling index（Ki-67 LI）の計測が頻繁に行われている．それは Ki-67 LI が腫瘍増殖能の指標としてきわめて有益なマーカーであり，腫瘍の grading や患者の予後推定におおいに役立っているためである．
　Ki-67 LI は一般的には MIB-1 抗体で染色された標本を顕微鏡下に観察し，腫瘍細胞 1000 個中における MIB-1 抗体陽性の細胞核数を数えてそのパーセンテージとして算出している．この計測作業は 1 標本につき 20 分から 30 分の時間を要し，多忙な病理医にとっては大きな負担となっている．
　そこで，この作業を顕微鏡に装着したデジタルカメラとパソコンを用いて短時間で簡便に計測する目的で開発されたものが Gunma-LI である．Gunma-LI は日本脳腫瘍リファレンスセンターのホームページから無料でダウンロードすることができる．本稿では Gunma-LI の使用法と注意点について解説する．

■準備と注意点

①このシステムは顕微鏡とデジタルカメラの機種には依存しない．一般的な顕微鏡デジタルカメラで撮影した汎用フォーマットの画像データならば解析可能である．
②Gunma-LI は Windows パソコンで動作する．Windows 2000，XP，Vista，7，8，8.1，10 での動作は確認済みである．
③Gunma-LI は ImageJ のプラグインソフトウエアである．その動作は ImageJ のバージョンに依存しており，ImageJ version 1.29 でもっとも安定して作動する．
④ImageJ はアメリカ国立衛生研究所で開発されたパブリックドメインの画像処理ソフトウエアである（http://imagej.nih.gov/ij/）．日本語化されていないソフトであるため，画像データのファイル名や保存してあるフォルダ名に日本語などの 2 バイト文字を使うと動作しない．注意していただきたい．
⑤Gunma-LI をプラグインとして組み込んだ ImageJ version 1.29 は，日本脳腫瘍リファレンスセンターのホームページ（http://www.jbtrc.com/）から入手できる．このホームページのトップメニュー［MIB-1 計測］から「自動計測ソフト Gunma-LI」をクリックしてページを表示すると，「使用法」の 1．に ImageJ.zip と SampleImages.zip をダウンロードできるリンク箇所がある．そのリンクをクリックしてファイルをダウンロードし，2 つのファイルを PC のルートディレクトリ（C:¥）に保存してから，解凍していただきたい．
⑥Gunma-LI は 2003 年に田中学博士が開発したソフトで，著作権は田中博士が所有している．
⑦このソフトウエアは以下の文献に発表されている．このソフトウエアを使った研究論文を発表する際には文献引用をしていただきたい．
　　Tanaka G, Nakazato Y. Automatic quantification of the MIB-1 immunoreactivity in brain tumors. In: Watanabe K, et al, editors. Developments in Neuroscience. Proceedings of the 3rd International Mt. Bandai Symposium for Neuroscience and the 4th Pan-Pacific Neurosurgery Congress. International Congress Series, Volume 1259, February 2004, Pages 15-19. Elsevier B. V., Amsterdam. doi: 10.1016/S0531-5131(03)01668-6.
⑧この論文は，Google の検索バーに上記⑦末尾の doi を入力して検索することにより閲覧することができる．

2. Gunma-LIを用いたKi-67（MIB-1）LIの測定

⑨このソフトウエアを他の病理医・研究者に頒布してもかまわないが，ソフトウエアの改変はしないでいただきたい．

⑩このソフトウエアを使用して不具合が発生しても，ソフトウエアの開発者，NPO法人日本脳腫瘍リファレンスセンター，本書の編集者および出版社は責任を負わない．必ず自己責任にて使用していただきたい．

■ 使用法

① 計測するMIB-1染色の標本より画像をデジタルカメラで撮影し，PC内に保存する．撮影した画像のピクセル数が大きい場合には解析に時間がかかるので，640×480ピクセル程度が最適である．保存形式はJPEGでもTIFFでもBMPでもよい．撮影時の対物レンズは×20がよいが，条件のよい標本の場合には対物レンズ×10でも使える．画像ファイル名，画像を保存するフォルダ名には日本語などの2バイト文字は使わないこと．

② ソフトの起動にはPCのルートディレクトリのImageJフォルダ内にあるショートカット"ImageJ"をダブルクリックする．ImageJが立ち上がり，小さいウインドウが開く（**Fig. 1**）．

③ メニューバーのなかの"Plugins"をクリックすると，下方にメニューが出てくるので，マウスを滑らせて下から2番目にある"GunmaLI"にマウスを合わせると，横に"GunmaLI ver017"メニューが表示されるので，これをクリックで選択する．

④ このとき，小さな"Results"ウインドウが開き，
　"Connecting to the server…"
　"Failure"
と表示されるが，現在はサーバーへの接続はしていないので，これは無視してかまわない．

⑤ 次に，縦長の［GunmaLI_ver017 plugin］ウインドウが表示される（**Fig. 2**）．このなかの下から3つめのバー"SINGLE"をクリックすると，解析対象の画像を選択するウインドウが開く．

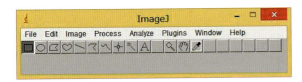

Fig. 1　ImageJ window
ImageJ version 1.29を起動したときの初期画面である．

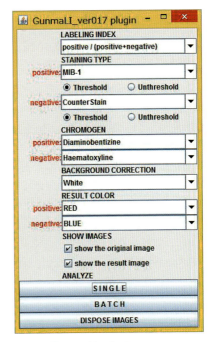

Fig. 2　GunmaLI window
PluginsからGunmaLI ver017を選択したときに表示されるウインドウである．

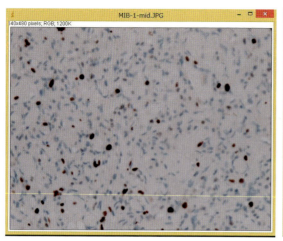

Fig. 3 Images window
解析対象として選択した元の MIB-1 染色画像である.

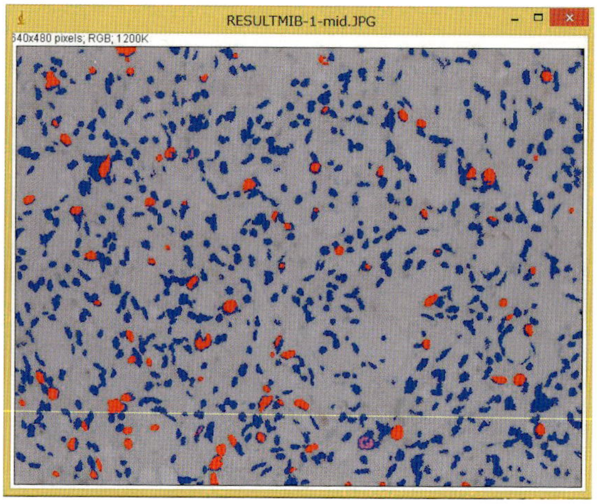

Fig. 4 Result window
陽性核を赤で，陰性核を青で表示している.

ANALYSIS

File Edit

File	EstimatedLI(%)	LI-n(%)	LI-a(%)	number-p	number-n	area-p	area-n	meanSize-p	meanSize-n
MIB-1-low.JPG	2.0	1.9	1.6	14	704	1087	67627	77.0	96.0
MIB-1-high.JPG	31.5	23.0	33.2	209	699	30487	61270	145.0	87.0
MIB-1-mid.JPG	14.7	13.5	13.1	90	579	7006	46671	77.0	80.0

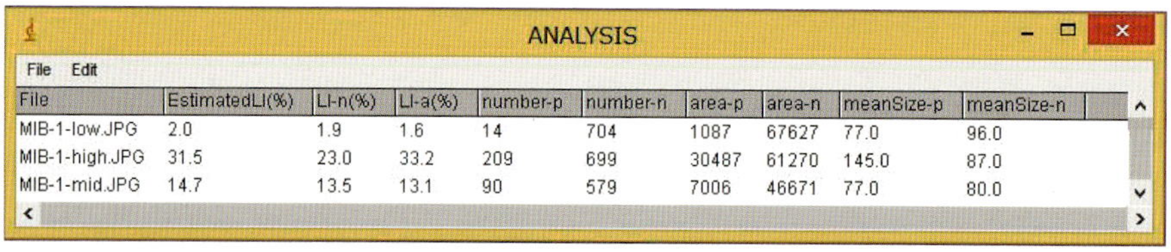

Fig. 5 Analysis window
解析結果が数値で表示されたウインドウである. ここでは3枚の画像の結果が示されている.

⑥解析する画像ファイルをマウス左ボタンでダブルクリックすると，解析がはじまる.

⑦およそ 1～2 秒後に解析が終わり，3 つのウインドウが表示される. 1 つめは解析した元画像（**Fig. 3**），2 つめは陽性核を赤，陰性核を青で表示した解析画像（**Fig. 4**），3 つめは［ANALYSIS］ウインドウ（**Fig. 5**）である.

ここでひとつ大切なことがある. 元画像と解析画像をよく見比べて，コンピュータの解析結果を自分の目で評価することである. 元画像の陽性核が赤で表示され，陰性核が青で表示されているか否かをじっくりと観察していただきたい. もし正しく認識されていることが確認されたら，［ANALYSIS］ウインドウの結果を採択してよい.

陽性と陰性の認識が正しくないと判断したときは，撮影条件をさまざまに変更させて再度撮影を試みる. 経験的には，顕微鏡の光源電圧を微妙に上下させるとよい画像が得られることがある. 赤（陽性核）が不足の時は電圧を下げ，青（陰性核）が不足の時は電圧を上げるとよい.

⑧［ANALYSIS］ウインドウには次の文字，数値が表示される.

File：解析された画像のファイル名

EstimatedLI（%）：GunmaLI が算出した陽性率

LI-n（%）：陽性核数のパーセント

LI-a（%）：陽性核面積のパーセント

number-p：陽性核の個数

number-n：陰性核の個数

area-p：陽性核の合計面積（ピクセル）

area-n：陰性核の合計面積（ピクセル）

meanSize-p：陽性核の平均サイズ（ピクセル）

　　meanSize-n：陰性核の平均サイズ（ピクセル）

⑨MIB-1陽性率として，"EstimatedLI（%）"を採用する．

　ちなみに，著者のPCでの"SampleImages"フォルダの中のデータ測定値は，

　　MIB-1-low＝2.0%

　　MIB-1-mid＝14.7%

　　MIB-1-high＝31.5%

　であった．

⑩1回の測定を終えて次の画像の測定に移るときには，[GunmaLI_ver017 plugin] ウインドウのいちばん下のバー "DISPOSE IMAGES" をクリックして，PC画面に表示されている画像を消してから，上記⑤の手順から繰り返して行う．

■コメント

①本ソフトウエアで得られる "EstimatedLI（%）" は，多数例の脳腫瘍サンプルを計測した結果に基づいて，同一症例を人の目で計測した場合のMIB-1陽性率にもっとも近づくよう，LI-n（%）の数値とLI-a（%）の数値をパラメーターとする計算式を田中博士が考案し，その式から算出された数値である．したがって，「1000個の腫瘍細胞核のうち何個の核が陽性であった」という，一般で通用しているMIB-1陽性率とは異なっている．そこで，このソフトから得られた "EstimatedLI（%）" をMIB-1陽性率として使用するときには，著者はたとえば "Ki-67（MIB-1）LI＝14.7%（Gunma-LI）" などと記載するようにしている．

②このソフトでの解析に適した標本は，陰性核がヘマトキシリンで紺色にしっかりと染色され，かつ陽性核が免疫染色で暗褐色に染色されたものである．最近の自動免疫染色装置を用いると強力な前処理のため核のヘマトキシリン染色性が微弱になるものがある．このような場合には核が強く明瞭に染まるよう，染色工程をみなおす必要がある．

③ご質問などがありましたら以下までご連絡ください．ただし，ソフトウエアのversion upや改良などのサポートには応じられませんのでご了承ください．

　　　　NPO法人日本脳腫瘍リファレンスセンター
　　　　顧問　中里洋一
　　　　E-mail：nakazato_yoichi@gunma-u.ac.jp
　　　　TEL：027-362-6201/FAX：027-362-8901

[中里洋一]

3 Gunmetryによる脳腫瘍画像からのデジタル情報抽出

　脳腫瘍の病理診断において病理医は，腫瘍の病理組織像と細胞形態を詳細に観察し，そこからさまざまな形態情報を読み取って，発生母細胞と組織型を推定し，悪性度を評価している．この診断過程は病理医の経験，知識，主観的な判断力，パターン認識能力に依存する度合いが高く，ややもすれば客観性を欠く欠点があった．「病理診断はscienceではなくartである」といった批判があることも事実である．

　これに対して脳腫瘍組織がもつさまざまな形態情報をデジタル化して客観的に評価する試みは，今後の形態学の1つの方向性を示しているということができる．ここに紹介するGunmetryは脳腫瘍組織画像を電算処理して，核密度，核面積，核の平均サイズ，核サイズのばらつき，細胞形態と配列の規則性などを数値化するために開発された．

　Gunmetryは日本脳腫瘍リファレンスセンターのホームページから無料でダウンロードすることができる．本稿ではGunmetryの使用法と注意点について解説する．

■準備と注意点

①このシステムは顕微鏡とデジタルカメラの機種には依存しない．一般的な顕微鏡デジタルカメラで撮影した汎用フォーマットの画像データならば解析可能である．

②GunmetryはWindowsパソコンで動作する．Windows XP, Vista, 7, 8, 8.1, 10での動作は確認済みである．

③GunmetryはImageJのプラグインソフトウエアである．その動作はImageJのバージョンに依存しており，ImageJ version 1.36でもっとも安定して作動する．

④ImageJはアメリカ国立衛生研究所で開発されたパブリックドメインの画像処理ソフトウエアである（http://imagej.nih.gov/ij/）．日本語化されていないソフトであるため，画像データのファイル名や保存してあるフォルダ名に日本語などの2バイト文字を使うと動作しない．注意していただきたい．

⑤Gunmetryをプラグインとして組み込んだImageJ version 1.36は，日本脳腫瘍リファレンスセンターのホームページ（http://www.jbtrc.com/）から入手できる．このホームページのトップメニュー［MIB-1計測］から「画像解析ソフトGunmetry」をクリックしてページを表示すると，「準備と注意点」の5にImageJ-136.zipとDSL0014.zipをダウンロードできるリンク箇所がある．そのリンクをクリックしてファイルをダウンロードし，2つのファイルをPCのルートディレクトリ（C:¥）に保存してから，解凍していただきたい．

⑥Gunmetryは2004年に田中学博士が開発したImageJのプラグインソフトウエアで，著作権は田中学博士が所有している．

⑦このソフトウエアは以下の文献に発表されている．このソフトウエアを使った研究論文を発表する際には文献引用をしていただきたい．

　　Tanaka G, Nakazato Y. Conditional entropy as an indicator of pleomorphism in astrocytic tumors. Neuropathology. 2004; 24: 183-93. [PMID: 15484696]

⑧このソフトウエアを他の病理医・研究者に頒布してもかまわないが，ソフトウエアの改変はしないでいただきたい．

⑨このソフトウエアを使用して不具合が発生しても，ソフトウエアの開発者，NPO法人日本脳腫瘍リファ

3. Gunmetryによる脳腫瘍画像からのデジタル情報抽出

レンスセンター，本書の編集者および出版社は責任を負わない．あくまでも自己責任にて使用していただきたい．

■ 使用法

① 計測データを標準化するためには最初に使用するデジタルカメラの撮像面積を計測する必要がある．このためには血算盤の目盛りを撮影し，これを元に撮像面積を計算するとよい．ちなみに，著者の顕微鏡（Olympus BX53, UPlanSApo20x, NFK3.3, カメラ　Nikon DS-Fi1）で撮影した場合，撮像視野の面積は 0.140 mm^2，1 ピクセルの面積は，0.454 μm^2 である．この数値を使って細胞密度や核の平均サイズなどを算出することができる（コメント参照）．

② 計測する HE 染色標本より画像をデジタルカメラで撮影し，PC 内に保存する．撮影する画像画素数は 640×480 ピクセル程度が最適である．保存形式は JPEG でも TIFF でも BMP でもよい．撮影するときの対物レンズは×20 がよい．画像ファイル名，画像を保存するフォルダ名には日本語などの 2 バイト文字は使わないこと．

③ ソフトの起動には PC のルートディレクトリの ImageJ-136 フォルダ内にある実行形式ファイル"ImageJ.exe"をダブルクリックする．ImageJ version 1.36b が立ち上がり，小さいウインドウが開く（**Fig. 1**）．

④ メニューバーのなかの"Plugins"をクリックすると，下方にメニューが出てくるので，マウスを滑らせてリストの中ほどにある"Gunmetry"にマウスを合わせると，横に"Gunmetry ver010"メニューが表示されるので，これをクリックして選択する．

⑤ 小さな"Gunmetry"ウインドウ（**Fig. 2**）と結果を表示する"Watershed"ウインドウが開く．

⑥ ここで"Gunmetry"ウインドウの下から 2 番目の"ANALYZE"バーをクリックすると，解析する画像を選択するウインドウが開く．

⑦ 解析する画像ファイルが保存してある場所へ移動して，画像ファイルを 1 つ選択し，「開く」ボタンをクリックすると，解析がはじまる．

⑧ およそ 1～2 秒後に解析が終わり，3 つのウインドウが表示される．"Images"ウインドウには解析した元画像（**Fig. 3**），"Watershed"ウインドウには抽出した核を赤，その他の背景を黒で表示した解析画像（**Fig. 4**），そして"Results"ウインドウには数値化された画像情報が示される（**Fig. 5**）．

　ここでひとつ大切なことがある．"Images"ウインドウの元画像と"Watershed"ウインドウの解析画像をよく見比べて，コンピュータの解析結果を自分の目で評価することである．元画像の細胞核が赤で正しく表示されているか，余分な構造をノイズとして拾っていないか，じっくりと観察していただきたい．

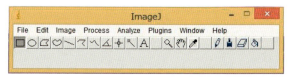

Fig. 1 ImageJ window
ImageJ version 1.36 を起動したときの初期画面である．

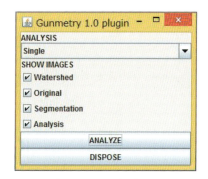

Fig. 2 Gunmetry window
Plugins から Gunmetry ver010 を選択したときに表示されるウインドウである．

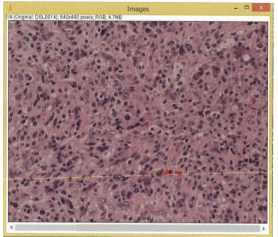

Fig. 3　Images window
解析対象として選択した画像．下のバーをスライドすると抽出された細胞核のイメージや隣接細胞を線で結んだ画像などが表示される．

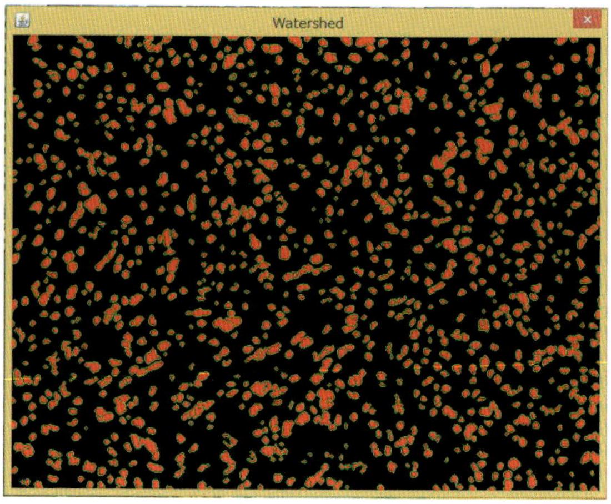

Fig. 4　Watershed window
細胞核と認識された構造を赤で，その他の背景を黒で表示した解析画像である．

Results
File Edit

File	TOTALnumber	TOTALarea	MeanArea	SDofArea	Entropy	EntropyCond
DSL0014.JPG	1211	20.4	51.8	33.0	1.3447	1.4808

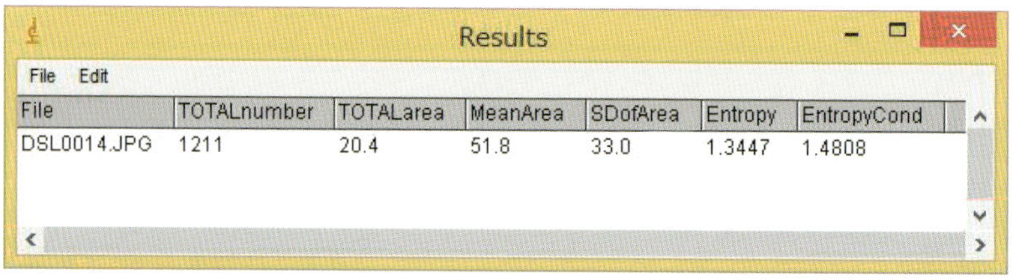

Fig. 5　Results window
解析結果が数値で表示されたウインドウである．

細胞密度の低い腫瘍ではときにノイズを拾う場合があるので注意が必要である．細胞核がほぼ正しく認識されていることが確認されたら，“Results”ウインドウの結果をみる．

⑨“Results”ウインドウには次の数値が表示される．

File：解析された画像のファイル名
TOTALnumber：細胞核（と認識された構造）の個数
TOTALarea：細胞核の占める面積（パーセント）
MeanArea：個々の核面積の平均値（ピクセル）
SDofArea：核面積の標準偏差値（ピクセル）
Entropy：核形態の多形性をエントロピーとして表示した数値（ビット）
EntropyCond：上記エントロピーを隣接細胞間で計算した数値（ビット）

⑩これらの数値を使って細胞密度や核の平均サイズなどを算出することができる（コメント参照）．

⑪1 回の測定を終えて次の画像の測定に移るときには，“Gunmetry”ウインドウのいちばん下の“DISPOSE”バーをクリックして，PC 画面に表示されている“Images”ウインドウを消してから，上記⑥以降の手順を繰り返して行う．

■コメント

①ある脳腫瘍の HE 染色画像（ファイル名 DSL0014.JPG）の計測結果（**Fig. 5**）について，これから得られ

3. Gunmetry による脳腫瘍画像からのデジタル情報抽出

る情報を計算してみる．

File	TOTALnumber	TOTALarea	MeanArea	SDofArea	Entropy	EntropyCond
DSL0014.JPG	1211（A）	20.4	51.8（B）	33.0（C）	1.3447	1.4808

著者の顕微鏡（Olympus BX53, UPlanSApo20x, NFK3.3, カメラ　Nikon DS-Fi1）で撮影した場合，撮影視野の面積は 0.140 mm^2，1 ピクセルの面積は，0.454 μm^2 であった．
そこで，

　　核密度（1 mm^2 内の核数）は，1,211（A）÷0.14＝8,650（/mm^2）
　　1 個の平均核面積は，51.8（B）×0.454＝23.5（μm^2）
　　核面積の標準偏差は，33.0（C）×0.454＝15.0（μm^2）

である．
以上をまとめると，

　　Cellularity（number of nuclei/mm^2）：8,650（/mm^2）
　　Total nuclear area：20.4%
　　Average size of nuclei with SD：23.5±15.0 μm^2
　　Simple entropy：1.3447 bits
　　Conditional entropy：1.4808 bits

となる．

②ご質問などがありましたら以下までご連絡ください．ただし，ソフトウエアの version up や改良などのサポートには応じられませんのでご了承ください．

　　　　NPO 法人日本脳腫瘍リファレンスセンター
　　　　顧問　中里洋一
　　　　E-mail：nakazato_yoichi@gunma-u.ac.jp
　　　　TEL：027-362-6201/FAX：027-362-8901

〔中里洋一〕

索引

あ

アーケード様血管	60
アーチファクト	98
悪性転化を伴う奇形腫	430, 432
悪性度診断基準	67
悪性末梢神経鞘腫	345
悪性メラノーマ	400
悪性ラブドイド腫瘍	331
悪性リンパ腫	39, 48, 68

い

異型奇形腫様ラブドイド腫瘍	231
異型神経線維腫	343
異型性髄膜腫	363, 364
異形成性小脳神経節細胞腫	249, 250
異型脈絡叢乳頭腫	225, 226, 228, 233
移行性髄膜腫	355, 357
石田陽一	7
異所性神経細胞	256
イソクエン酸	85
イソクエン酸脱水素酵素	78, 114
遺伝性脳腫瘍	23
印環細胞上衣腫	223

う

ヴェロケイ小体	336

え

エコルドーシスフィザリフォラ	389
壊死	67
枝編み細工パターン	176
エナメル上皮腫性頭蓋咽頭腫	439
エルドハイム・チェスター病	423

お

黄色腫性髄膜腫	362
黄体刺激ホルモン	76
雄鹿の角	380
オリゴデンドログリア様細胞	256
オリゴデンドロサイト様細胞	52
オンコサイトーマ	463, 464

か

海水着型母斑	404
海綿芽腫様配列	57
蝸牛神経活動電位	42
拡散強調像	28
核の柵状配列	59, 335
核分裂像	76
過誤腫	250
下垂体アポプレキシー	455
下垂体癌	462, 465
下垂体細胞腫	447, 448
下垂体腺腫	42, 452
化生性髄膜腫	362
画像診断	26
画像誘導診断装置	36
渦紋状配列	59, 69, 354
顆粒細胞膠芽腫	134
顆粒細胞性星細胞腫	119
顆粒線維状封入体を持つ髄膜腫	362, 363
がんゲノムアトラス	95
間質細胞	384
ガンマナイフ	40, 41
間葉系腫瘍	376
間葉系軟骨肉腫	383

き

奇形腫	429, 430
偽砂粒体	360
記述的脳腫瘍分類	2, 9
偽小脳回	250, 251
偽腺管構造を伴う髄膜腫	362
基底膜	341
偽乳頭状構造	57
機能的MRI	35
巨核細胞	50
局所症候	25
虚血再灌流	349
虚血性壊死	59
巨細胞膠芽腫	128, 131, 133
偽ロゼット	55

く

空胞化上衣腫	223
空胞に富む神経細胞腫	260
くも膜細胞	350
グリア間葉系移行	166
グリア細線維性酸性蛋白	72
グリア線維性基質	54
グリオーシス	64, 122
グリオーマ	64, 68
化学療法	37
診断	65

け

経蝶形骨手術	42
外科治療	35
血管芽腫	384, 386, 388, 389, 390, 391, 392
血管周囲性偽ロゼット	56, 208
血管周皮腫	377, 397, 398
血管腫性髄膜腫	356, 358
血管中心性膠腫	237
血管中心性配列	57
血管内大細胞型B細胞リンパ腫	418
結節性硬化症	180
限局性星細胞系腫瘍	65
原形質性星細胞腫	119
原始神経外胚葉性腫瘍	312
原始胚細胞	428
原線維性星細胞腫	119
原発性中枢神経系リンパ腫	410

こ

高異型度髄膜腫	351
硬化	60
膠芽腫	45, 127, 128, 219
NOS	128
好酸性顆粒小体	54, 175, 197
好酸性幹細胞腺腫	460
好酸性硝子滴	197, 349
好酸性ドット状構造	208, 209
高磁場MRI装置	36
甲状腺刺激ホルモン	76
甲状腺刺激ホルモン性腺腫	458
光線力学的療法	38
高度結節性髄芽腫	306
膠肉腫	128, 132, 134
合胞体性栄養膜細胞	430
硬膜MALTリンパ腫	420
語音明瞭度	42
小型神経細胞	52
骨形成性髄膜腫	362
古典的上衣腫	207
古典的髄芽腫	304
孤立性線維性腫瘍	340, 377, 397, 398
孤立性線維性腫瘍・血管周皮腫	377, 378, 379, 386
WHO grade I	380, 381
WHO grade II	382, 383
WHO grade III	384, 385
混合型	258
混合性腺腫	460
混合胚細胞腫瘍	433

492

さ

最終診断	96
細胞性シュワン細胞腫	337, 338
細胞分化マーカー	72
柵状壊死	59
雑種性神経鞘腫瘍	340
砂粒腫性髄膜腫	356, 358
砂粒体	61, 354
酸化ストレス傷害	349
三側性網膜芽腫	294

し

シェーラーの 2 次構造	118
子宮原発絨毛癌脳転移	470
支持細胞	276
脂肪化膠芽腫	134
脂肪腫性上衣腫	223
脂肪腫性髄膜腫	362
若年性黄色肉芽腫	424
周皮細胞増生を伴う髄膜腫	362
絨毛癌	432
主細胞	276
手術ナビゲーションシステム	33
術前カンファレンス	98
術中 MRI	35
術中細胞診	63, 97
術中迅速診断	63, 96, 97
術中迅速病理	97
腫瘍性アストロサイト	64
腫瘍性ニューロピル	53
腫瘍摘出度	36
シュワン細胞	332
シュワン細胞腫	41, 46, 69, 205, 332, 333, 334, 335, 336, 341, 345, 349
純音聴力	42
上衣下巨細胞性星細胞腫	180
上衣下腫	200, 202, 203
上衣芽腫	318, 329
上衣芽腫性ロゼット	55, 317, 329
上衣管	208, 209
上衣系腫瘍	200
上衣細管	208
上衣腫	46, 90, 204, 206, 207, 210, 211, 222
上衣ロゼット	55, 207
松果体芽腫	293
松果体間質細胞	286
松果体細胞	286
松果体細胞腫	286
松果体細胞腫性ロゼット	56, 287
松果体実質腫瘍	286
松果体嚢胞	290
松果体部乳頭状腫瘍	290, 297, 298
小細胞膠芽腫	133
硝子化	60
硝子滴	54
小児の悪性浸潤性神経膠腫	89
小児脳腫瘍	20
小児の低悪性度浸潤性神経膠腫	89
小児びまん性星細胞腫	116, 122
小脳脂肪神経細胞腫	276
上皮間葉系移行	166
上皮間葉系移行誘導分子	166
上皮成長因子受容体	80
上皮様細胞	52
神経下垂体	437
神経幹細胞仮説	428
神経管様構造	55
神経機能モニタリング	35
神経細胞性ロゼット	55
神経細胞分離腫随伴下垂体腺腫	461
神経周膜腫	345
神経節膠腫	260, 261
神経節細胞	51
神経節細胞腫	259, 465
神経節様細胞	52
神経線維腫	332, 342, 343, 344
神経線維腫症Ⅱ型	41
神経堤	399
神経皮膚メラノーシス	400, 404
神経網	53
進行性多巣性白質脳症	127
腎糸球体係蹄様構造	176
浸潤性神経膠腫	84
浸潤性星細胞系腫瘍	65
真性上皮性膠芽腫	134
真性ロゼット	55
伸長細胞性上衣腫	210

す

髄芽腫	46, 91, 213, 218, 301, 327
遺伝子分類	327
髄上皮腫	318, 329
髄膜癌腫症	468
髄膜腫	40, 47, 69, 340, 350, 375, 403
髄膜皮細胞	350
髄膜皮性髄膜腫	354, 355
擦り合わせ法	63

せ

星芽腫	240
星芽腫性偽ロゼット	56
成熟奇形腫	430
性腺刺激ホルモン性腺腫	459
性早熟	428
成長ホルモン	76
成長ホルモン性腺腫	456
世界保健機関	6, 9
脊索	389
脊索腫	389, 393
脊索腫様髄膜腫	364, 392
石綿状線維	364
石灰沈着	61
線維形成	60
線維形成性・結節性髄芽腫	305
線維形成性乳児神経節膠腫	252, 253, 254
線維形成性乳児星細胞腫	252, 253, 254
線維性髄膜腫	354, 356, 383
腺性下垂体	437
前庭神経	333
腺様膠芽腫	134

そ

造影剤増強効果	29
造影撮影	29
相互転座	86
組織球	360
組織球性肉腫	424
組織発生学的脳腫瘍分類	3, 9

た

胎芽異形成性神経上皮性腫瘍	147
退形成性上衣腫	46, 217, 218, 219
退形成性神経節膠腫	262, 263
退形成性髄膜腫	367
退形成性髄芽腫	122, 123, 125
NOS	123
退形成性多形黄色星細胞腫	190
退形成性乏突起膠腫	46, 127, 148, 149, 150, 151
NOS	148
退形成性乏突起星細胞腫	152, 156
NOS	152
退形成を伴う毛様細胞性星細胞腫	178
大細胞・退形成性髄芽腫	307
第三脳室脊索腫様膠腫	234, 394
胎児性癌	38, 432, 433
胎児性脳腫瘍	301
大脳膠腫症	127
大脳リンパ腫症	413
第Ⅷ脳神経	333
胎盤性アルカリフォスファターゼ	76

493

索引

大量 methotrexate 療法　39
多核巨細胞　50
多形黄色星細胞腫　185
多層ロゼット　55
多層ロゼット性胎児性腫瘍
　　　219, 316, 330
脱髄疾患　122
多発性血管芽腫　387
担空胞細胞　391
単純型 DNT　255, 258
淡明細胞型腎細胞癌　388

ち
地図状壊死　130
中間異型度髄膜腫　351
中間型松果体実質腫瘍　291
中枢神経系原発悪性リンパ腫　39
中枢神経系神経芽腫　313
中枢神経系神経節芽腫　313
中枢神経系胎児性腫瘍　312
中枢神経系低異型度 B 細胞
　リンパ腫　418
中枢神経系 T 細胞・NK/T 細胞
　リンパ腫　418
中枢神経系胚細胞腫瘍　428
中枢神経系びまん性大細胞型
　B 細胞リンパ腫　411
中枢性神経細胞腫
　　　147, 264, 265, 290
中枢・末梢神経接合部　333
蝶形割面像　45, 129
聴性脳幹反応　42

つ
蔓状シュワン細胞腫　338
蔓状神経線維腫　343

て
低異型度髄膜腫　351
テモゾロミド　80
転移性癌　231
転移性脳腫瘍　468
転移性メラノーマ　403
電子顕微鏡的検索　99

と
頭蓋咽頭腫　437
特異グリア神経細胞要素　255
ドパミン作動薬　42
トラクトグラフィー　35
トルコ鞍部黄色肉芽腫　443
トルコ鞍部顆粒細胞腫　443, 445

な
内視鏡手術　42
内胚葉洞腫瘍　432
内リンパ嚢腫瘍　231
捺印法　63
ナビゲーション　35
軟骨形成性髄膜腫　362
軟骨肉腫　392
軟骨様脊索腫　391
軟膜メラノサイト　399

に
二相性構築　57, 174, 335
乳腺刺激ホルモン性腺腫　457
乳頭状グリア神経細胞腫瘍
　　　269, 270
乳頭状構造　57
乳頭状上衣腫　209, 212, 231
乳頭状髄膜腫　367, 368
乳頭状頭蓋咽頭腫　440
ニューロピルと真性ロゼットに
　富む胎児性腫瘍　329
ニューロピル様島を伴う
　グリア神経細胞性腫瘍　124, 125
鶏小屋の金網像　144

ね
粘液乳頭状上衣腫　204, 205
粘液様基質　54

の
脳室外神経細胞腫　268, 269
脳室下結節　180
脳実質浸潤　107
脳腫瘍
　好発年齢　19
　症状　23
　治療成績　23
　発症部位　23
　発生頻度　19
脳腫瘍全国集計調査報告
　　　19, 20, 22, 23, 24
脳上生体　286
脳浸潤性髄膜腫　366
脳頭蓋内圧亢進症状　23

は
バーベック顆粒　422
胚芽異形成性神経上皮腫瘍　255
肺癌脳転移　471
胚細胞仮説　428
胚細胞腫　38
胚細胞性腫瘍　38

胚腫　429
肺腺癌　470
肺胞様構造　58
派生染色体　86, 168
蜂の巣構造　57, 143
反応性アストロサイト　64
反応性アストロサイトーシス　64

ひ
皮質異形成　255, 256
微小形成異常　255
微小血管増殖　60, 67, 130
微小囊胞性髄膜腫　357, 359
微小囊胞変性　58, 118
微小肥胖細胞　50
非定型奇形腫様ラブドイド腫瘍
　　　320, 331
ヒト絨毛ゴナドトロピン　76
肥胖細胞　50
肥胖細胞性星細胞腫　119
びまん性グリオーマ　67
びまん性星細胞腫
　　　66, 114, 126, 147, 213
　NOS　115
びまん性大細胞型 B 細胞リンパ腫
　　　410
びまん性脳軟膜性
　グリア神経細胞腫瘍　278

ふ
不均衡転座　168
複雑型 DNT　255, 256
副腎皮質刺激ホルモン　76
副腎皮質刺激ホルモン性腺腫　458
複数ホルモンおよび二重ホルモン
　性腺腫　460
複数ホルモン性 Pit-1 陽性腺腫
　　　460
ブレインシフト　36
プロラクチン　76
分化型奇形腫　38
分子遺伝学的代替指標　78
分水嶺領域　468
分泌性髄膜腫　360

へ
米国脳腫瘍統計　20, 23
ベムラフェニブ　199
変異型 IDH1　78, 82

ほ
蜂窩状構造　58
放射線療法　37
傍神経節腫　205, 275, 276, 277

紡錘形細胞		50
紡錘形細胞オンコサイトーマ		450, 451
膨大細胞性髄膜腫		362
乏突起膠細胞系腫瘍		140
乏突起膠腫		46, 66, 122, 141, 143, 144
乏突起膠腫成分を伴う膠芽腫		157
乏突起星細胞腫		152, 156
NOS		152
豊富なニューロピルと真性ロゼットを伴う胎児性腫瘍		317
星形細胞		50
補助療法		37
ポリデンドロサイト		115
ホルモン陰性腺腫		460, 463

ま
マクロファージ	401

み
未熟奇形腫	430
未熟神経細胞成分を伴う膠芽腫	134
未熟な神経上皮性細胞	52
脈絡叢癌	225, 226, 228, 233
脈絡叢腫瘍	225, 233
脈絡叢上皮細胞	225
脈絡叢腺腫	233
脈絡叢乳頭腫	225, 226, 227, 229, 230, 233

む
無核帯	56, 208

め
明細胞	51
明細胞血管亜型	215
明細胞上衣腫	62, 147, 209, 213, 224, 388
明細胞髄膜腫	62, 147, 364, 365, 366
目玉焼き像	143
メラニン顆粒	401
メラニン性シュワン細胞腫	338, 403
メラノーシス	400
メラノーマ	399, 400, 401
メラノサイト	399
メラノサイトーシス	399, 400
メラノサイトーマ	399, 400, 401
メラノサイト腫瘍	400
メラノファージ	401
メラノマトーシス	399, 404

免疫組織化学的マーカー		71
免疫不全症随伴性中枢神経系リンパ腫		417

も
毛様細胞		50
毛様細胞性星細胞腫		44, 65, 87, 122, 140, 147, 172, 204, 213, 450
毛様粘液性星細胞腫		177

ゆ
融合遺伝子	383
有毛性色素性母斑	404

ら
ラトケ嚢	437
ラトケ嚢幹細胞	452
ラトケ嚢上皮遺残	437
ラトケ裂嚢胞	442
ラブドイド膠芽腫	135
ラブドイド細胞	53
ラブドイド髄膜腫	368, 369
卵黄嚢腫瘍	38, 432, 433
ランゲルハンス細胞組織球症	421

り
リンパ球・形質細胞に富む髄膜腫	360, 361

る
類上皮性膠芽腫	132, 135
類粘液性髄膜腫	362
類表皮嚢胞	442

れ
レルミット・ダクロス病	249

ろ
ローゼンタール線維	197
ロザイ・ドルフマン病	423
ロゼット形成性グリア神経細胞腫瘍	272, 273
濾胞刺激ホルモン	76

数字
1p/19q（共）欠失	86, 168
19q13.42 の増幅	330
22 番染色体の欠失	375

A
α-fetoprotein	76
α-internexin	75, 145
α-ケトグルタル酸	85

acidophil stem cell adenoma	460
ACVR1 変異	90
adamantinomatous craniopharyngioma	439
adenoid glioblastoma	134
AE1/AE3	75
AKT1 遺伝子の変異	375
ALK 陰性退形成性大細胞リンパ腫	420
ALK 陽性退形成性大細胞リンパ腫	420
amelanotic melanoma	404
amianthoid fiber	364
anaplastic astrocytoma	104, 122, 123
IDH mutant	123
IDH wildtype	123
NOS	123
anaplastic ependymoma	138, 217, 222
anaplastic ganglioglioma	262
anaplastic large cell lymphoma, ALK-negative	420
anaplastic large cell lymphoma, ALK-positive	420
anaplastic meningioma	107, 367
anaplastic oligoastrocytoma	152
anaplastic oligodendroglioma	127, 137, 148
anaplastic pleomorphic xanthoastrocytoma	190
ancient schwannoma	337
angioblastic meningioma, hemangiopericytic type	377
angiocentric glioma	237
angiocentric pattern	57, 238
angiomatous meningioma	356
Antoni A	335, 349
Antoni B	335, 349
arachnoid cell	350
astroblastic pseudorosette	56
astroblastoma	240
ATRX（α thalassemia/mental retardation syndrome X-linked）	78
ATRX 変異	86, 121
atypical choroid plexus papilloma	226, 233
atypical meningioma	107, 364
atypical neurofibroma	343
atypical teratoid/rhabdoid tumor（AT/RT）	231, 320, 321, 331

495

B

β-catenin	91, 327, 437, 441
BAF1	331
Bailey	3
bathing trunk nevus	404
BCNU ウェハー	38, 67
benign meningioma	107
benign notochordal cell tumor (BNCT)	389
bevacizumab	37
biphasic pattern	57, 174, 335
blepharoplast	209
brachyury 蛋白	387, 392
BRAF 遺伝子	199, 437, 441
BRAF 阻害薬	199
BRAF V600E	78
BRAF V600E 変異	88, 199, 422
BRAF 融合遺伝子	88
brain invasion	107
brain-invasive meningioma	366
BRG1	331
BRG1/SMARCA4	79
Burger	7
butterfly appearance	45, 129

C

C11orf95	90
C19MC	316
c-kit	76, 431
c-kit	433
¹¹C-メチオニン	31
CAM5.2	75
cartilaginous meningioma	362
Cavenee	7
CD1a	75, 422
CD3	75
CD10	75
CD20	75
CD30	76
CD34	75
CD79α	75
cellular schwannoma	337
cellular variant	387
Central Brain Tumor Registry of the United States	19
central neurocytoma	147, 264, 290
cerebellar liponeurocytoma	276
chicken-wire pattern	144
chondroid chordoma	391
chondrosarcoma	392
chordoid glioma of the third ventricle	234, 394
chordoid meningioma	364, 392
chordoma	389
choriocarcinoma	432
choroid plexus adenoma	227, 233
choroid plexus carcinoma	226, 233
choroid plexus papilloma	226, 233
choroid plexus tumors	225
CIC	168
CIC	86
classic ependymoma	207
classic medulloblastoma	304, 305
classical 型 glioblastoma	95
clear cell	51
clear cell ependymoma	147, 209, 224, 388
clear cell meningioma	364
clear cell renal cell carcinoma	388
clear cell tumor	62
club-like expansion	287
CNS embryonal tumor	312, 313
CNS ganglioneuroblastoma	313, 314
CNS germ cell tumors	428
CNS neuroblastoma	313, 314
compact and spongy	174
complex form	255
composite neuroepithelial tumor	258
cortical dysplasia	255
corticotroph adenoma	458
Cowden 病	249
craniopharyngioma	437
Crooke 変性	459
Crooke's cell adenoma	459
CT	26
CTNNB1	91, 327, 441
Cushing	3
cyclin D1	145
cytokeratin	75

D

D2-40	431
D-2-ヒドロキシグルタル酸	85
DAXX	87
demyelinating diseases	122
densely granulated somatotroph adenoma	456
desmoplasia	60
desmoplastic infantile astrocytoma (DIA)	252
desmoplastic infantile ganglioglioma (DIG)	252
desmoplastic/nodular medulloblastoma	305, 306
desmoplastic rim	307
diffuse astrocytoma	102, 104, 114, 126, 147, 213
IDH mutant	114
IDH wildtype	115
NOS	115
diffuse glioma	84
diffuse intrinsic pontine glioma (DIPG)	90, 139, 140
diffuse large B-cell lymphoma (DLBCL)	111, 410, 413
diffuse large B-cell lymphoma of the CNS	411
diffuse leptomeningeal glioneuronal tumor	278, 284
diffuse midline glioma, H3 K27M-mutant	138
dural tail sign	352
dysembryoplastic neuroepithelial tumor (DNT)	147, 255
dysplastic cerebellar gangliocytoma	249
dysplastic neuron	259, 260

E

EB ウイルス	417
ecchordosis physaliphora	389
EGFR	80
EGFR vIII	80
embracing cell	322
embryonal carcinoma	432
embryonal tumor with abundant neuropil and true rosettes (ETANTR)	316, 317, 319, 329
embryonal tumor with multilayered rosettes (ETMR)	219, 316, 329, 330
emperiporesis	424
en plaque meningioma	47
endodermal sinus tumor	432
endolymphatic sac tumor	231
eosinophilic granular body	54, 175, 197
eosinophilic hyaline droplet	197
ependymal canal	208, 209
ependymal lining	208, 209
ependymal rosette	55, 207
ependymal tubule	208

ependymal tumors	200	glioblastoma with oligodendroglioma component	157	IDH 変異型膠芽腫	128, 137
ependymoblastic rosettes	55, 317, 329	gliofibrillary oligodendrocytes	143, 149	IDH 変異型退形成性星細胞腫	123
ependymoblastoma	318, 329			IDH 変異型びまん性星細胞腫	114, 120, 122
ependymoma	90, 204, 206, 222	glioma CpG island methylator phenotype (G-CIMP)	85, 95	IDH 野生型膠芽腫	128, 136
RELA fusion-positive	214	gliomatosis cerebri	127	IDH 野生型退形成性星細胞腫	123
epidermoid cyst	442	glioneuronal tumor (GNT)	284	IDH 野生型びまん性星細胞腫	115, 122
epiphysis cerebri	286	glioneuronal tumor with neuropil-like island	124	immature teratoma	430
epithelial membrane antigen (EMA)	73, 370	gliosarcoma	128, 132, 165	immunodeficiency-associated CNS lymphomas	417
epithelial-mesenchymal transition (EMT)	166	gliosis	122	IMRT	40
epithelioid cell	52	glomeruloid structure	176	incipient chordoma	389
epithelioid glioblastoma	132, 163	Golgi pattern	457	infundibulum	437
epithelioid MPNST	346	gonadotroph adenoma	459	INI1	79, 331
Erdheim-Chester disease	423	grading system	4	INI1/BAF47/hSNF5/SMARCB1	79
estrogen receptor α (ERα)	452	granular cell astrocytoma	119	INI1 蛋白	331, 392
extraventricular neurocytoma	268	granular cell glioblastoma	134	interferon β	37
		granular cell tumor of the sellar region	443	intermediate grade meningioma	351
F		granular pituicytes	444	intracerebral schwannoma	337
^{18}F-FDG	31	Group 3	91, 92, 301, 327	intravascular large B-cell lymphoma	418
FAM131B-BRAF 融合遺伝子	88	Group 4	91, 92, 301, 327	isochromosome 17q	327
FGFR1 変異	88			isocitrate dehydrogenase (IDH)	114
fibrous body	456	**H**			
fibrous meningioma	354, 383	H3 K27M	78	**J**	
Flexner-Wintersteiner ロゼット	55	H3 K27M 変異型びまん性中心性膠腫	138	juvenile xanthogranuloma	424
floating neuron	256, 257	H3.1	89		
fried-egg appearance	143	H3.3	89	**K**	
FUBP1	86, 168	H3F3A	89, 90	K27M	89
		hamartin	183	Kepes	6
G		hamartoma	250	Kernohan	4
G34V/R	90	hemangioblastoma	384	Kernohan's grading system	9
gangliocytoma	259, 465	hemangiopericytoma (HPC)	377, 397, 398	Ki-67	76
ganglioglioma	260	hemangiopericytoma phenotype	379	標識率	76
ganglioglioma-like foci	169	high-grade glioma	67	KIAA1549-BRAF 融合遺伝子	78, 87, 199
gemistocyte	50	high grade meningioma	351	Kleihues	7
gemistocytic astrocytoma	119	HIST1H3B/C	89, 90	KLF4 K409Q	375
germinoma	429	histiocytic sarcoma	424	KLF4 遺伝子の変異	375
germinoma with STGC	38	HMB-45	402		
giant cell glioblastoma	128, 131	Homer Wright ロゼット	55, 304	**L**	
glandular MPNST	345	honeycomb structure	57, 143	lactotroph adenoma	457
glial fibrillary acidic protein (GFAP)	72	hybrid nerve sheath tumor	340, 342	Langerhans cell histiocytosis	421
glioblastoma	45, 100, 127, 128, 219			large cell/anaplastic medulloblastoma	307, 308
IDH mutant	128	**I**		leptomeningeal melanocytes	399
IDH wildtype	128	IDH1 R132H	82	Lhermitte-Duclos disease	249
NOS	128	IDH1 遺伝子	84	Li-Fraumeni 症候群	92
glioblastoma with a primitive neuronal component	134	IDH1/2 変異	82, 84, 85, 86, 392		
		IDH 変異・1p/19q 共欠失型退形成性乏突起膠腫	148		

497

索引

LIN28A	330	
lipidized glioblastoma	134	
lipomatous ependymoma	223	
lipomatous meningioma	362	
long spacing collagen	339, 341	
Louis	7	
low-grade B-cell lymphomas of the CNS	418	
low grade meningioma	351	
Luse	5	
Luse body	339, 341	
lymphoglandular body	69, 413	
lymphomatosis cerebri	413	
lymphoplasmacyte-rich meningioma	360	

M

macroadenoma　454
malignant lymphoma　48, 111
malignant melanoma　400
malignant peripheral nerve sheath tumor（MPNST）　345
malignant rhabdoid tumor（MRT）　331
malignant Triton tumor　346
MALT lymphoma of the dura　420
mammosomatotroph cell adenoma　460
MART-1　402
mature teratoma　430
medulloblastoma　46, 91, 138, 213, 218, 301
medulloblastoma with extensive nodularity（MBEN）　306, 307
medulloepithelioma　318, 329
medullomyoblastoma　308, 309
melan-A　402
melanocytic neoplasm of intermediate differentiation　401
melanocytic tumors　400
melanocytoma　399
melanocytosis　399
melanoma　399
melanomatosis　399
melanophages　401
melanotic medulloblastoma　308
melanotic schwannoma　338, 403
meningeal carcinomatosis　468
meningioma　47, 340, 350, 403
meningioma en plaque　352
meningioma with granulo-filamentous inclusion　362

meningioma with pericytosis　362
meningioma with pseudo-glandular pattern　362
meningothelial cell　350
meningothelial meningioma　354
merlin　333, 339
mesenchymal chondrosarcoma　383
mesenchymal 型 glioblastoma　95
mesenchymal tumors　376
metaplastic meningioma　362
metastatic carcinoma　231
MGMT DNA メチル化　95
MIB-1　76
microadenoma　454
microcystic change　58
microcystic degeneration　118
microcystic meningioma　357
microdysgenesis　255, 256, 257
microvascular proliferation　130
mIDH1^{R132H}　82
minigemistocytes　50, 143, 149, 270
mixed adenoma　460
mixed form　258
mixed germ cell tumor　433
moose track　56, 208
MRI　28
MRI tractography　29
MRS（magnetic resonance spectroscopy）　30
multilayered rosette　55
MYC　327
myxoid meningioma　362
myxopapillary ependymoma　204

N

NAB2 遺伝子　377, 382
NAB2-STAT6　80
NAB2-STAT6 融合遺伝子　378, 397
NARS 遺伝子　408
Nebenkern formation　458
neoadjuvant therapy　38
nestin　73
NeuN　74
neural 型 glioblastoma　95
neural stem cell　115
neurocutaneous melanosis　400, 404, 407, 408
neurocytic rosette　55, 273
NeuroD1/beta2　452

neurofibroma　342
neurofibromatosis type 1（NF1）　342
neurofibromatosis type 2（NF2）　333
neurofilament　74
NF-κB　90, 214
NF1 遺伝子　332
NF1 遺伝子変異　88
NF2 型　375
NF2 遺伝子　332, 333, 339
NF2 遺伝子変異　375
non-G-CIMP 型　95
non-NF2 型　375
non-WNT/non-SHH　301
notochord　389
NTRK 融合遺伝子　90
NTRK2 融合遺伝子　88
nuclear palisading　59, 335
null cell adenoma　460, 463

O

O^6-methylguanine DNA methyl-transferase（MGMT）　80
Oct-3/4　76
Oct4　431
octreotide　42
Ohgaki　7
Olig2　72
oligoastrocytoma　152
oligodendrocyte-like cell（OLC）　52, 256
oligodendrocyte precursor cell　141
oligodendroglial neoplasms with ganglioglioma-like maturation　169
oligodendroglial precursor cell　115
oligodendroglial tumors　140
oligodendroglioma　104, 122, 141
oligosarcoma　149
oncocytic meningioma　362
oncocytoma　460, 463
organum vasculosum　234
osseous meningioma　362

P

p53　80
pale island　305
palisading necrosis　130
papillary craniopharyngioma　440
papillary ependymoma　209, 231

papillary glioneuronal tumor 269, 284	pituitary carcinoma 462, 465	Schwann/2E 339, 344
papillary meningioma 367	placental alkaline phosphatase (PLAP) 430	schwannoma 46, 205, 333, 345
papillary pineocytoma 297	pleomorphic xanthoastrocytoma 185	schwannomatosis 41
papillary tumor of the pineal region 290, 297	plexiform neurofibroma 343	schwannomin 333
paraganglioma 205, 275	plexiform schwannoma 338	secondary glioblastoma 84
Parinaud 徴候 297	plurihormonal and double adenoma 460	secretory meningioma 360, 375
Parinaud syndrome 287, 428	plurihormonal Pit-1 positive adenoma 461	SHH 91, 327
pediatric diffuse astrocytoma 116	podoplanin 74, 76, 370	SHH-activated 301
pediatric high-grade diffuse glioma 89	polydendrocyte 141	SHH subgroup 327
pediatric low-grade diffuse glioma 89	primary central nervous system lymphoma (PCNSL) 410	signet-ring cell ependymoma 223
pennies on a plate 175	primary CNS lymphoma 138	simple form 255
perineurioma 345	primary glioblastoma 84	Slug 166
perineuronal satellitosis 144	primitive neuroectodermal tumor (PNET) 312	small cell glioblastoma 133
perinuclear halo 143	primordial germ cell 428	SMARCA4 331
perivascular pseudorosette 56, 208	progressive multifocal leukoencephalopathy 127	SMARCB1 331
PET (positron emission tomography) 31	proneural 型 glioblastoma 95	SMO 遺伝子の変異 375
PFA 型 90	psammomatous meningioma 356	SNF5 331
PFB 型 90	pseudofolia 250	solitary fibrous tumor (SFT) 340, 377, 397, 398
phosphohistone H3 (PHH3) 76	pseudopsammoma body 360	solitary fibrous tumor phenotype 379
physaliphorous cell 391	pure germinoma 38	solitary fibrous tumor/ hemangiopericytoma 109, 377
pilocytic astrocytoma 44, 65, 87, 122, 140, 147, 172, 204, 213, 450	**R**	somatotroph adenoma 456
pilocytic astrocytoma with anaplasia 178	R132H 変異 78	Sonic Hedgehog 経路 91
piloid cell 50	RAF1 融合遺伝子 88	sparsely granulated somatotroph adenoma 456
piloid gliosis 440	RAS 434	specific glioneuronal element 255, 257
pilomyxoid astrocytoma 177	Rathke's cleft cyst 437, 442	SPECT 34
pineal cyst 290	refractile eosinophilic granular cell 149, 170	spindle cell oncocytoma 450
pineal interstitial cell 286	RELA 遺伝子 90, 214	spongioblastomatous pattern 57
pineal parenchymal tumor of intermediate differentiation (PPTID) 291, 292, 293, 294	RELA 融合遺伝子陽性上衣腫 214	staghorn pattern 380
pineal thickening 286	reticular variant 387	STAT6 79, 381, 397
pinealocyte 286	rhabdoid glioblastoma 135, 163	STAT6 遺伝子 377, 382
pineoblastoma 293, 295, 296	rhabdoid meningioma 369	stellate cell 50
pineocyte 286	ring-like enhancement 472	stellate reticulum 439
pineocytoma 286, 288	Rosai-Dorfman disease 423	steroid factor-1 (SF-1) 452
pineocytomatous rosette 56, 287, 288	Rosenthal fiber 54, 170, 175, 197	stromal cell 384
Pit-1 452	rosette-forming glioneuronal tumor 272, 284	subcommissural organ 234
pituicytes 443	Rubinstein 6	subependymal giant cell astrocytoma 180
pituicytoma 447	**S**	subependymal nodules 180
pituitary adenoma 452	S-100 蛋白 72, 402	subependymoma 200
pituitary adenoma with neuronal choristoma (PANCH) 461, 465	SALL-4 76	synaptophysin 75
	Scheithauer 7	syncytiotrophoblastic giant cell (STGC) 430
	Schiller-Duval body 432	**T**
		T1 強調像 28
		T2 強調像 28
		T-cell and NK/T-cell lymphomas of the CNS 418

tandem duplication	87	
tanycytic ependymoma	210	
temozolomide	37	
teratoma	430	
teratoma with malignant transformation	430	
TERT 遺伝子	87	
TERT プロモーター変異	87	
The Cancer Genome Atlas (TCGA)	95	
thick spindle cell	50	
thyroid transcription factor 1 (TTF-1)	76, 443	
thyrotroph adenoma	458	
thyrotroph embryonic factor	452	
TP53 変異	86	
Tpit	452	
TRAF7 遺伝子の変異	375	
transitional meningioma	355	
trilateral retinoblastoma	294	
true epithelial glioblastoma	134	
true rosette	55, 207	
TSC1	183	
TSC2	183	
tuberin	183	
Twist	166	
two cell pattern	430	

V

vⅢ *EGFR* 変異	95
v-rel avian reticuloendotheliosis viral oncogene homolog A	214
vacuolated ependymoma	223
vemurafenib	199
Verocay body	69, 336
VHL 遺伝子	387
VHL 腫瘍抑制遺伝子	384
vimentin	73
Virchow	2
von Hippel-Lindau 病	384, 385

W

watershed areas	468
wet keratin	439
WHO	6, 9
WHO 分類	7, 10
WHO grade	100, 103
whorl	59
whorled arrangement	354
wickerwork pattern	176
wickerwork vessel	60
Wiestler	7
WNT	91, 327
WNT-activated	301
WNT 経路	91
WNT subgroup	327

X

xanthogranuloma of the sellar region	443
xanthogranulomatous reaction	440
xanthomatous meningioma	362

Y

yolk sac tumor	432

Z

Zellballen	276
Zülch	6

編著者略歴

中里 洋一
(なかざと よういち)

1947 年 5 月	群馬県高崎市に生まれる
1972 年 3 月	群馬大学医学部医学科卒業
1976 年 3 月	群馬大学大学院医学研究科修了（医学博士）
1985～1986 年	Armed Forces Institute of Pathology 留学
1990～2013 年	群馬大学教授（病理学第一講座，病態病理学分野）
2000 年	脳腫瘍 WHO 分類第 3 版編集委員
2007 年	脳腫瘍 WHO 分類第 4 版編集委員
現在	医療法人社団日高会 日高病理診断研究センター長

アトラス脳腫瘍病理　ⓒ
(のうしゅようびょうり)

発　行　2017 年 10 月 20 日　　1 版 1 刷

編著者　中里洋一
(なかざと よういち)

発行者　株式会社　中外医学社
　　　　代表取締役　青木　滋

〒 162-0805　東京都新宿区矢来町 62
電　話　03-3268-2701(代)
振替口座　00190-1-98814 番

印刷・製本／三報社印刷(株)　　〈MS・HU〉
ISBN978-4-498-22864-1　　Printed in Japan

〈(社)出版者著作権管理機構　委託出版物〉

本書の無断複写は著作権法上での例外を除き禁じられています．複写される場合は，そのつど事前に，(社)出版者著作権管理機構（電話 03-3513-6969，FAX 03-3513-6979，e-mail: info@jcopy.or.jp）の許諾を得てください．